Nefrologia Pediátrica
Conceitos e Condutas

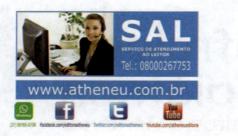

Nefrologia Pediátrica
Conceitos e Condutas

Editores

Maria Cristina de Andrade
João Tomas de Abreu Carvalhaes
Eduardo Freitas Hatanaka

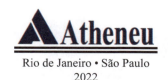

Rio de Janeiro • São Paulo
2022

EDITORA ATHENEU

São Paulo — Rua Maria Paula, 123 – 18º andar
Tel.: (11) 2858-8750
E-mail: atheneu@atheneu.com.br

Rio de Janeiro — Rua Bambina, 74
Tel.: (21) 3094-1295
E-mail: atheneu@atheneu.com.br

CAPA: Equipe Atheneu
PRODUÇÃO EDITORIAL: Arte & Ideia

CIP-BRASIL. CATALOGAÇÃO NA PUBLICAÇÃO
SINDICATO NACIONAL DOS EDITORES DE LIVROS, RJ

A568n

Andrade, Maria Cristina de
Nefrologia pediátrica : conceitos e condutas / Maria Cristina de Andrade, João Tomas de Abreu Carvalhaes, Eduardo Freitas Hatanaka. - 1. ed. - Rio de Janeiro : Atheneu, 2022.
:il. ; 24 cm.

Inclui bibliografia e índice
ISBN 978-65-5586-499-1

1. Nefrologia pediátrica. I. Carvalhaes, João Tomas de Abreu. II. Hatanaka, Eduardo Freitas. III. Título.

22-76736   CDU: 618.9261
                          CDU: 616.61-053.2

Meri Gleice Rodrigues de Souza - Bibliotecária - CRB-7/6439

18/03/2022   23/03/2022

Andrade, M.C.; Carvalhaes, J.T.A.; Hatanaka, E.F.
© *Nefrologia Pediátrica – Conceitos e Condutas*

Direitos reservados à EDITORA ATHENEU – Rio de Janeiro, São Paulo – 2022

Editores

Maria Cristina de Andrade

Médica Especialista em Nefrologia Pediátrica pela Escola Paulista de Medicina da Universidade Federal de São Paulo (EPM/Unifesp).

Mestre e Doutora em Ciências da Saúde e Pediatria pela EPM/Unifesp.

Coordenadora do Setor de Nefrologia Pediátrica do Departamento de Pediatria da EPM/Unifesp.

Professora Adjunta e Vice-chefe do Departamento de Pediatria da EPM/Unifesp.

João Tomas de Abreu Carvalhaes

Doutor em Medicina (Nefrologia) pela Escola Paulista de Medicina da Universidade Federal de São Paulo (EPM/Unifesp).

Professor Associado Aposentado do Departamento de Pediatria da EPM/Unifesp.

Fundador do Setor de Nefrologia Pediátrica do Departamento de Pediatria da EPM/Unifesp.

Ex-Chefe do Departamento de Pediatria da EPM/Unifesp.
Ex-Presidente da Sociedade de Pediatria de São Paulo (SPSP).

Eduardo Freitas Hatanaka

Médico Especialista em Nefrologia Pediátrica pela Escola Paulista de Medicina da Universidade de São Paulo (EPM/Unifesp).

Assistente do Setor de Nefrologia Pediátrica e do Pronto-socorro Pediátrico da EPM/Unifesp.

Dedicatória

*Dedicamos esta obra a todos os pediatras
e nefrologistas pediátricos na esperança
de que venha a ser útil em suas práticas diárias.*

Agradecimentos

À Atheneu, pelo apoio à iniciativa de produzir este livro e por acreditar no nosso projeto.

À Escola Paulista de Medicina da Universidade Federal de São Paulo (EPM/Unifesp), instituição que nos acolheu e que representa tantas pessoas que, direta ou indiretamente, contribuíram para esta obra.

À Teresa Maria Pardini de Abreu Carvalhaes, Sylvio Renan Monteiro de Barros e Débora Frazão Leal Hatanaka, pelo apoio incondicional na execução deste livro.

Os Editores

Apresentação

Nefrologia Pediátrica – Conceitos e Condutas tem suas origens no setor de Nefrologia Pediátrica do Departamento de Pediatria da Escola Paulista de Medicina da Universidade Federal de São Paulo (EPM/Unifesp).

A obra apresenta de modo objetivo os principais aspectos relacionados com a prática da Nefrologia Pediátrica nos dias atuais, refletindo a experiência do setor ao longo das últimas décadas.

O livro aborda todos os tópicos mais relevantes da especialidade, permitindo, por meio de consultas rápidas, uma atualização de conceitos e práticas, e possibilitando um melhor atendimento aos pacientes.

Prefácio

A Medicina e a Nefrologia têm feito grandes avanços, proporcionando uma melhor qualidade de vida aos seus pacientes e este livro é uma clara demonstração de tal fato. É abrangente e exemplar pela contribuição de colegas que representam altos níveis de competência e experiência, mostrando o equilíbrio entre a arte e a ciência, representando o estado atual dos conhecimentos.

Com 79 capítulos e caráter multidisciplinar, é de leitura imprescindível a todos os que se interessam por assuntos tão importantes.

É uma obra que preenche uma lacuna em textos pediátricos e orienta para o diagnóstico e o tratamento sistematizados de problemas diários na prática da especialidade.

Conheço muito bem o grupo de Nefrologia Pediátrica da Escola Paulista de Medicina e o seu alto senso de responsabilidade, participando das múltiplas atividades de ensino, pesquisa e cuidados profissionais.

Foi com grande satisfação que recebi o convite para este Prefácio, por ser um livro essencial, tão cuidadosamente organizado por colegas de reconhecida competência e cujo crescimento acompanhei com entusiasmo durante a minha longa vida acadêmica no Departamento de Pediatria da Escola Paulista de Medicina.

Parabenizo aos colegas, amigos de tantas lides acadêmicas e profissionais por este livro inestimável, o que significa compromisso de constantes atualizações.

Com estima e consideração e os meus melhores agradecimentos.

Agradeço a todos, desejando que continuem no seu trabalho memorável em prol das crianças e da ciência do nosso país.

Benjamin Israel Kopelman
Professor Titular Aposentado e Professor Emérito
do Departamento de Pediatria da Escola Paulista de Medicina

Sumário

Parte 1 Propedêutica

CAPÍTULO 1
Sinais e Sintomas na Criança com Possível Doença Renal, **1**

CAPÍTULO 2
Diagnóstico Diferencial de Edemas, **7**

CAPÍTULO 3
Avaliação do Sedimento Urinário, **13**

CAPÍTULO 4
Avaliação da Criança com Hematúria, **21**

CAPÍTULO 5
Avaliação da Criança com Proteinúria, **27**

CAPÍTULO 6
Métodos de Imagem na Criança com Suspeita de Doença Renal, **31**

CAPÍTULO 7
Avaliação Urodinâmica, **39**

CAPÍTULO 8
Avaliação Renal por Biópsia, **45**

Parte 2 Glomerulopatias, Nefropatias Hereditárias, Urologia Pediátrica e Hipertensão Arterial

CAPÍTULO 9
Síndrome Nefrótica – Generalidades, **47**

CAPÍTULO 10
GESF – Glomerulosclerose Segmentar e Focal, **55**

CAPÍTULO 11
Nefropatia Membranosa, **61**

CAPÍTULO 12
Glomerulopatia por C3, **67**

CAPÍTULO 13
Glomerulonefrite Difusa Aguda Pós-estreptocócica, **75**

CAPÍTULO 14
Glomerulonefrite Rapidamente Progressiva, **83**

CAPÍTULO 15
  Nefropatia por IgA, **87**

CAPÍTULO 16
  Sistema Complemento, **91**

CAPÍTULO 17
  Síndrome Hemolítico-urêmica, **95**

CAPÍTULO 18
  Nefrite Lúpica em Pediatria, **103**

CAPÍTULO 19
  Vasculite ANCA-associada – Envolvimento Renal, **109**

CAPÍTULO 20
  Envolvimento Renal na Púrpura de Henoch-Schönlein, **113**

CAPÍTULO 21
  Envolvimento Renal no *Diabetes Mellitus* em Pediatria, **117**

CAPÍTULO 22
  Hiperoxalúria Primária, **123**

CAPÍTULO 23
  Doenças Císticas Renais – Noções Gerais, **131**

CAPÍTULO 24
  Síndrome de Alport, **139**

CAPÍTULO 25
  Infecção do Trato Urinário, **143**

CAPÍTULO 26
  Infecção do Trato Urinário – Como e Quando Investigar?, **151**

CAPÍTULO 27
  Refluxo Vesicoureteral, **155**

CAPÍTULO 28
  Disfunção Vesical e Intestinal na Infância, **161**

CAPÍTULO 29
  Antibioticoprofilaxia, **171**

CAPÍTULO 30
  Bexiga Neurogênica, **175**

CAPÍTULO 31
  Enurese Noturna, **179**

CAPÍTULO 32
  CAKUT – Aspectos Gerais, **183**

CAPÍTULO 33
Hidronefrose Antenatal, **191**

CAPÍTULO 34
Válvula de Uretra Posterior, **195**

CAPÍTULO 35
Síndrome de Prune-Belly (SPB), **201**

CAPÍTULO 36
Orquites e Torção Testicular, **205**

CAPÍTULO 37
Tumores Renais na Infância, **209**

CAPÍTULO 38
Litíase Urinária em Pediatria, **215**

CAPÍTULO 39
Hipertensão Arterial Sistêmica (HAS) em Pediatria – Noções Gerais, **221**

CAPÍTULO 40
Hipertensão Arterial no Período Neonatal, **235**

CAPÍTULO 41
Crise Hipertensiva, **241**

CAPÍTULO 42
Encefalopatia Posterior Reversível (PRES), **247**

Parte 3 Distúrbios Hidreletrolíticos, Acidobásicos e Doenças Túbulo-intersticiais

CAPÍTULO 43
Distúrbios do Potássio, **251**

CAPÍTULO 44
Distúrbios do Sódio, **255**

CAPÍTULO 45
Distúrbios do Cálcio, **265**

CAPÍTULO 46
Distúrbios do Magnésio, **271**

CAPÍTULO 47
Distúrbios do Fósforo, **277**

CAPÍTULO 48
Distúrbios Acidobásicos – Princípios Gerais, **281**

CAPÍTULO 49
Alcalose Metabólica, **287**

CAPÍTULO 50
Acidose Metabólica, **291**

CAPÍTULO 51
Apresentações das Soluções/Eletrólitos, **295**

CAPÍTULO 52
Eletrólitos Urinários, **297**

CAPÍTULO 53
Acidose Tubular Renal em Pediatria – Noções Básicas, **299**

CAPÍTULO 54
Síndrome de Bartter, **307**

CAPÍTULO 55
Síndrome de Gitelman, **313**

CAPÍTULO 56
Cistinose, **319**

CAPÍTULO 57
Doença de Dent, **327**

CAPÍTULO 58
Síndrome de Lowe, **333**

CAPÍTULO 59
Diabetes Insipidus Nefrogênico, **337**

CAPÍTULO 60
Síndrome de Liddle, **341**

CAPÍTULO 61
Nefrite Túbulo-intersticial, **343**

Parte 4   Lesão Renal Aguda e Terapia Substitutiva Renal

CAPÍTULO 62
Lesão Renal Aguda (LRA), **347**

CAPÍTULO 63
Diálise Peritoneal em Pediatria – Noções Básicas, **359**

CAPÍTULO 64
Hemodiálise – Noções Básicas, **369**

CAPÍTULO 65
Terapia Renal Substitutiva Contínua (CRRT) – Princípios Gerais, **379**

CAPÍTULO 66
Nefrotoxicidade, **389**

CAPÍTULO 67
Síndrome de Lise Tumoral, **399**

Parte 5 Doença Renal Crônica (DRC) – Fatores de Progressão e Comorbidades

CAPÍTULO 68
Fatores de Progressão na Doença Renal Crônica (DRC), **403**

CAPÍTULO 69
Anemia na Doença Renal Crônica, **409**

CAPÍTULO 70
Doença Mineral Óssea na DRC, **415**

CAPÍTULO 71
Hipertensão Arterial em Crianças em Diálise, **421**

CAPÍTULO 72
Doença Cardiovascular na DRC em Pediatria, **427**

Parte 6 Transplante Renal

CAPÍTULO 73
Imunossupressores mais Utilizados no Transplante Renal, **435**

CAPÍTULO 74
Avaliação Imunológica Pré-transplante, **441**

CAPÍTULO 75
Transplante Renal Pediátrico – Noções Gerais, **447**

CAPÍTULO 76
Recorrência de Doença Primária Pós-transplante em Pediatria, **455**

CAPÍTULO 77
Monitorização do Enxerto Renal e Diagnóstico e Tratamento da Rejeição Aguda, **459**

CAPÍTULO 78
Infecção por CMV no Transplante Renal – Generalidades, **465**

CAPÍTULO 79
Doença Linfoproliferativa Pós-transplante em Pediatria – Noções Básicas, **469**

Ajuste de Dose de Antimicrobianos na Disfunção Renal, **473**

Apêndices, **481**

Índice Remissivo, **489**

Parte 1

Propedêutica

CAPÍTULO 1

Sinais e Sintomas na Criança com Possível Doença Renal

Introdução

- O exame clínico de qualquer paciente fornece a maioria dos subsídios para o diagnóstico.
- O exame clínico renal dirigido na criança e no adolescente tem algumas peculiaridades que merecem ser ressaltadas.

História da moléstia atual

Características da urina

- Cor
- Cheiro
- Quantidade
- Presença de "espuma"
- Presença de sangue (hematúria)

Características do jato urinário e do hábito miccional

- Força do jato urinário (lembrar que crianças do gênero feminino também têm jato urinário).
- Gotejamento
- Perda insensível de urina
- Urgência urinária
- Manobras de contenção urinária
- Disúria (dificuldade para urinar)
- Noctúria (necessidade de urinar à noite, interrompendo o sono)
- Nictúria (eliminação da maior quantidade de urina à noite do que de dia)
- Algúria (dor para urinar)
- Enurese

Dores

- Abdominal
- Lombar
- Vesical
- Uretral
- Peniana

Controle esfincteriano

- Vesical diurno – em geral, a partir dos 2 anos
- Vesical noturno – em geral, até os 5 anos

História pregressa

- Desidratação
- Traumatismos
- Tumores
- Artrite e/ou artralgias
- Hipertensão arterial
- Doenças infecciosas agudas ou crônicas
- Processos alérgicos
- Uso de medicamentos (anti-inflamatórios não hormonais, corticoides, antiplaquetários, antibióticos, nefrotóxicos etc.)
- Infecção do trato urinário de repetição
- Cálculos urinários
- Ciclo menstrual nas adolescentes

História familiar

- Urolitíase
- Doença renal policística
- Infecção do trato urinário de repetição
- Enurese
- Tratamento dialítico
- Transplante renal
- Glomerulopatias
- Nefrites

Exame físico

Geral

- Peso
- Estatura / altura
- Pressão arterial
- Presença de edema
- Palidez
- Equimoses, petéquias, hemangiomas
- Massas e sopros abdominais
- Anormalidades esqueléticas

Específico

Genitália masculina
Pênis (prepúcio e meato uretral)

- Inspeção: tamanho, cor, forma, implantação do pênis, implantação da uretra, presença de secreções.
- Palpação: consistência, tumefações e tumorações, exposição da glande, meato uretral (estenose, atresia).
- Achados: ereção ocasional, priaprismo, esmegma, aderências epiteliais, estreitamento prepucial (fimose), parafimose, balanopostite, hipospádia, epispádia.

Genitália feminina
Vulva

- Inspeção: forma, hiperemia, edema, secreções, pelos, tumorações.
- Palpação de estruturas: grandes lábios (procurar afastá-los delicadamente para expor o hímen), pequenos lábios, clitóris, óstio da uretra, vestíbulo vaginal.
- Achados: aumento do clitóris, prolapso de uretra, corrimento vaginal, sinéquia de pequenos lábios, hímen imperfurado, hidrocolpo, hematocolpo.

Ambos os sexos
Vias urinárias

- Palpação: rins (as técnicas de palpação são diferentes no RN e na criança maior), loja renal (hidronefrose, doença cística e ptose renal), punho-percussão lombar (sinal de Giordano), uretra, bexiga (técnica de palpação na região suprapúbica).

Região inguinal, anal e sacrococcígea

- Inspeção: tumorações (linfonodos, hérnias, tumores), pregas, fissuras, perfuração, projeções hemorroidárias, prolapso.
- Palpação: tumorações.
- Achados: cisto pilonidal, prolapso retal, fissuras, abcessos, sangramentos, sinais de traumatismo, tufos de pelos, lipomas, sulco sacral, hemangioma sacral / lombar, achatamento de prega interglútea, assimetria das nádegas (agenesia sacral), sacro não palpável, ânus imperfurado, história de ressecção de teratoma sacrococcígeo.

Bibliografia

Copelovitch L, Warady BA, Furth SL. Insights from the Chronic Kidney Disease in Children (CKiD) study. Clin J Am Soc Nephrol. 2011;6(8):2047-2053.

Fine RN, Whyte DA, Boydstun I. Conservative management of chronic renal insufficiency. In: Avner ED, Harmon WE, Niaudet P (eds.). Pediatric Nephrology. 5th ed. Philadelphia, Pa: Lippincott Williams & Wilkins; 2004:1291-1312.

Harambat J, van Stralen KJ, Kim JJ, Tizard EJ. Epidemiology of chronic kidney disease in children. Pediatr Nephrol. 2012;27:363-73.

Mak RH, Cheung WW, Zhan J-Y, Shen Q, Foster BJ. Cachexia and protein-energy wasting in children with chronic kidney disease. Pediatr Nephrol. 2012;27(2):173-181.

Riyuzo MC, Macedo CS, Assao AE, Trindade AA, Bastos HD. Insuficiência renal crônica na criança: aspectos clínicos, achados laboratorial e evolução. J. Bras. Nefrol. 2003; 25(4):199-207. 09.

CAPÍTULO 1

Algumas associações observadas em patologias renais

Quadro 1.1. Associação de alterações dismórficas com envolvimento renal

Alterações dismórficas	Envolvimento renal
• Síndrome de WAGR (aniridia, hemi-hipertrofia, retardo mental)	• Tumor de Wilms, displasia renal
• Associação de CHARGE (coloboma, malformação cardíaca, atresia de coanas, retardo mental, microfalo, anormalidades em orelhas, surdez)	• Displasia renal, refluxo vesicoureteral
• Associação de COAH (hipoplasia de vermis cerebelar, ataxia congênita, coloboma ocular e fibrose hepática)	• Displasia cística
• Orelhas deformadas e baixa implantação	• Displasia renal
• Síndrome de Down	• Displasia cística renal
• Síndrome de Denys-Drash	• Síndrome nefrótica, falência renal e tumor de Wilms
• Síndrome de Edwards, síndrome de Patau	• Displasia renal cística, rins em ferradura
• Síndrome de Marfan	• Displasia renal cística
• Síndrome de Potter	• Agenesia renal
• Síndrome de Prune-Belly	• Megaureter, bexiga atônica, refluxo vesicoureteral, hidronefrose
• Síndrome de Turner	• Rins em ferradura
• Associação de VACTERL	• Displasia renal, ectopia renal, refluxo vesicoureteral

Fonte: Elaborado pela autoria.

Quadro 1.2. Associação de atraso do desenvolvimento com envolvimento renal

Alterações do desenvolvimento	Envolvimento renal
• Síndrome de Bardet-Biedl (obesidade, polissindactilia, retinopatia e hipogonadismo)	• Displasia renal, hidronefrose, duplicidade, divertículos, glomerulosclerose segmentar e focal (GESF) e refluxo vesicoureteral (RVU)
• Síndrome *cat eye* (doença cardíaca congênita, coloboma, anomalias digitais e anais)	• Agenesia/hipoplasia renal, rins em ferradura, ectopia renal, displasia renal, RVU, hidronefrose, atresia ureteral
• Síndrome de cérebro-osteo-nefrodisplasia (encurtamento rizomiélico de membros, atrofia cerebral, convulsões)	• Displasia renal, apresentação nefrítico ou nefrótica, disfunção renal precoce
• Síndrome da rubéola congênita (doença cardíaca congênita, surdez, catarata, retardo de crescimento)	• Agenesia renal, displasia renal, duplicidade
• Síndrome facio-cardio-renal (cardiomiopatia, defeitos de condução, fácies típica)	• Rins em ferradura, hidronefrose, atresia ureteral
• Síndrome alcoólica fetal (restrição de crescimento intrauterino, microcefalia, fissura palpebral curta)	• Agenesia renal, rins em ferradura, ectopia renal, displasia renal, hidronefrose, duplicidade
• Galactosemia (déficit de crescimento, vômitos, diarréia, catarata, hipotonia, hepatomegalia, infecções – particularmente sepse por *E. coli*)	• Disfunção tubular renal
• Hidrocefalia com derivação ventrículo-peritoneal	• Nefrite do *shunt*

continua

Quadro 1.2. Associação de atraso do desenvolvimento com envolvimento renal (*Continuação*)

Alterações do desenvolvimento	Envolvimento renal
• Síndrome de Miller-Dieker (lisencefalia, microgiria, agiria, convulsões, fácies típica)	• Agenesia renal, displasia renal
• Síndrome de unha-patela (ausência/deslocamento da patela, unhas pequenas, unhas ausentes, outras alterações ungueais)	• Disfunção tubular renal, displasia renal, proteinúria, hematúria, síndrome nefrótica
• Síndrome de Noonan (baixa estatura, estenose pulmonar, pescoço alado)	• Cistos renais, displasia renal, ectopia renal, duplicidade de sistema coletor, hidronefrose
• Síndrome Pseudo-Zellweger (hipotonia, convulsões, fácies típica, déficit de crescimento, hepatomegalia)	• Cistos renais, displasia renal
• Síndrome de Sotos (fácies típica, tumores embrionários, crescimento aumentado, idade óssea avançada, convulsões, doença cardíaca congênita)	• Atresia uretral, RVU
• Síndrome de Rubinstein-Taybi (baixa estatura, fácies típica, polegares amplos, dedos grandes)	• Agenesia renal, ectopia renal, displasia renal, duplicidade, atresia uretral, RVU
• Esclerose tuberosa (adenomas sebáceos, tubérculos corticais, convulsões, fibromas periungueais, hamartomas multinodulares)	• Hamartomas renais, carcinoma de células renais, tumor de Wilms, angiomiolipomas, cistos renais
• Síndrome de Von Hippel-Lindau (hemangiomas/aneurismas espinhais e cerebelares)	• Cistos renais e tumores (hemangioblastomas)

Fonte: Elaborado pela autoria.

Quadro 1.3. Associação de alterações orofaciais com envolvimento renal

Alterações orofaciais	Envolvimento renal
• Síndrome acro-renal-hipoplasia mandibular	• Agenesia renal unilateral
• Síndrome branquio-otorrenal (BOR) – *pits* pré-auriculares, malformações de ossículos, microtia, cóclea hipoplásica, surdez condutiva ou neurossensorial	• Displasia renal, duplicidade de sistema coletor
• Síndrome uro-facial (Ochoa) – inversão da mímica facial, uropatia	• Duplicidade de sistema coletor, hidronefrose, hidroureter
• Síndrome de Townes-Brocks/REAR (*renal-ear-anal-radial*) – defeitos externos da orelha, surdez neurossensorial	• Agenesia renal unilateral, hipoplasia/displasia renal

Fonte: Elaborado pela autoria.

Quadro 1.4. Associação de alterações oculares com envolvimento renal

Alterações oculares	Envolvimento renal
• Síndrome acro-renal-ocular – coloboma óptico	• Agenesia renal unilateral, ectopia renal, hipoplasia renal
• Síndrome de Alport – megalocórnea, lenticone anterior, catarata	• Hematúria, proteinúria, nefrite, falência renal
• Sífilis congênita – ceratite intersticial e coriorretinite	• Síndrome nefrótica congênita
• Citomegalovírus – coriorretinite periférica, uveíte, atrofia de disco óptico	• Síndrome nefrótica congênita

continua

Quadro 1.4. Associação de alterações oculares com envolvimento renal (*Continuação*)

Alterações oculares	Envolvimento renal
• Cistinose – depósitos policromáticos em córnea	• Síndrome de Fanconi, progressão para doença renal crônica terminal
• Hipomagnesemia familiar com nefrocalcinose e hipercalciúria (Claudina 19) – catarata, miopia	• Poliúria, hipomagnesemia, infecções do trato urinário, hipercalciúria, nefrocalcinose, doença renal crônica
• Síndrome de Goldenhar – alterações dermoides epibulbares, microftalmia	• Displasia renal, duplicidade, hidronefrose, RVU
• Síndrome de Lowe – catarata, estrabismo, glaucoma	• Síndrome de Fanconi, doença renal crônica
• Síndrome renal-coloboma – coloboma do nervo óptico	• Displasia renal, falência renal progressiva com proteinúria, oligomeganefronia, RVU, rins multicísticos, estenose de JUP
• Hiperoxalúria primária tipo 1 – alterações no epitélio pigmentar retiniano, obstrução vascular retiniana, atrofia de nervo óptico	• Cálculos recorrentes por oxalato de cálcio, nefrocalcinose, doença renal crônica terminal
• Síndrome de Senior-Loken – retinite pigmentosa	• Nefronoftise
• Síndrome TINU – uveíte	• Nefrite túbulo-intersticial
• Toxoplasmose – coriorretinite central destrutiva, atrofia do nervo óptico, uveíte, catarata, estrabismo, nistagmo, déficit visual	• Síndrome nefrótica congênita

Fonte: Elaborado pela autoria.

CAPÍTULO 2

Diagnóstico Diferencial de Edemas

Introdução

- O edema é uma condição clínica localizada ou generalizada que se caracteriza por um aumento no volume de líquido intersticial.
- Denomina-se anasarca o edema generalizado de grande intensidade.
- A abordagem do edema deve ser baseada na caracterização da **patogênese do processo** em cada paciente → o manejo clínico do edema só deve ser iniciado após esclarecimento da doença subjacente.

Fisiopatologia

- O volume de líquido intersticial é regulado por um equilíbrio estreito de forças hemodinâmicas, hidrostáticas e coloidosmóticas no vaso sanguíneo (capilar) na vigência de um sistema linfático plenamente funcionante.
    - A pressão hidrostática capilar favorece a circulação de fluidos para o interstício.
    - A pressão coloidosmótica favorece a retenção de fluido dentro do vaso.
- Os vasos linfáticos conduzem o líquido intersticial para o sistema venoso.
- A formação de edema pode ser causada potencialmente por dois mecanismos básicos:
    a. Alteração hemodinâmica capilar que favoreça maior movimento do fluido do espaço vascular para o interstício por aumento da pressão hidrostática capilar, diminuição da pressão oncótica capilar ou aumento da permeabilidade capilar.
    b. Falência de funcionamento dos mecanismos de drenagem do sistema linfático causada por desenvolvimento anormal, disfunção ou obstrução dos vasos linfáticos.

Etiologia

Aumento da pressão hidrostática por retenção de sódio e água

Insuficiência cardíaca

- Déficit do mecanismo de bomba da musculatura cardíaca → represamento de volume sanguíneo no sistema venoso → aumento da pressão venosa e da pressão hidráulica capilar → aumento de líquido no espaço intersticial por movimento transcapilar de fluido do vaso para o interstício.

Glomerulonefrite aguda

- O edema resultante da glomerulonefrite aguda pode ser generalizado ou localizado, e deve-se principalmente à retenção renal de sódio e água.

Insuficiência renal

- As crianças com falência renal aguda ou crônica com manifestação de oligoanúria, definida como volume urinário menor que 500 mL/24 horas em crianças maiores ou menor que 1 mL/kg/hora no neonato e no lactente, podem apresentar edema em razão de retenção de sódio e água.

Aumento da pressão hidrostática capilar por mecanismo obstrutivo

Obstrução venosa

- O edema localizado da obstrução venosa decorre da compressão venosa extrínseca, trombose ou congestão.
- Independentemente da causa da obstrução venosa, o edema se desenvolve distalmente ao local da obstrução.
- A gravidade do edema depende do tamanho do trombo e do montante de colaterais venosas que se abrirem para viabilizar um caminho alternativo para o fluxo sanguíneo.
- Fatores de risco para trombose em crianças e adolescentes → presença de cateteres, cardiopatia congênita cianótica, vasculites, estados de hiperviscosidade (anemia falciforme, síndrome nefrótica e policitemia), uso de medicamentos, imobilização, neoplasia, doenças sistêmicas (síndrome nefrótica e lúpus) e fatores genéticos (distúrbios da proteína C, proteína S, antitrombina III, fator V de Leiden e homocistinúria).

Cirrose

- As crianças com cirrose podem desenvolver hipertensão portal, com aumento da pressão venosa no território portal, resultando em ascite e edema de membros inferiores.

Diminuição da pressão oncótica capilar

- A hipoalbuminemia leva à diminuição da pressão oncótica capilar, que favorece o movimento de líquido do compartimento vascular para o interstício, contribuindo para a formação de edema.

Desnutrição proteica grave

- Seu mecanismo de formação de edema envolve o prejuízo da síntese de albumina, resultando em hipoalbuminemia.
- Deve ser considerada em crianças com edema generalizado, pele seca e despigmentada, hipopigmentação do cabelo, que se torna branco ou avermelhado, abdome distendido e apatia.

Enteropatia perdedora de proteína

- As causas principais de enteropatia perdedora de proteína incluem: gastrite hipertrófica (doença de Ménétrier), alergia à proteína do leite de vaca, doença celíaca, doença inflamatória intestinal, giardíase, linfangiectasia intestinal e disfunção cardíaca direita (p. ex.: pós-procedimento de Fontan).

Síndrome nefrótica

- A síndrome nefrótica é uma das causas mais comuns de edema generalizado na infância (Figura 2.1).
- O edema nefrótico é de etiologia mista, pois se deve ao aumento da pressão hidrostática por retenção renal primária de sódio associado à diminuição da pressão oncótica relacionada com a hipoalbuminemia (Figura 2.2).

Aumento da permeabilidade capilar

- Alterações na permeabilidade capilar são mediadas por fatores intrínsecos, como citocinas e outros vasodilatadores, incluindo histamina, bradicininas, prostaglandinas e fatores do complemento, com potencial participação de fatores extrínsecos.

CAPÍTULO 2

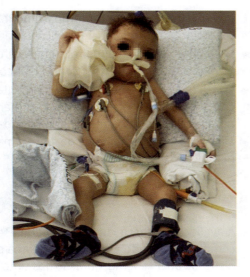

Figura 2.1. Criança com anasarca. Fonte: Acervo da autoria.

Tabela 2.1. Fatores que auxiliam na diferenciação entre *underfill* e *overfill* em pacientes com síndrome nefrótica

Fatores	Overfill	Underfill
• TFG < 50% normal	+	–
• TFG > 75% normal	–	+
• Albumina > 2 g/dL	+	–
• Albumina < 2 g/dL	–	+
• Histologia lesão mínima	–	+
• Hipertensão arterial	+	–
• Hipotensão postural	–	+

TFG: taxa de filtração glomerular.
Fonte: Desenvolvida pela autoria.

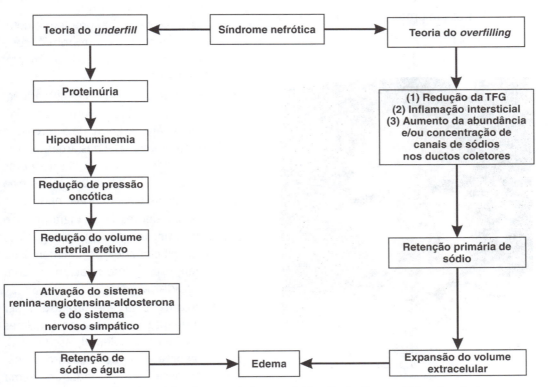

Figura 2.2. Mecanismos de edema na síndrome nefrótica. Fonte: Desenvolvida pela autoria.

- Edema generalizado ocorre mais frequentemente em pacientes com queimaduras ou sepse, enquanto uma variedade de situações clínicas (reações alérgicas, infecções etc.) resulta na liberação local de fatores inflamatórios, levando a um aumento localizado da permeabilidade capilar.

Angioedema
- As regiões mais afetadas são rosto, lábios, língua ou laringe (Figura 2.3).
- O angioedema pode se dar em razão de reações alérgicas (drogas, picadas de insetos, alergia alimentar e deficiência hereditária ou adquirida do inibidor C1 esterase).

Disfunção e obstrução dos vasos linfáticos
- O linfedema é um acúmulo intersticial de líquido rico em proteínas, que resulta em transporte deficiente da linfa de volta para a circulação central.
- O linfedema pode resultar de um defeito primário ou adquirido do sistema linfático.
- Os defeitos primários são geralmente congênitos, como na síndrome de Turner, na síndrome de Noonan ou na doença de Milroy (também chamada de linfedema hereditário tipo 1).

Quadro clínico

- A avaliação começa com uma anamnese completa, devendo abordar: topografia e distribuição do edema, duração dos sintomas, presença de sinais e sintomas concomitantes, antecedentes de história pessoal e familiar, antecedentes alérgicos, uso prévio e atual de medicamentos.
- O exame físico deve ser completo e detalhado, incluindo dados antropométricos e variação dos mesmos, sendo fundamental a aferição da PA.
- A presença de edema periférico caracteriza-se pela formação de depressões à digitopressão da área examinada e apresenta localização preferencial nas áreas dependentes de gravidade, ou seja, nos membros inferiores em pacientes ambulatoriais e na região sacral em pacientes acamados.
- O edema não depressível à digitopressão apresenta mecanismos etiopatogênicos distintos, relacionados ao linfedema ou mixedema, este último relacionado com o hipotireoidismo grave.
- A criança com edema generalizado deve ser avaliada quanto à presença de derrames cavitários (derrame pleural, ascite etc.), edema genital e também quanto a possíveis complicações associadas ao edema (processos infecciosos e trombose).

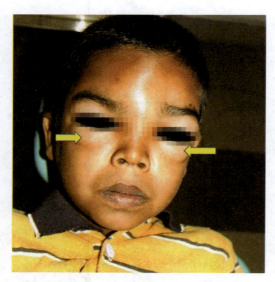

Figura 2.3. Paciente pediátrico com angioedema. Atentar para aumento pronunciado de partes moles em região periorbitária (setas). Adaptada de Nalawade TM *et al*. Braz J Oral Sci, 2012.

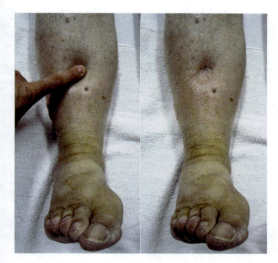

Figura 2.4. Presença de sinal de Godet (edema depressível). Fonte: Acervo da autoria.

Diagnóstico

- Os dados de anamnese e exame físico devem nortear a sequência de exames que serão pedidos para a avaliação complementar e diagnóstica de cada caso.

Urinálise

- Um exame de urina, incluindo pesquisa para proteinúria, deve ser obtido em todas as crianças com edema generalizado ou de face e de membros inferiores.
- A presença de hematúria com cilindros hemáticos, com ou sem a presença de proteinúria, firma o diagnóstico de hematúria de origem glomerular.

Exames de sangue

- A avaliação laboratorial inicial de uma criança com edema sem causa aparente deve incluir hemograma completo, avaliação da função renal e hepática e nível plasmático de albumina.
- Exames complementares devem ser solicitados, conforme anamnese, exame físico e resultados de exames iniciais.
- O nível de alfa-1-antitripsina nas fezes é o melhor teste de triagem para enteropatia perdedora de proteínas.
- Na avaliação do angioedema a análise dos níveis plasmáticos dos componentes do complemento C1q, C4, C2 e do inibidor da C1 esterase pode ajudar no diagnóstico das formas hereditárias ou adquiridas da doença → nas formas hereditárias observa-se diminuição dos níveis do inibidor da C1 esterase, e os níveis de C4 e C2 apresentam-se cronicamente diminuídos na maioria dos pacientes.

Estudos de imagem

- Estudos de imagem devem ser indicados com base nos resultados da avaliação clínica e exames laboratoriais.

Tratamento

- A intervenção terapêutica mais eficaz é o tratamento da causa subjacente do edema.
- A restrição de sódio na dieta é indicada nos casos de edema generalizado em pacientes com insuficiência renal oligúrica, síndrome nefrítica, síndrome nefrótica, insuficiência hepática e cardíaca.
- A ingestão dietética recomendada de sódio é de 2 – 3 mEq/kg (ingestão máxima de 90 mEq de Na por dia, o que equivale a 2.000 mg de cloreto de sódio).
- A restrição hídrica pode ser considerada em pacientes com edema generalizado em vigência de hipervolemia.
- A utilização de diuréticos é recomendada para pacientes hipervolêmicos → esses agentes não devem ser utilizados em pacientes com edema e contração do volume intravascular efetivo.

- Na criança com síndrome nefrótica a terapia com diuréticos deve ser usada com bastante cautela.
- A infusão endovenosa de albumina é recomendada em um pequeno subgrupo de pacientes com pressão coloidosmótica baixa e complicações clínicas significativas, como no caso de pacientes com derrames cavitários ou genitais importantes, lesão renal aguda pré-renal associada com hipovolemia
- A albumina não deve ser considerada para casos mais leves pelo seu alto custo e possíveis complicações, incluindo hipertensão e edema agudo de pulmão.

Bibliografia

Brasitus TA. Protein-losing gastroenteropathy. In: Sleisenger JS (ed.). Gastrointestinal disease: pathophysiology, diagnosis, management. Philadelphia: WB Saunders; 1993. p. 1027.

Chaitra TR, Ravishankar TL, Nalawade TM. Angioneurotic edema: report of two cases. Braz J Oral Sci. 2012; 11(4):505-508.

Ellis D. Pathophysiology, evaluation, and management of edema in childhood nephrotic syndrome. Front Pediatr. 2016;3:111.

Meena J, Bagga A. Current perspectives in management of edema in nephrotic syndrome. Indian J Pediatr. 2020 Aug;87(8):633-640.

Schrier RW, Ecder T. Gibbs memorial lecture. Unifying hypothesis of body fluid volume regulation: implications for cardiac failure and cirrhosis. Mt Sinai J Med. 2001; 68:350.

CAPÍTULO 3

Avaliação do Sedimento Urinário

Introdução

- A urina 1 ou EAS (exame dos elementos anormais do sedimento urinário) é um dos exames mais realizados em pediatria e pode fornecer informações importantes para a detecção de uma série de enfermidades sistêmicas e patologias renais, sendo descrito como uma espécie de "janela" para o trato urinário.
- Por ser de fácil obtenção, não invasivo, relativamente simples e de baixo custo financeiro, complementa, muitas vezes, os dados epidemiológicos, a história, o exame físico e outros testes laboratoriais dirigidos.
- Muitas anormalidades iniciais podem refletir aspectos de condições fisiológicas ou condições patológicas de caráter transitório.
- Apesar de suas limitações, o valor do exame de urina não deve ser subestimado e pode sinalizar e sugerir anormalidades clínicas importantes, mesmo em cenário assintomático e, embora controverso, pode auxiliar na detecção precoce das doenças renais e estabelecer melhora na morbimortalidade em populações e cenários clínicos selecionados.
- Embora algumas sociedades médicas discutam a falta de benefícios evidentes em relação aos custos e risco como exame de triagem, a grande maioria dos especialistas utiliza este exame como ferramenta básica universal inicial de investigação, já que ele é usado como exame de triagem em crianças que apresentem risco elevado de doença ou comprometimento renal.
- Além da análise microscópica da sedimentoscopia urinária, as tiras ou fitas reagentes de imersão (*dipstick*), impregnadas com reagentes químicos específicos, proporcionam uma análise de bioquímica múltipla, rápida e simples.

> De forma geral, a primeira amostra da manhã é priorizada para reduzir a influência da possibilidade de proteinúria ortostática e refletir melhor a habilidade de concentração urinária após a restrição hídrica noturna.

- Para a redução de falso-positivos e negativos a amostra recém-emitida deve ser rapidamente encaminhada ao laboratório e, caso não seja testada no prazo máximo de uma hora, deve ser refrigerada e, posteriormente, analisada em temperatura ambiente, embora a refrigeração possa afetar determinados resultados simples.

Tabela 3.1. Valores normais e condições relacionadas com resultados falso-positivos e falso-negativos na análise urinária em fitas reagentes

Análise	Variações de análise e normalidade	Falso-positivo	Falso-negativo
pH (avaliação mais adequada por meio de potenciometria).	4,5 – 8,5 (em geral: 5 – 8)	• pH elevado: • Tempo prolongado de estoque da amostra. • Presença de bactérias produtoras de urease (p. ex.: *Proteus*). • Proteinúria > 7 g/L.	• pH reduzido: • Mistura com reagentes de coleta e formaldeído. • Excesso de urina na fita reagente.
Densidade urinária (DU)	1.010 – 1.030	• Contaminação durante a coleta ou no armazenamento. • Presença de proteínas, glicose e agentes osmóticos contrastados. • Hiperestimativa com proteinúria > 7 g/L.	• Subestimativa com pH urinário > 6,5.
Hemoglobina	Negativa	• Agentes oxidantes (hipoclorito). • Presença de peroxidase microbiana. • Mioglobinúria.	• Nível elevado de ácido ascórbico. • Presença de nitritos. • DU elevada. • Formaldeído (preservação da amostra).
Proteína	Negativo: traços ou < 1+ Traços: < 0,3 g/L 1+ = 0,3 – 1,0 g/L 2+ = 1 – 3 g/L 3+ = 3 – 20 g/L 4+ = ≥ 20 g/L	• Febre; atividade física. • Hematúria macroscópica. • Urina concentrada (DU > 1.025). • Urina alcalina. • Hematúria microscópica. • Presença de células e bactérias na urina. • Contaminação com antissépticos (clorexidina, benzalcônio). • Agentes contrastados e iodados.	• Urina diluída e urina muito ácida. • Presença de proteínas de baixo peso molecular. • Obs.: considerar proteinúria > 1+ para amostras de urina com DU ≤ 1.015. Se DU > 1.015, considerar proteinúria quando > 2+. • Ingestão de ácido ascórbico.

Adaptada de Andrade OVB, Cruz NA, Ihara FO. O exame de urina 1 e a importância de sua interpretação. In: Documento Científico. Sociedade de Pediatria de São Paulo, 2020.

Análise das características físicas e químicas no exame de urina 1

Cor, aparência e odor

- Dependendo da dieta, da concentração urinária e da presença de pigmentos (urocromo, uroeritrina e urobilina), a cor urinária normal pode variar desde clara e cristalina até amarelo-escuro.
- Vários alimentos e medicamentos também podem alterar a coloração da urina.
- A urina turva pode ser indicativa da presença de leucócitos, hemácias, células epiteliais, bactérias e até mesmo cristais.
- A urina espumosa pode se correlacionar com a presença de proteinúria.
- O odor urinário é normalmente urinoide, podendo ser acentuado, azedo ou fétido

Tabela 3.2. Valores normais e condições relacionadas com resultados falso-positivos e falso-negativos na análise urinária em fitas reagentes

Análise	Variações de análise e normalidade	Falso-positivo	Falso-negativo
Glicose	Negativo (máx. de 2 a 20 mg/dL)	• Agentes e detergentes oxidantes no frasco de coleta.	• Ácido ascórbico. • Presença de bactérias. • DU elevada. • Exposição ao ambiente úmido.
Cetonas	Negativo (máx. de 2 mg/dia)	• Captopril; metildopa. • Ácido ascórbico. • Fenazopiridina.	• Tempo prolongado de estoque da amostra. • Mistura com reagentes de coleta.
Bilirrubina	Negativa	• Contaminação com fezes. • Rifampicina, clorpromazina.	• Ácido ascórbico. • Exposição prolongada à luz.
Urobilinogênio	1 – 4 mg/dia	• Urina alcalina. • Sulfonamidas. • Porfirias agudas.	• Antimicrobianos em geral. • Exposição prolongada à luz.
Nitrito	Negativo	• Urina contaminada. • Medicamentos responsáveis por coloração avermelhada da urina. • Hematúria macroscópica.	• Tempo de incubação urinário insuficiente para a conversão de nitrato em nitrito (< 4 horas). • Presença de bactérias não redutoras de nitrato em nitrito. • Ácido ascórbico. • Níveis elevados de urobilinogênio. • Ingestão inadequada de nitratos (vegetais).
Leucocitoesterase	Negativo	• Agentes oxidantes. • Formaldeído. • Contaminação com fluido vaginal. • *Trichomonas* etc. • Meropenem, imipenem, clavulanato.	• Ácido ascórbico. • Proteinúria elevada. • Glicosúria elevada. • DU elevada. • Cefalosporinas, tetraciclina. • Nitrofurantoína. • Tobramicina.

Adaptada de Andrade OVB, Cruz NA, Ihara FO. O exame de urina 1 e a importância de sua interpretação. In: Documento Científico. Sociedade de Pediatria de São Paulo, 2020.

Quadro 3.1. Cenários e condições de risco que justificam a realização do exame de urina 1 para a triagem e/ou auxílio na investigação diagnóstica de detecção de doença ou comprometimento renal

História, cenário e/ou antecedentes pessoais	• Lesão renal aguda, glomerulopatias, vasculites, hidronefroses pré e pós-natal, anomalias congênitas do rim e trato urinário (CAKUT; do inglês, *congenital anomalies of the kidney and the urinary tract*), prematuridade, baixo peso ao nascer, anoxia neonatal ou outros insultos no período neonatal, suspeita e investigação de infecção urinária, infecções urinárias de repetição, utilização de drogas e substâncias nefrotóxicas, alterações da cor, turbidez e odor urinário, hematúria, proteinúria.
História familiar	• Doença renal, doenças genéticas e nefropatias hereditárias, doenças sistêmicas com comprometimento renal potencial, urolitíase.
Portadores de comorbidades	• *Diabetes mellitus*, hipertensão arterial, anemia falciforme (ou traço), obesidade.

em situações de retenção urinária e de inflamação e produção elevada de amônia (p. ex.: ITU).
- O odor pode ser também adocicado (cetonas) ou pode, de certa forma, ser sugestivo de algumas condições raras, como erros inatos do metabolismo: "açúcar queimado ou caramelo" (doença do xarope de bordo), "azedo ou mofado" (fenilcetonúria), "pés suados" (acidemia isovalérica), "manteiga rançosa" (hipermetioninemia), "sulfídrico-*like*" – ovo podre ou cadáver em decomposição (cistinúria e homocistinúria).

pH urinário
- O pH deve ser valorizado em coleta urinária recente, variando normalmente entre 4,5 e 8,5 em indivíduos saudáveis.
- A mensuração usualmente é realizada por meio da leitura da fita reagente em amostra recém-emitida, apresentando melhor acurácia pela análise eletrométrica e potenciometria com pHmetro.

> O pH urinário ácido promove cristalização de ácido úrico e cistina, enquanto o pH alcalino promove precipitação de fosfato e oxalato de cálcio.

Tabela 3.3. Alimentos, drogas e condições que podem alterar a cor da urina

Cor	Condições, alimentos e medicamentos
Rósea avermelhada	Hematúria; hemoglobinúria; hemólise; contaminação menstrual; necrose papilar; beterraba; ruibarbo; frutas contendo antrocianinas (*blueberries, blackberries*, ameixa, cereja); fenoftaleína; fenazopiridina (*pyridium*); aminopirina; uratos; cristalúria maciça por ácido úrico; porfirinúria (urina exposta à luz e ao ar); infecção urinária por *Serratia marcescens*.
Amarela alaranjada	Desidratação (urina concentrada); alimentos com carotenos (cenouras, mamão, abóbora); ruibarbo; amoras silvestres; aspargo; rifampicina; sulfasalazina; metronidazol; fenazopiridina; riboflavina; tiamina; multivitamínicos; bilirrubinúria.
Amarronzada enegrecida	*Blackberries*; nitrofurantoína; metronidazol; quinolonas; cloroquina; metildopa; levodopa; argirol; imipenem-cilastatina; anilina; resorcinol; senna; cáscara; presença de carotenos alimentares; mioglobinúria; alcaptonúria (também avermelhada/enegrecida em urina alcalinizada ou exposta ao ar).
Azul esverdeada	Azul de metileno; complexo de vitamina B (riboflavina); triantereno; propofol; amitriptilina; indometacina; sildenafil; contrastes radiológicos; corantes artificiais; resorcinol; metocarbamol; aspargos; infecção urinária por *Pseudomonas* sp (esverdeada); intoxicação por fenol; icterícia obstrutiva; hepatite; "síndrome da fralda azul" (defeito no transporte intestinal do triptofano).
Roxa	Infecção por bactérias em pacientes com sonda vesical de demora – metabolização do triptofano ("*purple urine bag syndrome*"); *Providencia stuartii*; *Klebsiella pneumoniae*; *Pseudomonas aeruginosa*; *Escherichia coli* ou *Enterococcus*; amoras e beterrabas (grande quantidade).
Esbranquiçada Turva Leitosa	Fístula linfática/quilúria; fosfatúria; piúria; infecção urinária; uratos e ácido úrico (pH ácido); urolitíase (fosfatúria; oxalúria); síndrome nefrótica (espumosa).

Adaptada de Andrade OVB, Cruz NA, Ihara FO. O exame de urina 1 e a importância de sua interpretação. In: Documento Científico. Sociedade de Pediatria de São Paulo, 2020.

Densidade urinária

- A concentração ou densidade urinária (DU) pode ser analisada pela gravidade específica ou pela osmolalidade.
- A gravidade específica consiste na relação entre o peso de um volume de urina comparado com um volume equivalente de água destilada, idealmente na mesma temperatura.
- A análise da DU pode ser afetada por excesso de solutos, tais como albumina, glicose, agentes osmóticos e por outras variáveis.
- A DU também pode ser subestimada com um pH urinário > 6,5 e superestimada quando a concentração de proteína urinária se encontra acima de 7 g/L.
- A osmolalidade urinária, medida por meio de um osmômetro, é a mensuração mais adequada e confiável da habilidade de concentração urinária e depende somente do número de partículas presentes, não sendo influenciada pela temperatura ou pela concentração proteica urinária.
- Uma DU de 1.010 corresponde a uma osmolalidade urinária (Uosm) aproximada entre 300 e 400 mOsm/L (grosseiramente podemos multiplicar o valor decimal da direita por 40).
- Uma DU persistentemente reduzida (< 1.007) pode ser observada na polidipsia associada ao *diabetes insipidus*, na necrose tubular aguda e em patologias com comprometimento túbulo-intersticial.

Hemoglobina

- Detectada pela fita reagente, baseia-se na atividade peroxidase-*like* da hemoglobina.
- A presença de sangue pode ser devida à presença de eritrócitos intactos ou de hemoglobina livre.
- Hemoglobinúria pode estar relacionada com a hemólise intravascular ou lise eritrocitária no interior do trato urinário.
- Na presença de eritrócitos e hemoglobina livre persistentemente positiva em amostras repetitivas é importante a análise da microscopia urinária.

Proteína

- A excreção proteica urinária normal é constituída principalmente pela proteína de Tamm-Horsfall (secretada pelos túbulos), albumina, globulina e pelas proteínas de baixo peso molecular (BPM).
- Na fita reagente considera-se normal quando < 1+.
- A fita reagente detecta albumina e não proteínas de BPM.
- Várias condições podem resultar em proteinúria transitória, tais como febre, atividade física, desidratação, estresse, hipovolemia etc.
- A proteinúria postural ou ortostática (PO) ocorre quando se estabelece com o paciente em ortostase durante o dia, normalizando-se na posição supina, sendo mais comum em adolescentes e, em geral, apresenta bom prognóstico evolutivo.
- Para a avaliação da possibilidade de PO coleta-se uma amostra urinária imediatamente após levantar-se pela manhã e, após pelo menos 2 horas em pé, caminhando ou sob alguma atividade física, coleta-se uma segunda amostra.
- A avaliação da relação albumina/creatinina é indicativa de proteinúria glomerular, enquanto a avaliação da proteína ligada ao retinol urinário (RBP; do inglês, *retinol binding protein*), a N-acetil-glucosaminidase, a α-1-microglobulina e a β-2-microglobulina em relação à creatinina são úteis para a avaliação de proteinúria tubular.

Glicose

- Pode refletir hiperglicemia ou disfunção tubular proximal.
- Acima dos níveis plasmáticos de 180 – 200 mg/dL, a carga de glicose excede a capacidade de reabsorção tubular proximal.
- A glicosúria pode ser isolada ou associada a uma disfunção tubular proximal generalizada (síndrome de Fanconi).

Cetonas

- Uma pequena quantidade de cetonas pode estar presente na urina em crianças após um breve período de jejum.
- Cetonúria pode estar presente em distúrbios de cetogênese com alteração do metabolismo da glicose, cetoacidose alcoólica, dieta cetogênica, infecções agudas com oferta nutricional limitada, doenças hepáticas e em algumas formas de glicogenose.

Bilirrubinas e urobilinogênio

- A bilirrubina conjugada (BC), hidrossolúvel, aparece na urina, sendo a maior parte eliminada pela bile.
- A detecção de bilirrubina na urina sugere obstrução do fluxo biliar ou hepatite.
- O urobilinogênio (UBG) é um produto da BC metabolizada pelas bactérias do cólon.
- O aumento do UBG na urina pode ser detectado nas disfunções hepáticas.

Nitrito e leucocitoesterase

- Nitrito urinário (NU) positivo é altamente sugestivo da presença de bacilos Gram-negativos na urina.
- A conversão bacteriana de nitrato em NU demanda um período de aproximadamente 4 horas, podendo ocorrer falso-negativos na presença de urina vesical por um período de tempo reduzido.
- Leucocitoesterase (LE) urinária sugere a presença de neutrófilos, associada a situações de ITU bacteriana ou piúria estéril e processos inflamatórios (febre, infecção viral, vulvovaginite, glomerulopatias, nefrites intersticiais etc.).

Análise da microscopia urinária

- O exame microscópico da urina é importante, podendo estabelecer informações de utilidade diagnóstica, particularmente quando a análise da fita reagente for anormal.
- A avaliação no microscópio é habitualmente de grande aumento (400×), enquanto a microscopia de contraste de fase é utilizada para a avaliação da morfologia eritrocitária e de cilindros hemáticos.

Eritrócitos

- A presença de sangue na fita reagente deve ser confirmada pela microscopia urinária quanto ao aumento de eritrócitos.
- Em geral, considera-se anormal a presença de 5 ou mais eritrócitos/campo de grande aumento ou > 10 mil hemácias/mL de urina, após centrifugação em microscópio de fase.

> Em pacientes com urina avermelhada ou amarronzada com fita reagente positiva para sangue e microscopia com eritrócitos urinários normais, hemoglobinúria e mioglobinúria devem ser excluídas.

- A presença de hemácias dismórficas (> 75%) e cilindros hemáticos sugere hematúria de origem glomerular.

Leucócitos

- Em geral, considera-se anormal leucocitúria ≥ 5 a 10 leucócitos/campo de grande aumento ou > 10 mil/mL.

Existem vários falso-positivos de leucocitúria e piúria, principalmente por contaminação vaginal e vulvovaginites, cistites virais, uretrites, glomerulopatias, urolitíase etc.

Eosinófilos
- A presença de eosinofilúria (> 1% dos leucócitos urinários – coloração de Wright) pode ser observada em casos de nefrite intersticial associada com medicamentos e outros distúrbios renais, entretanto, podem ocorrer vários falso-negativos e falso-positivos.

Células epiteliais
- Três tipos de células são descritos: escamosas, transicionais e as originárias dos túbulos renais, podendo ser detectadas em pequena quantidade na urina normal.
- O aumento das células transicionais pode ocorrer após cateterização ou instrumentação urinária e nos carcinomas renais, enquanto o aumento de células tubulares pode ser observado na necrose tubular aguda e em casos de nefrotoxicidade.

Cilindros
- Em geral, os cilindros urinários são formados no néfron distal, constituídos de uma matriz mucoproteica (proteína de Tamm-Horsfall), com ou sem elementos adicionais.
- Cilindros hialinos são observados em pacientes saudáveis na febre, associados ao exercício, ao uso de diuréticos e nas doenças glomerulares e intersticiais.
- Cilindros granulosos são observados em condições saudáveis e nas doenças glomerulares, intersticiais e infecções.
- Cilindros graxos são observados na síndrome nefrótica e cilindros céreos na doença renal crônica.
- Cilindros hemáticos são observados em glomerulonefrites, nefrites intersticiais e na necrose tubular aguda.

Tabela 3.4. Características dos cilindros urinários e condições relacionadas

Tipos de cilindros	Observações e cenários
Hialinos	• Observados também em pacientes saudáveis (urina concentrada). • Febre, exercício, desidratação, insuficiência cardíaca, diuréticos. • Doenças glomerulares (síndrome nefrótica) e túbulo-intersticiais.
Granulosos	• Observados também em pacientes saudáveis. • Doenças glomerulares. • Doenças túbulo-intersticiais. • Necrose tubular aguda. • Infecções.
Hemáticos	• Significativos em caso de doenças glomerulares. • Nefrites túbulo-intersticiais. • Necrose tubular aguda.
Leucocitários	• Pielonefrites. • Glomerulonefrites. • Rejeição aguda (transplante renal). • Nefrites túbulo-intersticiais.
Graxos	• Síndrome nefrótica. • Proteinúria.
Céreos	• Representam um "estágio avançado" do cilindro hialino. • Ocorrem quando há estase prolongada por obstrução tubular. • Doença renal crônica. • Rejeição aguda (transplante renal). • Hipertensão maligna.

Adaptada de Andrade OVB, Cruz NA, Ihara FO. O exame de urina 1 e a importância de sua interpretação. In: Documento Científico. Sociedade de Pediatria de São Paulo, 2020.

Cristais
- Sua presença é frequente na análise do sedimento urinário normal, apresentando muitas vezes significado limitado e relação com a dieta e a ingestão hídrica, entre outros fatores físico-químicos promotores ou inibidores da cristalização urinária.
- A presença na microscopia urinária de cristais de oxalato, fosfato e urato de sódio não indicada necessariamente relação com a litogênese.

Tabela 3.5. Características dos cristais urinários e condições relacionadas

Tipo de cristais	Observações e cenários
Amorfos	• Podem ser encontrados na urina normal. • Uratos amorfos (urina ácida) ou fosfatos amorfos (urina alcalina).
Oxalato de cálcio	• Aspecto de "forma de envelope". • Podem ser encontrados na urina normal. • Intoxicação por etilenoglicol, diabetes, hepatopatias, doença renal crônica e ingestão de grande quantidade de vitamina C.
Fosfato de cálcio e fosfato amorfo	• Pleomórficos: aparência de estrelas ou alfinetes. • Aparecem na urina normal e com urina alcalina (pH > 7).
Uratos (ácido úrico)	• Formas variadas, desde "agulha" até formas romboides ou discoides. • Comumente observados na urina mantida em tempos de exposição prolongados com ação de bactérias produtoras de amônia. • Podem ser observados na gota, em situações de metabolismo elevado das purinas, enfermidades febris e nefropatias crônicas.
Estruvita (fosfato amônio magnesiano)	• Cristais de triplo fosfato, transparentes e retangulares. • Infecção urinária por agentes produtores de urease (*Proteus*, *Pseudomonas aeruginosa*, *Klebsiella*, *Staphylococcus* e *Mycoplasma*, entre outros).
Cistina	• Não são vistos na urina normal. • Cristais hexagonais. • Característicos da cistinúria e das hepatopatias tóxicas.
Drogas e cristalúria	• Podem ocasionar obstrução urinária e lesão renal aguda. • Sulfas, ampicilina, amoxicilina, ciprofloxacino, aciclovir, ganciclovir, indinavir, atazanavir, triantereno etc.
Outros	• Graxos, colesterol: síndrome nefrótica e quilúria. • Tirosina: tirosinemia e hepatopatias graves. • Leucina: hepatopatias terminais e intoxicação por tetracloreto de carbono ou clorofórmio.

Adaptada de Andrade OVB, Cruz NA, Ihara FO. O exame de urina 1 e a importância de sua interpretação. In: Documento Científico. Sociedade de Pediatria de São Paulo, 2020.

Conclusão

- A interpretação do exame de urina 1 reflete aspectos importantes da fisiologia renal, podendo também sinalizar várias situações de patologias sistêmicas e doenças renais e do trato urinário.
- A triagem em situações de hematúria, proteinúria, infecção do trato urinário, doenças sistêmicas e metabólicas, tanto em nível de urgência como ambulatorial, auxilia nas diretrizes de investigação diagnóstica, no acompanhamento clínico e na tomada de decisões terapêuticas.

Bibliografia

Andrade OVB, Cruz NA, Ihara FO. O exame de urina 1 e a importância de sua interpretação. In: Documento Científico. Sociedade de Pediatria de São Paulo, 2020.

Andrade OV, Mota DM, Andrade MC. Interpretação dos exames de EAS, proteinúria e hematúria. In: Tratado de Pediatra. Burns DAR (ed.). 4. ed. Sociedade Brasileira de Pediatria. São Paulo: Manole; 2017. p. 1093-104.

Cavanaugh C, Perazella MA. Urine sediment examination in the diagnosis and management of kidney disease: Core Curriculum 2019. Am J Kidney Dis. 2019 Feb; 73(2):258-272.

Geary DF, Schaefer F. Pediatric kidney disease. 2. ed. Heidelberg: Springer-Verlag Berlin, Heidelberg, 2016.

Goodyer P, Phadke K. Evaluation of renal disease. In: Phadke KD, Goodyer P, Bitzan M, editors. Manual of pediatric nephrology. 1st ed. Heidelberg: Springer-Verlag Berlin, 2014: 1-64.

CAPÍTULO 4

Avaliação da Criança com Hematúria

Introdução

- Define-se hematúria como a excreção anormal de hemácias na urina → em urina centrifugada, a hematúria é definida pelo encontro de mais do que 5 hemácias/campo, aumentado em 400×.
- A prevalência de hematúria microscópica em exame isolado de urina, em populações escolares, é de 4% – 6% → essa cifra se reduz a 0,5% – 1% em exames subsequentes, dos quais apenas um terço tem hematúria persistente, definida como a repetição do teste positivo após 6 meses.
- **Hematúria macroscópica** → visível a olho nu, ou seja, urina avermelhada, com confirmação de presença de hemácias na urinálise.
  Obs.: a urina vermelha ou marrom pode ser decorrente de outras causas além do sangue: hemoglobina livre ou mioglobina, pigmentos de drogas (fenazopiridina) ou alimentos (beterraba) ou metabólitos associados a condições clínicas (porfiria).
- **Hematúria microscópica** → não é visível a olho nu, sendo o diagnóstico feito por meio do exame de urina 1.

Patogenia

- **Hematúria glomerular × extraglomerular:** a identificação dos glomérulos como fonte da hematúria é importante tanto para o prognóstico como para otimizar a avaliação diagnóstica.

Etiologia

- As causas mais comuns de hematúria microscópica persistente incluem glomerulopatias, hipercalciúria e síndrome de *nutcracker* (ou de quebra-nozes), a qual se desenvolve pela compressão da veia renal esquerda entre a aorta e a mesentérica superior proximal.

Propedêutica

- A avaliação diagnóstica deve abranger anamnese detalhada e exame físico completo, incluindo a aferição da pressão arterial.
- Urina de cor escura, acastanhada ou avermelhada pode ser sugestiva de glomerulopatia, enquanto a presença de coágulos pode sugerir sangramento das vias urinárias.
- A relação da hematúria com os tempos de micção pode ser importante no diagnóstico topográfico do problema:
  - Hematúria inicial: provável origem uretral.
  - Hematúria terminal: sugere origem ureteral ou vesical.
  - Hematúria global: não permite localização.

- **Anamnese:** idade de início do quadro, duração da doença, periodicidade da hematúria, presença de fatores associados, como trauma, dor, distúrbios miccionais, febre, infecções de vias aéreas, relação com esforço físico, além de antecedentes pessoais e familiares.
- **Exame físico:** dados antropométricos e medida da pressão arterial, presença de edema ou de púrpura, palpação abdominal e palpação da genitália.
- **Resultados falso-negativos:** presença de formol ou concentração urinária elevada de ácido ascórbico.
- **Resultados falso-positivos:** urina alcalina (pH > 9), contaminação por oxidantes utilizados na limpeza do períneo.
- Se uma amostra for positiva para sangue na fita, um exame microscópico (padrão-ouro) deve ser realizado para confirmação diagnóstica da hematúria.
- A diferenciação entre sangramento glomerular (Figura 4.1) e extraglomerular (Figura 4.2) deve ser realizada por meio da pesquisa de hemácias dismórficas → dismorfismo eritrocitário > 10% sugere hematúria glomerular e deve ser pesquisado em urina recém-emitida, centrifugada e analisada diretamente sobre microscopia de contraste de fase.
- Deve-se, no entanto, considerar que existem situações clínicas, levando à hematúria extraglomerular, que favorecem a positividade do dismorfismo eritrocitário → exemplos: litíase urinária, infecção urinária, hipertrofia prostática, nefropatia de refluxo.
- Da mesma forma, observam-se sangramentos de origem glomerular com hematúria eumórfica → exemplos: glomerulonefrite pós-infecciosa, GNMP (glomerulonefrite membranoproliferativa), GNM (glomerulopatia membranosa), GN crescêntica, SHU e nefropatia por IgA.
- O cilindro hemático (Figura 4.3) se forma pela associação de proteínas precipitadas e hemácias, sendo seu achado patognomônico de hematúria glomerular.
- A avaliação da hematúria depende da apresentação clínica, que se divide em três categorias, conforme a seguir.

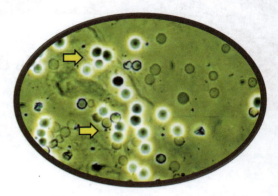

Figura 4.2. Hematúria não glomerular — hemácias eumórficas. Fonte: Adaptada de *Manual of Pediatric Nephrology*, 2013.

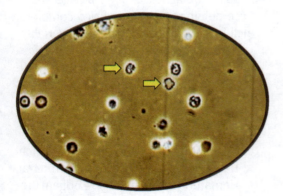

Figura 4.1. Hematúria glomerular — hemácias dismórficas. Fonte: Adaptada de *Manual of Pediatric Nephrology*, 2013.

Hematúria microscópica assintomática

- Até 80% dos casos podem apresentar avaliação laboratorial e de imagem dentro da normalidade.

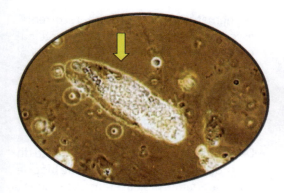

Figura 4.3. Cilindro hemático. Fonte: Adaptada de *Manual of Pediatric Nephrology*, 2013.

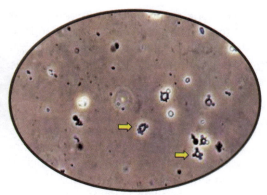

Figura 4.4. Acantócitos identificados em microscopia de contraste de fase. Fonte: Adaptada de *Manual of Pediatric Nephrology*, 2013.

- Esses achados têm levado a recomendações para que se reserve uma investigação diagnóstica mais extensa para pacientes com hematúria microscópica associada a microalbuminúria ou proteinúria, hipertensão arterial, assim como em pacientes com hematúria sintomática, hematúria macroscópica ou antecedentes familiares de doenças que possam estar associadas à hematúria ou à perda da função renal.
- A eletroforese de hemoglobina é útil para o esclarecimento da suspeita de traço falciforme.
- A USG com Doppler pode confirmar o diagnóstico de "síndrome de quebra-nozes".

Hematúria microscópica assintomática com proteinúria

- A combinação de hematúria e proteinúria está associada a um risco maior de doença renal de maior gravidade.
- A avaliação desses pacientes deve ser iniciada com avaliação de função renal e proteinúria de 24 horas (pode-se adotar alternativamente relação proteína/creatinina ou microalbuminúria/creatinina na primeira urina da manhã).
- Caso haja alteração em tais exames, o paciente deve ser encaminhado para avaliação com nefrologista pediátrico.
- A avaliação de paciente com microalbuminúria positiva, proteinúria significativa ou elevação de creatinina deve incluir ASLO, frações do complemento (C3 e C4), eletroforese de proteínas e hemograma completo → dependendo dos resultados, outros testes podem ser considerados, como determinação de autoanticorpos, avaliação de imagem e/ou biópsia renal.

Hematúria sintomática

- A avaliação de hematúria microscópica sintomática é dirigida pelos achados clínicos e sintomas do paciente.
- O diagnóstico pode ser evidente com base em dados da história e exame físico, como:
  - História de trauma recente.
  - Concomitância de incontinência, disúria, frequência ou urgência → ITU.
  - História de dor lombar unilateral, que se irradia para a região inguinal → obstrução causada por cálculo ou coágulo de sangue.

- História de faringite ou impetigo 2 – 3 semanas antes do início da hematúria → glomerulonefrite pós-estreptocócica.
- Relato de IVAS 1 ou 2 dias antes do início da hematúria → possível diagnóstico de nefropatia por IgA.
- História de predisposição ou condições clínicas preexistentes, tais como anemia falciforme ou traço falciforme, coagulopatia como hemofilia grave ou deficiência auditiva (síndrome de Alport).
- História familiar de hematúria ou insuficiência renal → síndrome de Alport ou doença da membrana fina.
- Exposição a medicamentos que podem causar nefrite túbulo-intersticial.
- O exame físico deve incluir aferição da pressão arterial, avaliação de edema e ganho de peso recente, exame da pele, visualização direta dos órgãos genitais e exame abdominal, avaliando dor à palpação ou presença de massas abdominais.
- Com base na anamnese, no exame físico e na urinálise, um diagnóstico preliminar pode ser feito na grande maioria dos casos e orientará a avaliação ou a intervenção posterior.

Hematúria macroscópica

- As etiologias mais comumente identificadas para a hematúria macroscópica em crianças incluem ITU, irritação do meato uretral ou períneo e trauma.
- Outras causas menos comuns abrangem: nefrolitíase, doença/traço falciforme, coagulopatias, doença glomerular, incluindo glomerulonefrite pós-estreptocócica e nefropatia por IgA, neoplasia (p. ex.: tumor de Wilms), cistite hemorrágica induzida por drogas (p. ex.: ciclofosfamida).
- A avaliação da hematúria macroscópica segue os mesmos princípios da hematúria sintomática.
- A biópsia renal é indicada em situações de hematúria sugestiva de doença glomerular → hematúria macroscópica recorrente, associada à microalbuminúria ou proteinúria, síndrome nefrótica, hipertensão arterial ou doença sistêmica e naqueles pacientes com história familiar de doença renal.
- Hematúria microscópica isolada, por mais de 1 ou 2 anos, pode ser também considerada uma indicação possível de biópsia renal.
- Deve-se lembrar que o esclarecimento do diagnóstico etiológico por meio de biópsia renal raramente indica terapêutica específica nos casos de hematúria monossintomática (ou seja, hematúria isolada sem outros sinais e sintomas ou alterações laboratoriais), o que reduz grandemente a indicação formal desse procedimento nesses casos.
- A cistoscopia raramente é indicada na avaliação de hematúria em crianças → deve ser reservada para crianças com massas observadas em USG de bexiga, crianças com hematúria macroscópica associada a malformações vasculares ou fístulas pós-trauma, ou biópsia renal, e para aqueles com anormalidades da uretra em razão de trauma.

Quadro clínico e prognóstico

- O quadro clínico é variável e depende da etiopatogenia da hematúria.
- O prognóstico das hematúrias depende, fundamentalmente, da sua etiologia, sendo, em geral, benigno nos casos de hematúrias isoladas e potencialmente associado à perda funcional renal progressiva, nas apresentações associadas à microalbuminúria/proteinúria, HAS, elevação precoce da creatinina, sinais sistêmicos de doença ou história familiar de DRC (doença renal crônica).

Tratamento

- A terapêutica da hematúria depende de sua etiopatogenia.

Valores de exames urinários de importância para o diagnóstico de pacientes com hematúria

Microalbuminúria positiva	• Em amostra urinária: 30 – 300 µg albumina/mg de creatinina • Em urina de 24 horas: 30 – 300 mg/24 horas ou 20 – 200 µg/min

Proteinúria	• Em urina de 24 horas
	  – negativa: < 5 mg/kg/dia ou < 4 mg/m²/hora (máximo = 150 mg/dia)
	  – não nefrótica: entre 5 e 50 mg/kg/dia
	  – nefrótica: > 50 mg/kg/dia
	• Em amostra de primeira urina da manhã
	  – negativa → relação Prot/creat < 0,2 em crianças maiores de 2 anos de idade ou < 0,5 em crianças menores.

Hipercalciúria	• Relação cálcio/creatinina (1ª amostra da manhã):
	  – 0 – 6 m: > 0,8
	  – 7 – 12 m: > 0,6
	  – > 2 anos: > 0,2

Hiperuricosúria	• RN termo > 3,3 mg/dL: ritmo de filtração glomerular. • Criança > 3 anos: > 0,56 mg/dL: ritmo de filtração glomerular
Hiperoxalúria	• > 50 mg/1,73 m²/24 horas
Hipocitratúria	• < 387 ± 77 mg /1,73 m²/ou 0 a 5 anos < 0,42 g/g creatinina e > 5 anos < 0,25 g/g creatinina
Magnesiúria	• Valor normal estimado = 1,5 ± 0,2 mg/kg/dia

Bibliografia

Ananthan K, Onida S, Davies A. Nutcracker Syndrome: An uUpdate on Current Diagnostic Criteria and Management Guidelines. European Journal of Vvascular and Endovascular Ssurgery. 2017.

Massengill SF. Hematuria. Pediatrics in Review. 2008; 29(10):342.

O'Connor OJ, McSweeney SE, Maher MM. Imaging of hematuria. Radiologic Clinics. 2008; 46(1):113-32.

Omoloja AA, Patel H, Ey E, Jackson E. Common renal problems in pediatric medicine. Current Problems in Pediatric and Adolescent Health Care. 2007; 37(5):153-94.

Patel HP, Bissler JJ. Hematuria in children. Pediatric Clinics. 2001; 48(6):1519-37.

Phadke K, Goodyer P, Bitzan M (eds.). Manual of Pediatric Nephrology. Springer, 2013.

CAPÍTULO 5

Avaliação da Criança com Proteinúria

Introdução à criança com proteinúria

- A presença de proteinúria em um exame de urina de triagem de rotina é comum: cerca de 10% das crianças de 8 a 15 anos apresentaram teste positivo para proteinúria em fita reagente.
- O desafio consiste em diferenciar a criança com proteinúria relacionada com a doença renal daquela criança, sadia sob todos os demais aspectos, que apresenta proteinúria transitória ou outras formas benignas de proteinúria.

Algumas considerações:

- O teste com fita reagente urinária oferece **uma avaliação qualitativa** da excreção urinária de proteínas.
- *Dipsticks* detectam principalmente albuminúria, **e são menos sensíveis a outras formas de proteinúria** (proteínas de baixo peso molecular, proteína de Bence-Jones, gamaglobulinas).
- As alterações visuais colorimétricas são uma medida semiquantitativa da concentração crescente de proteína urinária.
- O teste é descrito como: negativo, traço (10 – 20 mg/dL), 1+ (30 mg/dL), 2+ (100 mg/dL), 3+ (300 mg/dL) e 4+ (1.000 – 2.000 mg/dL).
- Resultados falso-negativos podem ocorrer em pacientes com urina diluída (densidade < 1,005) ou em patologias renais nas quais a proteína urinária predominante não é a albumina.
- Resultados falso-positivos podem ser observados em pacientes com hematúria macroscópica, contaminação por agentes antissépticos (clorexidina, cloreto de benzalcônio), pH urinário > 7 ou terapia com fenazopiridina.
- O *dipstick* pode ser falsamente positivo em pacientes com urina altamente concentrada.
- O resultado deve ser considerado positivo para proteína somente se registrar ≥ 1+ (30 mg/dL) em amostra de urina na qual a densidade é ≤ 1,015.
- Se a densidade urinária for maior que 1,015, valorizamos uma leitura ≥ 2+ para ser considerada clinicamente significante.

- Uma vez que a reação por fita reagente urinária oferece apenas uma qualitativa da excreção urinária de proteína, as crianças com proteinúria persistente devem fazer a quantificação da proteinúria por meio da relação proteína/creatinina em amostra isolada de urina (P/C).

Relação P/C em amostra isolada

Proteína am. isolada (mg/dL) / creatinina am. isolada (mg/dL)

- Deve-se dar preferência para que esta relação seja realizada com a primeira amostra de urina matinal para eliminar a possibilidade de proteinúria ortostática (postural).
- Relações < 0,5 em crianças menores de 2 anos e 0,2 em crianças de 2 anos de idade ou mais velhas sugerem excreção normal de proteína.
- Uma relação > 2 sugere proteinúria em faixa nefrótica.
- As relações P/C em amostra isolada demonstraram ter uma alta correlação com determinações da excreção de proteína coletada por unidade de tempo.

- Coletas de urina periódicas (24 h) oferecem uma informação mais precisa a respeito da excreção de proteína urinária, mas são sujeitas a erros de coleta, sendo grande parte substituída pela relação P/C em amostra isolada.
- Um limite superior da excreção normal de proteína em crianças sadias é 150 mg/24 horas (0,15 g/24 h).
- Mais especificamente, a excreção de proteína normal em crianças é definida como ≤ 4 mg/m^2/hora, anormal entre 4 e 40 mg/m^2/hora e na faixa nefrótica como acima de 40 mg/m^2/hora.

Proteinúria transitória

- A maioria das crianças que apresentam proteinúria detectada por fitas reagentes irá apresentar valores normais em avaliações subsequentes.
- Dos 10% de crianças que revelam ter proteinúria por uma única aferição (*dipstick*), apenas 1% apresenta proteinúria persistente quando medida em quatro ocasiões distintas.
- Este fenômeno, denominado proteinúria transitória, pode ser causado por uma temperatura > 38,3 °C, exercícios, desidratação, exposição ao frio, insuficiência cardíaca ou estresse.
- A proteinúria usualmente não excede 2+ na fita reagente urinária.
- O mecanismo da proteinúria transitória é desconhecido.
- Nenhuma avaliação ou terapia é necessária em crianças com esta condição benigna.

Proteinúria ortostática (postural)

- Proteinúria ortostática é a causa mais comum de proteinúria persistente em crianças em idade escolar e adolescentes, ocorrendo em até 60% das crianças com proteinúria persistente.
- As crianças são geralmente assintomáticas, e a condição é habitualmente descoberta em exame de urina de rotina.
- Os indivíduos com proteinúria ortostática excretam quantidades normais ou discretamente elevadas de proteína na posição supina.
- Na posição ereta, a excreção urinária de proteína é aumentada em até 10 vezes para valores de até 1.000 mg/24 horas.
- Hematúria, hipertensão, hipoalbuminemia, edema e disfunção renal estão ausentes.
- Em uma criança com proteinúria assintomática persistente o primeiro passo na avaliação é excluir proteinúria ortostática, obtendo um exame completo de urina e relação proteína/creatinina em uma amostra isolada de primeira urina matinal.
- A ausência de proteinúria (fita reagente negativa ou traço de proteína e relação P/C < 0,2) na amostra de primeira urina da manhã durante 3 dias consecutivos confirma o diagnóstico de proteinúria ortostática.
- Nenhuma avaliação adicional é necessária, e o paciente e a família devem ser tranquilizados a respeito da natureza benigna desta condição.
- A causa da proteinúria ortostática é desconhecida, embora a hemodinâmica renal alterada e a obstrução parcial da veia renal na posição ereta constituam possíveis causas.
- Estudos de acompanhamento em longo prazo de adultos sugerem que a proteinúria ortostática é um processo benigno, porém dados semelhantes não são disponíveis a respeito das crianças.

- Assim, o acompanhamento em longo prazo das crianças é prudente para monitorar os pacientes quanto à evidência de doença renal.

Proteinúria persistente

- Os indivíduos que demonstram ter proteinúria significativa em uma amostra de primeira urina da manhã em 3 dias consecutivos (> 1+ em fita reagente, ou relação P/C > 0,2) são portadores de proteinúria persistente.
- A proteinúria persistente indica doença renal e pode ser causada por distúrbios glomerulares ou tubulares.

Proteinúria glomerular

- Uma grande variedade de doenças renais é caracterizada por permeabilidade aumentada da parede capilar glomerular, levando à proteinúria glomerular.
- A proteinúria glomerular pode ser denominada seletiva (perda de proteínas plasmáticas de peso inferior, incluindo a albumina) ou não seletiva (perda de albumina e de proteínas de maior peso molecular como a IgG).
- A determinação de seletividade de proteína urinária é de pouco valor clínico em razão da considerável superposição entre as várias formas de doença renal.
- Deve-se suspeitar de proteinúria glomerular em qualquer paciente com uma relação P/C > 1,0 na primeira urina da manhã ou proteinúria de qualquer grau, quando associada à hipertensão, hematúria, edema ou disfunção renal.
- A avaliação inicial de uma criança com proteinúria persistente deve incluir análise de ureia, creatinina, eletrólitos, relação P/C em primeira urina matinal, níveis plasmáticos de albumina e C3.
- A biópsia renal muitas vezes é necessária para estabelecer um diagnóstico preciso e guiar a terapêutica.
- Em pacientes assintomáticos com proteinúria de baixo grau (relação P/C = 0,2 – 1,0), nos quais todos os outros achados são normais, a biópsia renal pode não estar indicada porque o processo subjacente pode ser transitório ou estar em resolução ou, ainda porque os aspectos patológicos específicos de uma dada doença renal podem ainda não ser evidentes.

Proteinúria tubular

- Uma grande variedade de transtornos renais, que comprometem o compartimento túbulo-intersticial, pode causar proteinúria persistente de baixo grau (relação P/C < 1,0).
- Fisiologicamente, grandes quantidades de proteínas de peso molecular inferior ao da albumina são filtradas pelo glomérulo e reabsorvidas no túbulo proximal.
- Lesão dos túbulos proximais pode resultar em capacidade reabsortiva diminuída e perda dessas proteínas de baixo peso molecular.
- A proteinúria tubular pode ser observada em desordens hereditárias e adquiridas e também associada a outros defeitos da função tubular proximal, como glicosúria, fosfatúria, bicarbonatúria, uricosúria e aminoacidúria.
- Em casos selecionados a proteinúria glomerular e a tubular podem ser distinguidas pela eletroforese urinária: na proteinúria tubular, pouca ou nenhuma albumina é detectada, enquanto na proteinúria glomerular, a albumina é a principal proteína (Figura 5.1).

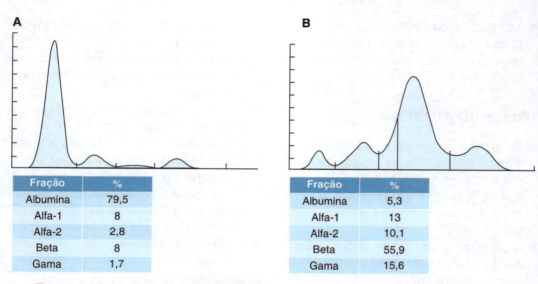

Figura 5.1. (**A**) Eletroforese de proteínas urinárias – proteinúria glomerular × (**B**) proteinúria tubular.

Quadro 5.1. Causas de proteinúria

Proteinúria transitória
• Febre, exercício, desidratação, exposição ao frio, insuficiência cardíaca congestiva, convulsão, estresse.
Proteinúria ortostática (postural)
Doenças glomerulares caracterizadas por proteinúria isolada
• Glomerulosclerose segmentar e focal (GESF), glomerulonefrite proliferativa mesangial, nefropatia membranosa, glomerulonefrite membranoproliferativa, amiloidose, nefropatia diabética, nefropatia falciforme.
• Doenças glomerulares com proteinúria como um achado.
• Glomerulonefrite pós-infecciosa aguda, nefropatia por IgA, nefrite da púrpura de Henoch-Schönlein, nefrite lúpica, síndrome de Alport.
Doenças tubulares
• Cistinose, doença de Wilson, síndrome de Lowe, galactosemia, nefrite túbulo-intersticial, intoxicação por metal pesado, necrose tubular aguda, displasia renal, doença renal policística, nefropatia de refluxo.

Fonte: Desenvolvido pela autoria.

Bibliografia

Ardissino G, Testa S, Dacco V et al. Proteinuria as a predictor of disease progression in children with hypodysplastic nephropathy. Data from the Ital Kid Project. Pediatr Nephrol. 2004; 19:172-7.

Chandar J, Abitbol C, Montane B, Zilleruelo G. Angiotensin blockade as sole treatment for proteinuric kidney disease in children. Nephrol Dial Transplant. 2007; 22:1332-7.

Leung AK, Robson WL. Evaluating the child with proteinuria. J R Soc Health. 2000; 120:16-22.

Mir S, Kutukculer N, Cura A. Use of single voided urine samples to estimate quantitative proteinuria in children. Turk J Pediatr. 1992; 34:219-24.

Nagasako H, Kiyoshi Y, Ohkawa T et al. Estimation of 24-hour urine protein quantity by the morning-urine protein/creatinine ratio. Clin Exp Nephrol. 2007; 11:142-6.

CAPÍTULO 6

Métodos de Imagem na Criança com Suspeita de Doença Renal

Introdução

- Os métodos de imagem são essenciais para o diagnóstico e manejo de múltiplas desordens que envolvem o aparelho urinário.
- Os pediatras e nefrologistas pediátricos devem estar habituados com os diferentes métodos, incluindo suas indicações, limitações e possíveis complicações.
- A ultrassonografia (USG) é a modalidade mais utilizada pelas informações fornecidas, segurança e baixo custo.
- Os estudos de imagem devem ser cuidadosamente selecionados considerando a utilidade diagnóstica, custo e complicações, como nefropatia associada ao contraste e exposição à radiação.

Ultrassonografia (USG)

- A USG permite uma rápida avaliação da forma e do tamanho dos rins e constitui um excelente método para a avaliação da presença de hidronefrose.
- A avaliação pode ser realizada com pouco desconforto para o paciente, sem necessidade de sedação, e praticamente não há complicações ou efeitos adversos.
- A USG apresenta baixo custo e é amplamente disponível.
- A experiência do examinador tem influência importante na quantidade e qualidade das informações fornecidas.

Técnica

- As imagens são usualmente obtidas com o paciente em posição supina, o que otimiza a visualização dos polos superiores, utilizando o fígado e o baço como janelas acústicas.
- Em certas situações, colocar o paciente em posição prona pode permitir melhor visualização dos polos inferiores.
- Em pacientes sem treinamento esfincteriano as imagens da bexiga devem ser obtidas em um primeiro momento, antes que o paciente apresente micção.
- Transdutores de alta frequência não penetram profundamente nos tecidos, mas permitem melhor resolução das imagens.
- A avaliação com USG do aparelho urinário deve incluir medidas dos comprimentos renais, avaliação da forma dos rins, avaliação da espessura e ecogenicidade do córtex, avaliação da diferenciação córtico-medular, além da avaliação da pelve renal, ureteres e bexiga.
- A medida dos comprimentos renais deve ser realizada com o paciente em posição supina ou em decúbito contralateral, uma

Quadro 6.1. Comprimento renal

Idade	Comprimento renal (cm)	Média (± 2 desvios-padrão) em cm
Neonato a termo	4,48	3,86 – 5,10
2 meses	5,28	3,96 – 6,60
6 meses	6,15	4,81 – 7,49
1,5 ano	6,65	5,57 – 7,73
2,5 anos	7,36	6,28 – 8,44
3,5 anos	7,36	6,18 – 8,54
4,5 anos	7,87	6,87 – 8,87
5,5 anos	8,09	7,01 – 9,17
6,5 anos	7,83	6,39 – 9,27
7,5 anos	8,33	7,31 – 9,35
8,5 anos	8,9	7,14 – 10,66
9,5 anos	9,20	7,40 – 11,00
10,5 anos	9,17	7,53 – 10,81
11,5 anos	9,60	8,32 – 10,88
12,5 anos	10,42	8,68 – 12,16
13,5 anos	9,79	8,29 – 11,29
14,5 anos	10,05	8,81 – 11,29
15,5 anos	10,93	9,41 – 12,45
16,5 anos	10,04	8,32 – 11,76
17,5 anos	10,53	9,95 – 11,11
18,5 anos	10,81	8,55 – 13,07

Fonte: Adaptado de Rosenbaum DM, Korngold E, Teele RL. Sonographic assessment of renal length in normal children. AJR Am J Roentgenol. 1984;142(3):467-93.

vez que a posição prona pode subestimar as medidas.
- O limite de espessura vesical é de 5 mm para uma bexiga vazia e de 3 mm para uma bexiga cheia.
- A realização de Doppler permite a avaliação do fluxo sanguíneo e é utilizada para a detecção de doença arterial/estenose, trombose venosa e fístulas arteriovenosas.
- A resistência ao fluxo sanguíneo pode ser avaliada medindo o índice de resistência (IR), que pode ser calculado por meio da fórmula: IR = (velocidade de pico sistólico – velocidade no fim da diástole)/velocidade de pico sistólico (Figura 6.1).
- Um valor de IR < 0,7 é considerado normal para adultos e crianças acima de 6 anos de idade, podendo ser observados valores maiores em crianças abaixo de 6 anos de idade.
- A urossonografia miccional é uma alternativa para a detecção de refluxo vesicoureteral (RVU) utilizando agentes de contraste ultrassonográficos.

Aplicação

- A USG é a modalidade inicial em uma série de situações, incluindo avaliação de quadros de disfunção renal, disfunção do enxerto renal, *screening* em casos de hematúria ou massas abdominais e avaliação e seguimento de USG antenatais alterados, podendo ser utilizada também para guiar procedimentos como biópsias renais.

Uretrocistografia miccional (UCM)

- A UCM é o método fluoroscópico mais frequentemente executado e o padrão-ouro para o diagnóstico de RVU.
- É a única modalidade que detecta e gradua o RVU e permite uma avaliação detalhada da bexiga e da uretra.
- A exposição à radiação e a necessidade de cateterização são os principais eventos adversos relacionados com o exame.

Técnica

- A UCM é realizada utilizando fluoroscopia.
- Uma radiografia inicial é obtida antes da cateterização vesical para detectar calcificações e anormalidades ósseas, assim como alterações no padrão de distribuição de alças intestinais.

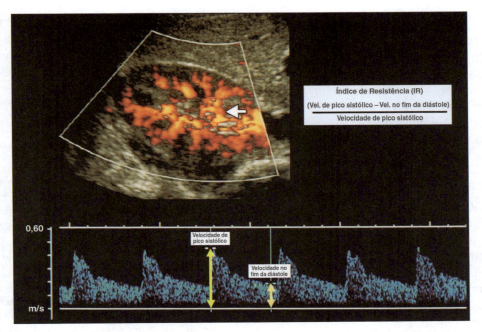

Figura 6.1. Ilustração de Doppler e cálculo de índice de resistência. Fonte: Adaptada de *Pediatric Emergency Ultrasound-A Concise Guide.* Kang et al., 2020.

- Realiza-se, então, a cateterização vesical (sonda 5 Fr para lactentes jovens e 8 Fr para crianças maiores).
- Após o esvaziamento vesical, o meio de contraste é infundido para preencher a bexiga com base no volume vesical estimado, mas com avaliação seriada de modo a evitar distensão vesical.
- É obtida uma imagem durante a fase enchimento para verificar a presença de falhas de enchimento, como aquelas causadas por ureteroceles e tumores vesicais.
- Imagens adicionais são obtidas durante e após a micção.
- Em crianças jovens, que podem não permitir o enchimento vesical completo, a sensibilidade da UCM para a detecção de RVU aumenta com a realização de ciclos adicionais de enchimento e esvaziamento, porém acarretando maior exposição à radiação.
- Uma imagem obtida durante a micção permite a avaliação da uretra e é essencial, particularmente em pacientes do sexo masculino.
- Após a micção, uma imagem final permite a avaliação de resíduo pós-miccional e a avaliação de RVU previamente não identificado.
- Avanços tecnológicos permitiram a redução da exposição à radiação em tal exame.

Tomografia computadorizada (TC)

- A TC permite uma excelente resolução anatômica do trato urinário e pode ser indicada em vários contextos.
- A exposição à radiação é um limitante para esse método, porém técnicas mais avançadas têm permitido uma redução nas doses de radiação utilizadas.

Técnica

- A execução de cortes finos helicoidais permite a obtenção rápida de imagens dos rins, ureteres e bexiga em três planos.
- O contraste intravenoso é frequentemente indicado, com exceção dos casos de avaliação de nefrolitíase.
- Contrastes não iônicos de baixa osmolaridade são preferidos.

Aplicação

- A TC pode ser considerada para avaliação de quadros suspeitos de urolitíase sintomática, porém a USG deve ser utilizada como avaliação inicial e para seguimento.
- A TC é utilizada para o estadiamento de tumores renais e é um bom método para a avaliação de traumas acometendo o aparelho urinário.
- A angiotomografia pode ser utilizada para avaliação de estenose de artérias renais.

Ressonância magnética (RM)

- A RM, com sua capacidade de produzir imagens do abdome em múltiplos planos e com sequências mostrando diferentes características de sinal, fornece uma excelente resolução por imagem do aparelho urinário sem exposição à radiação.
- A exposição ao gadolíneo pode estar associada à ocorrência de fibrose sistêmica nefrogênica, uma entidade que ocorre quase exclusivamente em paciente com doença renal crônica terminal ou disfunção renal avançada.
- A maioria dos casos de fibrose sistêmica nefrogênica esteve associada ao uso de gadodiamido, porém outros agentes contrastados baseados em gadolíneo também estiveram associados a essa complicação.
- A sedação é necessária para lactentes e crianças menores.
- A RM é a modalidade de imagem mais cara, porém pode substituir a realização de múltiplos outros estudos em cenários clínicos específicos.

Técnica

- A uro-RM fornece uma imagem anatômica detalhada do aparelho urinário em associação com avaliação funcional.
- Além da imagem dos rins e sistema coletor, a uro-RM permite a determinação de função renal diferencial, do tempo de trânsito do contraste nos rins e uma estimativa da taxa de filtração glomerular.

Aplicação

- A RM convencional é útil na caracterização de lesões renais sólidas ou císticas, na avaliação de doença vascular renal, em anomalias congênitas complexas do aparelho urinário e eventualmente na avaliação de condições pós-trauma selecionadas.

Medicina nuclear

- Uma variedade de radiotraçadores é utilizada para a avaliação por imagem do trato urinário.
- Os radiotraçadores emitem fótons que são captados pelo detector de cintilação.
- A medicina nuclear não permite detalhamento anatômico, fornecendo mais informações funcionais.

Técnica

Cintilografia renal dinâmica

- O ^{99m}Tc-DTPA e o ^{99m}Tc-MAG3 são os radiotraçadores utilizados atualmente para a realização de cintilografia renal dinâmica.
- O DTPA é primariamente excretado por filtração glomerular e não é reabsorvido nem secretado pelos túbulos.

- O MAG3 é excretado predominantemente por secreção tubular.
- Para a maioria das indicações o MAG3 é superior ao DTPA, pois ele é secretado mais rapidamente.
- As imagens são obtidas com o paciente em posição supina, sendo o detector de cintilação mantido abaixo do paciente para rins nativos e acima para rins transplantados.
- Após a injeção do radiotraçador as imagens são obtidas por um período de 30 minutos.
- As imagens iniciais avaliam a perfusão renal, e as imagens tardias a excreção.
- O uso do diurético somente é necessário se o radiotraçador não apresenta drenagem efetiva após as imagens iniciais, porém é utilizado de rotina em alguns serviços.
- Em casos indicados a administração do diurético auxilia na diferenciação de um rim com obstrução em relação a uma situação de retardo de eliminação por uma pelve dilatada não obstruída.
- A excreção do radiofármaco após o estímulo diurético é analisada nas imagens obtidas levando em conta a morfologia, o grau de captação na fase parenquimatosa e a retenção aos 20 minutos, o tempo de trânsito cortical e os tempos de aparecimento e clareamento das vias excretoras (Figura 6.2).
- Um critério frequentemente adotado para avaliação das curvas de esvaziamento pós-diurético é o tempo de estímulo para que ocorra a eliminação de 50% da atividade inicial (T½), considerando-se sugestivos de obstrução valores acima de 20 minutos e não obstrutivos valores inferiores a 10 minutos.

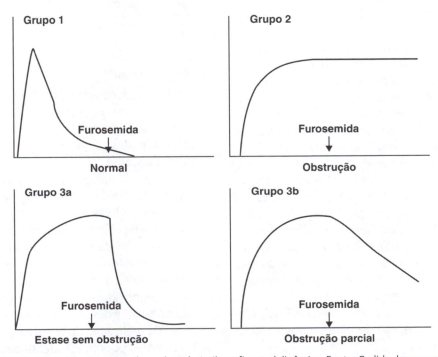

Figura 6.2. Padrões de renograma observáveis à cintilografia renal dinâmica. Fonte: Cedida do acervo pessoal do Prof. Dr. Mario Luiz Castiglioni.

- Entretanto, esse critério não deve ser considerado isoladamente, sendo importante a avaliação conjunta das imagens.
- Causas potenciais de falso-positivos incluem pelves extremamente dilatadas, rins com função comprometida e distensão vesical, com efeito da pressão vesical no retardo de eliminação.

Cintilografia cortical

- O ^{99m}Tc-DMSA é o radiotraçador preferencial para a obtenção de imagens do córtex renal.
- O DMSA é captado pelas células do túbulo proximal, onde ele se liga a grupos sulfidrila.
- O acúmulo do DMSA nos rins é relativamente lento, assim as imagens são tipicamente obtidas 1,5 a 3 horas após a injeção do radiotraçador.
- Imagens posteriores e oblíquas posteriores direita e esquerda devem ser obtidas.
- As imagens anteriores são preferenciais para casos de rim em ferradura ou avaliação pélvica.
- O DMSA não é específico para distinguir cicatrizes renais ou pielonefrite.
- Explicações alternativas para defeitos de captação podem envolver cistos, hidronefrose, massas renais e áreas de infarto.
- O padrão mais encontrado na pielonefrite aguda é de áreas de hipocaptação focal, mais frequentemente nos polos ou irradiando-se da pelve renal para a periferia, podendo, entretanto, haver déficit difuso de concentração do radiofármaco (Figura 6.3).
- No acompanhamento o déficit funcional focal ou difuso pode ou não regredir, considerando que alterações persistentes por mais de 6 – 8 semanas já representam sequela cicatricial.
- Crianças com tubulopatias proximais têm menor captação do DMSA e maior excreção urinária.
- A função individual de cada rim normal é de 50% ± 5%.

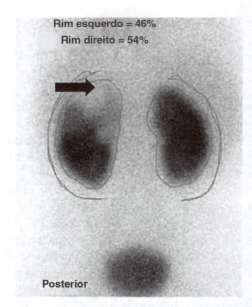

Figura 6.3. Cintilografia com DMSA mostrando área focal de hipocaptação em polo superior RD em paciente com pielonefrite aguda. Fonte: Cedida do acervo pessoal do Prof. Dr. Mario Luiz Castiglioni.

Cintilografia adrenal

- A metaiodobenzilguanidina (MIBG), quando marcada com ^{131}I ou ^{123}I, é utilizada para a detecção de tumores produtores de catecolaminas, como feocromocitoma e neuroblastoma.
- O MIBG é um análogo da guanetidina estruturalmente similar à norepinefrina e é captado pelas células nervosas simpáticas.
- Várias medicações (propanolol, labetalol, bloqueadores de canal de cálcio, fenotiazinas, fenilefrina, pseudoefedrina, antidepressivos tricíclicos e inibidores da monoaminoxidase) interferem na captação do MIBG e devem ser descontinuadas antes da realização do exame.
- Os tumores podem ser identificados pela maior captação do radiotraçador, que é tipicamente focal.

- O ^{123}I está associado à menor exposição à radiação e à melhor qualidade de imagens quando comparado com o ^{131}I.

Cistografia radioisotópica

- A cistografia radioisotópica (CR) é uma alternativa à UCM para a detecção de RVU.
- Na CR é realizada a sondagem vesical, e uma solução contendo um radioisótopo é injetada promovendo enchimento vesical completo.
- A CR permite maior sensibilidade para a detecção de RVU pois permite uma monitorização contínua, contudo não viabiliza a avaliação da bexiga e da uretra, assim como a graduação do refluxo vesicoureteral.
- A exposição à radiação costuma ser menor em comparação com a UCM.

Aplicação

- O ^{99m}Tc-DMSA é o radiotraçador de escolha para a obtenção de imagens do córtex renal e o padrão-ouro para a detecção de pielonefrite e cicatrizes renais.
- O ^{99m}Tc-DMSA pode ser utilizado para determinar a função renal diferencial eidentificar e caracterizar infartos renais ou anormalidades anatômicas, como rim em ferradura, rins pélvicos e ectopia renal cruzada.
- A imagem dinâmica com ^{99m}Tc-DTPA e ^{99m}Tc-MAG3 permite a avaliação do fluxo sanguíneo renal, da função renal diferencial, da localização dos rins e a drenagem urinária.
- As imagens dinâmicas possibilitam diferenciar se a hidronefrose é decorrente de obstrução ou de uma etiologia alternativa como RVU, alto fluxo urinário ou obstrução resolvida.

Bibliografia

Darge K, Grattan-Smith JD, Riccabona M. Pediatric uroradiology: state of the art. Pediatr Radiol. 2011;41(1):82-91.

Grattan-Smith JD, Little SB, Jones RA. MR urography in children: how we do it. Pediatr Radiol. 2008;38(Suppl 1):S3-17.

He W, Fischman AJ. Nuclear imaging in the genitourinary tract: recent advances and future directions. Radiol Clin North Am. 2008;46(1):25-43.

Mohammad SA, Rawash LM, AbouZeid AA. Imaging of urinary tract in children in different clinical scenarios: a guide for general radiologists. Egypt J Radiol Nucl Med. 2021;52(205).

Pediatric Emergency Ultrasound-A Concise Guide. Marsha A. Elkhunovich (Editor); Tarina L. Kang (Editor). CRC Press, Year: 2020.

Rosenbaum DM, Korngold E, Teele RL. Sonographic assessment of renal length in normal children. AJR Am J Roentgenol. 1984;142(3):467-93.

CAPÍTULO 7

Avaliação Urodinâmica

Introdução

- A urodinâmica é o estudo dos aspectos fisiológicos e fisiopatológicos envolvidos no armazenamento, transporte e eliminação da urina.
- Tais métodos permitem avaliar funcionalmente o trato urinário inferior, ao contrário dos exames de imagem e endoscópicos que estudam estruturalmente os órgãos do trato urinário (Figura 7.1).

Aspectos técnicos

- Exames urodinâmicos compreendem desde exames simples e não invasivos, como uma urofluxometria, até complexos estudos com múltiplos canais de pressão (por meio de cateteres via uretral e retal) e eletromiografia, o que exige colaboração dos pacientes.
- Deve-se selecionar cuidadosamente as crianças candidatas a esse exame e orientar o paciente e a família quanto à natureza e a importância do procedimento.

Indicações

- As indicações dos exames urodinâmicos são variadas.
- Exames não invasivos, como urofluxometria e medida não invasiva do resíduo, podem ser realizados liberalmente e, de acordo com a disponibilidade, em crianças com enurese noturna e disfunções miccionais não neurogênicas.
- Exames invasivos têm indicação mais limitada, compreendendo crianças com patologias medulares, imperfuração anal, outras doenças neurológicas (paralisia cerebral, hidrocefalia), bexiga neurogênica não neurogênica (síndrome de Hinman) e doenças urológicas com potencial de afetar significativamente a bexiga (válvula de uretra posterior).

Estudo urodinâmico (EUD)

- Pode-se afirmar que a urodinâmica avalia a função vesical em duas fases distintas: 1) fase de esvaziamento vesical por meio da urofluxometria livre (Figura 7.2) e do estudo de pressão-fluxo e 2) fase de armazenamento e acomodação da urina por meio da cistometria.
- O exame urodinâmico completo requer a colocação de cateteres na bexiga (geralmente por via uretral) e no reto para moni-

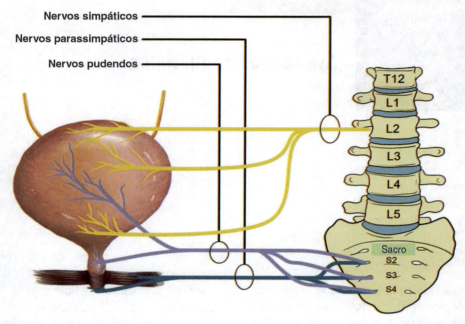

Figura 7.1. Inervação do trato urinário inferior. Fonte: Elaborada pelos autores. Acervo da autoria.

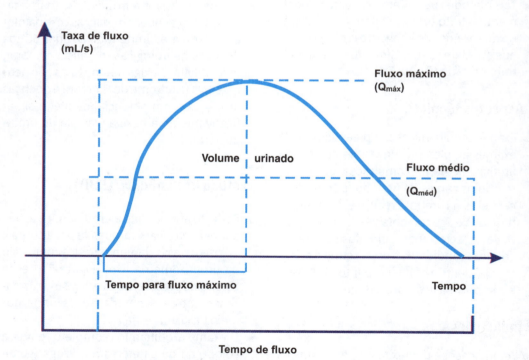

Figura 7.2. Gráfico de fluxometria. Fonte: Acervo da autoria.

torização da pressão vesical e abdominal, respectivamente.
- Quando se deseja registrar a atividade da musculatura estriada perianal ou periuretral torna-se necessária a colocação de eletrodos de contato ou de agulha no períneo.

Urofluxometria

- A fluxometria livre é realizada, antes da introdução dos cateteres uretrais e retais e dos eletrodos, por meio da micção em recipiente com medidor automático de fluxo; esse procedimento mede o volume de urina eliminado por unidade de tempo, usualmente expresso em mL/segundo.
- A urofluxometria não é capaz de estabelecer ou descartar os diagnósticos de obstrução infravesical e déficit de contratilidade detrusora.
- No entanto, é um método não invasivo que permite a identificação de pacientes com deficiência de esvaziamento vesical e pode ser complementado pela medida do resíduo pós-miccional, verificado pela passagem de cateter uretral após o término da micção ou por meio de ultrassonografia (USG)/BladderScan.
- Em crianças com idade entre 4 e 12 anos a urofluxometria livre tem maior valor quando o volume total de urina eliminado é maior que 100 mL.
- O mínimo valor de fluxo máximo considerado adequado em crianças de 4 a 7 anos é de 10 mL/s, em ambos os sexos; de 8 a 13 anos espera-se um fluxo máximo superior a 12 mL/s em meninos e 15 mL/s em meninas.
- O padrão achatado da curva pode sugerir alguns diagnósticos, como obstrução infravesical.
- O padrão de fluxo intermitente, que é sugestivo de uso de prensa abdominal, pode indicar hipocontratilidade detrusora ou dissinergia vesicoesfincteriana.

- O resíduo pós-miccional corresponde ao volume de urina que permanece na bexiga imediatamente após o término da micção.
- Um resíduo pós-miccional superior a 50 mL é geralmente considerado aumentado em adultos.
- Em crianças de 2 a 8 anos valores acima de 10% a 15% da capacidade vesical já podem ser considerados anormais.
- Embora muitos urologistas utilizem o resíduo pós-miccional como um importante parâmetro na avaliação de pacientes com sintomas do trato urinário inferior, algumas variáveis podem comprometer sua acurácia e importância: método de medicação (cateterismo ou USG), volume urinado, variabilidade intraindividual e falta de correlação com a intensidade dos sintomas, urofluxometria e parâmetros clínicos.
- É importante ressaltar que se deve considerar resíduo pós-miccional elevado aquele repetido e confirmado por pelo menos duas vezes.

Cistometria

- Na cistometria realiza-se o enchimento vesical com SF 0,9% (ou contraste radiológico diluído, nos casos de videourodinâmica) de maneira progressiva e com velocidade de enchimento conhecida, normalmente 5 a 40 mL/min, monitorando-se as pressões vesical e abdominal e, em alguns casos, a atividade eletromiográfica periuretral.
- Em crianças, a velocidade de enchimento não deve exceder 10% da capacidade vesical/minuto.

CV (mL) para < 1 ano (fórmula de Holmdahl)
= 38 + 2,5 × idade (meses)

Fórmula de Koff – CV (mL) – maiores de 2 anos
= (Idade + 2) × 30

- O exame deve ser realizado com dois cateteres uretrais (um para infusão de SF 0,9% e outro para avaliação da pressão intravesical) e um cateter retal com balão na extremidade distal, para monitorização da pressão retal (que corresponde à pressão abdominal).
- Nessa fase do exame avaliam-se a capacidade vesical funcional, a complacência, a sensibilidade vesical, a presença de contrações detrusoras involuntárias e a competência esfincteriana.
- Nesta parte do exame os aspectos urodinâmicos mais importantes são:
  Déficit de complacência → a complacência normal é definida como a habilidade da bexiga de acomodar volumes progressivamente maiores de urina, sem aumento da pressão intravesical; a complacência vesical tem grande importância, pois quando alterada (aumento progressivo e mantido da pressão detrusora com pequenos volumes de urina) representa risco para a bexiga e o trato urinário superior.
  Diminuição da capacidade vesical funcional → pacientes que não conseguem atingir o volume de enchimento normal para a idade (por desejo miccional intenso, incontinência grave ou déficit de complacência grave) apresentam diminuição da capacidade vesical funcional; esse parâmetro é mais bem definido por um diário miccional, que representa mais adequadamente a capacidade vesical, já que são várias as medidas tomadas durante as atividades diárias normais do paciente.
  Alterações de sensibilidade → a sensibilidade vesical é um parâmetro subjetivo avaliado durante a cistometria, podendo ser normal, aumentada ou diminuída; nesse caso consideram-se os volumes em que ocorrem a primeira sensação de plenitude vesical, o desejo miccional e a dor ou desejo miccional intenso; em condições normais o paciente apresenta o primeiro desejo miccional com metade da capacidade vesical máxima.
  Contrações detrusoras involuntárias → qualquer elevação fásica da pressão detrusora durante o enchimento vesical é considerada uma contração detrusora hiperativa, desde que acompanhada por manifestações clínicas como perdas, urgência ou desejo miccional; as contrações detrusoras podem ser acompanhadas de contração esfincteriana, o que é definido como dissinergia vesicoesfincteriana.
- Em algumas crianças as pressões de perda abdominal e detrusora são importantes parâmetros urodinâmicos.
- A pressão abdominal de perda (pressão abdominal necessária para causar perda de urina pela uretra na ausência de contração detrusora) é usada para medir a integridade do esfíncter uretral, e obtida por meio de manobras de Valsava, Credé ou tosse → permite avaliar o grau de deficiência esfincteriana e pode ajudar na escolha terapêutica.
- A pressão de perda detrusora (pressão vesical necessária para que ocorra perda de urina pela uretra na ausência de contração detrusora) é um importante parâmetro prognóstico de lesão do trato urinário superior.
- Somente pacientes que tenham complacência vesical significativamente reduzida apresentarão pressão de perda detrusora.
- Estudos mostraram que pressões vesicais de perda superiores a 40 cm H_2O estão associadas a alto risco de deterioração do trato urinário superior.

Estudo de pressão-fluxo

- No estudo de pressão-fluxo monitoram-se as pressões vesical e abdominal e a atividade eletromiográfica do esfíncter uretral,

simultaneamente ao fluxo de urina, durante a micção propriamente dita.
- Nessa fase são avaliadas a eficiência da contração detrusora, a coordenação entre esta e o esfíncter urinário estriado, a intensidade do fluxo urinário, a presença ou não de obstrução infravesical e o resíduo pós-miccional.
- O estudo de pressão-fluxo normal é caracterizado por baixa pressão detrusora e bom fluxo, na ausência de elevação da pressão abdominal.
- Os padrões anormais de curvas mais comuns são:
  1. **Má contratilidade detrusora** → definida por fluxo baixo associado à baixa pressão vesical.
  2. **Obstrução infravesical** → não existem valores bem estabelecidos para definir obstrução infravesical em crianças; contudo, fluxos urinários baixos com altas pressões vesicais em geral caracterizam obstrução infravesical.
  3. **Incoordenação vesicoesfinteriana** → caracterizada pela associação de baixo fluxo urinário, pressão detrusora elevada e aumento da atividade eletromiográfica do esfíncter estriado durante a micção.

Antibioticoprofilaxia pós-avaliação urodinâmica

- A incidência de infecção do trato urinário (ITU) após avaliação urodinâmica em crianças com alteração do trato urinário varia entre 6% e 10% na primeira semana após o exame.
- No primeiro mês esse índice sobe para 24% em crianças que apresentavam episódios prévios de ITU e que foram tratadas antes da realização do EUD, o que sugere um alto índice de recorrência ou reinfecção.
- Assim, recomenda-se quimioprofilaxia de rotina antes da realização do exame.

Bibliografia

Bauer SB, Nijman RJ, Drzewiecki BA, Sillen U, Hoebeke P. International Children's Continence Society Standardization Subcommittee. International Children's Continence Society standardization report on urodynamic studies of the lower urinary tract in children. Neurorol Urodyn. 2015 Sep;34(7):640-7.

Clothier JC, Wright AJ. Dysfunctional voiding: the importance of non-invasive urodynamics in diagnosis and treatment. Pediatr Nephrol. 2018 Mar;33(3):381-394.

Guerra L, Leonard M, Castagnetti M. Best practice in the assessment of bladder function in infants. Ther Adv Urol. 2014 Aug;6(4):148-64.

Lavallee L, Leonard M, Dubois C, Guerra L. Urodynamic testing – is it a useful tool in the management of children with cutaneous stigmata of occult spinal dysraphism? J Urol. 2013; 189:678-683.

CAPÍTULO 8

Avaliação Renal por Biópsia

Introdução

A biópsia renal representa uma importante ferramenta diagnóstica e é considerada padrão-ouro para a melhor definição diagnóstica da maioria das nefropatias.

- A biópsia renal é capaz de alterar o diagnóstico clínico em cerca de 50% das vezes e a terapia a ser administrada em 40% dos casos.
- A quantidade de glomérulos necessária para o diagnóstico seguro depende, principalmente, da hipótese diagnóstica em avaliação e da condição clínica do paciente.

Para a exclusão virtual (com certeza superior a 95%) do diagnóstico de glomerulosclerose segmentar e focal (GESF) é essencial a presença de, ao menos, 25 glomérulos contendo representação de porção justamedular renal, pois a doença acomete alguns (focal) glomérulos poupando outros de alterações morfológicas à microscopia de luz, sendo importante uma boa amostragem para sua melhor definição.

- Em algumas doenças, como a glomerulopatia membranosa, por apresentar alteração morfológica difusa (semelhante em todos os glomérulos), o diagnóstico pode ser atestado com apenas um glomérulo.
- No transplante são desejados ao menos dois fragmentos de biópsia contando com sete glomérulos, duas artérias e porção medular renal.
- Na avaliação da maioria das glomerulopatias à microscopia de luz são necessários entre 8 e 10 glomérulos (p. ex.: nefropatia por IgA, nefrite lúpica).
- As mesmas quantidades de glomérulos são desejadas nos estudos de imunofluorescência.
- Durante a retirada do fragmento por punção guiada por ultrassonografia é muito importante a avaliação perioperatória pelo patologista, pois ele é capaz de auxiliar e determinar se a amostra retirada para estudo será suficiente (quantidade de glomérulos) para as principais hipóteses clínicas testadas e também informar sobre representação medular e de vasos mais calibrosos.

Microscopia de luz ou microscopia óptica

- A maior porção dos fragmentos deve ser alocada para essa finalidade.
- Os fixadores mais utilizados são o formol a 10%, o paraformaldeído ou a solução Bouin.
- Nesses meios a amostra fica viável para análise por várias semanas.

Microscopia por imunofluorescência

- Quando o material é coletado próximo do local onde será feita a análise histopatológica deve ser acondicionado em solução de NaCl 0,9% e mantido sob refrigeração (nunca congelado), pois dessa maneira serão obtidos os melhores resultados possíveis
- Na impossibilidade de manejo rápido (algumas horas) para o local onde será realizado o estudo a amostra deve ser alocada em soluções de transporte, tais como Michel e Zeus.
- É importante salientar que apesar dessa solução preservar a amostra durante alguns dias, quanto mais rápido a amostra chegar ao local de destino para processamento melhores serão os resultados encontrados, ficando a biópsia muito prejudicada ou até mesmo impossibilitada após 5 dias de coleta.

Microscopia eletrônica de transmissão

- É necessária uma diminuta porção do parênquima cortical renal contemplando 2 glomérulos.
- Na presença do patologista uma pequena porção pode ser obtida (1 a 2 mm) fragmentando-se a amostra e obtendo-se os glomérulos necessários.
- Esse material deve ser colocado em poucos minutos na solução, pois sua análise visa à observação da ultraestrutura que, se não for brevemente fixada, será perdida.
- As soluções mais frequentemente utilizadas para análise são as de glutaraldeído e Karnovsky.
- Esse material deve ser colocado em solução-tampão após fixação, idealmente 1 a 2 dias após a coleta.
- Vale ressaltar que as soluções não devem ter contato entre elas, o que pode inviabilizar as análises.
- Quando a biópsia for realizada na ausência de um nefropatologista aconselha-se a retirada de ao menos um fragmento de parênquima renal para cada solução a ser enviada.
- As pesquisas por imuno-histoquímica visando, por exemplo, o estudo de C4d, poliomavírus, citomegalovírus, anti-PLA2R (anticorpos antirreceptores de fosfolipase A2), IgG4 entre outros, podem ser realizadas no material emblocado em parafina que é resultante do material preservado para a microscopia de luz.

Bibliografia

Amann K, Haas CS. What you should know about the work up of a renal biopsy. Nephrol Dial Transplant. 2006;21:1157-61.
Fogo AB. Core curriculum in nephrology: approach to renal biopsy. Am J Kidney Dis. 2003;42:826-36.
Luciano RL, Moeckel GW. Update of native kidney biopsy: Core Curriculum 2019. Am J Kidney Dis. 2019;73:404-15.
Roy RR, Mamun A, Shamshul Haque SM, Rahman M. Role of renal biopsy in manging pediatric renal diseases. A midterm analysis of a series at Bangabandu Sheikh Mujib University, Dhaka, Bangladesh. Saudi J Kidney Dis Transpl. 2017;28:125-32.
Varnell CD Jr, Stone HK, Welge JA. Bleeding complications after pediatric kidney biopsy: a systematic review and meta-analysis. Clin J Am Soc Nephrol. 2019;14: 57-65.

Parte 2

Glomerulopatias, Nefropatias Hereditárias, Urologia Pediátrica e Hipertensão Arterial

CAPÍTULO 9

Síndrome Nefrótica – Generalidades

Introdução

- A síndrome nefrótica (SN) é definida pela presença de proteinúria maciça ou nefrótica (≥ 50 mg/kg/dia ou ≥ 40 mg/m²/hora ou relação proteína/creatinina em amostra isolada ≥ 2), edema e hipoalbuminemia (≤ 2,5 g/dL), podendo vir acompanhada de hiperlipidemia.

- A SN pode ser:

Primária	Doença renal primária – a maioria dos casos pediátricos.
Secundária	Lesão renal secundária a doença sistêmica, metabólica, infecciosa ou iatrogênica (toxicidade por drogas) – mais comum em adultos.

Epidemiologia

- A SN acomete 2:100 mil crianças/ano e é mais frequente entre 1 e 6 anos de idade.
- O sexo masculino é mais acometido que o feminino (3:2), diferença não observada em adolescentes e adultos.
- Em pediatria os tipos mais comuns são lesões histológicas mínimas (LHM) e glomerulosclerose segmentar e focal (GESF), atualmente referidas como doenças dos podócitos ou podocitopatias.

LHM – 70% – 90% dos casos pediátricos

- Microscopia óptica (MO): glomérulos aparentemente normais.
- Imunofluorescência (IF): negativa; em casos raros pode haver depósitos de IgM (inespecífica).
- Microscopia eletrônica (ME): fusão dos processos podais (Figuras 9.1 e 9.2).
- Geralmente responde aos corticoides (CE), entretanto exacerbações ocorrem em 60% – 75% dos pacientes, e metade destes pode se tornar corticodependente.

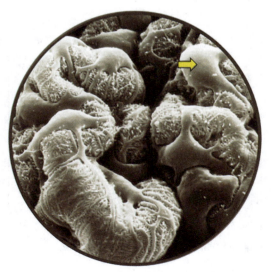

Figura 9.1. Glomérulo normal (seta = podócitos). Fonte: Adaptada de *Manual of Pediatric Nephrology*, 2013.

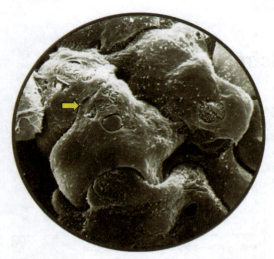

Figura 9.2. Lesão mínima (seta = fusão dos podócitos). Fonte: Adaptada de *Manual of Pediatric Nephrology*, 2013.

Outras lesões

- Em pediatria são mais raras, especialmente como doença renal primária, como GN membranoproliferativa (GNMP) e GN membranosa (GM), geralmente associadas a doenças sistêmicas, autoimunes ou infecciosas, com destaque para infecção por hepatite C, lúpus, HIV e sífilis em período neonatal.
- O prognóstico se correlaciona com a doença de base e a precocidade da terapêutica.
- É importante lembrar que GNMP, GM e GESF são mais frequentes em pacientes com mais de 10 anos, assim a biópsia é fundamental a partir dessa idade.

SN no primeiro ano de vida

- As lesões são, em geral, GESF, esclerose mesangial difusa e tipo finlandês, estas duas últimas com prognóstico bastante reservado.
- Nessa faixa etária ainda podem ser observados quadros associados a pseudo-hermafroditismo, como as síndromes de Frasier e Dennys-Drash, que são associadas a mutações no WT1.
- Nessa faixa etária sífilis também ocorre associada à GM.

GESF – 10% – 15% das SN na infância, embora alguns estudos mostrem que a incidência esteja aumentando

- Trata-se de uma lesão inespecífica, primária ou secundária.
- GESF secundária: estágio final do acometimento renal em situações de hiperfiltração glomerular, hipertensão intraglomerular, perda progressiva de néfrons, nefrotoxicidade, doenças metabólicas e de glomérulos atubulares.
- GESF primária: alta taxa de evolução para doença renal crônica (DRC) terminal, tanto em adultos como em crianças, e pela possibilidade de recidiva após transplante renal, e tem sido observada em aproximadamente 11% – 50% dos pacientes.
- GESF primária é a 2ª causa mais comum de DRC terminal em indivíduos com menos de 25 anos e continua a ser a mais prevalente doença renal adquirida por crianças transplantadas.
- Inicialmente pode ser semelhante à LHM, pois sendo lesão focal a biópsia pode não ser representativa.
- Podem-se observar fibrose intersticial e atrofia tubular, que representam sinal indireto de GESF quando os glomérulos são normais.

Fisiopatologia

- O evento primário é a perda de proteínas para o filtrado glomerular por alteração na permeabilidade da membrana basal glomerular (MBG).
- A barreira de filtração glomerular é composta por três camadas: endotélio fenestrado, MBG e podócitos com seus processos podais, e funciona como uma barreira restritiva em carga e tamanho.
- Alterações na estrutura da MBG e fusões de podócitos têm sido implicadas como as principais causas de proteinúria.
- As alterações na permeabilidade e seletividade da MBG parecem envolver pelo menos dois mecanismos: anormalidades genéticas da barreira glomerular e estímulo imunogênico.

Anormalidades genéticas da MBG

- Estudos vêm demonstrando que a integridade do diafragma de fenda e das proteínas dos podócitos mantém a seletividade da MBG, observada a partir da identificação do gene NPHS1, que codifica a nefrina, sintetizada pelos podócitos e localizada no diafragma da fenda e de mutações no gene NPHS2, que codifica a podocina.
- Muitas outras proteínas têm sido identificadas no diafragma de fenda, e já se pode mapear muitos genes envolvidos na formação de proteínas que conferem integridade do podócito e do diafragma de fenda.
- Os dados genéticos são importantes para a escolha terapêutica em pacientes com SN corticorresistente e GESF, nos quais a detecção de anormalidades genéticas pode direcionar para a não escolha de tratamento imunossupressor e, paralelamente, não haverá recorrência da doença após transplante renal.

Estímulo imunogênico

- Anormalidades nas funções dos linfócitos T, especialmente nos T supressores e fatores circulantes, podem alterar a permeabilidade da MBG.
- Anormalidades na imunidade humoral vêm sendo investigadas, e drogas que agem sobre as células B têm mostrado efeito benéfico na SN.

Manifestações clínicas

- Na apresentação, a avaliação de uma criança com SN inclui a revisão de sinais e sintomas que possam sugerir que a SN seja uma condição secundária.
- É fundamental questionar sobre doenças familiares, sempre direcionando para DRC ou casos semelhantes de SN na família.

Edema

- É insidioso, matutino e periorbitário, mas no transcorrer do dia vai se exacerbando, podendo tornar-se generalizado.
- É mole, frio, depressível e sujeito à ação da gravidade.
- Como consequência, pode determinar edema genital, de vulva e escrotal, que dificulta a deambulação.
- A fisiopatologia do edema tem como mecanismos principais:

Hipoalbuminemia (*Underfill*)	A diminuição da pressão oncótica do plasma leva ao extravasamento de líquido para o interstício e hipovolemia, o que determina hiperaldosteronismo conduzindo à retenção de sódio e de água e, em alguns casos, hipocalemia.
Reabsorção de sódio no néfron distal (*Overfill*)	Alguns pacientes não têm hipovolemia, mas normo ou hipervolemia. Observou-se aumento da reabsorção de sódio nas porções distais do néfron quando a proteinúria era incipiente, ainda sem hipoalbuminemia, revelando a contribuição primária da reabsorção distal de sódio no mecanismo do edema.

Diagnóstico e exames complementares

- **Sedimento urinário:** o achado característico é a proteinúria, com ou sem cilindros hialinos, podendo haver micro-hematúria e leucocitúria.
- **Proteinúria:** avaliada quantitativa ou qualitativamente por diferentes métodos.

Avaliação qualitativa	Baseada na precipitação de proteínas, especialmente da albumina. Por exemplo: ácido tricloroacético 10% ou ácido sulfossalicílico 10%.
Avaliação quantitativa	**Proteinúria de 24 horas:** - Nefrótica ≥ 50 mg/kg/24 h ou 40 mg/m²/h - Não nefrótica entre 10 e 40 mg/kg/24 h - Normal < 10 mg/kg/24 h **Relação proteína/creatinina (amostra isolada)** - Nefrótica ≥ 2 - Não nefrótica entre 0,2 e 2 - Normal ≤ 2

- **Perfil lipídico:** a hiperlipidemia é uma consequência comum da SN de causa multifatorial: síntese aumentada de colesterol,

triglicérides e lipoproteínas no fígado; resultado da hipoalbuminemia por si só, pois a albumina transporta colesterol na corrente sanguínea; atividade diminuída da lipase lipoproteica que normalmente facilita a maturação de LDL, a partir de VLDL; deficiência adquirida de lecitina-colesterol aciltransferase (LCAT) pela perda urinária, prevenindo o desenvolvimento normal do HDL.
- **Eletroforese de proteínas:** hipoalbuminemia, com aumento de alfa-2 em alguns casos e, nos mais graves, redução de gamaglobulina.
- **Função renal:** importante no diagnóstico, no seguimento e nas descompensações.
- A avaliação dos eletrólitos deve fazer parte da avaliação nas descompensações.
- O ácido úrico sérico pode auxiliar no diagnóstico de hemoconcentração quando há hiperuricemia, em conjunto com a medida da hemoglobina e do hematócrito.

> - Na primeira descompensação sempre solicitar exames para descartar SN secundária, como sorologias para hepatite B e C, HIV, mononucleose, CMV ou outra que seja pertinente de acordo com o quadro clínico.

- Solicitar dosagem de complemento (C3 e C4) e anticorpos antinucleares.
- A SN no 1º ano de vida e acima de 10 anos requer investigação abrangente e biópsia renal para esclarecimento histológico e etiológico.
- É crescente o papel da testagem genética em pacientes com síndrome nefrótica, envolvendo inúmeros benefícios tais como: evitar exposição desnecessária a agentes imunossupressores, predizer risco de recidiva após transplante renal, reclassificar pacientes incorretamente diagnosticados (p. ex.: síndrome de Alport), permitir diagnósticos em familiares, entre outros.
- Indicações para testagem genética em pacientes com síndrome nefrótica em pediatria, incluem: corticoresistência primária, idade de início precoce (< 3 meses – congênita ou entre 4 meses e 1 ano – infantil), história familiar de síndrome nefrótica ou consaguinidade, presença de manifestações extrarrenais sugestivas de condição sindrômica, avaliação pré-transplante, entre outras indicações particulares.

Complicações

Infecções

- Pacientes com SN apresentam particularidades que os predispõem a processos infecciosos, virais e bacterianos, dentre as quais, destacam-se:

> - Baixos níveis de imunoglobulinas, particularmente IgG, por causa de menor produção, perdas urinárias e do maior catabolismo.
> - Defeitos de opsonização, que predispõem esses pacientes a infecções bacterianas em especial por bactérias encapsuladas, principalmente *Streptococcus*.
> - Comprometimento na produção de anticorpos específicos.
> - Diminuição dos fatores B e D da via alternativa do complemento.
> - Terapêutica imunossupressora.

- Entre as infecções, destacam-se: IVAS, infecções do trato urinário, peritonites, pneumonia, celulite, gastroenterite aguda e empiema.
- É imperativo que essas crianças recebam a vacina antipneumocócica, estando também indicada a vacinação contra influenza anualmente.
- Observação: para os pacientes sob imunossupressão não devem ser administradas vacinas de agentes vivos.
- É importante ressaltar que a infecção em pacientes com SN é um fator de risco para descompensação.

Tromboembolismo

- Na SN há maior risco de trombose, principalmente trombose venosa renal e de veias profundas, além de embolia pulmonar, sendo raras as tromboses arteriais.
- Tromboembolismo tem sido detectado em 1,8% a 5% das crianças com SN idiopática, entretanto muitos eventos são assintomáticos.
- O risco de trombose varia com a gravidade e a duração da SN e também com a lesão histológica, sendo mais frequente com GM, GNMP, acima de 12 anos e em indivíduos com eventos trombóticos prévios.
- A hipercoagulabilidade é favorecida pelos seguintes fatores:

- Níveis reduzidos de antitrombina III, levando à hiperfibrinogenemia.
- Redução do plasminogênio, por perdas urinárias.
- Aumento da atividade plaquetária.
- Inibição da ativação do plasminogênio.
- Mosaicos de fibrinogênio circulantes de alto peso molecular.

- A embolia pulmonar aguda é comum, apresentando mortalidade de 30% se não houver tratamento.
- A clínica de embolia pulmonar é altamente variável, desde assintomática até hipoxemia grave e choque.
- Nos casos de alta suspeição clínica ou diagnóstico de TEP confirmado emprega-se heparina de baixo peso molecular por via SC em pacientes hemodinamicamente estáveis e heparina não fracionada por via intravenosa em pacientes com hipotensão grave ou insuficiência renal.
- Em casos de hipotensão persistente por embolia pulmonar, disfunção do ventrículo direito, trombo ventricular pediculado e forame oval patente deve-se considerar trombólise.

Alterações da volemia e lesão renal aguda (LRA)

- É de grande importância estar atento à volemia dos pacientes com SN.

Hipovolemia

- Na descompensação da SN, principalmente LHM, pode haver redução da diurese por hipovolemia.
- Deve-se ressaltar que pode ocorrer LRA com necrose tubular aguda (NTA) por iatrogenia, uso indiscriminado de diuréticos em pacientes hipo ou mesmo normovolêmicos ou em caso de diálise excessiva, agravando ou determinado hipovolemia.
- Deve-se lembrar que nos pacientes que fazem uso de inibidores de enzima conversora de angiotensina estes devem ser suspensos durante contextos de hipovolemia.

Hipervolemia

- Pode ocorrer pela reabsorção intensa de sódio e/ou diminuição da filtração glomerular em lesões proliferativas, assim como pela administração de albumina.

- A hipotensão postural, que é um sinal de hipovolemia, é definida como uma redução maior ou igual a 20 mmHg na PAS e/ou maior ou igual a 10 mmHg na PAD após a mudança de posição.

Disfunção endocrinológica

- Pode ocorrer perda de proteínas transportadoras de hormônios e de albumina.
- Pacientes em descompensação da SN apresentam perda urinária da proteína transportadora da tiroxina (T4) com diminuição no T4 total (50% dos casos); o T3 pode estar diminuído por perda da proteína transportadora e não há comprometimento da conversão de T3 em T4.
- O TSH é geralmente normal.
- O corticoide pode influenciar a função tireoidiana, reduzir a secreção de TSH e inibir a conversão de T4 para T3.
- O paciente com T4 sérico diminuído deve ser tratado com reposição hormonal.

- Ocorre perda urinária da proteína transportadora de vitamina D com perda de 25-OH-vitamina D (calcidiol) e redução nos níveis séricos.
- Pacientes com SN prolongada podem apresentar hipocalcemia por diminuição do calcitriol e perda intestinal de cálcio → fatores que predispõem à doença óssea são: idade maior, maior tempo de duração de doença, insuficiência renal, proteinúria maciça e uso prolongado de corticoides.

> Cálcio corrigido = cálcio total (mg/dL) + 0,8 × (4,5 – albumina medida em g/dL)

Tratamento

- Sempre deve ser excluída doença de base por meio de investigação das causas mais frequentes, como algumas infecções virais, doenças autoimunes, afecções oncológicas, entre outras, antes da introdução de tratamento imunossupressor.

Medidas gerais

Dieta

- De preferência sem a adição de sal, na descompensação e durante a corticoterapia.
- Uma dieta restrita em sódio fornece 2 – 3 mEq/kg/dia de Na (máximo 2 g/dia).
- A dieta deve ser normoproteica, desde que a função renal esteja estável.
- Deve-se dar preferência para ácidos graxos poli-insaturados e evitar frituras.
- Como rotina, não se recomenda restrição hídrica.

Tratamento do edema

- A base é o tratamento específico, pois com a remissão da doença o edema desaparece.
- Diuréticos devem ser usados com muita precaução, pois crianças podem apresentar hipovolemia e, nesses casos, o uso de diuréticos é deletério, precipitando LRA e aumentando o risco de tromboembolismo.
- Se o paciente mostrar sinais de hipervolemia, como HAS, permanência da PA na mudança de decúbito, rebaixamento de fígado, aumento da área cardíaca e até edema agudo de pulmão, deve-se evitar a infusão de albumina e tratar esse indivíduo com diuréticos, geralmente furosemida ou hidroclorotiazida em associação com espironolactona.
- Infusão de albumina: 0,5 – 1 g/kg de peso de albumina humana 20% sem diluição em 4 horas em bomba de infusão e controle de sinais vitais, principalmente a PA – caso a PA fique aumentada, pode-se administrar furosemida no meio e/ou no final da infusão (0,5 mg/kg).
- A experiência mostra que o paciente hipovolêmico não necessitará do diurético, o qual deve ser evitado.

> **Indicações para a infusão de albumina:**
> - Hemoconcentração com Ht acima de 45%, para pacientes com hipotensão postural, hipovolemia e choque.
> - Ascite grave.
> - Edema genital.
> - Derrames cavitários significativos, que podem determinar restrição respiratória e abdominal.
> - Lesão renal aguda pré-renal.

- Sinais de hipovolemia devem ser pesquisados no paciente em SN descompensado, tais como: taquicardia, oligúria, vasoconstrição periférica, hipotensão postural, aumento do ácido úrico e da ureia, assim como aldosterona e renina.

Diálise

- Opção terapêutica para o edema refratário e incapacitante que pode ser aplicada mesmo com função renal normal, apenas para redução do edema. É recomendada a infusão de albumina concomitante, nos casos com tendência à hipovolemia, pois pode ocorrer NTA nos casos de ultrafiltração excessiva.

Tratamento específico

- O corticosteroide é a primeira escolha no tratamento da SNI.

Primeira descompensação

- Prednisona na dose de 2 mg/kg/dia (60 mg/m² – dose máxima de 60 a 80 mg/dia), 1× dia, por 4 – 8 semanas.
- Caso o paciente apresente remissão completa em quatro semanas a medicação deve ser prescrita em dias alternados, mantendo-se a mesma dose até completar oito semanas.
- Se o paciente evoluiu bem, sem proteinúria, pode-se iniciar a redução gradual de 0,5 mg/kg/dia a cada 15 dias, em dias alternados.

> - A falta de resposta com prednisona diária por 8 semanas caracteriza corticorresistência.
> - Algumas referências recentes consideram corticorresistência a ausência de remissão da proteinúria após 4 semanas de corticoterapia em dose padronizada, podendo ser considerado um período de confirmação entre 4 e 6 semanas.

- Uma opção para pacientes que não respondem à dose plena diária em 4 semanas é a realização de pulsoterapia com 30 mg/kg de metilprednisolona – 3 sessões.
- O corticoide pode ser iniciado na ausência de biópsia renal nos seguintes casos:
  - crianças entre 1 e 10 anos;
  - complemento sérico normal;
  - ausência de sintomas extrarrenais, com *rash*, púrpura e visceromegalias;
  - ausência de hematúria, hipertensão e alteração de função renal;
  - investigação de doença de base negativa, como sorologias para HIV, hepatites B e C, CMV e EBV.

Recidivas

- Prednisona 60 mg/m²/dia (máximo de 60 a 80 mg/dia) até que o teste qualitativo esteja negativo por 5 dias, então passar para dias alternados, por 6 a 8 semanas e iniciar redução gradual.
- Caso o paciente esteja sem corticoide há mais de 2 meses deve ser reiniciado o esquema completo de tratamento.
- Nos pacientes recidivantes frequentes o uso prolongado de CE associa-se a efeitos colaterais, e o uso de drogas poupadoras de CE, como os agentes alquilantes, tem boa indicação.
- **Recidivas frequentes e corticodependência:** a ciclofosfamida é a droga de escolha, com CE, e o esquema de pulsos mensais (300 a 500 mg/m²) por 6 meses parece ter a mesma eficácia, com menor dose cumulativa e menos efeitos adversos, que o uso via oral (2 a 3 mg/kg/dia) durante 12 a 8 semanas, respectivamente.
- Para os pacientes com recidivas frequentes/corticodependência, as opções terapêuticas a serem consideradas envolvem: micofenolato de sódio ou mofetil, ciclosporina, tacrolimo, rituximabe:
  micofenolato mofetil – 600 a 1.200 mg/m²/dia de 12/12 h;
  ciclosporina – 3 a 5 mg/kg/dia de 12/12 h (meta de nível de vale = 80 – 120 ng/mL);
  tacrolimo – 0,1 a 0,2 mg/kg/dia de 12/12 h (meta de nível de vale = 4 – 8 ng/mL);
  rituximabe – 375 mg/m² em regimes variáveis, envolvendo a utilização de 1 a 4 doses (frequência mensal ou quinzenal).
- **Corticorresistência:** para os pacientes com corticorresistência a primeira linha de tratamento envolve a utilização de inibidores de calcineurina (ciclosporina/tacrolimo).

Definições do KDIGO relativas à SN em pediatria	
Remissão completa	■ P/C ≤ 0,2 ou < 1+ em fita teste por 3 dias consecutivos
Resposta inicial ao CE	■ Remissão completa dentro de 4 semanas de CE
Resistência inicial ao CE	■ Falha em atingir remissão completa após 8 semanas de CE
Recidiva	■ P/C ≥ 0,2 ou ≥ 3+ em fita teste por 3 dias consecutivos
Recidivante frequente	■ > 2 recidivas dentro de 6 meses da recidiva inicial ou ≥ 4 recidivas em qualquer período de 12 meses
Cortico-dependente	■ 2 recidivas consecutivas durante tratamento com CE ou dentro de 14 dias do término de CE

Tratamento sintomático

■ Nos pacientes com SNCR o tratamento sintomático é o preconizado, objetivando a redução da proteinúria, o controle dos níveis pressóricos e das alterações lipídicas e a adequação dietética.

■ Engloba o uso de IECA e/ou BRA, com monitorização da função renal e potássio.
■ O tratamento da hiperlipidemia compreende dieta, quelantes de sais biliares (colestiramina) e estatinas a partir dos 10 anos, com exceção da atorvastatina, que pode ser empregada a partir de 8 anos de idade.

Bibliografia

Bockenhauer D. Over- or underfill: not all nephrotic states are created equal. Pediat Nephrol. 2013; 28(8):1153-1156.
Eddy AA, Symons JM. Nephrotic syndrome in childhood. Lancet. 2003; 362(9384):629-639.
Lee JM, Kronbichler A. Review on long-term non-renal complications of childhood nephrotic syndrome. Acta Paediatr. 2020; 109(3):460-470.
Noone DG, Iijima K, Parekh R. Idiopathic nephrotic syndrome in children. Lancet. 2018; 392(10141):61-74.
Phadke K, Goodyer P, Bitzan M (eds.). Manual of Pediatric Nephrology. Springer, 2013.
Preston R, Stuart HM, Lennon R. Genetic testing in steroid-resistant nephrotic syndrome: why, who, when and how? Pediat Nephrol. 2019; 34(2):195-210.
Tullus K, Webb H, Bagga A. Management of steroid-resistant nephrotic syndrome in children and adolescents. Lancet Child Adolesc Health. 2018; 2(12):880-890.
Watanabe A, Feltran LS, Sampson MG. Genetics of nephrotic syndrome presenting in childhood: Core Curriculum 2019. Am J Kidney Dis. 2019;74(4):549-557.

CAPÍTULO 10

GESF – Glomerulosclerose Segmentar e Focal

Introdução

- O termo GESF (glomerulosclerose segmentar e focal) refere-se a uma lesão histológica e não a uma doença específica, que habitualmente cursa com síndrome nefrótica em adultos e crianças.

- A GESF é caracterizada por presença de esclerose em partes (segmentar) dos glomérulos e em pelo menos um (focal) glomérulo do tecido renal amostrado em biópsia.
- Amostras de biópsia renal com poucos glomérulos (< 15 glomérulos) não conseguem excluir com confiança adequada o diagnóstico de GESF.
- As lesões de GESF podem ser classificadas como primárias, secundárias ou decorrentes de formas genéticas.
- Acredita-se que nas formas primárias de GESF haja um fator circulante que seja tóxico e leve à disfunção podocitária generalizada.
- Nas formas secundárias de GESF observa-se um fenômeno adaptativo resultante da redução de massa renal ou toxicidade direta por infecções virais ou medicamentos.
- A GESF também pode ser determinada por um grande número de mutações genéticas em genes que codificam proteínas expressas nos podócitos e no diafragma em fenda.

- A presença de GESF em uma biópsia renal não estabelece um diagnóstico, mas deve determinar o início de uma investigação no sentido de identificar uma etiologia específica, uma vez que a distinção entre as diferentes formas de GESF tem implicações terapêuticas e prognósticas.

Epidemiologia

- A GESF é uma lesão histopatológica comum em crianças com síndrome nefrótica idiopática, representando cerca de 10% a 15% dos casos.
- É importante reconhecer que apesar do aumento da incidência de GESF ao longo das últimas décadas a razão entre formas primárias e secundárias de GESF se manteve estável, com a maioria dos casos sendo atribuível a formas secundárias de GESF (ou genéticas não diagnosticadas), e não a causas primárias.

Classificação

- A GESF pode ser classificada como primária, secundária e de origem genética.
- A diferenciação entre causas primárias, secundárias e genéticas de GESF tem importantes implicações prognósticas e terapêuticas.

- Pacientes com GESF primária são habitualmente tratados com terapia imunossupressora, enquanto pacientes com formas secundárias e de origem genética são abordados com terapias direcionadas para a causa de base, quando possível (p. ex.: redução da obesidade), e abordagens que reduzam a pressão intraglomerular, como a utilização de IECA (inibidores da enzima conversora de angiotensina) ou BRA (bloqueadores do receptor de angiotensina).
- A corticorresistência é uma característica marcante entre os pacientes, particularmente crianças, com uma forma monogênica de GESF.
- Em um estudo de coorte com pacientes com formas esporádicas e familiares de síndrome nefrótica corticorresistente, uma forma monogênica de GESF foi identificada em 29,5% dos pacientes que manifestaram SNCR (síndrome nefrótica corticorresistente) antes dos 25 anos de idade.
- Tradicionalmente, a GESF foi classificada em cinco variantes com base nos achados de microscopia óptica de acordo com a classificação de Columbia: (1) GESF não específica (NOS) – previamente definida com GESF clássica – forma mais comum, (2) variante colapsante – alguns autores sugerem que deveria ser considerada como uma entidade separada, (3) variante tip, (4) variante peri-hilar e (5) variante celular (Figura 10.1).

Variante	Histologia	Associações	Características clínicas
NOS	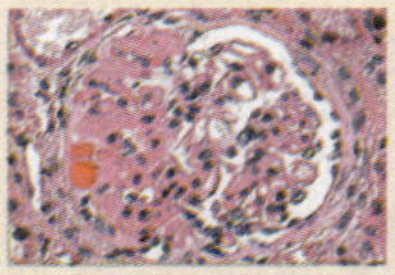	Primária ou secundária (incluindo formas genéticas e outras formas relacionadas com diversas causas secundárias). Estudos sugerem que seja a variante mais frequente. Outras variantes podem evoluir para NOS ao longo do tempo.	Pode se apresentar como síndrome nefrótica ou proteinúria subnefrótica.
Peri-hilar	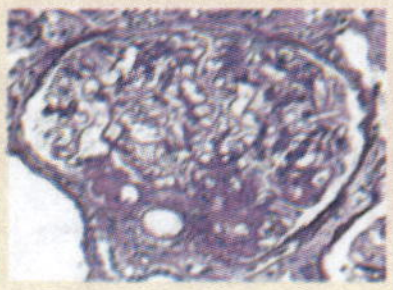	É comum nas formas adaptativas de GESF associadas à obesidade, nefropatia de refluxo, nefroesclerose hipertensiva, anemia falciforme e agenesia renal unilateral. A predisposição para o envolvimento do polo vascular se deve ao aumento das pressões de filtração na arteríola aferente, possivelmente relacionada com o aumento de demanda e vasodilatação local.	Na GESF adaptativa os pacientes tendem a apresentar proteinúria subnefrótica e níveis normais de albumina.
Celular	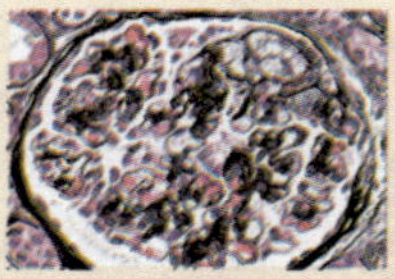	Usualmente primária, mas pode ser observada em uma série de condições secundárias. É a variante menos comum. Acredita-se que seja um estágio precoce na evolução de lesões escleróticas.	Habitualmente se apresenta com síndrome nefrótica.
Tip	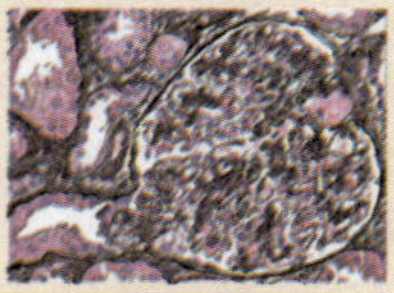	Usualmente primária. Provavelmente provocada por estresse físico nos segmentos paratubulares, levando à convergência do ultrafiltrado rico em proteínas para o polo tubular, causando estresse de tensão e possivelmente prolapso local.	Habitualmente se apresenta com início abrupto de síndrome nefrótica. Mais comum em indivíduos brancos. Melhor prognóstico, com maiores taxas de respostas aos corticoides e menores taxas de progressão.
Colapsante	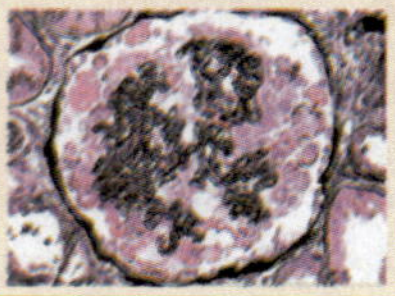	Primária e secundária a vírus: HIV, parvovírus B19, SV40, EBV, CMV, síndrome hemofagocítica. Drogas: pamidronato e interferon. Doenças vaso-oclusivas: ateroembolismo, inibidores de calcineurina e nefropatia crônica do enxerto.	Variante mais agressiva de GESF primária com predominância em indivíduos negros e com síndrome nefrótica grave. Pior prognóstico, com pouca resposta aos corticoides e evolução rápida para falência renal.

Figura 10.1. Variantes histológicas de GESF. Fonte: Adaptada de Focal segmental glomeruloesclerosis. Falk *et al*. N Engl J Med. 2011.

- A análise das variantes histológicas pela microscopia não permite de maneira confiável a distinção entre formas primárias, secundárias e genéticas de GESF.

GESF primária
- Fator circulante tóxico aos podócitos.

GESF secundária
- Resposta adaptativa à hiperfiltração: redução de massa renal, agenesia renal unilateral, oligomeganefronia, obesidade grave, baixo peso ao nascer.
- Drogas e toxinas: heroína (?), interferon, bifosfonatos (p. ex.: pamidronato), esteroides anabolizantes, inibidores de mTOR, inibidores de calcineurina, antracíclicos, lítio.
- Vírus: HIV, parvovírus B19, SV40, citomegalovírus, EBV.
- Outras causas: fase de cicatrização de GN proliferativa (lúpus, vasculite ANCA associada, nefropatia por IgA), nefropatia membranosa, anemia falciforme, microangiopatia trombótica, doença de Fabry, glicogenose, síndrome hemofagocítica, GN fibrilar.

GESF de origem genética
- Mutações em genes do complexo do diafragma em fenda: NPHS1 (nefrina), NPHS2 (podocina), CD2AP, TRPC6, PTRO, MYOE1.
- Mutações em genes do citoesqueleto: ACTN4, MYOE1, ARHGAP24, ARHGDIA, MYH9 (síndrome de Epstein, síndrome de Fechtner), ITGB4.
- Mutações em genes da matriz celular: COL4A3, COL4A4, COL4A5, LAMB2 (síndrome de Pierson).
- Mutações em genes envolvidos no reparo de DNA, transcrição ou transporte nuclear: WT1 (síndrome de Denys-Drash, síndrome de Frasier), NUP93, XPO5, PAX2, LMX1B (síndrome unha-patela), WDR73 (síndrome de Galloway-Mowat, síndrome nefrocerebelar), LMNA (lipodistrofia parcial), SMARCAL1.
- Mutações em genes envolvidos com a sinalização celular: PLCE1, TRPC6, KANK4.
- Mutação em genes lisossomais: SCARB2 (mioclonia de ação).
- Mutação em genes ciliares: TTC21B.

Avaliação do paciente com lesão de GESF

- Historicamente, cerca de 50% a 60% dos pacientes com GESF primária apresentavam resposta à terapia com agentes imunossupressores como corticoides e inibidores de calcineurina.
- Em pacientes cuja biópsia revela o achado de GESF, os seguintes achados devem ser avaliados.

- História e exame físico completos, incluindo a pesquisa dos seguintes dados:
    - fatores potencialmente associados à redução da massa renal – p. ex.: história de nefropatia por refluxo, ausência congênita ou remoção cirúrgica de uma unidade renal, baixo peso ao nascer/prematuridade;
    - exposição a drogas ou toxinas associadas à GESF – p. ex.: heroína, interferon, bifosfonados e esteroides anabolizantes;
    - história de infecções virais – p. ex.: HIV, parvovírus B19, CMV, EBV, SV40 e hepatite C;
    - história prévia de doenças glomerulares inflamatórias – p. ex.: nefropatia por IgA, vasculite de pequenos vasos, LES;
    - história familiar de GESF ou DRC de etiologia indeterminada;
    - avaliação IMC, PA e edema;
    - achados físicos sugestivos de apresentação sindrômica (perda auditiva, lesões de pele ou oculares, hepatomegalia).

- É fundamental a revisão dos dados de microscopia eletrônica com determinação do grau de fusão dos processos podocitários.

Diferenciação entre causas primárias, secundárias e genéticas

- A maioria dos pacientes com formas primárias e secundárias de GESF pode ser distinguida com base na presença ou ausência de síndrome nefrótica, presença de fatores de risco identificáveis para GESF secundária e grau de fusão dos processos podocitários na análise de microscopia eletrônica (Figura 10.2).

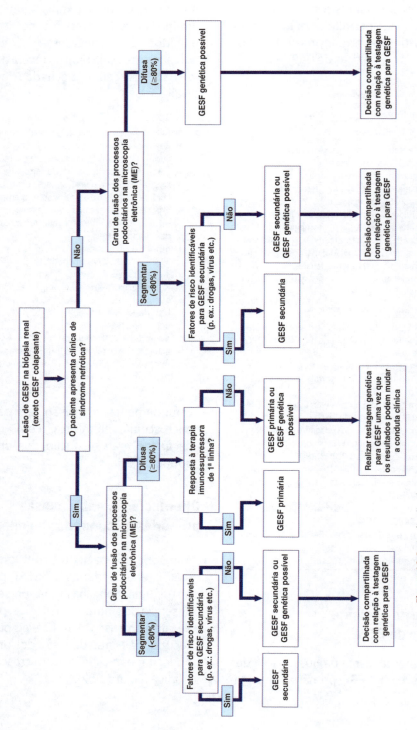

Figura 10.2. Avaliação do paciente com lesão de GESF em biópsia renal. Fonte: Elaborada pela autoria.

Bibliografia

D'Agati V. The many masks of focal segmental glomerulosclerosis. Kidney Int. 1994; 46:1223.

D'Agati VD, Kaskel FJ, Falk RJ. Focal segmental glomerulosclerosis. N Engl J Med. 2011 Dec 22; 365(25):2398-411.

Ichikawa I, Fogo A. Focal segmental glomerulosclerosis. Pediatr Nephrol. 1996; 10(3):374-391.

Kopp JB, Anders HJ, Susztak K, Podestà MA, Remuzzi G, Hildebrandt F et al. Podocytopathies. Nat Rev Dis Primers. 2020 Aug; 13;6(1):68.

Paik KH, Lee BH, Cho HY, Kang HG, Ha IS, Cheong HI et al. Primary focal segmental glomerulosclerosis in children: clinical course and prognosis. Pediatr Nephrol. 2007; 22:389-395.

Schwartz MM, Korbet SM. Primary focal segmental glomerulosclerosis: pathology, histologic variants, and pathogenesis. Am J Kidney Dis. 1993; 22:874-883.

CAPÍTULO 11

Nefropatia Membranosa

Introdução

- A nefropatia membranosa é uma causa incomum de síndrome nefrótica (SN) em crianças.
- Nos adultos a nefropatia membranosa é uma das causas mais comuns de síndrome nefrótica.

Fisiopatologia

- Aspectos genéticos desempenham um papel importante na nefropatia membranosa.
- As alterações morfológicas observadas na biópsia de crianças com nefropatia membranosa (NM) sugerem que a lesão podocitária e os depósitos imunes subepiteliais sejam aspectos centrais na patogênese da doença.
- Após a formação dos imunocomplexos ocorre ativação do sistema complemento, levando à formação do complexo de ataque à membrana (C5b-C9).
- O C5b-C9 leva à biossíntese de enzimas produtoras de radicais livres de oxigênio nas células epiteliais glomerulares.
- Portanto, o complexo de ataque à membrana induz uma dissolução do citoesqueleto, reduzindo a expressão de nefrina e proteína F associada à actina, com perda da integridade do diafragma em fenda.

Incidência

- O pico de incidência da NM idiopática ocorre entre a 4ª e a 5ª décadas de vida, porém pode ocorrer em qualquer faixa etária, incluindo lactentes.
- Dados do ISKDC (*International Study of Kidney Disease in Childhood*) colocaram a NM como responsável por 1,5% dos casos de SN idiopática em pediatria.
- A NM tem predileção pelo sexo masculino (2:1).

Etiologia

- A NM pode ser idiopática ou secundária.
- Nas causas secundárias, como lúpus e hepatites, depósitos mesangiais ou subendoteliais concomitantes podem estar presentes.
- As crianças apresentam maior frequência de causas secundárias quando comparadas aos adultos (43% crianças × 22% adultos).
- As principais causas secundárias em crianças são doenças infecciosas e autoimunes.
- Medicamentos e neoplasias são causas raras de NM em crianças.

Quadro 11.1. Causas de glomerulopatia membranosa

Causas	Comuns	Incomuns
• Doenças autoimunes	• Lúpus eritematoso sistêmico (LES)	• Artrite reumatoide, doença mista do tecido conjuntivo, síndrome de Sjögren, doença de Graves, tireoidite de Hashimoto, dermatomiosite, cirrose biliar primária, pênfigo bolhoso, dermatite herpetiforme, espondilite anquilosante, miastenia *gravis*, síndrome de Guillain-Barré.
• Infecções	• Hepatite B e sífilis congênita	• Tuberculose, *Streptococcus*, hepatite C, malária, esquistossomose, filariose, hanseníase.
• Drogas e toxinas	• Anti-inflamatórios não esteroidais (AINEs), penicilamina	• Ouro, captopril, probenecida, tiopronina, lítio, mercúrio, formaldeído, hidrocarbonetos.
• Miscelânea	—	• Tumores, *diabetes mellitus*, sarcoidose, anemia falciforme, doença de Kimura, colangite esclerosante, mastocitose, síndrome de Gardner-Diamond.

Fonte: Desenvolvido pela autoria.

Características clínicas

- Os pacientes pediátricos com NM quase nunca respondem à terapia-padrão com cursos de prednisona.
- O diagnóstico é feito com frequência após a realização de biópsias renais de crianças com SNCR.
- A média de idade na apresentação de crianças com NM associada à hepatite B é de 5 a 7 anos em casos de transmissão horizontal, podendo apresentar-se na infância precoce, em casos de transmissão vertical.
- A incidência de hipertensão é de menos de 25% dos casos.

Investigações

- Além da avaliação habitual para pacientes com síndrome nefrótica, sugerem-se os seguintes exames adicionais:
    - USG de rins e vias urinárias + biópsia renal;
    - FAN e anti-DNA dupla-hélice;
    - sorologia para hepatite B (se positiva → quantificação de DNA);
    - sorologia para hepatite C (se positiva → quantificação de RNA);
    - sorologia para sífilis;
    - níveis de complemento;
    - crioglobulinas, particularmente se há presença de hepatite C e/ou baixos níveis de complemento;
    - níveis de C5b-C9 urinários;
    - β-2 microglobulina urinária (níveis elevados sugerem pior prognóstico).

Histopatologia

Microscopia óptica

- Todos os glomérulos estão envolvidos.
- A característica histológica da NM na MO é o espessamento difuso da parede capilar (Figura 11.1).
- O tamanho dos glomérulos é normal ou discretamente aumentado. Não se observa aumento da celularidade e a matriz mesangial não está aumentada e as alças capilares habitualmente estão patentes.
- O espessamento difuso das paredes capilares é mais bem visualizado nas colorações com prata, em que os depósitos subepiteliais não são corados e a MBG é corada em preto (Figura 11.2).
- Os depósitos não corados são cercados por áreas coradas em preto de MBG recém-

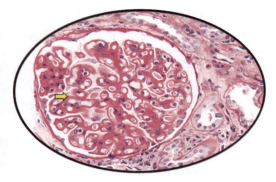

Figura 11.1. Microscopia óptica mostrando membrana basal glomerular espessada. Fonte: Adaptada de Diagnostic atlas of renal pathology. Fogo *et al*. 2017.

- Os depósitos de C3 são menos intensos que os de IgG e são encontrados em 95% dos casos.
- A presença de depósitos mesangiais de IgG deve levar à suspeita de uma causa secundária como LES, por exemplo.

Microscopia eletrônica

- A característica da NM na ME é a presença de depósitos eletrodensos subepiteliais, correspondendo a depósitos de imunocomplexos (correspondem aos depósitos de IgG vistos na IF) (Figura 11.3).
- São descritos cinco estágios da doença, com base na combinação de achados da MO e ME.
- As lesões mais comumente vistas em pediatria correspondem ao estágio 2, seguidas pelo estágio 3 e quadros mistos.
- Não há dados em pediatria que permitam estabelecer uma correlação entre estágio patológico e desfechos clínicos.

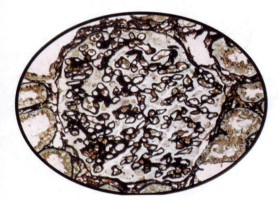

Figura 11.2. Coloração com prata evidenciando espículas subepiteliais ao longo da membrana basal glomerular. Fonte: Adaptada de Diagnostic atlas of renal pathology. Fogo *et al*. 2017.

sintetizada, com aparência de pequenas espículas negras que emergem da MBG para o espaço urinário.
- A presença de hipercelularidade mesangial pode sugerir etiologia secundária.

Imunofluorescência

- A característica mais comum na IF é a presença de depósitos granulares de C3 e IgG na parede capilar.

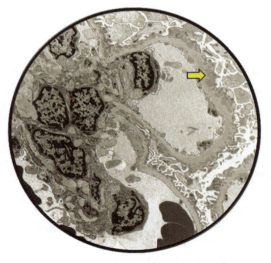

Figura 11. 3. Depósitos subepiteliais eletrodensos ao longo da membrana basal glomerular. Adaptada de Diagnostic atlas of renal pathology. Fogo *et al*. 2017.

História natural

- A NM em crianças apresenta várias diferenças quanto ao quadro que ocorre em indivíduos adultos: uma causa aparente (etiologia) associada é mais comum, hematúria macroscópica é vista frequentemente, um curso com recaídas é visto comumente, episódios trombóticos são infrequentes e evolução para DRC ocorre com menos frequência.
- Os dados da literatura mostram que crianças com proteinúria assintomática, em geral, apresentam bom prognóstico.
- Cerca de 25% das crianças que apresentam síndrome nefrótica desenvolvem DRC terminal (DRC-t) em um tempo de seguimento de 1 – 17 anos.

Tratamento

- Na ausência de grandes estudos controlados, os *guidelines* para o manejo são extrapolados de estudos com adultos.
- O primeiro passo é a investigação de causas secundárias, como hepatite B, hepatite C e LES.

Tratamento de suporte

- Durante os primeiros 6 meses após o diagnóstico a terapia imunossupressora é geralmente evitada, uma vez que uma parcela significativa dos pacientes entra em remissão espontânea.
- Medidas de suporte: dieta restrita em sódio, diuréticos (se necessário para controle do edema), tratar agressivamente a HAS (droga de escolha IECA/BRA – sugestão = enalapril, com dose inicial de 0,1 mg/kg/dia).
- Obs.: não se recomenda anticoagulação de rotina, contudo esta deve ser uma opção em pacientes com antecedentes de trombose venosa.

Terapia imunossupressora

- Pacientes com proteinúria não nefrótica assintomática devem ser monitorizados em tratamento conservador por pelo menos 6 meses.
- A terapia imunossupressora está indicada para os pacientes que apresentam um ou mais dos seguintes achados: níveis aumentados de creatinina na apresentação, piora progressiva da função renal, síndrome nefrótica persistente, tromboembolismo, elevação da excreção urinária de produtos de ativação do complemento e alterações túbulo-intersticiais ou esclerose.
- O papel da terapia imunossupressora em crianças com NM é controverso.
- Uma metanálise recente demonstrou que protocolos baseados apenas em CE não melhoraram a probabilidade de remissão ou de sobrevida em 5 anos, quando comparados com o tratamento sintomático.
- Atualmente, há 3 protocolos que podem ser utilizados para o manejo da NM:
  1. Pulsos de metilprednisolona, seguidos de CE oral, combinados com clorambucil ou ciclofosfamida – esta terapia tem duração habitual de 6 meses, devendo-se monitorizar a toxicidade das drogas citotóxicas.
  2. Ciclosporina (3,5 mg/kg/dia) por 1 ano, usualmente combinada com CE por via oral.
  3. Há dados preliminares mostrando sucesso com uso de tacrolimus em adultos, porém não há dados pediátricos que permitam a utilização de tal regime em crianças.

Nefropatia membranosa secundária

- Na nefropatia membranosa secundária a hepatites há estudos com a utilização de interferon e lamivudina.

- De todas as nefrites lúpicas, 10% – 20% correspondem à NM.
- Crianças com NM secundária à nefrite lúpica são tratadas de acordo com o protocolo de Ponticelli.
- Em casos de combinação com nefrite lúpica classe IV, devem ser tratadas com uma combinação de ciclofosfamida e CE.

Morbidade e mortalidade

- O curso clínico da NM é variável e pode ser dividido em 3 grandes grupos (regra dos 1/3):
  1. remissão completa espontânea: função renal normal, sem recaídas subsequentes;
  2. proteinúria persistente de grau variável: função renal normal ou com discreto decréscimo, porém estável;
  3. doença progressiva levando à DRC-t.

Bibliografia

Ayalon R, Beck LH Jr. Membranous nephropathy: not just a disease for adults. Pediatr Nephrol. 2015; 30:31-39.

Couser WG. Primary membranous nephropathy. Clin J Am Soc Nephrol. 2017; 12:983-997.

Diagnostic atlas of renal pathology. Agnes B. Fogo, Michael Kashgarian. 3rd edition. 2017.

Menon S, Valentini RP. Membranous nephropathy in children: clinical presentation and therapeutic approach. Pediatr Nephrol. 2010; 25:1419-1428.

Safar-Boueri L, Piya A, Beck LH Jr, Ayalon R. Membranous nephropathy: diagnosis, treatment, and monitoring in the post-PLA2R era. Pediatr Nephrol. 2021 Jan; 36(1):19-30.

CAPÍTULO 12

Glomerulopatia por C3

Introdução

- A doença de depósito denso (DDD) e a glomerulonefrite por C3 (GNC3) são formas raras de glomerulopatias que afetam crianças e adultos (Figura 12.1).
- Ambas as doenças resultam de uma regulação anormal da via alternativa do complemento e são classificadas, atualmente, como "glomerulopatias C3".
- A apresentação clínica é variável e o diagnóstico é feito com base na imunofluorescência da biópsia renal em associação com estudos do sistema complemento.
- Sempre que possível o mecanismo patogênico deve ser identificado, uma vez que isso pode guiar o tratamento.

Classificação das glomerulopatias C3

- A incidência das glomerulopatias C3 é de cerca de 1 a 3 casos/1 milhão com prevalência estimada de 14 a 140 casos/1 milhão.
- Historicamente, a DDD foi classificada como um subgrupo da GN membranoproliferativa primária (tipo 2), mas é, atualmente, reclassificada como uma doença glomerular mediada pelo complemento.
- O termo DDD reflete a característica observada à microscopia eletrônica, caracterizada por depósitos eletrodensos lineares na membrana basal glomerular (MBG).
- Assim como na DDD, na GNC3 são observados depósitos isolados de C3 na imunofluorescência, porém na microscopia eletrônica são identificados depósitos subendoteliais e mesangiais eletrodensos de menor intensidade (Figura 12.2).

Fisiopatologia

- O principal defeito, comum à DDD e à GNC3, é a ativação excessiva da via alternativa do complemento → tal alteração resulta em depósitos de múltiplos componentes do complemento no sistema glomerular.
- O mecanismo pelo qual a ativação da via alternativa do complemento leva à DDD ou GNC3 não é totalmente esclarecido, porém acredita-se que envolva quimiotaxia de leucócitos e, possivelmente, efeitos citolíticos do complexo C5b-9 (MAC; do inglês, *membrane attack complex*, ou complexo de ataque à membrana).
- A via alternativa do complemento é normalmente autoativada por baixos níveis, clivagem de C3 para C3b, o que leva à formação da C3 convertase pela ligação do fator B e properdina.
- A C3 convertase, C3bBb, amplifica a cascata pela clivagem enzimática de mais C3, além de gerar C5 convertase.

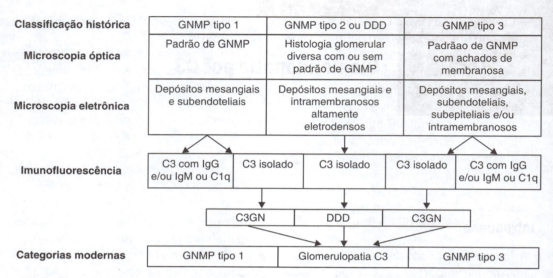

Figura 12.1. Evolução da classificação da GNMP. Fonte: Adaptada de C3 glomerulopathy – understanding a rare complement-driven renal disease. Fakhouri *et al*. Nat Rev Nephrol, 2019.

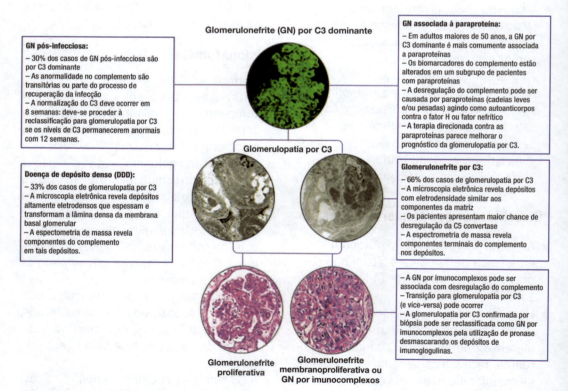

Figura 12.2. Nova classificação da glomerulopatia C3. Fonte: Adaptada de C3 glomerulopathy – understanding a rare complement-driven renal disease. Fakhouri *et al*. Nat Rev Nephrol, 2019.

- A C5 convertase cliva o C5, gerando o C5a (que tem um potente efeito quimiotático) e inicia a ativação do C5b-9 (MAC).
- Normalmente a atividade da via alternativa do complemento é finamente regulada pela atividade da C3 convertase.
- Em pacientes com DDD ou GNC3 a atividade da C3 convertase pode estar aumentada por um dos seguintes mecanismos:
  - geração de autoanticorpos estabilizadores da C3 convertase, denominados fatores nefríticos C3 (C3NeFs), usualmente de classe IgG. O C3NeF é observado em 80% dos pacientes com DDD e menos frequentemente em pacientes com GNC3, porém não é exclusivo dessas condições;
  - perda da atividade funcional do fator H. Habitualmente, o fator H inibe a C3 convertase e o C3 ativado (C3b). A perda da atividade funcional do fator H resulta de mutações ou defeitos adquiridos no fator H;
- em alguns pacientes a atividade da via terminal do complemento é aumentada por anticorpos estabilizadores da C5 convertase (C5NeF). Pacientes com C5NeF tendem a apresentar maiores níveis de C5b-9 e maior tendência para a GNC3 em comparação com DDD;
- clivagem enzimática do C3 pela renina, em efeito que pode ser inibido pelo inibidor da renina alisquireno, *in vitro* e em alguns pacientes com DDD.

Conceitos atuais

- Historicamente, a GN membranoproliferativa foi classificada de acordo com os achados de microscopia eletrônica.
- O termo glomerulopatia C3 foi introduzido em 2010 com ênfase nos achados de imunofluorescência.

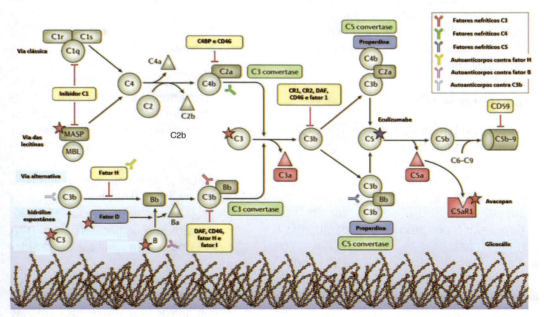

Figura 12.3. Desregulação da cascata do complemento na glomerulopatia C3. Fonte: Adaptada de C3 glomerulopathy – understanding a rare complement-driven renal disease. Fakhouri *et al*. Nat Rev Nephrol, 2019.

- Em 2011, foi proposta uma classificação da GN membranoproliferativa em doença mediada pelo complemento, ou doença mediada por imunocomplexos, com base nos achados de imunofluorescência de depósitos isolados de C3 ou depósitos de imunocomplexos, respectivamente, com o objetivo de definir uma classificação baseada na fisiopatologia.
- Contudo, estudos posteriores demonstraram que, além de depósitos de C3, podem ser observados depósitos de imunoglobulinas em até 50% dos pacientes com DDD / GNC3.
- Acredita-se que os pacientes com glomerulopatia C3 e GN membranoproliferativa idiopática associada a imunoglobulinas compartilham mutações similares e variantes de genes que regulam a via alternativa do complemento.
- Desse modo, atualmente se propõe um novo sistema de classificação da GN membranoproliferativa baseado em análise de anormalidades genéticas e bioquímicas do sistema complemento, dados histológicos e clínicos, em detrimento das classificações atuais baseadas em dados anatomopatológicos.

Apresentação clínica

- A DDD é primariamente, porém não exclusivamente, uma doença de crianças.
- Em contraste, pacientes com GNC3 são habitualmente mais velhos.
- A descoberta de uma lesão histológica sugestiva de DDD/GNC3 em um adulto deve levar à pesquisa de uma gamopatia monoclonal.
- A apresentação inicial de DDD/GNC3 pode ser precedida por infecções respiratórias.
- As manifestações das glomerulopatias C3 incluem:
  - anormalidades urinárias: todos os pacientes com DDD/GNC3 apresentam hematúria e/ou proteinúria. O grau de proteinúria é variável, podendo atingir a faixa nefrótica. Pacientes com DDD podem se apresentar com síndrome nefrítica (16% a 38%), hematúria microscópica isolada (21% a 36%), síndrome nefrótica (12% a 55%), hematúria microscópica com proteinúria não nefrótica (15%) e proteinúria isolada (15% a 41%). A DDD pode estar associada também à piúria estéril;
- redução dos níveis de C3: a maioria dos pacientes com DDD apresenta níveis reduzidos de C3. A redução dos níveis de C3 pode ser menos comumente observada em adultos com DDD e em pacientes com GNC3. Em uma série de casos que incluiu 32 pacientes com DDD apenas 41% dos 18 adultos, mas todas as 14 crianças, apresentavam níveis baixos de C3. Os níveis plasmáticos dos componentes da via clássica C1, C2 e C4 são usualmente normais, contudo uma parcela dos pacientes pode apresentar níveis reduzidos de C4 em algum momento da evolução da doença. Níveis aumentados de S C5b-9 podem estar presentes e conferem uma evidência adicional de ativação do complemento. O C3NeF está presente em 80% dos pacientes com DDD e 40% dos pacientes com GNC3. Deficiências do fator H são mais frequentes em pacientes com DDD do que em pacientes com GNC3;
- insuficiência renal e HAS: pacientes com DDD e GNC3 apresentam graus variáveis de disfunção renal na apresentação e na progressão variável de perda de função. Eventualmente, os pacientes com DDD e GNC3 podem apresentar GN rapidamente progressiva;
- anormalidades extrarrenais: alguns pacientes com DDD desenvolvem drusas na membrana de Bruch da retina. As drusas são depósitos maculares e um achado proeminente na degeneração macular

relacionada com a idade. Pacientes com DDD podem apresentar também lipodistrofia parcial adquirida (LPA), também conhecida como síndrome de Barraquer-Simons (ou Dunnigan-Kobberling). A LPA é caracterizada pela perda da gordura subcutânea na porção superior do corpo. Cerca de 22% dos pacientes com LPA desenvolvem DDD, que pode ocorrer anos após a manifestação inicial do quadro de lipodistrofia. Cerca de 67% a 74% dos pacientes com LPA apresentam níveis reduzidos de C3 e até 83% exibem C3NeF.

Diagnóstico

- O diagnóstico de DDD/C3GN é realizado por meio de biópsia renal em um paciente com suspeita de GN.
- Sempre que possível deve ser realizada investigação no sentido de esclarecer o mecanismo fisiopatológico.

Patologia

- A imunofluorescência é necessária para fazer o diagnóstico de DDD/GNC3, e a microscopia eletrônica é útil para a distinção entre elas.
- Os achados de microscopia óptica não são específicos para DDD ou GNC3.

Microscopia óptica

- Não há achados característicos na microscopia óptica de pacientes com glomerulopatia C3.
- Podem estar presentes GN proliferativa mesangial, GN membranoproliferativa, GN proliferativa endocapilar e até mesmo GN crescêntica.
- O padrão clássico de GN membranoproliferativa, com acentuação de lobulações do tufo glomerular e reduplicação da MBG, ocorre em apenas 25% a 55% das biópsias de pacientes com glomerulopatia C3.

Imunofluorescência

- A imunofluorescência quase sempre mostra depósitos de C3 ao longo das MBG, túbulos e cápsula de Bowman, assim como a formação de anéis mesangiais.
- Os depósitos de imunoglobulinas estão tipicamente ausentes ou presentes em intensidade menor quando comparados com C3, o que sugere que DDD/GNC3 não são condições mediadas por imunocomplexos.

Microscopia eletrônica

- A microscopia eletrônica é necessária para o diagnóstico de DDD.
- A microscopia eletrônica em pacientes com DDD revela os patognomônicos depósitos eletrodensos na MBG que substituem e alargam a lâmina densa.

Testes diagnósticos especiais

- Além da dosagem de C3 e C4, os seguintes exames devem ser realizados em pacientes com DDD/GNC3 (se possível): C3NeF, C5NeF, fator H, pesquisa de mutações genéticas associadas ao fator H, eletroforese de proteínas plasmáticas, fator B, fator I, proteína cofator de membrana (MCP ou CD46), C5b-9 solúvel, C4NeF e outras avaliações genéticas (THBD, DGKE, ADAMTS13 e PLG).

Diagnóstico diferencial

- Em decorrência da apresentação inespecífica o diagnóstico diferencial de DDD/GNC3 inclui praticamente todas as causas de glomerulonefrites e síndrome nefrótica.
- A queda de C3 e os níveis normais de C4 podem auxiliar na distinção de DDD/GNC3 de outros tipos de glomerulonefrites, porém tal padrão pode ser observado também em GN pós-estreptocócica e pós-estafilocócica.

- A depressão dos níveis de C3 é persistente na DDD/GNC3, enquanto é transitória nos casos de GN pós-estreptocócica/estafilocócica.
- A imunofluorescência usualmente demonstra depósitos de imunoglobulinas na GN pós-estreptocócica e depósito predominante de IgA na GN pós-estafilocócica e, em contraste, observa-se depósito importante de C3 com mínimo ou nenhum depósito de imunoglobulinas na DDD/GNC3.

Tratamento

- Tanto a DDD como a GNC3 são condições raras e, assim, há poucos estudos randomizados controlados para auxiliar as decisões terapêuticas.

Medidas gerais
- As medidas gerais que devem ser aplicadas a todos os pacientes incluem controle da PA, minimização da proteinúria com IECA e tratamento da dislipidemia.

Terapia anti-hipertensiva
- Não há estudos clínicos randomizados avaliando o papel do controle da HAS com IECA na progressão da DDD/GNC3.
- Contudo, há evidência clara de que o controle estrito da pressão arterial é benéfico em retardar a taxa de progressão de outras DRC de etiologia nãodiabética.

Inibição do sistema renina-angiotensina
- Tanto IECA quanto BRA devem ser utilizadas em pacientes com proteinúria, apesar de os benefícios do bloqueio do SRA não terem sido comprovados em pacientes com glomerulopatia C3.
- Em casos onde houver evidência de clivagem do C3 e ativação da via alternativa do complemento, sem deficiência de fator H, autoanticorpos ou gamopatia monoclonal, o inibidor direto da renina (alisquireno) pode ser utilizado como uma alternativa à IECA/BRA para combater o possível papel de clivagem do C3 mediada pela renina.

Controle da dislipidemia
- Todos os pacientes com DDD/GNC3 devem ser avaliados e tratados para dislipidemia quando indicado.

Pacientes com proteinúria < 1,5 g/dia e função renal normal
- Para esse grupo de pacientes inicialmente são adotadas as medidas gerais previamente descritas e realizada monitorização periódica da proteinúria (3/3 meses).
- Não há estudos de qualidade para guiar a melhor terapia em pacientes com DDD/GNC3 portadores de doença leve.
- Pacientes que evoluem com elevação progressiva da proteinúria ou piora de função renal a despeito das medidas gerais devem ser considerados para terapia imunomodulatória.

Pacientes com proteinúria > 1,5 g/dia ou função renal alterada
- Pacientes com proteinúria > 1,5 g/dia e/ou função renal alterada devem ser submetidos à terapia imunomoduladora, considerando o prognóstico renal reservado em tal contexto.
- Alguns autores sugerem a utilização de micofenolato mofetil em associação com corticoides, o que está de acordo com as recomendações do KDIGO 2017. A duração da terapia com micofenolato é incerta, e cerca de 50% dos pacientes apresentam recidiva quando o tratamento é interrompido.
- Em caso de ausência de melhora de proteinúria com micofenolato em associação com corticoides após 6 meses ou,

- se observada piora progressiva da função renal antes de completar 6 meses de MMF, recomenda-se suspender MMF e considerar um trial de eculizumab.
- O eculizumab é um anticorpo monoclonal humanizado que se liga com alta afinidade à fração C5 do complemento e foi aprovado para o tratamento da hemoglobinúria paroxística noturna e da síndrome hemolítico-urêmica atípica.
- O eculizumab evita a clivagem do C5, impedindo, assim, a formação do C5a e do MAC, que estão envolvidos na patogênese da DDD/GNC3.
- O racional para a utilização de eculizumab, de modo razoavelmente precoce, visa evitar a utilização dessa terapia como um resgate quando já ocorreu dano renal irreversível.
- Alguns regimes utilizam posologia semanal por 4 semanas a 5 semanas e, após, posologia quinzenal por 1 ano.
- A duração ótima da terapia com eculizumab é incerta, e alguns pacientes apresentam recidiva após a suspensão.
- Considerando que os benefícios do eculizumab habitualmente são observados com algumas semanas a meses de administração, alguns autores sugerem a suspensão do medicamento após 3 meses em caso de ausência de melhora ou estabilização da função renal.
- O paciente deve receber vacinação contra meningoco (B e ACWY) pelo menos 2 semanas antes de iniciar eculizumab, e sugere-se a utilização de antibioticoterapia profilática.
- Em pacientes que não respondem ao tratamento com MMF e/ou eculizumab pode ser considerado curso de plasmaférese. Contudo, o benefício da plasmaférese nesses pacientes é incerto, a não ser que o paciente apresente uma deficiência ou mutação inativadora do fator H.

Pacientes com GNRP

- Em pacientes com DDD/GNC3 com GNRP, meta da terapia é suprimir a resposta inflamatória aguda e parar ou reverter o curso da doença.
- Nesse contexto, muitos autores sugerem a associação de 3 dias de pulsoterapia com metilprednisolona e ciclofosfamida ou micofenolato.
- Sugere-se também a possibilidade de plasmaférese (3× semana por 2 semanas) para pacientes em tal contexto que possuam mutações inativadoras do fator H → em caso de resposta, a plasmaférese deve ser mantida.
- Há também algumas publicações com o uso de eculizumab no contexto de GNRP.

Transplante

- O transplante é uma opção para pacientes com DDD/GNC3, porém a doença frequentemente recorre, pois os regimes habituais de imunossupressão não corrigem as anormalidades causais.
- Por exemplo, em pacientes com glomerulopatia C3 e uma causa genética de deficiência de fator H sugere-se iniciar plasmaférese antes do transplante, com manutenção e titulação após o mesmo.
- Pacientes que desenvolvem recorrência de DDD/GNC3 após transplante devem ser convertidos para MMF, caso já não estejam em uso dessa medicação.
- O eculizumab também foi utilizado em recorrência de DDD/GNC3 após transplante, com taxas variáveis de sucesso.

Prognóstico

- O prognóstico da DDD é, em geral, ruim.
- Em um estudo prospectivo em crianças observou-se a ocorrência de DRC-terminal

em 70% dos indivíduos afetados, com uma mediana de evolução de 9 anos após o diagnóstico.
- O prognóstico da GNC3 é variável, porém tende a ser melhor que o da DDD.

Bibliografia

Caravaca-Fontán F, Lucientes L, Cavero T, Praga M. Update on C3 glomerulopathy: a complement-mediated disease. Nephron. 2020; 144(6):272-280.

Cook HT, Pickering MC. Histopathology of MPGN and C3 glomerulopathies. Nat Rev Nephrol. 2015; 11(1):14-22.

Master Sankar Raj V, Gordillo R, Chand DH. Overview of C3 glomerulopathy. Front Pediatr. 2016; 4:45.

Pinarbasi AS, Dursun I, Poyrazoglu MH, Akgun H, Bozpolat A, Dusunsel R. Evaluation of the children with C3 glomerulopathy. Saudi J Kidney Dis Transpl. 2020; 31(1):79-89.

Smith RJH, Appel GB, Blom AM, Cook HT, D'Agati VD, Fakhouri F et al. C3 glomerulopathy – understanding a rare complement-driven renal disease. Nat Rev Nephrol. 2019 Mar;15(3):129-143.

Zahir Z, Wani AS, Gupta A, Agrawal V. Pediatric C3 glomerulopathy: a 12-year single-center experience. Pediatr Nephrol. 2020; 36(3):601-610.

CAPÍTULO 13

Glomerulonefrite Difusa Aguda Pós-estreptocócica

Introdução

- A síndrome nefrítica caracteriza-se por início agudo de hematúria macro ou microscópica, HAS e edema, acompanhados ou não de proteinúria e insuficiência renal de intensidades variáveis (Quadro 13.1).
- É a manifestação clínica de doenças com diferentes etiopatogenias, geralmente imunomediadas, e que tem em comum alterações histológicas compatíveis com glomerulonefrite (GN) aguda, uma inflamação intraglomerular generalizada, com proliferação das células glomerulares e infiltração de células inflamatórias leucocitárias.
- O processo inflamatório glomerular traduz-se clinicamente como hematúria macro ou microscópica, leucocitúria, alteração da permeabilidade capilar com proteinúria, diminuição da filtração glomerular, retenção hidrossalina e HAS.

Quadro 13.1. Doenças associadas à síndrome nefrítica

Doenças renais	• Nefropatia por IgA • GN membranoproliferativa (GNMP) • GN pós-infecciosa • GN rapidamente progressiva • GN por Ac antimembrana basal glomerular
Doenças sistêmicas	• LES (lúpus eritematoso sistêmico) • Nefrite associada à bacteremia crônica (nefrite de *shunt*, endocardite bacteriana subaguda) • GN associada à hepatite C • Vasculites sistêmicas – granulomatose de Wegener (GNRP pauci-imune), poliarterite nodosa (GNRP pauci-imune), púrpura de Henoch-Schonlein, idiopática • Síndrome de Goodpasture (GNRP por Ac anti-MBG)

Fonte: Desenvolvido pela autoria.

GN aguda pós-estreptocócica

- A GNPE é considerada uma sequela tardia, não supurativa de uma estreptococcia, e é a principal representante e mais conhecida GN no grupo das GN pós-infecciosas, sendo responsável por mais de 90% dos casos (Quadro 13.2).

Quadro 13.2. Causas de GN pós-infecciosa

Bactérias	• Estreptococo do grupo A de Lancefield, *Streptococcus pneumoniae, Streptococcus viridans, Staphylococcus aureus, Staphylococcus epidermidis, Corynebacterium* sp., *Mycoplasma pneumoniae, Klebsiella* sp., meningococo, micobactérias atípicas
Vírus	• Varicela, caxumba, sarampo, hepatite B, CMV
Parasitas	• *P. falciparum, S. mansoni*, rickettsia, *Toxoplasma gondii*

Fonte: Desenvolvido pela autoria.

Epidemiologia

- Nas últimas décadas notou-se uma redução na incidência de forma universal, provavelmente associada ao diagnóstico e à antibioticoterapia precoce das infecções estreptocócicas.
- Nas epidemias e nos surtos de infecção estreptocócica a prevalência de casos sintomáticos é de 12% a 25% (5% nas crianças), indicando diferenças na nefrotoxicidade do agente ou suscetibilidade do hospedeiro.
- É uma das causas mais comuns de síndrome nefrítica em crianças e pode ocorrer em qualquer idade, predominando em crianças de 6 a 12 anos.
- Entre os casos sintomáticos há predileção, por razões desconhecidas, para o sexo masculino (2:1), não havendo predominância definida quanto à etnia ou raça.

Fisiopatologia

- Há evidência de que o antígeno desencadeante da GNPE esteja relacionado com cepas nefritogênicas do estreptococo beta-hemolítico do grupo A de Lancefield e, mais raramente, por estreptococos dos grupos C ou G.
- Os subtipos mais comuns (classificados pela proteína M da parede celular bacteriana) após as faringotonsilites são 12, 1, 4, 18 e 25 e, após piodermites, 49, 2, 42, 56, 57 e 60.
- Evidências sugerem que, além da proteína M, o fator de opacidade do soro, presente em alguns M-subtipos, também contribui para a nefrotoxicidade da bactéria.
- A doença é causada pela formação de imunocomplexos (IC) após a ativação do sistema imune por antígenos relacionados com o estreptococo.
- As teorias para a fisiopatologia envolvem mimetismo molecular entre frações estreptocócicas e elementos estruturais renais, reatividade autoimune, ligação plasminogênio/plasmina pelas proteínas estreptocócicas de superfície e formação de IC nos glomérulos envolvendo componentes antigênicos estreptocócicos.
- A presença de IC no glomérulo possivelmente ativa o sistema complemento, com liberação de linfocinas pró-inflamatórias e quimiotáticas, com infiltração de granulócitos, monócitos, macrófagos e proliferação de células mesangiais e endoteliais do glomérulo, prejudicando a filtração glomerular e ocasionando retenção de sódio e água, com consequente expansão do extracelular e HAS.
- Observa-se diminuição do complemento sérico em 95% dos casos, principalmente C3, C5 e properdina.
- Alguns pacientes podem apresentar ativação da via clássica do complemento, com diminuição transitória dos níveis de C1q, C2 e/ou C4.

Patologia

- A biópsia renal não está indicada para o diagnóstico de GNPE, porém deve ser realizada nos casos com evolução atípica.
- O achado mais característico é uma GN proliferativa, com hipercelularidade difusa.
- Na microscopia óptica observa-se proliferação endocapilar difusa à custa de células mesangiais e endoteliais e infiltrado de macrófagos e células polimorfonucleares no glomérulo (fase exsudativa) (Figura 13.1).
- Pode ocorrer redução do lúmen capilar, levando ao quadro de insuficiência renal.
- As células epiteliais podem formar crescentes celulares no espaço de Bowman, sendo pior o prognóstico quando presentes em mais do que 30% dos glomérulos.

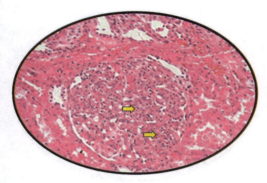

Figura 13.1. Microscopia óptica de um paciente com glomerulonefrite pós-estreptocócica evidenciando proliferação endocapilar. Os capilares glomerulares estão obliterados em várias áreas em decorrência do edema das células endoteliais. Poder ser observada a presença de vários neutrófilos no glomérulo (setas). Fonte: Adaptada de *Clinical Pediatric Nephrology*, 2017.

- À imunofluorescência, observam-se depósitos granulares típicos de IgG e C3 em alças capilares e mesângio (Figura 13.2).
- O achado mais característico na microscopia eletrônica são os *humps* subepiteliais,

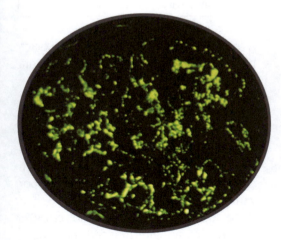

Figura 13.2. Imunofluorescência demonstrando depósitos de IgG em padrão "pontilhado" em pacientes com glomerulonefrite pós-infecciosa. Fonte: Adaptada de *Fundamentals of Renal Pathology*. Fogo *et al.*, 2014.

estruturas formadas por IC que se projetam no lado epitelial da MBG.
- Todas as alterações são difusas e comprometem uniformemente os glomérulos.

Manifestações clínicas e laboratoriais

- A GNPE clássica caracteriza-se pelo aparecimento súbito de edema, HAS e hematúria, tríade de sintomas que definem a síndrome nefrítica.
- Apresenta amplo espectro de gravidade, desde casos totalmente assintomáticos até lesão renal aguda (LRA) de intensidade variável.

> - É, em geral, precedida por infecção estreptocócica de vias aéreas superiores ou pele, com períodos de latência de 1 a 2 semanas e 3 a 6 semanas, respectivamente.

- Casos subclínicos são descritos, podendo apresentar apenas hematúria microscópica e PA limítrofe e passar despercebidos, sem que o paciente procure atendimento médico.
- O edema é mais evidente na região periorbitária e em membros inferiores, porém em casos graves podem ser observados derrames pleurais e pericárdicos.
- O edema ocorre em 65% a 90% dos pacientes que procuram atendimento, e em geral desaparece após 7 a 10 dias (Figura 13.5).
- A congestão vascular é muito frequente (até 50% dos casos) e pode evoluir para ICC e, mais raramente, para edema agudo pulmonar.
- É recomendada a avaliação da área cardíaca no pronto-atendimento com radiografia de tórax, reservando-se o ecocardiograma para os casos sintomáticos.
- A HAS é observada em 60% a 80% dos casos e ocorre por retenção hidrossalina, estando diminuída a atividade de renina plasmática.

- Pode evoluir para emergência hipertensiva com encefalopatia (descrita em 10% dos casos não tratados), insuficiência cardíaca e/ou edema pulmonar.
- Em geral, a HAS se resolve em cerca de 10 dias.
- Oligúria transitória acomete 50% dos casos e raramente observa-se anúria.
- É recomendada avaliação de ureia e creatinina, e são com frequência observadas reduções transitórias da função renal.
- Em geral, o edema precede a hematúria, que é macroscópica em um terço dos casos e tem duração de 1 a 3 semanas.
- A hematúria microscópica pode persistir por meses até 2 a 4 anos.
- Entre as principais alterações urinárias, além da hematúria, destacam-se a presença de cilindros hemáticos (Figura 13.3) e granulosos, células epiteliais, leucócitos e dismorfismo eritrocitário (Figura 13.4).
- A proteinúria é discreta a moderada, podendo ser nefrótica em cerca de 5% dos pacientes, e na fase aguda não apresenta correlação com a gravidade da nefropatia.
- Há diminuição da filtração glomerular em até 50% dos pacientes, traduzida pelo aumento das concentrações séricas de ureia e creatinina, com normalização em 3 a 4 semanas após o início da doença.

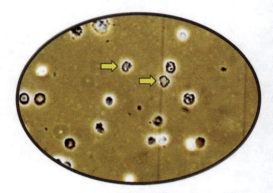

Figura 13.4. Ilustração de dismorfismo eritrocitário. Fonte: Adaptada de *Manual of Pediatric Nephrology*, 2013.

> - A diminuição da concentração plasmática de CH50 e C3, por ativação preferencial da via alternativa do complemento, é importante parâmetro diagnóstico e ocorre em 90% a 100% dos casos de GNPE, normalizando em 6 a 8 semanas na maioria dos pacientes.

- A confirmação de infecção estreptocócica por cultura de orofaringe ou pele apresenta baixa sensibilidade (23%).
- Preferencialmente, deve-se pesquisar anticorpos antiestreptocócicos, que já se iniciam em 1 a 2 semanas, com pico em 2 a 4 semanas após a infecção de orofaringe com sensibilidade de 97% e especificidade de 80%, mantendo-se elevados por vários meses.
- Os títulos de ASLO estão elevados em 80% das GN após faringite, mas são baixos após piodermite.
- Nos casos de piodermite, a anti-hialuronidase e a anti-DNAse B estão aumentadas em 80% a 90% dos pacientes.

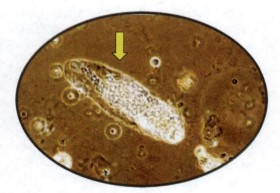

Figura 13.3. Ilustração de cilindro hemático. Fonte: Adaptada de *Manual of Pediatric Nephrology*, 2013.

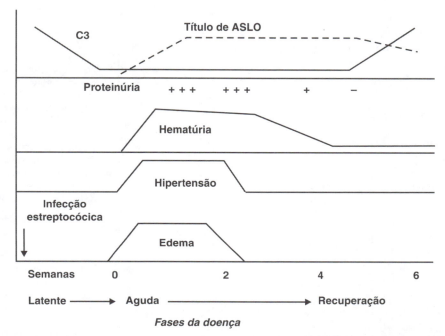

Figura 13.5. Evolução característica dos achados clínico-laboratoriais na GNPE. Fonte: Elaborada pela autoria.

Diagnóstico diferencial

- O diagnóstico de GNPE requer achados clínicos e laboratoriais que caracterizem a síndrome nefrítica e a confirmação de infecção estreptocócica.
- Na ausência do período de latência entre a infecção e o período de aparecimento dos sintomas de GN deve-se fazer o diagnóstico diferencial com outras formas de GN.
- A nefropatia por IgA pode se manifestar tipicamente 1 a 3 dias após uma infecção respiratória sem período de latência, e o complemento geralmente é normal.
- A persistência de hipocomplementenemia (> 8 semanas) requer a investigação para GNMP e nefrite lúpica.

Indicações de biópsia renal

- Raramente a biópsia é indicada para o diagnóstico, mas deve ser considerada na apresentação ou evolução atípicas, incluindo:

- hematúria macroscópica com duração > 4 semanas;
- piora progressiva da função renal/oligoanúria por mais de 48 a 72 horas;
- hipocomplementenemia ausente ou mantida por mais de 8 semanas;
- proteinúria nefrótica inicial ou proteinúria não nefrótica persistente (> 6 m);
- presença de sinais de doença sistêmica e/ou histórico familiar de doença renal.

Tratamento

- O tratamento da GNPE é de suporte e tem como objetivo melhorar a hipervolemia e tratar as complicações, além de medidas profiláticas para evitar a transmissão do estreptococo para os contactantes.
- Pacientes com HAS moderada ou grave, oligúria e/ou complicações, como ICC, encefalopatia hipertensiva e insuficiência renal, devem ser hospitalizados.

- A avaliação diária de peso, PA, sintomas cardiovasculares, diurese e acompanhamento do edema e estado geral são parâmetros essenciais.
- É necessária monitorização laboratorial inicial e evolutiva da função renal, especialmente nos pacientes oligúricos.

Medidas gerais

Afastamento das atividades esportivas e repouso relativo	■ Recomendado na fase aguda da doença com HAS e edema, e deve ser liberado gradualmente. ■ A hematúria microscópica e a proteinúria discreta não têm indicação de repouso mais prolongado.
Restrição hídrica	■ Deve ser ajustada a perdas insensíveis, subtraídas da água endógena (400 mL/m²/dia), acrescida de reposição parcial da diurese, objetivando-se balanço negativo de líquidos enquanto houver edema. ■ Deve ser liberada progressivamente à medida que o edema e a HAS cedem. ■ O uso de diuréticos pode permitir restrição hídrica mais liberal.
Restrição de sódio	■ Deve ser limitada à fase do edema, oligúria e HAS com restrição de 1 a 2 g de sódio por dia, não sendo necessárias outras medidas dietéticas na ausência de hipercalemia e uremia.
Restrição proteica	■ Se houver diminuição maior que 50% do RFG basal do paciente recomenda-se restrição proteica (100% do recomendado para a idade e sexo) e de potássio.

Medidas específicas

Antibioticoterapia	■ A infecção estreptocócica normalmente já se resolveu antes do quadro nefrítico, mas os pacientes com prova rápida positiva ou cultura positiva de pele ou garganta, com evidência clínica de infecção ou para erradicação do agente, devem receber antibioticoterapia oral com penicilina ou amoxicilina por 10 dias. ■ A antibioticoterapia profilática está indicada para os membros da família e para os contactantes íntimos.
Diuréticos	■ Na presença de congestão cardiocirculatória e HAS, além da restrição hídrica e dieta hipossódica estão indicados diuréticos de alça (furosemida) por via oral, na dose de 1 a 2 mg/kg/dia. Nos casos graves de HAS ou ICC e edema pulmonar, em geral, preferir via intravenosa.
Anti-hipertensivos	■ HAS moderada a grave pode ser controlada com vasodilatadores, com hidralazina e amlodipina, além de diuréticos de alça. ■ Emergência hipertensiva requer drogas de ação rápida, facilmente tituláveis, por via intravenosa com infusão contínua, além dos diuréticos de alça e suporte clínico adequado.
Imunossupressores	■ A imunossupressão não parece ser efetiva, embora utilizada nos casos com evolução de crescentes (mais de 50%) em biópsia renal (GNRP).
Terapia substitutiva renal	■ Em geral, o quadro de LRA na GNPE é transitório e de curta duração, sendo bem controlado com as medidas citadas. ■ Os casos mais graves podem cursar com uremia e distúrbios hidreletrolíticos e acidobásicos próprios da LRA, e pode ser necessário tratamento dialítico.

Prognóstico

- O prognóstico é muito bom, com franca recuperação para a maioria dos pacientes.
- Anormalidades mínimas, como microalbuminúria e hematúria microscópica, podem ser observadas na vida adulta em menos de 10% a 20% dos pacientes com GNPE.
- Achados como complemento normal no início do quadro, proteinúria nefrótica e crescentes epiteliais na biópsia renal na fase aguda conferem pior prognóstico, com potencial evolução para doença renal crônica (DRC), mas são raros na GNPE.

Bibliografia

Balasubramanian R, Marks SD. Post-infectious glomerulonephritis. Paediatr Int Child Health. 2017 Nov; 37(4):240-247.

Clark G, White RH, Glasgow EF, Chantler C, Cameron JS, Gill D et al. Poststreptococcal glomerulonephritis in children: clinicopathological correlations and long-term prognosis. Pediatr Nephrol. 1998; 2:381-388.

Fogo AB, Alpers CE, Cohen AH, Colvin RB, Jennette C. Fundamentals of Renal Pathology. 2. ed. Springer, 2014.

Kher KK, Schnaper HW, Greenbaum LA (eds.). Clinical Pediatric Nephrology. 3. ed. CRC Press, 2017.

Mosquera J, Pedreañez A. Acute post-streptococcal glomerulonephritis: analysis of the pathogenesis. Int Rev Immunol. 2020 Oct; 8:1-20.

Phadke K, Goodyer P, Bitzan M (eds.). Manual of Pediatric Nephrology. Springer, 2013.

CAPÍTULO 14

Glomerulonefrite Rapidamente Progressiva

Introdução

- A GNRP é uma entidade clínica caracterizada por GN aguda associada à perda progressiva da função renal ao longo de dias a semanas.
- A característica histopatológica dessa GN é a presença de crescentes e, por isso, pode ser também denominada GN crescêntica (Figura 14.1).
- O diagnóstico de GN crescêntica é baseado na presença de crescentes em mais de 50% dos glomérulos amostrados.

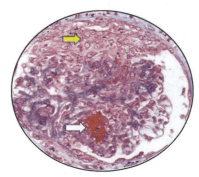

Figura 14.1. Glomérulo de um paciente com poliangeíte microscópica evidenciando presença de crescente celular (seta amarela) e um foco de necrose fibrinoide (seta branca). Coloração: Tricrômio de Masson. Fonte: Adaptada de *Fundamentals of Renal Pathology*. Fogo et al., 2014.

Etiologia e patogênese

- A GNRP pode ser classificada em três grupos baseada na classificação fisiopatológica e histopatológica:
    a. doença por AC antimembrana basal (Figura 14.2);
    b. GN mediada por imunocomplexos;
    c. GN pauci-imune.

Quadro 14.1. Classificação da GNRP

Doença por anticorpo antimembrana basal glomerular (MBG)
• Glomerulonefrite por anticorpo anti-MBG, síndrome de Goodpasture, síndrome de Alport pós-transplante renal
GNRP pauci-imune
• Vasculite ANCA-associada e vasculite limitada aos rins, GN crescêntica idiopática, medicamentos: penicilamina, hidralazina e propiltiouracil
GNRP por imunocomplexos
• Nefropatia por IgA, nefrite da púrpura de Henoch-Schönlein, GN membranoproliferativa, nefropatia membranosa
• GN associada a infecções: GN pós-estreptocócica/pós-infecciosa, GN associada à infecção bacteriana subaguda e endocardite, nefrite de *shunt*, abscessos viscerais, vírus da imunodeficiência humana, hepatites B e C, e sífilis
• Doenças sistêmicas: lúpus eritematoso sistêmico (LES), púrpura de Henoch-Schönlein, crioglobulinemia, doença mista do tecido conjuntivo, artrite idiopática juvenil

Fonte: Desenvolvido pela autoria.

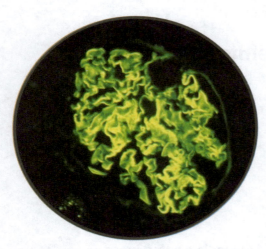

Figura 14.2. Padrão linear na doença por Ac anti-MBG. Fonte: Adaptada de *Anti-Glomerular Basement Membrane Disease*. Pusey et al. *Clin J Am Soc Nephrol*. 2017.

Patogênese da formação de crescentes

- A patogênese da formação de crescentes se inicia com a ruptura da membrana basal capilar glomerular, levando ao influxo de macrófagos e células T para o espaço de Bowman.
- O influxo dessas células leva à liberação de mediadores inflamatórios como interleucina-1 e TNF-α.
- As citocinas pró-inflamatórias contribuem para a proliferação de células epiteliais e formação de crescentes.
- O FGF e o TGF-β induzem a deposição de colágeno, resultando em crescentes fibrocelulares e fibrosas.

Achados clínicos

Renais

- A maioria dos pacientes (80% – 90%) apresenta sinais de GN aguda, incluindo hematúria macroscópica, oligúria, hipertensão, edema e, ocasionalmente, emergência hipertensiva (incluindo encefalopatia hipertensiva e insuficiência cardíaca congestiva).

Extrarrenais

- Sintomas relacionados com o trato respiratório alto (epistaxe, sinusopatia e pólipos) e baixo (pneumonite, nódulos pulmonares, asma e hemorragia alveolar) com ou sem associação com *rash* de vasculite → vasculite ANCA-associada, vasculite pauci-imune.
- Hemoptise e hemorragia pulmonar → doença de Goodpasture e vasculite ANCA-associada.
- Artralgia, *rash* cutâneo/púrpura, anemia → LES, púrpura de Henoch-Schönlein.
- História de amigdalite ou piodermite → GN pós-estreptocócica.

Avaliação laboratorial

- Urina 1 → proteinúria moderada a grave, cilindros hemáticos, leucocitários ou granulares.
- Monitorização de função renal e eletrólitos.
- Avaliação imunológica:
  - ASLO → GN pós-estreptocócica;
  - complemento → consumo de C3 na GN pós-infecciosa, nefrite lúpica, GN membranoproliferativa, GN por C3;
  - FAN e anti-DNA → nefrite lúpica;
  - ANCA → p-ANCA / MPO e c-ANCA / PR3 vasculite pauci-imune;
  - AC antimembrana basal circulantes → doença por AC anti-MBG, síndrome de Goodpasture (envolvimento pulmonar associado);
  - sorologias para hepatites.
- Rx de tórax/TC de tórax → vasculite ANCA-associada e doença de Goodpasture.
- Biópsia renal.

Tabela 14.1. Aspectos histológicos da GNRP

	GN anticorpo anti-MBG	GNRP por imunocomplexos	GNRP pauci-imune
Microscopia óptica	• Vasculite capilar glomerular focal a difusa, exsudativa (crescêntica) e GN necrotizante.	• Proliferação difusa e exsudativa em glomérulos (GN pós-estreptocócica e nefrite lúpica), duplicação da MBG (glomerulopatia C3/GN membranoproliferativa), proliferação mesangial (nefropatia por IgA) e nefrite da PHS.	• Necrose fibrinoide segmentar, cariorrexe e crescentes.
Imunofluorescência (IF)	• Depósitos lineares de IgC ao longo das alças capilares.	• C3/IgC (GN pós-estreptocócica) Depósitos de C3 (GN membranoproliferativa/ glomerulopatia por C3) IF padrão *full-house* (LES) Depósitos de IgA (nefropatia por IgA, nefrite da PHS).	• Nenhum ou depósitos imunes escassos.

Fonte: Elaborada pela autoria.

Histopatologia renal

- As crescentes são o achado patognomônico da GNRP.
- As crescentes podem ser circunferenciais ou segmentares, podendo levar à compressão do tufo glomerular.
- As crescentes podem ser celulares, fibrocelulares ou fibrosas, com base na duração da doença.

Tratamento

- A GNRP deve ser prontamente diagnosticada e o tratamento iniciado de maneira urgente para preservar a função renal.
- Um diagnóstico etiológico, usualmente obtido por biópsia renal e sorologias, é importante para a definição de terapêutica específica.
- A terapia imunossupressora agressiva é inapropriada para pacientes com lesões crônicas em detrimento de lesões ativas na biópsia renal.
- As manifestações extrarrenais devem receber terapia imunossupressora adequada independentemente do grau de disfunção renal.

Fase de indução

- 3 a 5 doses de metilprednisolona (30 mg/kg; máximo de 1 g), seguidas de 4 – 6 semanas de prednisona 1,5 – 2 mg/kg/dia, com redução gradual até 0,5 mg/kg/dia em 3 meses.
- Ciclofosfamida EV (500 mg/m²) a cada 4 semanas por 3 a 6 doses ou 2mg/kg/dia por via oral por 8 semanas, associada a mesna.

Fase de manutenção

- Prednisona 0,5 – 1 mg/kg/dia, em dias alternados, com redução gradual.
- Azatioprina 2 mg/kg/dia ou micofenolato 800 – 1.200 mg/m²/ dia por 12 – 24 meses (nos casos de LES).

Doença mediada por anticorpos ou refratária

- Plasmaférese → em pacientes com doença por anticorpo anti-MBG ou vasculite pauci-imune apresentando quadro de GNRP associada ou não com hemorragia alveolar difusa.
- O papel terapêutico de terapias depletoras de células B (rituximabe), anticitocinas e anticorpos anticomplemento está em estudo.

Prognóstico

- O prognóstico depende da etiologia do quadro, da gravidade da doença e do tempo para o início do tratamento.
- Com tratamento adequado mais de 50% dos pacientes mostram recuperação parcial ou completa da função renal.

Bibliografia

Fogo AB, Alpers CE, Cohen AH, Colvin RB, Jennette C. Fundamentals of Renal Pathology. 2. ed. Springer, 2014.

McAdoo SP, Pusey CD. Anti-Glomerular Basement Membrane Disease. Clin J Am Soc Nephrol. 2017 Jul 7;12(7):1162-1172.

Maliakkal JG, Hicks MJ, Michael M, Selewski DT, Twombley K, Rheault MN et al. Renal Survival in Children with Glomerulonephritis with Crescents: A Pediatric Nephrology Research Consortium Cohort Study. J Clin Med. 2020 Jul 26; 9(8):2385.

Naik RH, Shawar SH. Rapidly Progressive Glomerulonephritis. 2020 Dec 9. In: StatPearls [Internet]. Treasure Island (FL): StatPearls Publishing; 2020 Jan.

Rianthavorn P, Chacranon M. Long-term renal outcome in pediatric glomerulonephritis associated with crescent formation. Clin Exp Nephrol. 2018 Jun; 22(3):661-667.

Sethi S, Fervenza FC. Standardized classification and reporting of glomerulonephritis. Nephrol Dial Transplant. 2019 Feb 01; 34(2):193-199.

CAPÍTULO 15

Nefropatia por IgA

Introdução

- A nefropatia por IgA foi descrita por Berger e Hinglais em 1968, sendo a glomerulopatia primária mais comum no mundo.
- Representa entre 20% e 40% das doenças glomerulares na Ásia e na Europa.
- Fatores genéticos e indicações de biópsias contribuem para a variação geográfica descrita na literatura.

Definição

- A nefropatia por IgA primária é uma glomerulopatia caracterizada do ponto de vista imuno-histológico pela presença de depósitos glomerulares (mesangiais) predominantes de IgA, frequentemente associada a depósitos de IgG e C3 (Figura 15.1).

Etiologia e fisiopatologia

- Os sintomas de exacerbação (hematúria macroscópica associada ou não com proteinúria e, eventualmente, dor lombar) são desencadeados por infecções mucosas bacterianas ou virais não específicas.
- Os depósitos mesangiais de IgA são compostos de IgA1 polimérica.

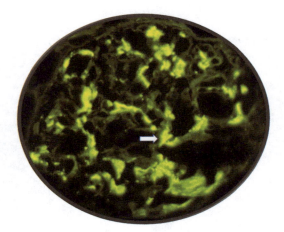

Figura 15.1. Imunofluorescência mostrando depósitos mesangiais de IgA (seta) em um paciente com nefropatia por IgA. Fonte: Adaptada de *Fundamentals of Renal Pathology*. Fogo et al., 2014.

- A detecção frequente de C3 (e, se pesquisados, de properdina e MAC C5b-9), mas não de C1q e C4, sugere ativação da via alternativa do complemento.
- A galactosilação e a sialização anormal da região em dobradiça da molécula de IgA1 alteram sua ligação com as células mesangiais.
- Contudo, permanece incerto se a IgA1 hipogalactosilada é suficiente para induzir a nefropatia por IgA.

- Fatores genéticos foram implicados na suscetibilidade à doença e em sua progressão.
- Nenhuma mutação genética causal foi identificada até o presente momento.

Características clínicas

- A hematúria macroscópica associada ou não à proteinúria é a característica da nefropatia por IgA na infância, e o sintoma mais comum na apresentação.

Investigação laboratorial

- Investigação diagnóstica com foco no diagnóstico diferencial de hematúria.

- Alteração de função renal e proteinúria, principalmente se na faixa nefrótica apresentam significância prognóstica.
- Seguimento seriado é recomendado para identificar precocemente a progressão para DRC.
- A nefropatia por IgA é um diagnóstico de exclusão → o diagnóstico requer a realização de biópsia renal.
- Avaliação laboratorial adicional pode ser necessária para afastar nefropatia por IgA secundária.

Diagnóstico patológico

- O diagnóstico de nefropatia por IgA requer a realização de biópsia renal.

Quadro 15.1. Características clínicas da nefropatia por IgA em pediatria

Característica	Comentário
• Idade de apresentação • Gênero de preferência	• Diagnóstico ao longo da 2ª e 3ª décadas de vida. • Predominância em homens (2 – 6:1). • Incomum em afrodescendentes. • Predisposição familiar (cerca de 20% dos casos).
• Hematúria microscópica	• Associada à proteinúria discreta (20% – 60% dos casos).
• Hematúria macroscópica	• Cerca de 60% dos pacientes têm pelo menos 1 episódio, porém a maioria dos pacientes tem mais episódios. • Manifesta-se por 1 – 2 dias após infecções mucosas (respiratórias). • Em geral, indolor, podendo haver discreta dor lombar. • Duração (24 – 48 h), eventualmente 1 semana.
• Síndrome nefrítica aguda	• Em até 23% dos casos associada à lesão glomerular severa e, eventualmente, LRA, usualmente reversível.
• LRA com hematúria macroscópica	• Incomum, porém pode ser a primeira manifestação. • Recuperação incompleta da função renal em 25% dos casos. • Duração da hematúria macroscópica por mais de 10 dias é um fator de risco para disfunção renal persistente.
• Síndrome nefrótica	• Apresentação incomum (< 10%); prognóstico desfavorável. • Diferenciar de lesões mínimas com achado incidental de IgA.
• Dor lombar ou abdominal	• Ocasionalmente associada à hematúria macroscópica.
• GN rapidamente progressiva	• 40% dos pacientes com IgA rapidamente progressiva são < 16 anos de idade.
• Hipertensão	• Infrequente em pacientes pediátricos, a não ser que com DRC.
• DRC terminal (estágio 5)	• 25% dos pacientes 10 anos após o diagnóstico; 40% – 50% dos pacientes 20 anos após o diagnóstico.

Fonte: Desenvolvido pela autoria.

- A rede internacional de nefropatia por IgA identificou 4 lesões histopatológicas com importância prognóstica independente, abreviadas pelas letras "MEST" → hipercelularidade mesangial (M) e endocapilar (E), glomerulosclerose segmentar (S) e atrofia tubular (T) e fibrose intersticial.

Tratamento

- Não há nenhum tratamento curativo para a nefropatia por IgA no presente momento.
- Os fatores de risco patológico identificados pela classificação de Oxford não foram validados para guiar escolhas terapêuticas.
- As recomendações terapêuticas incluem drogas antiproteinúricas, anti-hipertensivas e agentes imunossupressores/citotóxicos.

Drogas anti-hipertensivas e antiproteinúricas

- Normalizar a PA abaixo do p90 (idealmente abaixo do p50) para a idade e estatura, utilizando IECA e/ou BRA como drogas de primeira linha.
- Iniciar IECA ou BRA se a proteinúria for maior que 0,5 g/1,73 m²/dia.
- Titular a dose de IECA ou BRA conforme tolerância para manter a proteinúria < 1 g/1,73 m²/dia.

Terapia com glicocorticoides

- Adicionar glicocorticoides, se a proteinúria maior que 1 g/1,73 m²/dia persiste, a despeito de terapia otimizada com IECA ou BRA por 3 – 6 meses.
- Um regime sugerido consiste em pulsos de metilprednisolona por 3 dias seguidos, nos meses 1, 3 e 5, e prednisona oral na dose de 0,5 mg/kg em dias alternados por 6 meses.
- Um regime alternativo pode iniciar prednisona na dose de 0,8 – 1,0 mg/kg/dia por 2 meses, seguido de redução de 0,2 mg/kg/dia a cada mês ao longo dos 4 meses seguintes.
- Não há recomendações sobre como prosseguir após 6 meses de terapia com corticoides.

Agentes imunossupressores e citotóxicos

- Não há evidências suficientes em relação aos benefícios do uso de agentes imunossupressores, que não glicocorticoides, para a maioria dos pacientes.
- De acordo com o KDIGO 2012, a terapia de prednisona combinada com azatioprina (ou ciclofosfamida), com ou sem agentes antiplaquetários associados, não mostra benefício adicional mas pode aumentar a ocorrência de eventos adversos.
- Estudos utilizando MMF em pacientes adultos com nefropatia por IgA são heterogêneos e inconclusivos → o *guideline* do KDIGO 2012 não sugere o uso de MMF para nefropatia por IgA.

Suplementos de óleo de peixe/ácidos graxos poli-insaturados (ômega-3)

- Apresenta efeitos benéficos do ponto de vista cardiovascular, em parte por reduzir a PA e os níveis de triglicérides.
- Estudos randomizados controlados com suplementos de ômega-3 para a nefropatia por IgA não mostraram aumento de sobrevida renal clinicamente significante.
- O *guideline* do KDIGO 2012 sugere a utilização de óleo de peixe em pacientes com proteinúria persistente maior que 1 g/1,73 m²/dia, a despeito de bloqueio otimizado do sistema renina-angiotensina-aldosterona por 3 – 6 meses.

Agentes anticoagulantes/antiagregantes plaquetários

- O *guideline* do KDIGO desaconselha o uso de agentes antiagregantes plaquetários/anticoagulantes para pacientes com nefropatia por IgA.

Tonsilectomia

- Não há benefícios comprovados com bom nível de evidência para pacientes com nefropatia por IgA.

Formas atípicas de nefropatia por IgA

Doença por lesão mínima com depósitos mesangiais de IgA

- Pacientes com síndrome nefrótica e achados de biópsia com lesões histológicas mínimas e depósitos mesangiais de IgA devem ser tratados como pacientes com síndrome nefrótica por lesões mínimas.

Nefropatia por IgA crescêntica

- Definida pela presença de nefropatia por IgA com crescentes em mais de 50% dos glomérulos.
- O prognóstico em longo prazo é ruim, se associado à deterioração rápida da função renal.
- O tratamento com altas doses de corticoides e ciclofosfamida é potencialmente útil e recomendável.
- O regime de Tumlin (2003) consiste em pulsos de metilprednisolona 15 mg/kg por 3 dias, seguidos de dose diária de prednisona por 6 meses, combinado com pulsos mensais de ciclofosfamida 0,5 – 0,75 g/m² por seis meses. Neste regime a dose de prednisona inicial é de 1 mg/kg por 2 meses e a seguir reduzida para 0,6, 0,3 e 0,15 mg/kg mensalmente e na última redução para 10 mg/1,73 m².

Prognóstico

- A proteinúria é o principal indicador prognóstico de progressão para DRCT ou declínio acelerado de função renal.
- A redução da proteinúria abaixo de 1 g/1,73 m²/dia (ou uma redução de 50% em relação à proteinúria de base) pode melhorar o prognóstico em longo prazo.
- O declínio da função renal é mais acelerado em pacientes com hipertensão não controlada.
- Os *cut-offs* para remissão parcial e completa de proteinúria em crianças são de 0,5 g/1,73 m²/dia e 0,16 g/1,73 m²/dia (< 4 mg/m²/h), respectivamente.
- A classificação de Oxford para a nefropatia por IgA identificou:
  1. hipercelularidade mesangial;
  2. glomerulosclerose segmentar;
  3. hipercelularidade endocapilar; e
  4. fibrose intersticial/atrofia tubular (IF/TA) como variáveis patológicas independentes para predizer o desfecho renal em pacientes com TFG > 30 mL/min/1,73 m².

Bibliografia

Barbour SJ, Coppo R, Er L, Russo ML, Liu ZH, Ding J et al. International IgA nephropathy network. Updating the International IgA nephropathy prediction tool for use in children. Kidney Int. 2020 Nov; 99:1439-50..

Coppo R. Treatment of IgA nephropathy in children: a land without KDIGO guidance. Pediatr Nephrol. 2020 Feb 14; 36(11).

Coppo R. Treatment of IgA nephropathy: recent advances and prospects. Nephrol Ther. 2018; 14(Suppl 1):S13-S21.

Coppo R. Biomarkers and targeted new therapies for IgA nephropathy. Pediatr Nephrol. 2017; 32:725-731.

Fogo AB, Alpers CE, Cohen AH, Colvin RB, Jennette C. Fundamentals of Renal Pathology. 2. ed. Springer, 2014.

Shima Y, Nakanishi K, Hama T, Sato M, Mukaiyama H, Togawa H et al. Biopsy timing and Oxford classification variables in childhood/adolescent IgA nephropathy. Pediatr Nephrol. 2015; 30:293-299.

CAPÍTULO 16

Sistema Complemento

Introdução

- O sistema complemento é composto por proteínas, tanto solúveis no plasma como expressas na membrana celular, que fazem parte do sistema imune inato, e tem como objetivo remover células "danificadas" e contribuir com o sistema imune adaptativo na defesa contra patógenos por meio de processos como opsonização, quimiotaxia e lise celular.
- Existem três vias principais de ativação do sistema complemento: via clássica, via das lectinas e via alternativa (Figura 16.1).

Mecanismos de ativação do complemento

Via clássica

- É ativada quando ocorre a ligação de imunocomplexos (antígeno – anticorpo) ao componente C1q do sistema complemento.
- Esta ligação desencadeia a ativação de C1r e C1s, proteases complexadas com C1q.
- C1s ativado promove a clivagem de C4 para formar C4a e C4b, os quais ligam-se à superfície celular, e também ocorrendo a clivagem de C2 em C2a, molécula essa que se combina com C4b formando um complexo C4bC2a (C3 convertase).
- A C3 convertase cliva C3 e forma C3b, e este se liga ao complexo C4bC2a (C3 convertase) e forma o complexo C4bC2aC3b (C5 convertase).
- A C5 convertase, por sua vez, cliva C5 em C5a e C5b, e este último desencadeia a formação do complexo de ataque à membrana (MAC) – C5b – 9, passo final da cascata do complemento que leva à lise celular.
- C4b e C3b promovem a opsonização, enquanto C4a e C5a são anafilotoxinas com propriedades quimiotáticas e de resposta inflamatória.

Via das lectinas

- A ativação desta via é semelhante à ativação da via clássica.
- É desencadeada quando as proteínas ligadoras de manose (MBP), encontradas em complexos de proteases ligadoras de lecitina (MASP), reconhecem a manose na superfície de microrganismos.
- Com a ligação dessas proteínas à manose elas são ativadas e, assim, clivam C4 e C2, sendo que o resto da via de ativação é semelhante à via clássica.

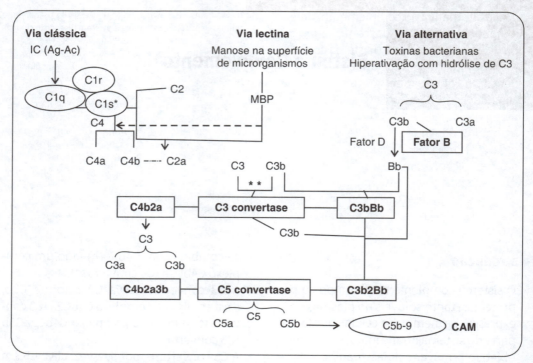

Figura 16.1. Sistema complemento. Fonte: Adaptada de Sistema complemento: ativação, regulação e deficiências congênitas e adquiridas. Portinho *et al*. Revista da Associação Médica Brasileira. 2001.

Via alternativa

- Pode ser ativada conjuntamente com as vias clássica e das lectinas, mas pode ser constitutivamente ativada a qualquer momento.
- O fator que desencadeia a sua ativação é a hidrólise do C3, formando C3a e C3b.
- O C3b liga-se à superfície celular e interage com o fator B, que é clivado pelo fator D gerando o fragmento Bb, o qual é capaz de se ligar a outras moléculas de C3b da superfície das células e formar C3bBb (C3 convertase).
- A C3 convertase desencadeia uma alça de amplificação, aumentando a hidrólise de C3.
- Por fim, ocorre uma superprodução de C3b, a qual se liga à C3 convertase e estimula a conversão para formar a C5 convertase (C3b2Bb).

- Esta, por sua vez, cliva C5 formando C5a e C5b, sendo que este último fator (C5b) determina a formação do MAC.
- C3a e C5a são anafilotoxinas.

Reguladores do complemento

- Na prevenção da ativação descontrolada da via alternativa existe um sistema de proteínas reguladoras, como o fator I, que tem papel fundamental, o qual age diretamente inativando C3b e gerando C3bi (C3b inativado).
- O fator H, a proteína cofator da membrana (MCP, CD46) e a trombomodulina agem como cofatores do fator I para inativar C3b.
- Caso haja falha na atuação dessas proteínas reguladoras haverá uma superativação

da via alternativa do complemento, determinando dano celular descontrolado.
- Existe uma relação entre o sistema complemento e a cascata da coagulação → há evidências de que os membros da cascata de coagulação podem ativar o sistema complemento e vice-versa.
- A trombomodulina é uma proteína que interage no sistema complemento e na cascata de coagulação, promove a inativação do fator C3b do complemento mediada pelo fator I, mas também se liga à trombina, a qual leva à ativação da proteína C anticoagulante.

Bibliografia

Angioi A, Fervenza FC, Sethi S, Zhang Y, Smith RJ, Murray D et al. Diagnosis of complement alternative pathway disorders. Kidney Int. 2016; 89(2):278-88.

Harris CL, Pouw RB, Kavanagh D, Sun R, Ricklin D. Developments in anticomplement therapy; from disease to clinical trial. Mol Immunol. 2018; 102 (June):89-119

Iturry-Yamamoto GR, Portinho CP. Sistema complemento: ativação, regulação e deficiências congênitas e adquiridas. Revista da Associação Médica Brasileira [online]. 2001, v. 47, n. 1, p. 41-51.

Mathern DR, Heeger PS. Molecules great and small: the complement system. Clin J Am Soc Nephrol. 2015; 10(9):1636-50.

Ort M, Dingemanse J, van den Anker J, Kaufmann P. Treatment of rare inflammatory kidney diseases: drugs targeting the terminal complement pathway. Front Immunol. 2020 Dec 10; 11:599417.

Thurman JM, Nester CM. All things complement. Clin J Am Soc Nephrol. 2016 Oct; 711(10):1856-66.

Willows J, Brown M, Sheerin NS. The role of complement in kidney disease. Clin Med J R Coll Physicians London. 2020;20(2):156-60.

CAPÍTULO 17

Síndrome Hemolítico-urêmica

Introdução

- A síndrome hemolítico-urêmica (SHU) é uma doença grave, responsável por 0,2 – 4,28 casos/100 mil de falência renal aguda na população pediátrica mundial.
- A SHU está incluída no diagnóstico diferencial das microangiopatias trombóticas (MAT).
- MAT é um termo patológico usado para descrever a formação de trombos que ocluem a microvasculatura.
- Os fatores patológicos incluem espessamento da parede dos vasos, com edema da célula endotelial (endoteliose) e destacamento da membrana basal, acúmulo de debris no espaço subendotelial, aumento da expressão do fator de von Willebrand (FVW), que atrai plaquetas e leva à formação de microtrombos que ocluem parcial ou completamente a luz dos vasos na microvasculatura → como consequência, ocorre fragmentação das hemácias por cisalhamento.
- Clinicamente, a MAT é associada à trombocitopenia por consumo, anemia hemolítica não autoimune microangiopática e pode determinar isquemia em diferentes órgãos, sendo os mais frequentemente acometidos os rins e o cérebro, mas também o trato gastrointestinal e o coração, entre outros.
- Caso haja MAT no trato gastrointestinal pode ocorrer diarreia sanguinolenta, mesmo na ausência de agentes infecciosos.
- De uma forma prática pode-se dizer que as MAT são a púrpura trombocitopênica trombótica (PTT), e a SHU é causada pela hiperativação da via alternativa do complemento.
- A SHU pode ser subdividida em:
  - SHU típica (associada a toxinas);
  - SHU atípica (determinada por anormalidades primárias na via alternativa do complemento);
  - SHUa secundária (associada a doenças sistêmicas, transplantes, drogas, gestação, sepse, hipertensão maligna e tumores); e
  - SHU idiopática.
- Em pacientes com SHUa "secundária" foram identificados casos com mutações em proteínas reguladoras da via alternativa do complemento, revelando que pacientes que desenvolvem SHUa na presença dessas doenças apresentam um genótipo favorável para a sua recorrência → portanto, na terminologia mais adequada SHUa secundária deve ser substituída por SHUa associada a situações ou doenças coexistentes.

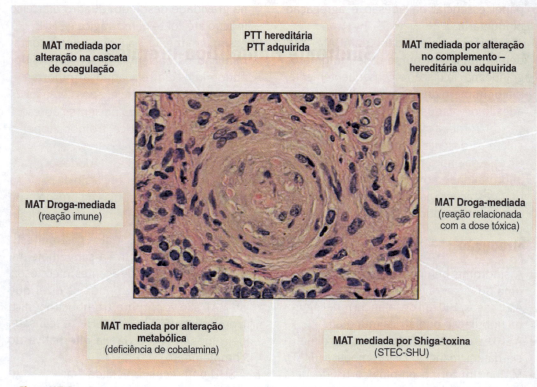

Figura 17.1. Diferentes etiologias de microangiopatia trombótica. Fonte: Adaptada de Syndromes of thrombotic microangiopathy. Nester *et al.* N Engl J Med. 2014.

Diagnóstico diferencial entre SHU e PTT

- Ambas as doenças compartilham fatores de MAT causada pela ativação e dano das células endoteliais, porém por meio de mecanismos diferentes.
- Na SHU o quadro de MAT ocorre pela ativação da via alternativa do complemento, enquanto na PTT é desencadeado pela deficiência grave na atividade de uma metaloprotease responsável pela clivagem de multímeros do FVW, a ADAMTS 13 (*a desintegrin and metalloprotease with tromboSpondin type 1 repeats*).
- Os sinais e sintomas se sobrepõem, frequentemente retardando o diagnóstico diferencial entre essas duas entidades.
- Em pacientes com PTT a atividade da ADAMTS 13 é altamente reduzida (< 5% do normal).
- A deficiência grave na atividade da ADAMTS 13 pode ser de origem genética, a rara síndrome de Upshaw-Schulman (herança autossômica recessiva) ou, mais frequentemente, pela presença de autoanticorpos anti-ADAMTS 13.
- O FVW é uma glicoproteína multimérica produzida nos megacariócitos e células endoteliais e secretada no plasma, e tem

papel essencial na adesão e agregação plaquetária.
- A deficiência da atividade da ADAMTS 13 determina maior número de multímeros grandes na circulação e, consequentemente, maior número de sítios de exposição para adesão de plaquetas, induzindo a formação de trombos plaquetários na microvasculatura e desencadeando o quadro de MAT.
- No caso da síndrome de Upshaw-Schulman, anormalidade no gene da ADAMTS 13, as manifestações ocorrem mais frequentemente no período neonatal, e crises posteriores podem ser desencadeadas por fatores como infecções ou vacinas.
- Na forma adquirida, isto é, na presença de anticorpos anti-ADAMTS 13, as manifestações são mais tardias e o tratamento comporta plasmaférese, corticosteroides e, em casos selecionados, rituximabe (anticorpo monoclonal quimérico dirigido contra a proteína de superfície celular CD20).

SHU típica

- Na infância 90% dos casos são desencadeados por infecção pela *Escherichia coli* produtora de Shiga-toxina (STEC), principalmente em crianças entre 2 e 6 anos de idade.
- Embora a *E. coli* O157:H7 seja o sorotipo mais reconhecido, outros sorotipos dessa bactéria são responsáveis por um número considerável de casos, como os sorotipos O26, O45, O111, O121, O103 e O145, responsáveis por aproximadamente 71% dos surtos não causados pela O157:H7.
- A cepa O104:H4 causou um dos maiores surtos da história, afetando 3.816 pessoas e resultando em 845 casos de SHU e 54 mortes na Alemanha em 2011.
- A contaminação ocorre por meio de alimentos e pode resultar em uma grande variedade de manifestações clínicas, variando na gravidade desde um quadro diarreico inócuo até colite hemorrágica e SHU.
- Assim, em média 3 a 8 dias após a contaminação os pacientes desenvolvem dor abdominal, diarreia aquosa importante, por vezes com sangue e, após cerca de 24 horas 10% – 15% dos pacientes apresentam anemia hemolítica, trombocitopenia e lesão renal aguda.
- O diagnóstico de STEC-SHU pode ser alcançado por meio da identificação da bactéria na coprocultura, pesquisa da presença de Shiga-toxina (Stx) por intermédio de imunoensaio e PCR e pela pesquisa de anticorpos contra a STEC no soro.
- A patogênese não é completamente entendida e, consequentemente, não existe uma terapia-alvo.
- A taxa de mortalidade pode atingir 1% – 5%.
- 70% das crianças recuperam-se apenas com tratamento de suporte, o qual inclui controle hidreletrolítico e metabólico, tratamento de substituição renal quando indicado, tratamento da hipertensão arterial, correção da anemia e plaquetopenia, quando necessárias.
- Entretanto, aproximadamente 30% dos pacientes evoluem com sequelas, com proteinúria persistente, HAS e até doença renal crônica terminal, com necessidade de diálise permanente ou transplante renal.
- Essas complicações podem ocorrer após anos do episódio agudo, portanto, o seguimento em longo prazo é recomendado.
- Fatores de risco que ajudam a predizer o acometimento renal crônico evolutivo incluem o número de dias de oligúria ou o tempo prolongado de diálise, alta leucocitose e necessidade de reposição de plasma.
- Envolvimento cerebral também é associado a pior prognóstico.

- Entre outras causas infecciosas de SHU, está a infecção invasiva por *Streptococcus pneumoniae*.
- Mais recentemente, a SHU associada à doença invasiva por pneumococo chegou a 5% dos casos de SHU em crianças e 40% dos casos não associados à STEC.
- No caso específico da SHU desencadeada pelo pneumococo pode-se detectar teste de Coombs direto positivo, o que não acontece em outras situações → esse fato ocorre porque o antígeno de Thomsen-Friedenreich (antígeno T) tem um papel importante na fisiopatologia da SHU por pneumococo.
- O antígeno T liga-se à superfície das células endoteliais glomerulares; plaquetas, eritrócitos e anticorpos pré-formados pelo hospedeiro podem se ligar à superfície das células que expressam esse antígeno, desencadeando a série de eventos que determinam SHU.
- O teste de Coombs direto frequentemente detecta esses anticorpos ligados aos antígenos T e resulta em positividade em cerca de 90% dos casos de SHU por pneumococo.
- O diagnóstico diferencial entre SHU desencadeada pela infecção invasiva pelo pneumococo e sepse com coagulação intravascular disseminada (CIVD) ainda não tem critérios definitivamente claros.
- O mecanismo pelo qual os agentes infecciosos e, consequentemente, suas toxinas podem desencadear MAT e SHU é relacionado com a ativação da via alternativa do complemento.
- Todas as evidências indicam que a Stx se liga e inibe o fator H do complemento, o qual torna as células vulneráveis à formação do MAC, que leva à lise celular.
- É interessante ressaltar que apenas 10% – 15% dos pacientes com infecção por STEC desenvolvem SHU.

SHU atípica

- SHU atípica (SHUa), isto é, não associada à STEC ou ao pneumococo produtor de neuraminidase, sem doença coexistente, é vista em 5% – 10% dos casos, podendo ocorrer em qualquer idade e ser esporádica ou familiar.
- É decorrente da ativação crônica e descontrolada da via alternativa do complemento, causando dano endotelial.
- Na primeira manifestação clínica cerca de 33% – 40% dos pacientes vão a óbito ou evoluem para DRC terminal, e 65% dos pacientes que vão a óbito precisam de diálise ou apresentam dano renal permanente no primeiro ano após o diagnóstico, apesar de plasmaférese e/ou infusão de plasma.
- Durante a última década um número crescente de mutações em genes que codificam proteínas envolvidas na formação ou na regulação da via alternativa foi associado à SHUa.
- Anormalidades genéticas foram identificadas em pacientes com SHUa e envolvem componentes da via alternativa do complemento, incluindo o fator H, fator I, proteína cofator de membrana (MCP; do inglês, *membrane cofactor protein*), fator B, componente C3 do complemento e trombomodulina.
- O mecanismo da SHUa envolve primariamente a ativação do MAC.
- Mutações nas proteínas reguladoras têm sido detectadas em cerca de 61% dos pacientes com SHUa.
- Portanto, a SHUa pode ocorrer na ausência de identificação de mutações.

Investigação do sistema complemento em pacientes com SHUa

- Pode-se medir no soro a atividade do complemento total (CH50), a atividade da via alternativa (AH50) e dos componentes do sistema complemento C3, C4, fator H e fator I.

Tabela 17.1. Algumas das proteínas reguladoras da vida alternativa do do complemento, gene, local de produção, local de ação e contribuição para a ocorrência de síndrome hemolítico-urêmica atípica (SHUa)

Proteína	Gene	Fonte	Localização	% de casos de SHUa
Fator H	CFH	Fígado	Plasma	~15% –30%
Fator I	CFI	Fígado	Plasma	~5% –10%
Proteína cofator de membrana (CD46)	MCP	Vários locais	Ligada à membrana	~10% –15%
Fator B	CFB	Fígado	Plasma	< 5%
C3	C3	Fígado	Plasma	~5% –10%
Anticorpo anti-Fator H	CFHR1/CFHR3	Linfócito	Plasma	~10%
Não identificada				30 – 40% dos casos

~Aproximadamente; CFH: Fator H do complemento; CFI: Fator I do complemento; CFB: Fator B do complemento.
Fonte: Adaptada de Genetic Atypical Hemolytic-Uremic Syndrome. Remuzzi e cols. GeneReviews, 2007. (updated 2021).

- Deve-se ter em mente que a maioria dos métodos avalia a presença da proteína e não a sua atividade.
- Anormalidades na regulação do complemento podem ocorrer somente em nível da superfície endotelial, e não sistemicamente.
- Portanto, níveis séricos de componentes do sistema complemento podem estar normais em pacientes com alterações na regulação de sua atividade, e não excluem a possibilidade de anormalidades genéticas desse sistema.
- Alguns autores encontraram níveis normais do fator H em até 87% dos pacientes com mutações identificadas no gene CFH.
- Mutações com ganho de função em moléculas que participam da ativação da via alternativa, como fator B e C3, promovem dano endotelial mesmo na presença de reguladores funcionais.

Penetrância incompleta da SHUa

- É importante ressaltar que existem indivíduos que apresentam mutações em fator H, fator I e MCP e não desenvolvem doença → este achado direciona para o fato de que as alterações genéticas não são completamente responsáveis pela doença.

Diagnóstico de SHUa

- O diagnóstico de SHUa é de exclusão de outras causas de MAT, não havendo um exame diagnóstico definitivo.
- O diagnóstico diferencial entre STEC-SHU e SHUa é de grande importância.
- Sendo assim, mesmo na ausência de diarreia deve ser afastada STEC-SHU, lembrando que 10% dos casos podem não apresentar diarreia e que MAT no trato gastrointestinal pode causar diarreia, mesmo na ausência de agentes infecciosos.
- Em pacientes com STEC-SHU presumida devemos suspeitar de mutações em proteínas reguladoras do complemento quando a evolução não é compatível, apresentando persistência do quadro de MAT.
- Especificamente no período neonatal, deve ser afastado erro inato no metabolismo da cobalamina por alterações no gene MMACHC responsável pela produção do fator cobalamina-b (Clc-b), importante no metabolismo da cobalamina, causando acidemia metilmalônica.
- Sem a ação do ClC-b ocorre acúmulo de ácido metilmalônico e homocisteína, que determinam aumento de radicais livres que

levam a dano celular, assim como aumento da agregação plaquetária, indução de ligação do ativador de plasminogênio tecidual no endotélio e aumento da expressão de fatores pró-coagulantes locais.

Critérios laboratoriais diagnósticos de SHUa

Quadro 17.1. Critérios para o diagnóstico de SHUa

- **Anemia hemolítica microangiopática não autoimune:** hemoglobina baixa, Coombs direto negativo, pesquisa positiva de esquizócitos no sangue periférico, haptoglobina baixa, aumento de DHL.
- **Plaquetopenia:** contagem de plaquetas < 150 mil/mm³ ou queda maior que 25% em relação à medida anterior.
- **Acometimento renal:** pode se manifestar como hematúria, proteinúria, edema, oligoanúria, hipertensão arterial, aumento dos níveis plasmáticos da ureia e creatinina.
- **Acometimento de outros órgãos e sistemas:** pesquisar de acordo com o quadro clínico, lembrando que o quadro de MAT pode acometer qualquer órgão.
- **Pesquisa de STEC-SHU negativa** e afastar outras causas de SHU típica.
- **Atividade de ADAMTS 13 > 5 %:** no caso de vir abaixo de 5%, deve-se pesquisar os anticorpos anti-ADAMTS 13.
- **Medida da atividade de CH50 e AH50, C3 e C4:** deve-se considerar que a SHUa pode vir acompanhada de queda em C3 plasmático e na atividade da via alternativa medida pelo AH50, porém este fato não é regra, e mesmo que os níveis sejam normais não se pode afastar o diagnóstico de SHUa.

Avaliação dos componentes do sistema complemento

- Desde que seja disponível é válida a pesquisa de mutações dos fatores envolvidos no controle do sistema complemento, como fator H, fator I, MCP, TM, C3 e fator B, independentemente dos níveis plasmáticos.
- A pesquisa de anticorpos antifator H pode ser feita com o uso de ensaio imunoenzimático.
- É importante ressaltar que mutações têm sido identificadas em cerca de 60% dos casos de SHUa e, portanto, a não identificação de mutação não exclui esse diagnóstico.

Tratamento anteriormente preconizado para SHUa

Plasmaférese e administração de plasma

- Antes do surgimento de novas opções no tratamento da SHUa a plasmaterapia era recomendada, apesar da inexistência de estudos controlados e randomizados.
- Sabe-se que a SHUa é uma doença crônica e que o tratamento com plasma (plasmaférese ou infusão de plasma) em longo prazo determina alta taxa de novos eventos de MAT, evolução para DRC-t e óbito.

Transplante

- O prognóstico do transplante renal em pacientes com SHU é bastante reservado.
- Cerca de 50% dos casos têm recidiva da doença e perdem o enxerto.
- Não existe um fator que possa predizer a possibilidade de recidiva, embora o uso de inibidor de calcineurina seja associado à maior probabilidade.
- O conhecimento do defeito genético pode ajudar no prognóstico.
- Pacientes com mutação no fator H têm recidiva em até 75% – 90% dos casos, pacientes com mutações no fator I em 45% – 80% dos casos e no caso de mutações no C3 o risco de recorrência é de 40% – 70%, enquanto pacientes com mutação no MCP têm baixo risco de recorrência.
- Para minimizar o risco de recorrência recomenda-se evitar tempo de isquemia fria prolongado e o uso de inibidores de calcineurina.
- Uma das opções no tratamento da recorrência é a plasmaférese e, se possível, plasmaférese profilática antes e após o transplante.

- Alguns autores preconizam o transplante duplo, rim-fígado, nos casos com alta chance de recorrência, como naqueles sabidamente portadores de mutações no fator H e fator I.
- Transplante renal com doador vivo só pode ser indicado na ausência de mutação do doador, lembrando-se que apenas 60% das mutações são, atualmente, conhecidas.
- Embora o fator ambiental seja responsável pela maior parte dos casos de SHUa de novo, em cerca de 40% dos casos são detectadas anormalidades genéticas.

Nova era no tratamento da SHUa – eculizumab

- O eculizumab é um anticorpo monoclonal humanizado, registrado como droga de escolha para o tratamento de SHUa pela Food and Drug Administration (FDA).
- Age especificamente ligando-se ao fator C5 do complemento, bloqueando a clivagem de C5 para C5b e impedindo a formação da anafilotoxina C5a e do MAC (C5b-9) (Figura 17.2).
- Seu uso tem sido associado a um único efeito adverso importante, que é o aumento do risco de infecção por *Neisseria*.
- Portanto, os pacientes com SHUa devem receber vacina polivalente (vacina antimeningocócica B e ACWY) ao menos 2 semanas antes do início do tratamento, e caso a medicação seja usada antes desse período o paciente deve receber antibioticoterapia profilática.
- Como a vacina disponível em nosso meio não protege para todos os sorotipos dessa bactéria está indicada a profilaxia ininterrupta com penicilina semissintética (amoxicilina).

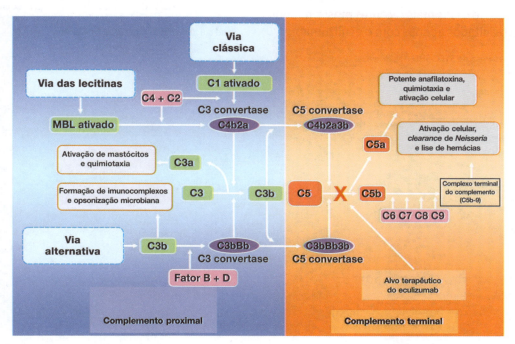

Figura 17.2. Ilustração do mecanismo de ação do eculizumab. Fonte: Adaptada de *Discovery and development of the complement inhibitor eculizumab for the treatment of paroxysmal nocturnal hemoglobinuria*. Nat Biotechnol. 2007.

- Alguns estudos evidenciaram possibilidade de recuperação da função renal, inclusive em pacientes já há meses em programa de diálise.
- Recentemente, um estudo prospectivo pediátrico (Greenbaum, 2013) mostrou que o eculizumab determina melhora rápida e sustentada nos parâmetros hematológicos e melhora contínua da função renal.
- Com base nos resultados desse estudo recomenda-se o eculizumab como a primeira linha de tratamento da SHUa em pacientes pediátricos.
- No transplante existem protocolos preconizando o uso de eculizumab em pacientes com SHUa.
- Em caso de doador falecido existem relatos nos quais a plasmaférese foi realizada no dia anterior e um dia após o transplante foi associada ao eculizumab, entretanto relatos de casos mais recentes mostram bons resultados apenas com o eculizumab.

Bibliografia

Bitzan M, AlKandari O, Whittemore B et al. Complement depletion and Coombs positivity in pneumococcal hemolytic uremic syndrome (pnHUS). Case series and plea to revisit an old pathogenetic concept. Int J Med Microbiol. 2018; 308:1096-1104.

Fakhouri F, Zuber J, Frémeaux-Bacchi V et al. Haemolytic uraemic syndrome. Lancet. 2017; 390:681-696.

George JN, Nester CM. Syndromes of thrombotic microangiopathy. N Engl J Med. 2014 Aug 14;371(7):654-66.

Jokiranta TS. HUS and atypical HUS. Blood. 2017; 129:2847-2856.

Khandelwal P, Bagga A. Guidelines on hemolytic uremic syndrome by indian society of pediatric nephrology: key messages. Indian Pediatr. 2020 Aug 15; 57(8):744-747.

Kumar G, Bitzan M. Practical diagnostic approach and management of children presenting with hemolytic uremic syndrome. Nephrol Dial Transplant. 2020 Dec 4; 35(12):2054-2058.

Noris M, Bresin E, Mele C, Remuzzi G. Genetic Atypical Hemolytic-Uremic Syndrome. 2007 Nov 16 [updated 2021 Sep 23]. In: Adam MP, Ardinger HH, Pagon RA, Wallace SE, Bean LJH, Gripp KW, Mirzaa GM, Amemiya A, editors. GeneReviews. Seattle (WA): University of Washington, Seattle; 1993–2022.

Rother RP, Rollins SA, Mojcik CF, Brodsky RA, Bell L. Discovery and development of the complement inhibitor eculizumab for the treatment of paroxysmal nocturnal hemoglobinuria. Nat Biotechnol. 2007 Nov;25(11):1256-64.

Schaefer F, Ardissino G, Ariceta G et al. Clinical and genetic predictors of atypical hemolytic uremic syndrome phenotype and outcome. Kidney Int. 2018; 94:408-418.

CAPÍTULO 18

Nefrite Lúpica em Pediatria

Introdução

- O lúpus eritematoso sistêmico (LES) é uma condição inflamatória crônica que afeta vários órgãos, como a pele, articulações, pulmões, rins e sistema nervoso central.
- A etiologia é multifatorial e inclui fatores genéticos e ambientais.
- Os mecanismos fisiopatológicos envolvidos incluem a redução da tolerância imunológica, a produção de autoanticorpos, a deposição de imunocomplexos nos tecidos-alvo e a ativação do sistema complemento.
- A nefrite lúpica (NL) é mais frequente e grave em pacientes pediátricos e tem sido associada a maiores taxas de morbimortalidade.

Epidemiologia

- 20% dos casos de LES ocorrem em pacientes menores de 18 anos.
- O LES juvenil é uma doença rara, com incidência de 0,3 a 0,9/100 mil crianças por ano e prevalência de 3,3 a 8,8/100 mil crianças.
- Embora semelhantes às manifestações observadas em adultos, os eventos clínicos presentes no LES juvenil são geralmente mais graves e envolvem múltiplos órgãos.
- O envolvimento renal ocorre em 50% a 75% dos pacientes pediátricos com LES.
- A sobrevida em 5 anos de pacientes com NL melhorou acentuadamente nas últimas décadas, e varia de 77% a 93%.
- As taxas de mortalidade de crianças com nefrite lúpica que necessitam de terapia renal substitutiva (TRS) cronicamente podem chegar a 22% nos primeiros 5 anos, principalmente por causas cardiopulmonares.

Fisiopatologia

- A fisiopatologia do LES envolve uma interação complexa entre suscetibilidade genética e fatores ambientais, que resultam principalmente na perda da tolerância imunológica e no início da autoimunidade crônica (Figura 18.1).
- Fatores ambientais induzem alterações epigenéticas – variações na expressão gênica causadas pela metilação do DNA e modificação de histonas e/ou RNA não codificante – que podem desencadear o início do LES em indivíduos geneticamente predispostos.
- Alguns defeitos genéticos do sistema complemento podem introduzir falhas na opsonização e, assim, prejudicar a liberação de autoantígenos.
- As células B continuamente expostas a autoantígenos nucleares produzem grande quantidade de autoanticorpos, que reagem

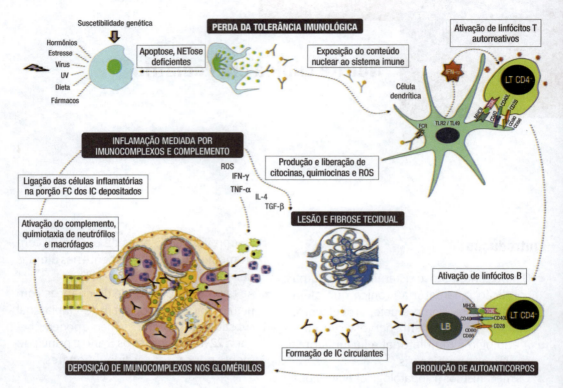

Figura 18.1. Esquema ilustrando a fisiopatologia do LES. Fonte: Adaptada de Nefrite lúpica em pediatria. Simões e Silva *et al*. Braz J of Nephrol. 2018.

com autoantígenos nucleares para formar complexos imunes circulantes (CIC).
- O envolvimento renal no LES deriva da deposição de CIC no tecido renal ou da formação de CIC *in situ*.

Manifestações clínicas

- O glomérulo é a estrutura mais afetada nos néfrons de indivíduos com NL.
- Os pacientes podem apresentar hematúria assintomática, proteinúria leve, síndrome nefrótica, síndrome nefrítica, glomerulonefrite rapidamente progressiva, LRA e DRC.
- Em alguns casos o interstício e os túbulos renais podem ser comprometidos, prejudicando, assim, os mecanismos de concentração urinária e reabsorção de eletrólitos.

- Os achados clínicos não preveem a evolução ou o prognóstico dos pacientes com a doença.
- A biópsia é uma medida essencial para avaliar o envolvimento tecidual, categorizar a NL e escolher o curso da terapia.

Avaliação complementar

- A detecção precoce da NL é fundamental, uma vez que a presença de acometimento renal pode reduzir em 88% a chance de sobrevida em 10 anos após o diagnóstico.
- Para que o paciente tenha o diagnóstico de LES é necessário que ele apresente pelo menos quatro critérios estabelecidos pelo SLICC (*Systemic Lupus International Collaborating Clinics*), incluindo um critério

clínico e um imunológico, os quais não precisam ocorrer simultaneamente.
- O acometimento renal no paciente com LES é definido pela presença de: proteinúria de 24 horas ≥ 500 mg (ou relação P/C ≥ 0,5) ou cilindros hemáticos na urina.
- Idealmente deve ser realizada a biópsia renal, a qual evidencia nefrite mediada por IC com deposição de complemento, associada a graus variáveis de lesão celular.
- O paciente com LES pode apresentar inúmeras alterações renais, que não são devidas à NL, incluindo: microangiopatia trombótica, amiloidose, doenças infecciosas túbulo-intersticiais ascendentes, infecções renais oportunistas e lesões induzidas por drogas nefrotóxicas.
- A diminuição dos níveis plasmáticos de C3 e C4 tem sido tradicionalmente associada à atividade da doença, especialmente na NL proliferativa.
- No entanto, a sensibilidade e a especificidade dessas proteínas, de um modo geral, são baixas para predizer as recidivas de NL.
- Estima-se que menos de 25% das crianças com níveis baixos de C3 e C4 apresentem recidiva de NL, e que apenas 50% das recidivas de NL são precedidas por quedas nos níveis de C3 e C4.
- A biópsia renal permite acompanhar as alterações histológicas que possam indicar transformações entre as classes da NL, o grau de atividade da doença, a extensão das alterações crônicas irreversíveis, bem como a evolução da lesão em resposta à terapia imunossupressora.
- Do ponto de vista patológico a NL é caracterizada por: produção sistêmica de autoanticorpos, distúrbios do complemento, deposição de IC circulantes, agressão celular, respostas adaptativas dos podócitos, das células mesangiais, das células endoteliais e dos componentes túbulo-intersticiais.
- Atualmente, utilizam-se as recomendações da Sociedade Internacional de Nefrologia e da Sociedade de Patologia Renal (ISN/RPS) elaboradas em 2003 e revisadas em 2018 (Figura 18.2).

Classe I
NEFRITE LÚPICA (NL) MENSAGIAL MÍNIMA
- Deposição de complexos imunes no tecido mensagial detectáveis por técnicas de imunofluorescência (IF).

Classe III
NEFRITE LÚPICA (NL) FOCAL
- Glomerulonefrite endo ou extracapilar, focal ativa ou inativa, segmentar ou global, que acomete < 50% do tecido glomerular.
- Pode apresentar lesões ativas (A), lesões inativas crônicas acompanhadas de cicatrizes glomerulares (C) ou ambas (A/C).

Classe V
NEFRITE LÚPICA (NL) MEMBRANOSA
- Deposição imune subepitelial segmentar / global ou suas sequelas morfológicas, com ou sem alterações mensagiais. Detectável por microscopia óptica (MO), IF ou microscopia eletrônica (ME).
- Pode ocorrer em combinação com as classes III ou IV e pode apresentar esclerose avançada.

Classe II
NEFRITE LÚPICA (NL) MENSAGIAL PROLIFERATIVA
- Deposição de complexos imunes no tecido mensagial detectáveis por técnicas de imunofluorescência (IF).
- Hipercelularidade mensagial de qualquer ordem ou expansão da matriz mensagial com imunodeposição detectável por microscopia óptica (MO).

Classe IV
NEFRITE LÚPICA (NL) SEGMENTAR DIFUSA OU GLOBAL DIFUSA
- Glomerulonefrite endo ou extracapilar, difusa ativa ou inativa, segmentar ou global, que acomete ≥ 50% do tecido glomerular. Depósitos imunes subendoteliais, com ou sem alterações mensagiais, são comuns.
- Esta categoria é dividida em: segmentar difusa (IV-S), quando houver lesões segmentares em ≥ 50% do tecido glomerular e global difusa (IV-G), quando houver lesões globais em ≥ 50% do tecido glomerular.
- Pode apresentar lesões A, C ou A/C.

Classe VI
NEFRITE LÚPICA (NL) ESCLERÓTICA AVANÇADA
- Nefrite lúpica terminal.
- 90% de glomeruloesclerose global.

Figura 18.2. Classificação histopatológica da NL. Fonte: Adaptada de Nefrite lúpica em pediatria. Simões e Silva *et al.* Braz J of Nephrol. 2018.

Classe I (mesangial mínima) e Classe II (mesangial)

- As classes I e II da NL iniciam a partir da formação de IC, sendo autoanticorpos circulantes e/ou autoantígenos nas células mesangiais.
- Em razão da alta capacidade regenerativa das células mesangiais, a proliferação mesangial geralmente não ocasiona lesão glomerular proliferativa ou esclerosante.
- Essas classes são consideradas de bom prognóstico, sendo o tratamento imunossupressor recomendado geralmente para o controle das manifestações extrarrenais.

Classe III (proliferativa focal < 50%) e Classe IV (proliferativa difusa > 50%)

- A NL proliferativa (classes III e IV) é causada pela deposição de IC no espaço subendotelial dos capilares glomerulares, o que pode ocorrer simultaneamente ou em associação com a deposição de IC na região mesangial.
- Pode ocorrer a formação de agregados reticulares, que são achados ultraestruturais característicos da alta secreção de interferon-gama.
- As formas graves estão associadas a formações crescênticas, originadas pela ruptura de alças capilares glomerulares com extravasamento de proteínas mitogênicas (principalmente fibrinogênio) para o espaço urinário e acometimento subsequente do epitélio parietal.
- Os critérios de atividade são: hipercelularidade endocapilar, infiltração de neutrófilos/cariorrexe dos glomérulos, necrose fibrinoide, lesões do tipo *wire loop* e/ou trombos hialinos nos glomérulos, crescentes celulares e/ou fibrocelulares, inflamação intersticial.
- Os critérios de cronicidade incluem: escore total de glomerulosclerose segmentar ou global, crescentes fibrosas, atrofia tubular e fibrose intersticial.

Classe V (membranosa)

- A classe V decorre da deposição de IC subepiteliais, sejam IC em trânsito por meio da membrana basal glomerular ou IC formados localmente contra antígenos podocitários.
- A NL classe V frequentemente está associada à proteinúria nefrótica com ou sem hematúria.
- Essa classe pode estar associada à NL proliferativa (Classes III e IV).

NL Classe VI (esclerosante avançada)

- A NL classe VI resulta da progressão da NL.
- As lesões glomerulares, vasculares e túbulo-intersticiais são resultantes de glomerulosclerose em mais de 90% dos glomérulos analisados.

Tratamento

- Os objetivos do tratamento da NL são: obter remissão completa da doença, reduzir ao máximo sua atividade, minimizar a toxicidade dos medicamentos, evitar as recidivas, prevenir o comprometimento renal crônico, melhorar a qualidade de vida dos pacientes e orientar os pacientes e familiares sobre a doença.
- A remissão completa é caracterizada pela queda significativa da proteinúria e melhora da TFG, em 6 a 12 meses após o início do tratamento.
- A remissão parcial é caracterizada pela redução em 50% ou mais da proteinúria e pela recuperação parcial do RFG, também em 6 a 12 meses após o início do tratamento.
- Os pacientes pediátricos com LES devem receber medicamentos antirreumáticos modificadores de doença (DMARD), como a hidroxicloroquina, o metotrexate ou a azatioprina.
- A hidroxicloroquina é o medicamento mais recomendado para o tratamento do LES juvenil, cuja dose em crianças deve ser de ≤ 5 mg/kg/dia.
- Hipertensão de difícil controle, proteinúria maciça e/ou declínio da função renal devem ser considerados indicativos de NL classes III e IV e, como tal, o paciente deve ser tratado mesmo se houver impossibilidade de realização de biópsia renal.

NL Classe I

A. Prednisona/prednisolona (< 0,5 mg/kg/dia – máximo 30 mg/dia).
B. A HCQ geralmente não é necessária, mas, assim como outros DMARD, é recomendada conforme a manifestação clínica do LES.

NL Classe II

A. Prednisona/prednisolona (0,25 a 0,5 mg/kg/dia – máximo 30 mg/dia), com redução gradual*.

B. A HCQ (ou outra DMARD) geralmente é necessária em casos de proteinúria persistente, na ausência de remissão após 3 meses de dose baixa prednisona/prednisolona ou para controle de manifestações extrarrenais.

NL Classes III e IV, associadas ou não à Classe V

- Terapia de indução: MMF ou CFM + corticoesteroides – objetivo: remissão das manifestações agudas da NL.
- A toxicidade gonadal da CFM é maior em homens sexualmente maduros e menor em crianças pré-púberes.

Regime quimioterápico (MMF ou CFM) – 3 opções:

- **Euro Lupus:** CFM intravenosa (doses fixas de 500 mg, a cada 15 dias, durante 3 meses – dose total de 3.000 mg), seguida de manutenção com AZA; o regime de Euro Lupus parece ser preferencial em caucasianos.
- **NIH:** CFM intravenosa (500 mg/m^2, com elevação das doses para 750 mg/m^2, se tolerável, a cada 30 dias, por 6 meses – dose máxima = 1.000 mg), seguida de aplicações trimestrais por mais 18 meses.
- **SHARE:** MMF oral (1.200 mg/m^2, podendo ajustar-se a dose até 1.800 mg/m^2/dia, por 6 meses – dose máxima de 3.000 mg/dia).

Regime de corticosteroide – 2 opções:

- Metilprednisolona intravenosa (30 mg/kg/dia por 3 dias consecutivos – dose máxima de 1 g), seguida de prednisona/prednisolona oral (0,5 – 1 mg/kg/dia – máximo de 40 mg/dia, por 4 semanas), com retirada gradual.*
- Doses altas de prednisona/prednisolona oral (1 a 2 mg/kg/dia – máximo de 60 mg/dia, por 4 semanas), com retirada gradual.*
- Terapia de manutenção – objetivo: evitar recidivas e controlar a doença em longo prazo.
A. AZA oral: 2 a 3 mg/kg/dia, máximo de 150 mg/dia.
B. MMF oral: 500 a 3.000 mg/dia (teratogênico).

NL Classe V

Terapêutica de indução:

A. SHARE: MMF oral + prednisona/prednisolona com doses de 0,5 mg/kg/dia com retirada gradual.
B. CFM, ICN (tacrolimus ou ciclosporina) ou rituximabe devem ser considerados como opções alternativas ou para não respondedores.

Terapêutica de manutenção:

- MMF oral ou AZA oral.

Nefroproteção

- IECA ou BRA para controle da hipertensão arterial sistêmica e proteinúria.

Recidivas ou casos refratários

NL classes III e IV, associadas ou não à classe V

Surto leve:

- Aumento da dose de prednisona e considerar mudança do DMARD (HCQ, MTX ou AZA).

Surto grave:

A. Metilprednisolona intravenosa.
B. Doses altas de prednisona/prednisolona oral (1 a 2 mg/kg/dia – máximo de 60 mg/dia), com retirada gradual.*

Doença refratária:

A. Verificar adesão ao tratamento e seguir com o tratamento atual, em caso de má aderência.
B. Substituir o agente terapêutico (CFM intravenosa, MMF ou rituximabe).
C. Considerar ICN (ciclosporina ou tacrolimus) em casos selecionados.

Tratamento adjuvante

A. Uso diário de protetor solar.
B. Rastreio laboratorial de rotina para atividade lúpica.
C. Avaliação oftalmológica periódica, no caso de uso de antimaláricos.
D. Exercícios diários para ajudar a prevenir doenças cardiovasculares.
E. Dieta balanceada, rica em cálcio e com baixo teor de sal.
F. Suplementação de vitamina D, objetivando níveis de 25-OH-D$_3$ acima de 30 ng/mL.
G. Controle rigoroso da pressão arterial e da proteinúria, com IECA ou BRA quando possível.
H. Controle da dislipidemia.
I. Evitar medicamentos nefrotóxicos.
J. Discussões sobre saúde reprodutiva, incluindo controle de natalidade, anticoncepcionais e DST.
K. Avaliação de vacinação contra influenza, pneumocócica e meningocócica.
L. Avaliação de mudanças no desempenho cognitivo na escola ou em casa.

---

* Redução de 10% a 20% da dose inicial, a cada 1 a 2 semanas, com o objetivo de obter doses de 5 a 10 mg/dia após 6 meses.

Bibliografia

Aragón CC, Tafúr RA, Suárez-Avellaneda A, Martínez MT, Salas AL, Tobón GJ. Urinary biomarkers in lupus nephritis. J Transl Autoimmun. 2020 Feb 13; 3:100042.

Fanouriakis A, Kostopoulou M, Cheema K, Anders HJ, Aringer M, Bajema I et al. Update of the Joint European League Against Rheumatism and European Renal Association-European Dialysis and Transplant Association (EULAR/ERA-EDTA) recommendations for the management of lupus nephritis. Ann Rheum Dis. 2020 Jun; 79(6):713-723.

Pinheiro SVB, Dias RF, Fabiano RCG, Araujo SA, Simões e Silva AC. Nefrite lúpica em pediatria. Braz J of Nephrol. 2018 Nov 14; 41(2), 252-265.

Sinha R, Raut S. Pediatric lupus nephritis: management update. World J Nephrol. 2014; 3:16-23.

Scobell R, Pradhan M. Management of lupus nephritis in children. Indian Pediatr. 2020 May 15; 57(5):401-406.

Wenderfer SE, Eldin KW. Lupus nephritis. Pediatr Clin North Am. 2019 Feb; 66(1):87-99.

CAPÍTULO 19

Vasculite ANCA-associada – Envolvimento Renal

Introdução

- A vasculite ANCA-associada, também denominada vasculite pauci-imune, é caracterizada pela ausência de depósitos presentes em tecidos à imunofluorescência.
- É um importante diagnóstico diferencial de glomerulonefrite rapidamente progressiva.

Conceitos

- A vasculite ANCA-associada envolve pequenos vasos com predisposição para pequenas artérias, arteríolas, capilares e vênulas pós-capilares, incluindo pequenos vasos renais.
- O ANCA é detectado em 90% dos pacientes com vasculites de pequenos vasos.
- As lesões características são pauci-imunes (imunofluorescência negativa) com glomerulonefrite segmentar e focal necrotizante e crescêntica.

Quadro clínico

- As vasculites sistêmicas afetam uma grande variedade de tecidos, incluindo o trato respiratório superior e inferior, o sistema nervoso central (SNC), os olhos, a pele e os rins.
- O acometimento renal é bastante variável:
  - nefrite aguda com hematúria dismórfica e cilindros hemáticos;
  - proteinúria usualmente moderada (< 1 g/m^2/dia);
  - glomerulonefrite rapidamente progressiva com redução da função renal ao longo de dias a semanas;
  - 10% dos pacientes com GN crescêntica necrotizante apresentam hemorragia alveolar difusa, associada a altas taxas de mortalidade;
  - a minoria dos pacientes apresenta doença leve e assintomática.

Poliangeíte microscópica

- É uma vasculite necrotizante com poucos ou nenhum depósito imune e sem inflamação granulomatosa envolvendo pequenos vasos.
- Manifestações extrarrenais:
  - pulmonares: hemoptise, hemorragia pulmonar;
  - trato respiratório superior: sinusite crônica, otite média e úlceras nasais;
  - pele: *rash* purpúrico, vasculite leucocitoclástica;
  - constitucional: febre, mal-estar, perda de peso e anorexia.

- Investigação:
  - anemia, leucocitose, plaquetose, elevação de VHS e PCR;
  - C3 e C4 normais;
  - ANCA: 65% dos pacientes são p-ANCA (anti-MPO) e 10% c-ANCA (anti-PR3);
  - radiografia de tórax/tomografia de tórax;
  - biópsia renal.

Granulomatose com poliangeíte

- É caracterizada pela seguinte tríade: inflamação granulomatosa necrotizante do trato respiratório superior + vasculite envolvendo pequenos e médios vasos + glomerulonefrite necrotizante.
- Manifestações extrarrenais:
  - trato respiratório superior: sinusite, epistaxe;
  - trato respiratório inferior: infiltrados pulmonares, hemorragia pulmonar, hemoptise, nódulos pulmonares;
  - sintomas constitucionais: febre, perda de peso, artralgia e *rash* cutâneo;
  - neurológicos: mononeurite múltipla, acidente vascular cerebral;
  - cardiovascular: pericardite, infarto agudo do miocárdio.
- Investigação:
  - anemia, leucocitose, plaquetose, elevação de PCR;
  - C3 e C4 normais;
  - ANCA: 80% – 90% dos pacientes são c-ANCA (anti-PR3);
  - Rx de tórax/tomografia de tórax;
  - biópsia renal;
  - biópsia pulmonar/biópsia seios da face.

Granulomatose eosinofílica com poliangeíte

- É uma condição rara em crianças.
- É caracterizada por inflamação granulomatosa necrotizante e rica em eosinófilos envolvendo o trato respiratório.
- É comum a presença de inflamação extravascular granulomatosa e não granulomatosa.
- Está associada com eosinofilia e asma.

Histopatologia renal

- As manifestações são similares na poliangeíte microscópica e na granulomatose com poliangeíte.
- **Microscopia óptica:** a lesão característica é uma injúria necrotizante ao tufo glomerular e formação de crescentes (GN necrotizante e crescêntica).
- Podem ser observados também necrose fibrinoide segmentar, infiltrado neutrofílico, cariorexe e vasculite envolvendo artérias interlobulares com ou sem crescentes.
- Alterações tardias incluem glomerulosclerose difusa e perda de néfrons.
- **Imunofluorescência:** ausência ou mínimos depósitos com fraca positividade para C3; invariavelmente observa-se deposição de fibrina.
- **Microscopia eletrônica:** demonstra lesão endotelial glomerular e *gaps* na membrana basal e cápsula de Bowman.

Tratamento

- A abordagem terapêutica da vasculite ANCA-associada, particularmente da poliangeíte microscópica e granulomatose com poliangeíte, é similar.
- **Terapia de indução:** corticoides e ciclofosfamida.
- De modo alternativo, corticoides e rituximabe podem ser utilizados como tratamento inicial em pacientes com doença mais leve (sem hemorragia pulmonar e com função renal preservada).
- Metilprednisolona IV (3 – 6 doses) – 10 mg/kg/dose ou 500 mg/1,73 m², seguidas de prednisolona ou prednisona 2 mg/kg/dia

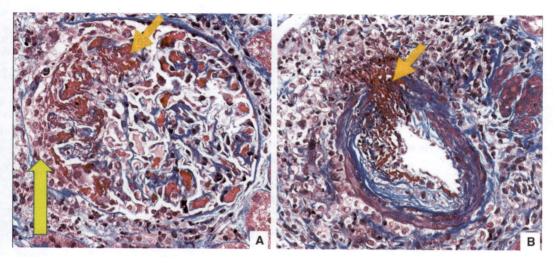

Figura 19.1. Fotomicrografia de biópsia renal de um paciente com vasculite ANCA-associada evidenciando necrose fibrinoide segmentar no glomérulo (**A**) e na artéria interlobular (**B**) – setas alaranjadas. O glomérulo apresenta uma pequena crescente celular (seta amarela) e ruptura da cápsula de Bowman no quadrante superior esquerdo. Coloração: tricrômio de Masson. Adaptada de ANCA Glomerulonephritis and Vasculitis. Nachman *et al*. Clin J Am Soc Nephrol. 2017.

(até 60 mg/dia); a prednisona é administrada por 4 semanas e então segue-se redução gradual.
- Ciclofosfamida IV (500 – 750 mg/m²/dose) administrada a cada 4 semanas por 6 meses; deve ser interrompida após 3 meses caso o paciente continue dependente de diálise.
- Quando utilizada a ciclofosfamida por via oral recomenda-se a dose de 1,5 – 2 mg/kg/dia (com redução se TFG < 20 mL/min/1,73 m²); ajuste de dose para manter leucócitos > 3.000/mm³.
- Regimes com rituximabe utilizam uma dose de 375 mg/m² – 1× semana – 4 doses.
- **Terapia de manutenção** (após atingir remissão):
    - azatioprina – 1 a 2 mg/kg/dia ou MMF (micofenolato mofetila) até 1 g/ 1,73 m² – 12/12 horas;
    - metrotrexate – MTX (0,3 mg/kg/ semana, não excedendo 25 mg/ semana) em caso de paciente intolerante à azatioprina ou MMF e TFG > 60 mL/min/1,73 m²;

- SMZ + TMP (sulfametoxazol+trimetoprima) foi tentado para pacientes com doença do trato respiratório superior;
- a plasmaférese está indicada para crianças com progressão rápida da disfunção renal ou necessidade de diálise, hemorragia alveolar difusa ou resposta pobre à terapia de indução;
- todos os pacientes com doença sistêmica devem receber imunossupressão, independentemente da função renal;
- avaliação criteriosa deve ser ponderada em pacientes atingindo DRC terminal, nos quais a imunossupressão pode não trazer benefício na ausência de doença sistêmica.

Prognóstico

- A sobrevida em 5 anos é > 80%.
- Cerca de 30% dos pacientes evoluem para DRC terminal.

- A vasculite ANCA-associada sem tratamento apresenta péssimo prognóstico → a terapia imunossupressora mudou drasticamente o prognóstico em curto e longo prazos.
- O prognóstico renal é pior em casos de envolvimento de mais de 50% dos glomérulos amostrados.
- Pode ocorrer recorrência da doença sistêmica ou GN crescêntica necrotizante após transplante renal.

Bibliografia

Calatroni M, Oliva E, Gianfreda D, Gregorini G, Allinovi M, Ramirez GA et al. ANCA-associated vasculitis in childhood: recent advances. Ital J Pediatr. 2017; 43(1):46.

Jennette JC, Nachman PH. ANCA Glomerulonephritis and Vasculitis. Clin J Am Soc Nephrol. 2017; 12(10):1680-1691.

Lee JJY, Alsaleem A, Chiang GPK, Limenis E, Sontichai W, Yeung RSM et al. Hallmark trials in ANCA-associated vasculitis (AAV) for the pediatric rheumatologist. Pediatr Rheumatol. 2019; 17(1):31.

Maliakkal JG, Hicks MJ, Michael M, Selewski DT, Twombley K, Rheault MN et al. Renal survival in children with glomerulonephritis with crescents: a pediatric nephrology research consortium cohort study. J Clin Med. 2020; 9(8):2385.

CAPÍTULO 20

Envolvimento Renal na Púrpura de Henoch-Schönlein

Introdução

- A púrpura de Henoch-Schönlein (PHS) é a vasculite mais comum em crianças.
- A vasculite da PHS é caracterizada por infiltrados granulocíticos na parede de pequenas arteríolas e vênulas (vasculite leucocitoclástica) com depósitos de IgA.
- Cerca de 80% das crianças com PHS vão desenvolver hematúria microscópica e, eventualmente, macroscópica.

> Em um terço dos pacientes com PHS encontra-se sedimento urinário alterado na apresentação clínica (mais comumente hematúria, com ou sem proteinúria) e menos de 10% dos pacientes desenvolvem síndrome nefrótica e/ou síndrome nefrítica.

- Na apresentação, quando presente, a proteinúria é, em geral, discreta e transitória, e espera-se resolução da proteinúria e da hematúria nos primeiros 1 a 3 meses após o início da púrpura.
- Em contraste, na apresentação com síndrome nefrótica podem ser observadas alterações significativas na biópsia renal e elevação rápida de escórias, associando-se ao risco aumentado de comprometimento da função renal.
- A PHS, na sua apresentação aguda, é autolimitada e dura habitualmente até 4 semanas.
- 15% – 60% dos pacientes apresentam uma ou mais recorrências de episódios de púrpura.
- O prognóstico no longo prazo é determinado pela gravidade da nefropatia eventualmente presente.

Definição

> De acordo com o critério EULAR/PRES, o diagnóstico de PHS é baseado na presença de púrpura palpável nos membros inferiores e pelo menos um dos seguintes achados: dor abdominal difusa, biópsia demonstrando depósito de IgA (rim ou pele), artrite ou artralgia e envolvimento renal (hematúria ou proteinúria).

- Tais critérios resultam em uma sensibilidade de 100% e especificidade de 87%.

Fisiopatologia

- A vasculite da PHS afeta pequenos vasos (arteríolas e vênulas) e é mediada pela deposição de imunocomplexos contendo IgA.
- A PHS, de modo similar à nefropatia por IgA, pode ser desencadeada por infecções do trato respiratório superior e gastrointestinal.

- Tanto a PHS quanto a nefropatia por IgA foram relacionadas com sialilação e galactosilação anormais da IgA1, o que resulta em uma IgA alterada (mistura de IgA1/IgG), levando à formação de imunocomplexos.

Quadro clínico

- As manifestações da nefrite da PHS incluem: hematúria microscópica ou macroscópica, proteinúria (em geral, moderada, mas podendo atingir faixa nefrótica), HAS (rara na apresentação), lesão renal aguda e, eventualmente, GNRP.
- Síndrome nefrótica, HAS clinicamente significativa e disfunção renal progressiva são raras (< 3% dos pacientes).

Investigação laboratorial

- As indicações de biópsia renal na nefrite da PHS incluem elevação de escórias, proteinúria nefrótica e/ou persistente (Quadro 20.1).

Tratamento

Monitorização do paciente

- A proteinúria habitualmente aparece durante a primeira semana, mas menos de 3% dos pacientes desenvolvem DRC.
- 80% dos pacientes com nefrite da PHS mostram proteinúria dentro das primeiras 4 semanas do quadro e praticamente todos em até 3 meses.

Tratamento medicamentoso

- O tratamento medicamentoso da PHS é sintomático e consiste na administração de analgésicos para artralgia.
- Dor abdominal e artrite graves normalmente respondem bem a um curso curto de glicocorticoides.
- Um estudo finlandês demonstrou que a administração de prednisona 1 mg/kg/dia por 2 semanas, seguida por redução gradual em 2 semanas, diminui a gravidade e a duração da dor abdominal e artrite.
- O *guideline* do KDIGO de 2012 sugere que pacientes com nefrite da PHS e proteinúria persistente > 0,5 – 1 g/1,73 m² (0,3 – 0,6 g/m²/dia) sejam tratados com IECA ou BRA.
- O tratamento de pacientes com envolvimento renal significativo é controverso.
- Regimes imunossupressores utilizados podem envolver pulsos com metilprednisolona (seguidos de corticoide oral), ciclofosfamida, plasmaférese, ciclosporina/tacrolimo ou azatioprina.
- A ciclosporina e o micofenolato parecem ser tão efetivos quanto os glicocorticoides

Quadro 20.1. Investigação básica do ponto de vista renal para pacientes com PHS

Creatinina	• Habitualmente normal; elevação indica lesão renal aguda ou crônica.
HMG completo	• Habitualmente normal, podendo haver neutrofilia. Na presença de anemia ou pancitopenia, de esquizócitos e de plaquetopenia, considerar LES, SHU e outras desordens autoimunes.
C3 e C4	• Normais ou elevados. Se apenas C3 baixo, considerar GN pós-infecciosa. Se C3 e C4 baixos, considerar LES.
Albumina	• Normal, reduzida apenas nos casos com proteinúria nefrótica.
Urina 1	• Hematúria em 34% dos casos (variando de 20% a 55%) com ou sem proteinúria. Em 80% dos casos as manifestações renais estão presentes dentro das primeiras 4 semanas após a apresentação da púrpura.
P/C amostra isolada	• Avaliação quantitativa de proteinúria. Conforme necessário, considerar amostra de 24 horas.

Fonte: Desenvolvido pela autoria.

em atingir remissão da proteinúria e manter sobrevida renal no longo prazo.
- Ciclofosfamida VO ou EV pode ser utilizada em casos com apresentação de glomerulonefrite crescêntica.
- De modo alternativo, ciclosporina (5 mg/kg/dia), tacrolimo (0,1 a 0,2 mg/kg/dia, de 12/12 h, com nível de vale de 4 a 6 ng/mL) ou MMF (600 a 900 mg/m²/dia, de 12/12 h) podem ser utilizados com o objetivo de evitar os efeitos adversos da ciclofosfamida.

Prognóstico

- O prognóstico renal da nefrite da PHS é habitualmente favorável.
- O risco relativo de progressão para DRC é de 1,77 para cada aumento de 1 g/dia de proteinúria, e o risco relativo aumenta para 3,8 a 4,7 em casos de TFG reduzida e proteinúria nefrótica na apresentação, quando comparados com proteinúria discreta.
- A recorrência de sintomas não renais (púrpura) não se correlaciona com o desfecho renal.

Bibliografia

Davin JC. Henoch-Schönlein purpura nephritis: pathophysiology, treatment, and future strategy. Clin J Am Soc Nephrol. 2011; 6:679-89.

Delbet JD, Parmentier C, Herbez Rea C, Mouche A, Ulinski T. Management of IgA vasculitis with nephritis. Pediatr Drugs. 2021; 23:425-435.

Heineke MH, Ballering AV, Jamin A et al. New insights in the pathogenesis of immunoglobulin A vasculitis (Henoch–Schönlein purpura). Autoimmun Rev. 2017; 16:1246-53.

Lau KK, Suzuki H, Novak J, Wyatt RJ. Pathogenesis of Henoch-Schönlein purpura nephritis. Pediatr Nephrol. 2010; 25:19-26.

CAPÍTULO 21

Envolvimento Renal no *Diabetes Mellitus* em Pediatria

Introdução

- O diabetes é uma das doenças crônicas mais comuns que afetam crianças e adolescentes.
- Nas últimas duas décadas o aumento da obesidade infantil levou a uma incidência crescente de diabetes tipo 2 entre crianças e adolescentes, que agora é paralela e por vezes excede à do DM1.
- Embora a nefropatia diabética avançada leve anos para se desenvolver e, portanto, raramente seja observada na infância, as biópsias renais entre 1,5 e 5 anos após o diagnóstico de diabetes mostram alterações estruturais características de nefropatia diabética em crianças e adultos.
- Sugere-se que o curso da nefropatia diabética começa logo após o diagnóstico de DM, e que esse intervalo precoce é um momento-chave para o diagnóstico e a intervenção no curso da doença.

História natural

- A história natural da nefropatia diabética (ND) foi descrita como um aumento gradual e progressivo da excreção de albumina na urina, seguida de perda progressiva da taxa de filtração glomerular (TFG) e eventual desenvolvimento de doença renal crônica terminal ao longo de décadas.
- A microalbuminúria, definida como uma excreção de albumina de 29 – 300 mg/dia em pelo menos 2 ou 3 medições, é o primeiro sinal de ND e ocorre em 26% das crianças e adolescentes após 10 anos de idade e em 51% após 19 anos de DM.
- Na apresentação clássica da ND, uma vez estabelecida a microalbuminúria, a excreção de albumina continua a aumentar, principalmente na presença de fatores de risco não controlados (Figura 21.1).
- A macroalbuminúria, definida como uma excreção de albumina acima de 300 mg/dia, anuncia o início evidente da ND e acredita-se que leve inexoravelmente ao comprometimento da TFG e, eventualmente, à evolução para doença renal crônica terminal.
- Dados mais recentes refinaram a compreensão sobre a evolução da nefropatia diabética.
- A regressão para normoalbuminúria é mais comum com o controle da glicemia e da pressão arterial aprimorado, mas é independente da inibição do sistema renina–angiotensina-aldosterona tanto em crianças como em adultos.

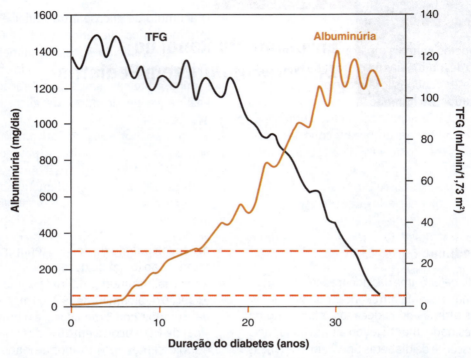

Figura 21.1. História clássica da nefropatia diabética. TFG: taxa de filtração glomerular. Fonte: Adaptada de Diabetic kidney disease in children and adolescentes. Afkarian *et al*. Pediatr Nephrol. 2015.

- Enquanto a macroalbuminúria está associada a um risco 50× maior de progressão para TFG comprometida, 60% das pessoas com macroalbuminúria mantêm uma TFG > 60 mL/min/1,73 m², mesmo após 15 anos de diagnóstico de DM.
- A grande maioria dos casos de proteinúria (75% – 95%) em crianças e adolescentes é devida a condições benignas, como proteinúria transitória e ortostática.

Alterações estruturais e correlação com parâmetros funcionais

- Em biópsias realizadas em adultos e crianças com DM1 a primeira alteração observada é o espessamento da membrana basal glomerular e tubular entre 1,5 e 2,5 anos após o início do DM, seguida de uma expansão da matriz mesangial, normalmente observada 5 a 7 anos após o diagnóstico de DM.
- Quando a ND avançada se instala associada à disfunção renal todos os pacientes evidenciam acentuada expansão da matriz mesangial e espessamento da membrana basal glomerular, bem como expansão intersticial, fibrose, atrofia tubular e glomerulosclerose.
- A retinopatia diabética é quase universal no momento da macroalbuminúria.
- As lesões estruturais são muito mais heterogêneas no DM2.

Fisiopatologia

- Modelos animais mostraram a desregulação de muitas vias na nefropatia diabética, e esses achados foram corroborados com estudos em humanos.
- Em 2001 Brownlee apresentou uma hipótese unificadora que visava conectar todas as vias patogênicas implicadas na elevada concentração de glicose (Figura 21.2).
- Tal hipótese postulou que o superóxido intracelular elevado inibe uma enzima glicolítica-chave, a gliceraldeído 3-fosfato desidrogenase (GAPDH), bloqueando o metabolismo e a eliminação do excesso de glicose intracelular.
- O acúmulo de glicose intracelular e seus intermediários glicolíticos (frutose 6-fosfato e gliceraldeído 3-fosfato) alimenta e induz 4 vias primárias: as vias poliol, hexosamina, proteína quinase C e a geração não enzimática de produtos de glicosilação avançada.
- Essas vias, por sua vez, ativam muitas outras cascatas de sinalização patogênica, principalmente via TGF-β e SRAA.
- Embora se acredite amplamente que a hiperglicemia seja o estímulo patogênico inicial, recentemente a controvérsia envolveu o papel do superóxido intracelular no desencadeamento dos mecanismos fisiopatológicos subsequentes.

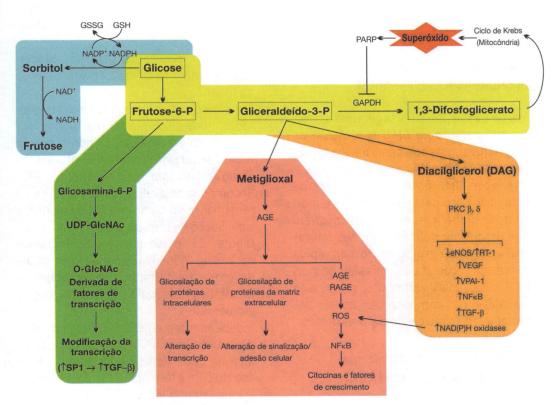

Figura 21.2. Diagrama esquemático da teoria unificadora de Brownlee. Fonte: Adaptada de Diabetic kidney disease in children and adolescents. Afkarian *et al*. Pediatr Nephrol. 2015.

Fatores de risco

- O estudo DCCT / EDIC incluiu 195 participantes entre 13 e 17 anos de idade, entre os quais o tratamento intensivo do DM foi associado a uma redução de 54% na microalbuminúria e esse benefício persistiu após o estudo → isso estabeleceu a hiperglicemia, conforme medido pela HbA1c, como fator predominante para a nefropatia diabética.
- O papel da duração do diabetes pré-puberal no desenvolvimento da microalbuminúria tem sido objeto de algum debate, mas, em geral, a duração da doença, e não a duração antes ou depois da puberdade, parece determinar o risco cumulativo de microalbuminúria e alterações estruturais da nefropatia diabética.

Resistência à insulina e DM2 em crianças e adolescentes

- Apesar de sua prevalência geral mais baixa em comparação ao DM1, o aumento do DM2 na juventude apresenta um grave problema de saúde pública por quatro razões: jovens com DM2 têm maior prevalência de fatores de risco para complicações e mortalidade diabéticas, evidências mostram que o controle deficiente desses fatores de risco resulta em progressão mais rápida das complicações, taxas mais altas de mortalidade e, mais alarmante, progressão inabalável das complicações, apesar das tentativas de controle dos fatores de risco.

Recomendações da Academia Americana de Diabetes (ADA)

- O sinal mais precoce de nefropatia diabética é o aumento da microalbuminúria.
- Sem tratamento adequado ocorre progressão para proteinúria e disfunção renal progressiva.
- A albuminúria ocorre em uma proporção significativa dos pacientes com DM1 e está associada a uma maior duração do DM e ao pior controle glicêmico.
- A ADA sugere *screening* anual de albuminúria começando aos 10 anos de idade (ou ao início da puberdade, se mais precoce), desde que a criança tenha diabetes por pelo menos 5 anos.
- O *screening* anual pode ser realizado por meio de amostra isolada de urina → um resultado alterado (> 30 mg/g creatinina) deve ser confirmado por uma segunda amostra, uma vez que as crianças com frequência apresentam proteinúria transitória (relacionada com febre ou atividade física).
- Proteinúria ortostática pode ser descartada por meio da coleta da primeira urina da manhã.
- Em caso de duas amostras isoladas alteradas, pode-se confirmar o resultado por meio de coleta de 12 ou 24 horas, porém muitos autores já consideram tal situação como gatilho para início de IECA ou BRA.
- Recomenda-se avaliação anual da função renal por meio de dosagem de creatinina e avaliação de *clearance* estimado.
- Diante da persistência de albuminúria causas não relacionadas com o DM devem ser descartadas, como proteinúria ortostática transitória e outras patologias glomerulares.
- Independentemente da presença de HAS deve-se utilizar IECA ou BRA para albuminúria persistente, titulando a dose de acordo com a tolerabilidade do paciente.
- O enalapril e o lisinopril foram utilizados de modo seguro e efetivo na população pediátrica.

- Em razão dos potenciais efeitos teratogênicos, deve-se prover adequado aconselhamento antes do início do uso para adolescentes do sexo feminino.
- Caso se observe HAS, a despeito de doses otimizadas de IECA ou BRA, outras classes de anti-hipertensivos podem ser adicionadas.

Bibliografia

Afkarian M. Diabetic kidney disease in children and adolescents. Pediatr Nephrol. 2015 Jan; 30(1):65-74.

Bogdanović R. Diabetic nephropathy in children and adolescents. Pediatr Nephrol. 2008 Apr; 23(4):507-25.

Salgado PP, Silva IN, Vieira EC et al. Risk factors for early onset of diabetic nephropathy in pediatric type 1 diabetes. J Pediatr Endocrinol Metab. 2010; 23:1311-20.

Umanath K, Lewis JB. Update on diabetic nephropathy: Core Curriculum 2018. Am J Kidney Dis. 2018 Jun; 71(6):884-895.

CAPÍTULO 22

Hiperoxalúria Primária

Introdução

- As hiperoxalúrias primárias são raros erros inatos do metabolismo do glioxalato caracterizados por aumento da produção de oxalato, que é depositado como oxalato de cálcio em vários órgãos (Figura 22.1).
- O rim é o principal alvo da deposição de oxalato, o que leva à doença renal crônica terminal em uma porcentagem significativa dos casos.
- A hiperoxalúria primária (HP) apresenta herança autossômica recessiva.
- HP tipo 1 → decorrente de defeitos no gene que codifica a enzima peroxissomal hepática alanina-glioxalato aminotransferase (AGT), que está envolvida na transaminação do glioxalato para glicina; representa 80% dos casos de hiperoxalúria primária.
- HP tipo 2 → decorrente de defeitos no gene que codifica a enzima citosólica glioxalato redutase/hidroxipiruvato redutase (GRHPR), que está envolvida na redução do glioxalato para glicolato; representa 10% dos casos de HP.
- HP tipo 3 → decorrente de mutações no gene *HOGA1*, que codifica a 4-hidroxi-2-oxoglutarato aldolase, uma enzima mitocondrial envolvida no metabolismo da hidroxiprolina; representa cerca de metade dos casos dos 10% de pacientes restantes que não apresentam HP tipo 1 ou 2.

> - Cerca de 5% dos pacientes com HP não têm mutações identificadas nos genes *AGXT*, *GRHPR* e *HOGA1*.

Hiperoxalúria primária tipo 1

- Apesar de a HP tipo 1 ser a causa mais comum entre os 3 tipos de HP, representando cerca de 80% dos casos, é uma doença rara, com prevalência estimada em 1 – 3 casos: 1.000.000 de habitantes na Europa e Estados Unidos.

Fisiopatologia

- Na HP tipo 1 o defeito genético resulta em redução da atividade ou ausência de atividade da enzima peroxissonal hepática AGT, que, habitualmente, converte o glioxalato para glicina → a alteração metabólica leva a um aumento do *pool* de glioxalato e posterior hiperprodução de oxalato.
- O gene *AGXT* se encontra no cromossomo 2q36-37 → mais de 150 mutações já foram descritas, sendo localizadas em 11 éxons do gene.

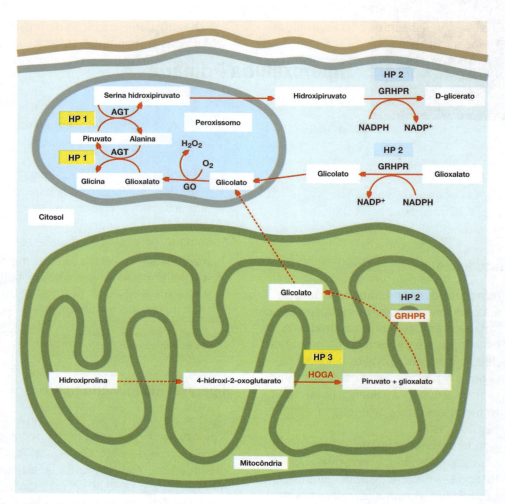

Figura 22.1. Fisiopatologia da hiperoxalúria primária. Fonte: Adaptada de Primary hyperoxaluria. Cochat et al. N Engl J Med. 2013.

- As mutações resultam em 3 diferentes expressões da proteína AGT e sua atividade:
  - 1) Ausência imunorreativa da proteína AGT e de sua atividade catalítica – 40% dos pacientes.
  - 2) Presença imunorreativa da proteína AGT, mas ausência de sua atividade catalítica – 15% dos pacientes.
  - 3) Presença imunorreativa da proteína AGT e de sua atividade catalítica, mas com níveis inferiores a 50% da normalidade – nesses pacientes a maior parte da AGT está localizada na mitocôndria e não nos peroxissomos.

Deposição de oxalato e lesão renal

- O excesso de oxalato produzido nas HP é, primariamente, excretado pelos rins.
- Em pacientes com HP tipo 1 a excreção urinária de oxalato excede 1 mmol/1,73 m²/24 horas (normal < 0,5 mmol / 1,73 m²/24 horas).
- O aumento da excreção de oxalato resulta em supersaturação de oxalato de cálcio,

- que leva à agregação de cristais, urolitíase e nefrocalcinose.
- Os cristais de oxalato de cálcio também são depositados no interstício renal e nas células tubulares.
- A presença de nefrocalcinose está associada a um risco aumentado de perda de função renal, enquanto o número de cálculos não está significativamente associado a tal risco.
- Com a queda da TFG abaixo de 30 – 40 mL/min/1,73 m² os níveis plasmáticos de oxalato aumentam em decorrência da redução de sua excreção urinária.
- Quando os níveis de oxalato excedem 30 µmol/L o oxalato de cálcio é depositado em outros tecidos, como retina, miocárdio, paredes vasculares, pele, ossos e SNC, o que leva a manifestações extrarrenais de HP.

Manifestações clínicas e achados laboratoriais

- A apresentação da HP tipo 1 é muito variável em razão da heterogeneidade da expressão da doença.
- A idade de diagnóstico varia de menos de 1 ano até mais de 50 anos de idade.
- O registro internacional de HP descreve uma mediana de idade de início dos sintomas de 5,5 anos.

Manifestações renais

- Cinco apresentações clínicas de HP tipo 1 foram descritas com base na idade de apresentação e nos achados renais:
  1. Oxalose infantil (26%) – lactentes se apresentam, habitualmente, antes dos 6 meses de idade com nefrocalcinose e alteração de função renal.
  2. Crianças com litíase recorrente e perda rápida de função renal (30%).
  3. Cálculos renais eventuais na idade adulta (30%).
  4. Diagnóstico em função de recorrência pós-transplante (10%).
  5. Diagnóstico após *screening* familiar (13%).

Oxalose sistêmica

- A deposição de oxalato em diferentes órgãos pode levar a manifestações clínicas variáveis:
  - alterações de condução cardíaca, podendo levar à parada cardiorrespiratória;
  - alterações em circulação periférica, podendo levar à gangrena distal e à dificuldade de obtenção de acesso para hemodiálise;
  - as manifestações ósseas incluem dor óssea, resistência à EPO e aumento do risco de fraturas espontâneas;
  - a deposição de oxalato de cálcio nas articulações pode levar à sinovite e à redução da mobilidade;
  - a deposição de oxalato na retina e na mácula pode levar à redução da acuidade visual;
  - outros achados incluem hipotireoidismo, neuropatia periférica, alterações dentárias e cutâneas.

Avaliação diagnóstica

- Em razão da raridade da HP, um alto grau de suspeição é fundamental para assegurar a ausência de retardo no diagnóstico, uma vez que a eficácia da terapêutica é altamente dependente de um diagnóstico precoce.
- O diagnóstico de HP tipo 1 segue uma abordagem por etapas:
  1. Suspeita clínica baseada em achados sugestivos de HP.
  2. Avaliação metabólica demonstrando aumento da excreção de oxalato, adicionalmente, um aumento de excreção de glicolato é altamente sugestivo de HP tipo 1.

3. O diagnóstico de HP é confirmado mediante análise molecular, demonstrando mutação no gene *AGXT*.
4. Caso nenhuma mutação seja detectada, o diagnóstico pode ser firmado com base em uma biópsia hepática, mostrando ausência ou redução significativa da atividade de AGT.
5. Após o diagnóstico uma avaliação dos demais órgãos é fundamental para determinar seu acometimento.

- Em um registro europeu a média de idade nos primeiros sintomas foi de 4 anos e a média de idade ao diagnóstico de 7,7 anos; nessa coorte 43% dos pacientes apresentavam DRC terminal na época do diagnóstico.
- A avaliação metabólica demonstra um aumento da excreção urinária de oxalato (> 1 mmol – 90 mg/1,73 m²/24 horas) × valores normais (< 0,5 mmol – 45 mg/1,73 m²/24 horas).
- Os níveis plasmáticos de oxalato permanecem preservados até um *clearance* de 40 mL/min/1,73 m².
- Em alguns pacientes, particularmente lactentes, a obtenção de amostra urinária de 24 horas pode ser particularmente difícil, sendo possível utilizar a relação oxalato/creatinina em amostra isolada (mmol/mmol) (Quadro 22.1).
- O diagnóstico definitivo é possível pela análise molecular de mutações no gene *AGXT*.

Quadro 22.1. Valores normais de relação oxalato: creatinina de acordo com a idade

Faixa etária	Relação oxalato: creatinina
< 6 meses	< 0,36 – 0,42
6 meses – 2 anos	< 0,24 – 0,29
2 – 5 anos	< 0,19 – 0,22
6 – 12 anos	< 0,16 – 0,18
> 16 anos	< 0,09 – 0,12

Tratamento

- A eficácia do tratamento da HP é dependente do diagnóstico precoce.
- A cura definitiva para a HP tipo 1 é o transplante hepático, uma vez que o fígado doado fornece a enzima deficiente, reduzindo a produção de oxalato para níveis normais.

Manejo clínico

- O manejo clínico é baseado na redução da saturação de oxalato e cálcio e produção de oxalato, minimizando a deposição renal de oxalato de cálcio e progressão para DRC terminal.
- Recomenda-se ingestão hídrica abundante para assegurar um débito urinário de 3 L/1,73 m²/dia; em lactentes, pode ser necessária a utilização de sondas e/ou GTM para assegurar a oferta hídrica no período noturno.
- Evitar alimentos ricos em oxalato, como chá, chocolate e espinafre.
- Utilizar inibidores da cristalização de oxalato de cálcio, como citrato de potássio ou óxido de magnésio.
- Deve-se lembrar que a principal fonte de oxalato é endógena, de modo que as medidas dietéticas são de pouca utilidade.
- Pode-se realizar uma tentativa de administração de altas doses de piridoxina, uma coenzima da AGT que promove a conversão de glioxalato em glicina, em detrimento de oxalato.
- Cerca de 10% – 30% dos pacientes com HP tipo 1 apresentam resposta com a administração de piridoxina com redução da excreção de oxalato urinário, particularmente os pacientes com mutação homozigota em p.Gly170Arg ou p.Phe152Ile.
- Em decorrência de tal fato, um *trial* de piridoxina de pelo menos 3 meses deve ser tentado em todos os pacientes com HP

tipo 1 (uma redução de pelo menos 30% da excreção urinária de oxalato é considerada uma resposta positiva) – inicia-se uma uma dose de piridoxina de 5 mg/kg/dia.

Diálise

- A taxa de remoção máxima por hemodiálise convencional ou diálise peritoneal é de 950 – 1.440 μmol/dia, muito inferior à produção diária de oxalato de 3.500 – 7.500 μmol/dia.
- Os níveis plasmáticos de oxalato pré-diálise variam entre 100 e 200 μmol/L, com uma redução para 60 – 80 μmol/L após hemodiálise.
- Contudo, os níveis plasmáticos de oxalato retornam para 80% dos níveis pré-hemodiálise 24 horas e 95% 48 horas após o procedimento dialítico.
- Diálise intensiva (5 horas diárias) pode ser útil no período pré-transplante para minimizar a deposição de oxalato no enxerto.

Transplante

- A melhor estratégia de transplante nos pacientes com HP tipo 1 permanece incerta, sendo possíveis 3 opções:
  1. Transplante combinado fígado-rim.
  2. Transplante hepático isolado.
  3. Transplante renal isolado.
- Muitos centros têm recomendado o transplante combinado fígado-rim como primeira opção para os pacientes com HP tipo 1.

Hiperoxalúria primária tipo 2

Fisiopatologia

- Na HP tipo 2 o defeito genético resulta em uma atividade deficiente ou ausente da GRHPR, que, habitualmente, está envolvida na conversão de glioxalato em glicolato.
- Diferentemente da AGT, a GRHPR, apesar de predominantemente expressa no fígado, apresenta uma distribuição tecidual mais abundante.
- Esse erro inato do metabolismo resulta em grandes quantidades de glioxalato e hidroxipiruvato que são convertidos pela lactato desidrogenase em oxalato e L-glicerato, respectivamente.
- O gene *GRHPR* está localizado no cromossomo 9p11 → até 2013 haviam sido descritas cerca de 30 mutações nesse gene, incluindo deleções, inserções e mutações *missense* e *nonsense*.

Manifestações clínicas

- Os pacientes com HP tipo 2, quando comparados com os portadores de HP tipo 1, parecem apresentar uma doença menos grave com melhor preservação da função renal no longo prazo.
- A diferença pode ser explicada pela menor excreção de oxalato observada em pacientes com HP tipo 2, apesar da existência de um *overlap* significativo entre essas duas formas da doença.
- A nefrocalcinose é menos comum nos pacientes com HP tipo 2, quando comparada aos pacientes com tipo 1.

Diagnóstico

- O diagnóstico de HP tipo 2 é baseado nas seguintes etapas:
  1. História de urolitíase e, raramente, nefrocalcinose em uma criança ou lactente.
  2. Avaliação metabólica demonstrando excreção elevada de oxalato. Adicionalmente, os pacientes com HP tipo 2 apresentam níveis elevados de L-glicerato urinário (> 28 μmol/mol de creatinina), achado patognomônico desta doença.

3. O diagnóstico definitivo é dado pela análise molecular do *GRHPR* e, em casos em que nenhuma mutação é detectada, pela demonstração de redução da atividade da GRHPR em biópsia hepática.

Tratamento

- As recomendações de ingestão hídrica e de utilização de inibidores da cristalização de oxalato de cálcio são as mesmas dos portadores de HP tipo 1.
- Diferentemente do observado em pacientes com HP tipo 1, a terapia com piridoxina não reduz a produção de oxalato em pacientes com HP tipo 2.
- Nos poucos pacientes que evoluem para DRC terminal o transplante renal isolado é a abordagem recomendada.

Hiperoxalúria primária tipo 3

- A HP tipo 3 apresenta herança autossômica recessiva e representa cerca de 5% dos casos de HP.
- A HP tipo 3 é decorrente de mutações no gene *HOGA1*, que codifica a enzima mitocondrial 4-hidroxi-2-oxoglutarato-aldolase.
- Esta enzima está expressa no fígado e nos rins e representa a última etapa da via de degradação da hidroxiprolina na mitocôndria, e catalisa a clivagem do 4-hidroxi-2-oxiglutarato (HOG) em piruvato e glioxalato.
- Pacientes com HP tipo 3, habitualmente, têm apresentação mais precoce (idade média de 2 anos) com sintomas decorrentes de urolitíase.
- A hiperoxalúria é, em geral, acompanhada de hipercalciúria.
- Diferentemente das outras formas de HP, os pacientes com HP tipo 3 não apresentam sintomas em fases mais tardias da vida, normalmente sem recorrência de urolitíase após os 6 anos de idade.
- Os pacientes tipicamente não evoluem para disfunção renal progressiva, contudo podem apresentar comprometimento discreto da função renal (TFG 77 a 83 mL/min/1,73 m^2) (Quadro 22.2).

Quadro 22.2. Quadro clínico e tratamento da hiperoxalúria primária

Características	Tipo 1	Tipo 2	Tipo 3
Localização cromossômica	2q37.3	9p13.2	10q24.2
Idade de início	Todas as idades, mais comumente na infância	Todas as idades	Todas as idades
Apresentação clínica	Cálculos de oxalato de cálcio, nefrocalcinose e falência renal	Cálculos de oxalato de cálcio	Cálculos de oxalato de cálcio
Tratamento de suporte	Hidratação, citrato e piridoxina	Hidratação e citrato	Hidratação e citrato
Transplante	Fígado e rim	Rim	Não necessário – sem relatos de falência renal até o momento

Fonte: Adaptado de Primary hyperoxaluria. Cochat et al. N Engl J Med. 2013.

Bibliografia

Allard L, Cochat P, Leclerc AL et al. Renal function can be impaired in children with primary hyperoxaluria type 3. Pediatr Nephrol. 2015; 30:1807.

Bergstralh EJ, Monico CG, Lieske JC et al. Transplantation outcomes in primary hyperoxaluria. Am J Transplant. 2010; 10:2493.

Cochat P, Rumsby G. Primary hyperoxaluria. N Engl J Med. 2013 Aug 15; 369(7):649-58.

Devresse A, Cochat P, Godefroid N, Kanaan N. Transplantation for primary hyperoxaluria type 1: designing new strategies in the era of promising therapeutic perspectives. Kidney Int Rep. 2020 Sep 24; 5(12):2136-2145.

Harambat J, van Stralen KJ, Espinosa L et al. Characteristics and outcomes of children with primary oxalosis requiring renal replacement therapy. Clin J Am Soc Nephrol. 2012; 7:458.

Levy M, Feingold J. Estimating prevalence in single-gene kidney diseases progressing to renal failure. Kidney Int. 2000; 58:925.

Lieske JC, Monico CG, Holmes WS et al. International registry for primary hyperoxaluria. Am J Nephrol. 2005; 25:290.

CAPÍTULO 23

Doenças Císticas Renais – Noções Gerais

Introdução

- As doenças císticas renais designam um espectro amplo de doenças que se caracterizam pela presença de cistos no parênquima renal.
- Com relação à transmissão, as doenças císticas renais podem ser hereditárias, congênitas não hereditárias ou adquiridas.
- Ao avaliar um paciente com doença cística renal é fundamental descrever detalhadamente a história familiar e analisar cuidadosamente os exames de imagem e o quadro clínico do mesmo, de modo a estabelecer a hipótese diagnóstica mais provável (ver algoritmo ao final do capítulo).
- **Cisto:** cavidade fechada circundada por tecido epitelial, geralmente preenchida por conteúdo líquido.
- **Doença policística:** designa duas formas hereditárias (DPAD e DPAR), antes chamadas de doença policística do adulto e infantil, respectivamente.
- **Doença multicística:** designa uma nefropatia cística múltipla, mais frequentemente esporádica e, em geral, unilateral.
- **Doença microcística:** corresponde à síndrome nefrótica congênita do tipo finlandês.
- **Cistos adquiridos:** são decorrentes de mecanismos obstrutivos, degenerativos ou neoplásicos.
- Atualmente, pode-se postular que as diversas cistopatias renais hereditárias sejam expressões variadas de anormalidades de uma estrutura celular apenas, o cílio primário apical (ciliopatias).
- O cílio primário é uma estrutura complexa englobando o centríolo que dá origem aos microtúbulos e centenas de proteínas que, em conjunto, formam o centrossomo.
- No tecido epitelial renal o cílio primário, emergindo do polo apical das células tubulares, funciona provavelmente como mecanoceptor sensível ao fluxo do fluido tubular, recebendo mensagens do exterior que são sinalizadas para o citosol e para o núcleo determinando papel importante no controle do ciclo celular e da proliferação de tecidos.

Doenças císticas hereditárias

Doença renal policística autossômica dominante

- A DRPAD é a mais comum das doenças císticas hereditárias, acometendo 1:500 a 1:1.000 indivíduos.
- Caracterizada por cistos múltiplos e bilaterais que surgem em qualquer segmento dos néfrons, determinando grande aumento da massa e perda progressiva da função renal,

o que culmina com doença renal crônica terminal (DRC-t) por volta dos 50 – 60 anos de idade (Figura 23.1).
- Existem inúmeros casos nos quais o início dos sintomas e o desfecho para DRC-t podem ocorrer precocemente na infância, não devendo mais ser utilizada a denominação doença renal policística do adulto.
- A hipertensão é frequente, e postula-se que sua ocorrência seja decorrente do aumento da secreção de renina secundária à isquemia dos néfrons por compressão exercida pelos cistos.
- Além dos cistos renais, os pacientes apresentam lesões císticas no fígado, no pâncreas, nos pulmões, nas coronárias e no cérebro (os pacientes com cistos cerebrais apresentam riscos de hemorragia intracraniana).
- A DRPAD resulta de mutações em dois genes:
  - **PKD1:** codifica a proteína policistina 1 e é responsável por cerca de 85% dos casos, com apresentação mais precoce e grave.
  - **PKD2:** codifica a policistina 2 e é responsável por cerca de 15% dos casos.
- A transmissão é autossômica dominante, sendo 50% a chance de acometimento em cada filho de paciente afetado.
- Acredita-se que para o desenvolvimento da doença seja necessário que o indivíduo apresente duas mutações em conjunto, sendo uma herdada do progenitor e outra adquirida por ação do ambiente.
- Alguns fármacos, como rapamicina, everolimus e octreotide, têm sido estudados no tratamento de indivíduos com DRPAD.

Doença renal policística autossômica recessiva

- A DRPAR uma condição grave, que afeta 1:20.000 indivíduos, atingindo os rins e as vias biliares e leva a consequências devastadoras para a saúde dos indivíduos afetados, sendo que cerca de 30% dos pacientes vão a óbito no período neonatal, provavelmente por oligoidrâmnio e hipoplasia pulmonar.
- Os rins apresentam grande aumento de tamanho, mas conservam a silhueta normal do órgão.

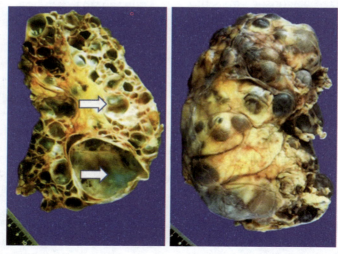

Figura 23.1. Aspecto macroscópico dos rins na doença renal policística autossômica dominante. Atentar para nefromegalia e cistos de grande tamanho (setas). Fonte: Adaptada de Medscape.

- A enorme quantidade de pequenos cistos que caracteriza a DRPAR se origina exclusivamente dos ductos coletores.
- Paralelamente ao comprometimento da função renal ocorre disgenesia da tríade portal hepática, o que acaba por levar à fibrose hepática progressiva.
- Gene mutado → PKHD1 (*polycystic kidney and hepatic disease*) → codifica uma proteína denominada poliductina ou fibrocistina.

Nefronoftise

- A nefronoftise é uma doença cística renal hereditária, de transmissão autossômica recessiva, que constitui a causa genética mais comum de DRC-t nas três primeiras décadas de vida.
- São descritas três formas clínicas de nefronoftise:
  a. **Infantil** → com desenvolvimento de DRC-t em média em torno de 1 ano de idade.
  b. **Juvenil** → com desenvolvimento de DRC-t em média aos 13 anos de idade.
  c. **Adolescente** → com desenvolvimento de DRC-t em média aos 19 anos de idade.
- A incidência descrita de nefronoftise é de 1:50.000 habitantes.
- Os sintomas iniciais são relativamente leves, o que pode retardar o diagnóstico, e consistem em poliúria, polidipsia, déficit de concentração urinária, enurese secundária e anemia.
- Crianças com nefronoftise apresentam aumento de creatinina, em média, aos 9 anos de idade, e ocorrência de DRC-t se estabelece após alguns anos.
- A nefronoftise pode cursar com manifestações extrarrenais, como: retinite pigmentar (síndrome de Senior-Loken – Figura 23.2), aplasia do vermis cerebelar (síndrome de Joubert – Figura 23.3), apraxia óculo-motora tipo Cogan, retardo mental e fibrose hepática.

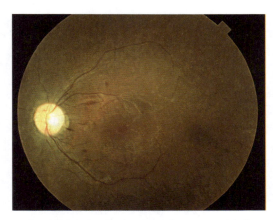

Figura 23.2. Fundo de olho (olho esquerdo) de paciente com síndrome de Senior-Loken evidenciando retinite pigmentosa. Fonte: Adaptada Fundus Examination Pointing to the Diagnosis of Senior-Loken Syndrome. Black *et al*. JAMA Ophthalmol. 2016.

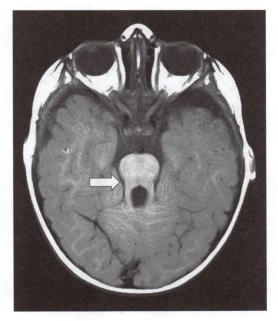

Figura 23.3. Sinal do dente molar (seta) – hipoplasia do vermis cerebelar em paciente com síndrome de Joubert. Fonte: Adaptada de Gaillard F & Saber M. Molar tooth sign (CNS). Radiopaedia.

- Histologicamente, observa-se a tríade clássica:
  1. ruptura da membrana tubular;
  2. nefropatia túbulo-intersticial e;
  3. cistos que se encontram principalmente na junção corticomedular, associados à desintegração da membrana basal tubular, à atrofia tubular cortical, à infiltração e à fibrose intersticial (Figura 23.4).
- O USG evidencia apenas aumento da ecogenicidade medular, e nem sempre os cistos são visíveis aos exames de imagem.
- Deve-se suspeitar de nefronoftise em crianças e adolescentes com doença renal crônica inexplicável e história familiar positiva.

Doença renal cística medular

- Está incluída no complexo das doenças renais denominado nefronoftise/doença renal cística medular.

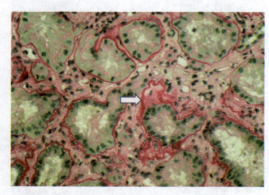

Figura 23.4. Aspectos histológicos na nefronoftise. Corte histológico seccional de um rim mostrando várias alterações tubulares, incluindo colapso tubular e espessamento das membranas basais tubulares. Atentar para a aparência lamelada e irregular de alguns segmentos da membrana basal tubular (seta), assim como atenuação abrupta de outros segmentos no mesmo túbulo. Microscopia óptica, aumento 360×. Fonte: Adaptada de UpToDate.

- É caracterizada por transmissão autossômica dominante, evolução lenta e perda progressiva da função renal.
- Inicia-se na adolescência e culmina com DRC-t em torno dos 45 anos de idade.
- Difere da nefronoftise, que possui herança autossômica recessiva, aparecimento precoce na infância e progressão para DRC-t antes dos 20 anos de idade.
- É classificada geneticamente em tipo 1 e tipo 2, tendo apresentação clínica semelhante, exceto pela presença de gota e hiperuricemia na DRCM tipo 2, chamada de nefropatia hiperuricêmica juvenil familiar (NHJF).
- A denominação NHJF refere-se a famílias que apresentam mutações no gene que codifica a uromodulina (mucoproteína de Tamm-Horsfall) no cromossomo 16p12.
- A uromodulina é produzida exclusivamente pela porção ascendente da alça de Henle.
- A hipótese diagnóstica de NHJF deve ser feita na presença de achados de história familiar de doença renal crônica progressiva e gota, acompanhada de proteinúria discreta no exame de urina.
- O tratamento é feito com alopurinol, que melhora os níveis de ácido úrico plasmático, mas parece não interferir na progressão para doença renal crônica.
- É possível utilizar IECA ou BRA nos casos de HAS e proteinúria.
- A DRCM tipo 1 apresenta curso clínico variado, iniciando suas manifestações na adolescência, ocorrendo DRC-t após os 30 anos de vida.
- Proteinúria discreta pode ocorrer em 30% dos casos de DRCM tipo 1, sendo a perda da capacidade de concentração urinária rara e tardia.
- O diagnóstico é baseado na elevação das escórias nitrogenadas em associação

com proteinúria leve e história familiar de doença renal crônica de origem autossômica dominante.
- Cistos renais estão presentes na USG em 40% dos casos.

Cistos renais em síndromes hereditárias

Esclerose tuberosa
- Complexo de malformações herdado de maneira autossômica dominante, afetando 1:6.000 indivíduos.
- A doença é ligada a 2 genes supressores, *TSC1* e *TSC2*, localizados, respectivamente, nos cromossomos 9 e 16.
- O *TSC1* codifica a hamartina e o *TSC2* a tuberina, sendo o último responsável por 70% dos casos.
- Os principais achados relacionados com a esclerose tuberosa são: angiofibromas faciais, fibromas ungueais, máculas hipomelanóticas, hamartomas e astrocitomas retinianos, nódulos subependimários, rabdomiomas cardíacos, angiomiolipomas renais e cistos renais.
- Os cistos se caracterizam pela localização medular e cortical e, algumas vezes, surgem cistos glomerulares.
- Existe a possibilidade rara de coexistência de esclerose tuberosa com DRPAD, em razão de uma deleção extensa que engloba ambos os genes vizinhos, *TSC2* e *PKD1*, conhecida como síndrome do gene adjacente ou síndrome dos genes contíguos.

Síndrome de Bardet-Biedl
- Doença autossômica recessiva com frequência de 1:140.000 indivíduos.
- Caracteriza-se por acometimento sistêmico envolvendo doença renal, que se assemelha ao encontrado na nefronoftise, obesidade, distrofia retiniana, polidactilia, hipogonadismo e retardo do DNPM (Figura 23.5).
- Com a idade os pacientes tornam-se hipertensos e a DRC progride.
- Atualmente, cerca de 16 genes foram identificados na gênese dessa doença, e acredita-se que sejam necessárias 2 mutações em um gene e uma mutação em outro BBS para que ocorra a doença, sendo um exemplo de uma doença trialélica.

Síndrome orofacial-digital tipo 1
- Grupo de doenças hereditárias transmitidas de maneira dominante ligada ao cromossomo X, caracterizadas por malformações da face, da boca e extremidades e afetando 1:250.000 nascidos vivos.
- Os indivíduos do sexo masculino têm óbito fetal, enquanto os do sexo feminino têm quadros clínicos variados, podendo apresentar malformações do SNC.
- O acometimento renal lembra o que ocorre na DRPAD, mas nesse caso os cistos são glomerulares e não de origem tubular.
- A proteína OFD1 é localizada no complexo centrossomo e, provavelmente, participa da formação e da estruturação do cílio primário.

Doenças císticas congênitas não hereditárias

Displasia cística renal
- Anomalia de diferenciação do rim fetal, definida por achados microscópicos.
- Essa anomalia foi associada à obstrução antenatal do trato urinário, acompanhada por válvula de uretra posterior, síndrome de Prune-Belly ou obstrução da junção uretero-piélica.
- O rim com displasia cística pode conter ductos primitivos e tecidos, como cartilagem, gordura, tecidos hematopoiéticos e, frequentemente, cistos.

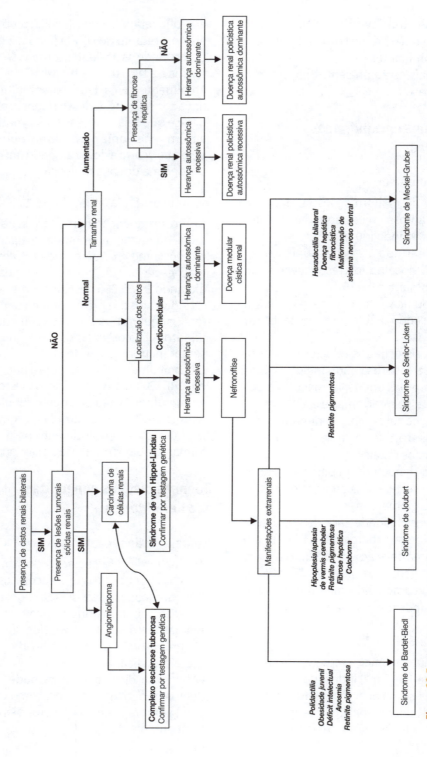

Figura 23.5. Algoritmo para a avaliação das doenças císticas. Fonte: Adaptada de An approach to cystic kidney diseases: the clinician's view. Franke *et al.* Nat Rev Nephrol. 2014.

Rim multicístico displásico

- Corresponde à forma mais grave de displasia renal cística, sendo frequentemente detectado em USG antenatal.
- Consiste em uma massa de cistos e tecido conjuntivo sem formato renal, não se identificando tecido parenquimatoso renal apesar de, em alguns casos, haver pequenas porções de tecido renal funcionante nas áreas displásicas.
- O ureter geralmente está ausente ou atrésico.
- A incidência é maior em meninos do que em meninas e ocorre em 0,3 – 1 para cada 1.000 nascidos vivos, sendo mais da metade dos casos detectada em exame pré-natal.
- A maioria apresenta RMD unilateral, sendo o rim esquerdo afetado com mais frequência.
- O rim contralateral pode ser normal, mas muitas vezes há associação com outros defeitos, como vícios de rotação ou posições anômalas, hipoplasia, áreas de displasias, refluxo vesicoureteral (25% dos casos), ureterocele, estenose de JUP ou anormalidades genitais.
- Malformações extrarrenais também podem ser observadas, como defeitos cardíacos, atresia intestinal ou esofágica e mielomeningocele.
- Apesar de estudos antigos recomendarem a remoção cirúrgica do RMD em face de possível risco de malignização (especialmente tumor de Wilms), uma revisão sistemática da literatura envolvendo 26 estudos não demonstrou qualquer caso evolutivo com tumor de Wilms em 1.041 crianças com RMD unilateral.
- Nos casos em que há infecção do trato urinário recomenda-se avaliação do rim contralateral por uretrocistografia para afastar a presença de RVU associado → o RVU contralateral é encontrado em 25% dos casos, em geral, sendo de baixo grau e com resolução espontânea nos primeiros anos de vida.
- A história natural do RMD sem qualquer intervenção é de involução na maioria dos casos, sem HAS ou desenvolvimento de neoplasias.

Doenças císticas adquiridas

Cisto renal simples

- O cisto simples é o mais comum dentre as doenças císticas renais.
- Caracterizado pelo aparecimento de cistos de tamanhos variados (mais comumente 0,5 – 1,0 cm), limites precisos, paredes finas e lisas, sendo esféricos, uniloculares e corticais, alterando o contorno renal ou medular.
- Pacientes com cistos renais isolados, com função renal normal e sem displasia renal foram seguidos por anos sem qualquer evidência de deterioração da função renal.

Rim em esponja medular

- Atinge 1:5.000 a 1:20.000 indivíduos, sendo caracterizado pelo aparecimento de dilatações císticas nos ductos coletores da medula renal.
- Apresenta-se com hematúria, urolitíase e ITU, tratando-se de uma alteração benigna que, por si só, não leva à perda da função renal.
- O diagnóstico é feito pela urografia excretora (UGE) ou urorressonância, que mostra rins de tamanhos normais com ectasia dos ductos medulares, denominada "buquê de flores".
- O REM está associado à formação difusa de pequenos (microscópicos) e grandes cistos medulares que não atingem o córtex renal.
- As alterações renais observadas são resultado de anormalidades do desenvolvimento, sem evidência de transmissão genética.

- Os pacientes usualmente são assintomáticos.
- Pacientes com nefrocalcinose, hipercalciúria e nefrolitíase por cálculos de cálcio podem ter associação com REM em 12% – 20% dos casos.
- USG revela a junção corticomedular uniformemente ecogênica em função da deposição de cálcio, mas é considerado um exame menos específico do que a UGE ou ressonância magnética.
- É uma doença de excelente prognóstico em longo prazo, não necessitando de tratamento específico.

Bibliografia

Adamiok-Ostrowska A, Piekiełko-Witkowska A. Ciliary genes in renal cystic diseases. Cells. 2020 Apr 8; 9(4):907.

Arora V, Anand K, Chander Verma I. Genetic testing in pediatric kidney disease. Indian J Pediatr. 2020 Sep; 87(9):706-715.

Cornec-Le Gall E, Alam A, Perrone RD. Autosomal dominant polycystic kidney disease. Lancet. 2019 Mar 2; 393(10174):919-935.

Kurschat C, Müller RU, Franke M et al. An approach to cystic kidney diseases: the clinician's view. Nat Rev Nephrol. 2014; 10:687-699.

McConnachie DJ, Stow JL, Mallett AJ. Ciliopathies and the kidney: a review. Am J Kidney Dis. 2021 Mar; 77(3):410-419.

Müller RU, Benzing T. Cystic kidney diseases from the adult nephrologist's point of view. Front Pediatr. 2018 Mar 22; 6:65.

Sergouniotis PI, Hadfield KD, Black GC. Fundus Examination Pointing to the Diagnosis of Senior-Loken Syndrome. JAMA Ophthalmol. 2016;134(8):e161299.

CAPÍTULO 24

Síndrome de Alport

Introdução

- A síndrome de Alport (SA) é uma doença glomerular hereditária causada por mutações em genes codificando o colágeno tipo IV.
- É uma doença glomerular progressiva, frequentemente associada à surdez neurossensorial e a anormalidades oculares.

Fisiopatologia

- Os trímeros α-3, 4 e 5 do colágeno tipo IV são encontrados na membrana basal glomerular, na cóclea e nos olhos.
- A forma mais comum de SA é uma mutação nos genes do COL4A5 localizados no cromossomo X, que codificam a cadeia α-5, e representa cerca de 80% dos casos de SA (Tabela 24.1).
- Os homens são gravemente afetados, enquanto a maioria das mulheres apresenta apenas hematúria; contudo, algumas mulheres portadoras podem desenvolver falência renal.
- Cerca de 15% dos casos de SA apresentam herança autossômica recessiva, mutação comum nos genes COL4A3 e COL4A4, localizados no cromossomo 2 e que codificam as cadeias α-3 e α-4.
- Os demais pacientes são heterozigotos para uma mutação no COL4A3 e COL4A4, podendo apresentar doença renal progressiva.

Quadro clínico

- O fenótipo depende do genótipo e do sexo do paciente.
- A história familiar de hematúria, surdez e doença renal crônica terminal (DRC-t) deve ser sempre questionada.
- Tipicamente, parentes do sexo masculino da família materna são afetados.

Tabela 24.1. Padrões de herança na síndrome de Alport

Doença	Herança	Locus	Produto gênico
Síndrome de Alport	Ligada ao X (80%)	COL4A5	α-5 (IV)
	Aut. recessiva (15%)	COL4A3 ou COL4A4	α-3 (IV) ou α-4 (IV)
	Aut. dominante (5%)	COL4A3 ou COL4A4	α-3 (IV) ou α-4 (IV)
DMF	Aut. dominante	COL4A3 ou COL4A4	α-3 (IV) ou α-4 (IV)
Síndrome HANAC	Aut. dominante	COL4A1	α-1 (IV)

DMF: doença da membrana fina; HANAC: angiopatia hereditária com nefropatia, aneurismas e câimbras.
Fonte: Desenvolvida pela autoria.

- Em cerca de 15% dos casos não há história familiar descrita, por se tratar de uma mutação nova no COL4A5 ou por um padrão autossômico recessivo de SA.

Doença ligada ao X

- Hematúria microscópica está presente em praticamente todos os pacientes, homens e mulheres.
- O achado de hematúria macroscópica é comum.
- Proteinúria e hipertensão ocorrem na segunda década de doença e são habitualmente progressivas.
- DRC-t ocorre frequentemente em homens no final da adolescência e no início da idade adulta.
- Homens com SA ligada ao X progridem inexoravelmente para DRC-t, com um risco de 50% com 25 anos, 90% com 40 anos e praticamente 100% com 60 anos.
- A idade de progressão para DRC-t em homens com doença ligada ao X está relacionada com o genótipo do COL4A5 → risco de 90% aos 30 anos de idade para mutações *nonsense* e deleções, 70% para mutações do tipo *splicing* e 50% para mutações *missense*.

Alterações auditivas

- Apesar de audição normal ao nascimento, observa-se com frequência perda auditiva neurossensorial progressiva, inicialmente para sons de alta frequência, na segunda década.
- A perda auditiva é menos comum e mais tardia em pacientes do sexo feminino.

Alterações oculares

- Lenticone anterior, catarata e pigmentação retiniana são associações conhecidas.

Condições raras

- Homens com SA ligada ao X e mulheres portadoras podem desenvolver leiomiomas esofágicos, e as pacientes do sexo feminino podem desenvolver também leiomiomatose uterina.
- Alterações em contagem e tamanho de plaquetas também foram descritas em associação com a SA.

Doença autossômica recessiva

- As manifestações renais, incluindo progressão para DRC-t, são similares às observadas na forma ligada ao X.
- As alterações auditivas são igualmente conhecidas.
- Homens e mulheres são igualmente afetados.

Avaliação laboratorial

- Urina 1 – proteinúria, usualmente não nefrótica, hematúria e cilindros hemáticos.
- Avaliação de função renal.
- Níveis de complemento – para afastar outras doenças.
- Audiometria e avaliação oftalmológica.
- Biópsia renal.
- Análise mutacional genética.
- *Screening* familiar.

Histopatologia

- O diagnóstico é, em geral, firmado por uma biópsia renal mostrando membrana basal glomerular com aparência lamelada (Figura 24.1).
- O diagnóstico pode ser confirmado pela coloração da membrana basal glomerular para componentes do colágeno tipo IV (Quadro 24.1).
- A cadeia α-5 também está presente na membrana basal epidérmica, e sua ausência em uma biópsia de pele de um homem

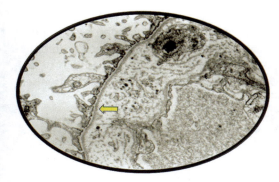

Figura 24.1. Microscopia eletrônica de um paciente com síndrome de Alport, evidenciando espessamento da membrana basal (seta), com algumas áreas de lamelação da lâmina densa. Fonte: Adaptada de Fundamentals of Renal Pathology. Fogo et al. 2014.

Quadro 24.1. Achados histológicos na síndrome de Alport

Modalidade	Achados histopatológicos
MO	• Hipercelularidade mesangial, expansão da matriz, presença de inclusões lipídicas, espessamentos irregulares de alças capilares, presença de glomerulosclerose em estágios tardios.
IF	• Ausência de depósitos imunes. • IF para colágeno tipo IV α-3, α-4 e α-5 é negativa na membrana basal glomerular, a depender do padrão de herança.
ME	• Achados patognomônicos → atenuação difusa da membrana basal glomerular, delaminação/fragmentação da membrana basal glomerular, presença de vesículas intramembranosas ou granulações eletrodensas.

Fonte: Desenvolvido pela autoria.

ou a expressão de mosaicismo em uma mulher por meio de uma fixação com anticorpos contra a cadeia α-5 é diagnóstica para síndrome de Alport ligada ao X.

- Contudo, colorações para membrana basal epidérmica são positivas em até 20% dos homens afetados; assim, um resultado positivo não afasta a possibilidade de síndrome de Alport.

Tratamento

- **IECA** → medicamentos recomendados atualmente para preservar a função renal em pacientes com hipertensão e/ou proteinúria.
- **Ciclosporina** → os inibidores de calcineurina foram tentados em algumas séries de casos para retardar a progressão da doença renal, podendo ser considerados em casos de proteinúria nefrótica.
- **Transplante renal** → parentes de primeiro grau em risco de evolução para DRC-t não devem ser aceitos como doadores.
- A SA não recorre no enxerto, porém 3% – 4% dos receptores de transplantes com SA desenvolvem anticorpos anti-MBG e podem apresentar glomerulonefrite crescêntica.

Bibliografia

Fogo AB, Alpers CE, Cohen AH, Colvin RB, Jennette C. Fundamentals of Renal Pathology. 2. ed. Springer, 2014.

Kashtan CE, Ding J, Garosi G, Heidet L, Massella L, Nakanishi K et al. Alport syndrome: a unified classification of genetic disorders of collagen IV α-345: a position paper of the Alport syndrome classification working group. Kidney Int. 2018; 93:1045-1051.

Kashtan CE, Gross O. Clinical practice recommendations for the diagnosis and management of Alport syndrome in children, adolescents, and young adults-an update for 2020. Pediatr Nephrol. 2021; 36(3):711-719.

Kashtan CE. Alport syndrome: achieving early diagnosis and treatment. Am J Kidney Dis. 2020 Jul; 77(2):272-279.

Pedrosa AL, Bitencourt L, Paranhos RM, Leitão CA, Ferreira GC, Simões e Silva AC. Alport syndrome: a comprehensive review on genetics, pathophysiology, histology, clinical, and therapeutic perspectives. Curr Med Chem. 2021 Jan 7; 28(27):5602-5624.

Warady BA, Agarwal R, Bangalore S, Chapman A, Levin A, Stenvinkel P et al. Alport syndrome classification and management. Kidney Med. 2020 Aug 7; 2(5):639-649.

CAPÍTULO 25

Infecção do Trato Urinário

Introdução

- É a infecção bacteriana grave mais frequente na infância, responsável por cerca de 7% dos casos de febre sem sinais localizatórios em lactentes.
- O retardo no diagnóstico e tratamento da pielonefrite aumenta o risco de lesão renal, a qual pode levar a sequelas graves como hipertensão arterial sistêmica (HAS) e doença renal crônica (DRC).
- Uma vez realizado o diagnóstico de infecção do trato urinário (ITU), além do tratamento precoce é importante detectar os grupos de risco para presença de uropatias e segui-los ambulatorialmente, visando evitar novos episódios de ITU e progressão para doença renal crônica.

Epidemiologia e fatores de risco

- Na literatura, no grupo etário de um mês a 11 anos o risco de desenvolver uma ITU sintomática está em torno de 1,1% e 3%, respectivamente, para o sexo masculino e feminino.

Idade e sexo

- Em lactentes febris menores que 3 meses a prevalência é maior em meninos do que em meninas, sendo de 8,7% e 7,5%, respectivamente.
- A partir dos 3 meses a prevalência de ITU no sexo feminino é 2 – 4 vezes maior do que no sexo masculino.

Presença de prepúcio

- A prevalência de ITU em lactentes febris não postectomizados é 4 – 8 vezes maior do que nos circuncidados.
- A circuncisão neonatal resulta na redução da incidência de ITU no primeiro ano de idade em 9,1 vezes, especialmente nos primeiros 3 meses.

Genética

- Crianças com parentes de 1º grau com história de ITU têm maior probabilidade de ter ITU do que aquelas sem essa história familiar.

Anomalias obstrutivas do trato urinário

- Anomalia do trato urinário obstrutiva (p. ex.: megaureter obstrutivo, estenose de JUP etc.) como causa da primeira ITU é infrequente, variando entre 1% e 4% nos diversos estudos.
- Crianças com anomalias obstrutivas estruturais e/ou funcionais apresentam

maior risco de ITU, pois a urina estagnada funciona como um ótimo meio de cultura para o crescimento bacteriano.

Disfunção vesicointestinal

- Refere-se a um padrão anormal de eliminações de etiologia desconhecida que se caracteriza por incontinência e retenção fecal e urinária, sendo frequentemente subdiagnosticada.
- Estima-se que cerca de 40% das crianças com controle esfincteriano e com a primeira ITU e 80% das crianças com ITU recorrente apresentem sintomas compatíveis com disfunção vesicointestinal.

Atividade sexual

- A associação entre relação sexual e ITU no sexo feminino, especialmente cistite, está bem definida.

Agentes etiológicos

- A *Escherichia coli* (Figura 25.1) é o agente mais frequente de ITU, responsável por 70% a 90% dos casos, seguida pelo *Proteus mirabilis*, este último mais prevalente em meninos do que em meninas.
- Nas recorrências, a *E. coli* continua sendo o agente mais frequente, mas em cerca de 85% dos casos de sorotipo diferente do anterior.
- Fungos, especialmente *Candida*, podem ser encontrados em pacientes com cateterização vesical prolongada, diabéticos, imunodeprimidos e em crianças com alterações anatômicas congênitas.
- Vírus (adenovírus 11 e 12) podem causar cistite hemorrágica em crianças na faixa escolar, a qual pode ser também causada por poliomavírus em pacientes imunodeprimidos.

Fatores de patogenia da *E. coli*

Fator de virulência	Função
Fimbria tipo 1	Adesão (epitélio, matriz), invasão e biofilme
Fimbria P	Adesão (epitélio, matriz), secreção de citocinas
Fimbria S	Adesão (epitélio, matriz e endotélio)
Fimbria F1C	Adesão (epitélio e endotélio)
Flagelo	Motilidade
Cápsula	Antifagocitária e anticomplemento
LPS	Efeito de endotoxina, citocinas

Patogenicidade	Produtos bacterianos
Citotoxicidade	a-hemolisina, SAT1
Hemólise	a-hemolisina
Interferência na fagocitose	CNF1 (fator necrótico citotóxico 1)
Sideróforos	Enterobactina, aerobactina e versiniobactina

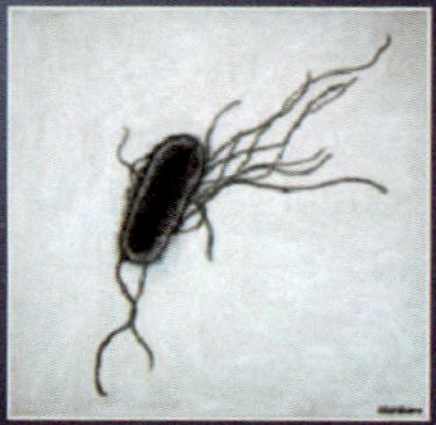

Figura 25.1. Fatores de patogenicidade da *E. coli*. Fonte: Desenvolvida pela autora.

Quadro clínico

- O quadro clínico é variável e depende do local da ITU (cistite ou pielonefrite), da intensidade do processo inflamatório e da idade (Figura 25.2).
- Quanto menor a criança, mais inespecíficos os sintomas.

Definições (Diretrizes do NICE, 2007)

- **ITU:** é definida pela associação de manifestações clínicas com bacteriúria significativa no trato urinário.
- **Bacteriúria assintomática:** é definida pela presença de bacteriúria significativa na ausência de sintomas.
- **Pielonefrite aguda/infecção do trato urinário superior:** lactentes e crianças que apresentam febre e bacteriúria significativa ou crianças sem febre, com dor lombar e bacteriúria significativa.
- **Cistite/infecção do trato urinário inferior:** crianças com sintomas associados à micção (alteração na frequência, retenção de urina, dor à micção e urgência miccional) e dor suprapúbica na presença de bacteriúria significativa e na ausência de manifestações sistêmicas.
- **ITU recorrente:** 2 ou mais episódios de pielonefrite aguda ou 1 episódio de pielonefrite aguda e um ou mais episódios de cistite ou 3 ou mais episódios de cistite.
- **ITU atípica:** sepse ou criança gravemente doente ou diminuição do fluxo urinário ou palpação de massa abdominal/bexiga palpável ou aumento de creatinina ou falha

Idade	Sinais e sintomas mais comuns	→	Sinais e sintomas mais comuns
Lactentes < 3 meses	Febre Vômitos Letargia Irritabilidade	Anorexia Baixo ganho ponderal	Icterícia (↑ BD) Hematúria
> 3 meses – pré-verbal	Febre	Vômitos Anorexia	Letargia Irritabilidade Hematúria Baixo ganho ponderal
> 3 meses – verbal	Urgência miccional Disúria	Disfunção miccional (incontinência, retenção urinária) Dor abdominal Dor lombar	Febre Mal-estar Vômitos Hematúria

Figura 25.2. Quadro clínico da ITU de acordo com faixa etária. Fonte: Desenvolvida pela autoria.

em responder ao tratamento com antibiótico apropriado em 48 horas ou infecção por microrganismo diferente da *E. coli*.

Abordagem diagnóstica

Anamnese e exame físico

- Quando se aborda uma criança com diagnóstico de ITU anterior para acompanhamento devem-se obter os seguintes dados na anamnese:
  - sinais e sintomas apresentados em cada episódio de ITU, caracterizando-os como cistite ou pielonefrite e se as ITU foram atípicas ou não;
  - coleta de urina em cada episódio de ITU (métodos e técnicas de antissepsia), visando verificar se o diagnóstico de ITU foi feito de modo acurado;
  - hábito intestinal para caracterizar ou não a presença de constipação intestinal ou encoprese;
  - padrão miccional da criança, cujas alterações podem levar à suspeita de distúrbios da micção funcionais ou neurogênicos que favorecem a recorrência de ITU, como:
    - frequências das micções, buscando-se identificar a presença de polaciúria ou retenção urinária ou variações no padrão urinário anterior da criança;
    - intensidade, continuação e duração do jato urinário para verificar se existe jato urinário entrecortado, em gotejamento ou de intensidade fraca;
    - presença de perda urinária crônica na calcinha ou na cueca;
    - esforço para iniciar a micção;
    - dor à micção;
    - urgência miccional;
    - realizar manobras especiais para a efetivação ou inibição da micção.
- quais são as ideias e hipóteses para o surgimento da ITU feitas pela família e quais são as preocupações a respeito desse diagnóstico;
- atividade sexual em adolescentes;
- antecedentes mórbidos em familiares de primeiro grau: ITU, refluxo vesicoureteral (RVU) e doenças renais, como litíase urinária e DRC.
- No exame físico de uma criança com quadro compatível com ITU devem ser avaliados:
  - pressão arterial;
  - temperatura;
  - peso e estatura (baixo ganho ponderoestatural pode ser indicativo de ITU recorrente);
  - dor à palpação abdominal ou massa abdominal (retenção urinária, fecal ou hidronefrose);
  - punho percussão dolorosa do ângulo costofrênico (sinal de Giordano);
  - exame genital externo (ectospia do meato urinário, fístulas vesicais, sinéquias labiais, vulvovaginite, balanopostite, corpo estranho vulvovaginal, sinais de doenças sexualmente transmissíveis, perda urinária na calcinha ou cueca);
  - região glútea e lombossacra (pesquisa de sinais de mielodisplasia oculta que podem estar associados à bexiga neurogênica → sinus, pigmentação, tufo de pelos, lipoma e lesão vascular);
  - descartar outros focos de infecção.

Diagnóstico laboratorial

Cultura de urina

- O diagnóstico definitivo de ITU na criança depende da demonstração de bacteriúria significativa na urocultura (Figura 25.3).
- O trato urinário é estéril, com exceção da uretra anterior.

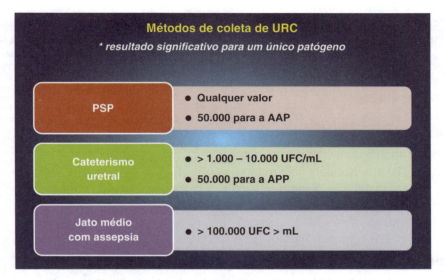

Figura 25.3. Métodos de coleta de URC. Fonte: Desenvolvida pela autoria.

- A coleta de urina por saco coletor tem risco de até 85% de falso-positivo, portanto em lactentes sem controle esfincteriano preconiza-se a cateterização vesical transuretral e, na sua impossibilidade, a punção suprapúbica.
- Em crianças com controle esfincteriano a coleta por jato médio é um método confiável.

Bacterioscopia de urina

- É um rápido e excelente método de triagem para decidir a introdução de antimicrobianos empiricamente.
- Deve ser realizada em uma gota de urina não centrifugada, colhida de maneira asséptica e corada pelo método de Gram.

Análise da urina

Leucocitúria

- Leucocitúrias estéreis podem ocorrer em processos inflamatórios e infecciosos não relacionados com a ITU, como leucorreia, vulvovaginite, balanopostite, litíase renal, glomerulonefrite, gastroenterite etc. (Tabela 25.1).

Teste do nitrito positivo

- Baseado na capacidade de muitos uropatógenos de reduzirem o nitrato (proveniente da dieta) para nitrito, não habitualmente encontrado na urina → tem alta especificidade e baixa sensibilidade.

Esterase leucocitária

- É feito com tiras reativas para pesquisa de uma enzima produzida pelos leucócitos (esterase leucocitária) que, na ITU, pode estar aumentada → é menos específico que o teste do nitrito.

Cristais de fosfato amoníaco magnesiano (estruvita)

- O encontro destes cristais alerta para a presença de cálculos infecciosos das vias urinárias → em geral, as bactérias implicadas nesses processos são *Proteus* sp. e, mais raramente, bactérias do gênero *Klebsiella*, *Citrobacter* e *Pseudomonas*.

Tabela 25.1. Sensibilidade e especificidade dos componentes dos exames de urina

Teste	Sensibilidade (%) variação	Especificidade (%) variação
Nitrito	53% (15 – 82)	98% (90 – 100)
Leucocitúria	73% (32 – 100)	81% (45 – 98)
Bacterioscopia	81% (16 – 99)	83% (11 – 100)
Esterase leucocitária	83% (67 – 94)	78% (64 – 92)
Esterase leucocitária ou nitrito ou bacterioscopia ou leucocitúria	99,8% (99 – 100)	70% (60 – 92)

Fonte: Desenvolvida pela autoria.

Tratamento

Indicações de hospitalização

- Idade < 2 a 3 meses.
- Pacientes imunodeprimidos.
- Presença de desidratação, vômitos ou inabilidade de tolerância à medicação oral.
- Falha na terapêutica oral.
- Suspeita de sepse ou estado geral gravemente comprometido.
- Pacientes portadores de doenças obstrutivas ou malformações complexas de trato urinário ou insuficiência renal.
- Grave motivo social.

Antimicrobiano de escolha

- O antimicrobiano de escolha, além de possuir atividade bactericida ou bacteriostática, deve ter as seguintes qualidades: pequeno ou nenhum efeito tóxico, alto grau de atividade do antimicrobiano na urina, fácil administração, custos reduzidos e baixa capacidade de induzir resistência bacteriana na flora intestinal (Tabelas 25.2 e 25.3).
- A escolha da terapêutica inicial deve ser baseada no perfil microbiológico e de resistência microbiana do serviço.
- Na prática clínica, mesmo diante de uma infecção por uma bactéria resistente *in vitro* a um antimicrobiano, pode haver eficácia terapêutica *in vivo* visto que a concentração urinária dos diversos antimicrobianos de metabolismo renal pode ser maior *in vivo*, levando à erradicação da bactéria do trato geniturinário.

Duração e controle do tratamento

- A duração do tratamento depende da idade e do quadro clínico.
- Crianças menores de 2 anos e aquelas com ITU febril ou recorrente devem ser tratadas por pelo menos 10 dias.
- Crianças maiores de 2 anos, com o primeiro episódio de ITU afebril, provável cistite, podem ser tratadas por 5 a 7 dias.
- Na terapia antimicrobiana eficaz espera-se melhora do estado geral e resolução da febre em 48 – 72 horas do início do tratamento.
- O controle de tratamento deve ser clínico.
- Considera-se desnecessária a realização de rotina de urocultura (URC) após 48 horas do início da terapêutica antimicrobiana, com a finalidade de avaliar a sensibilidade do germe ao antimicrobiano usado.

Tabela 25.2. Antimicrobianos habitualmente utilizados no tratamento de ITU

Droga	Dose	Dose máxima	Via
Amicacina	15 mg/kg/dia – 1 dose	1,5 g/dia	EV ou IM
Amoxicilina	25 – 50 mg/kg/dia – 2 a 3 doses	3 g/dia	VO
Amoxicilina-clavulato	50 mg/kg/dia – 3 doses	4 g/dia	VO
Ampicilina	50 – 100 mg/kg/dia – 4 doses (VO) 100 – 200 mg/kg/dia – doses (EV ou IM)	4 g/dia	VO, EV ou IM
Axetilcefuroxima	30 mg/kg/dia – 2 doses	1 g/dia	VO
Ácido nalidíxico	30 – 50 mg/kg/dia – 4 doses	4 g/dia	VO
Cefadroxila	30 mg/kg/dia – 2 doses	4 g/dia	VO
Cefalexina	50 – 100 mg/kg/dia – 3 a 4 doses	4 g/dia	VO
Cefalotina	100 mg/kg/dia – 4 doses	4 g/dia	EV ou IM
Cefazolina	25 – 100 mg/kg/dia – 3 a 4 doses	6 g/dia	EV ou IM
Cefotaxima	150 mg/kg/dia – 2 a 4 doses	12 g/dia	EV ou IM
Ceftriaxone	50 – 100 mg/kg/dia – 1 a 2 doses	2 g/dia	EV ou IM
Cefuroxime	75 – 150 mg/kg/dia – 3 doses	4,5 g/dia	EV ou IM
Ciprofloxacino	20 – 30 mg/kg/dia – 2 doses	1,5 g/dia (VO) 1,2 g/dia (EV)	VO ou EV
Gentamicina	6 – 7,5 mg/kg/dia – 1 dia	120 mg/dia	EV ou IM
Nitrofurantoína	5 – 7 mg/kg/dia – 4 doses	400 mg/dia	VO
SMZ + TMP	6 – 8 TMP mg/kg/dia – 2 doses	200 mg/dia – TMP	VO

Obs. 1: Nitrofurantoína e ácido nalidíxico têm excreção urinária, mas não atingem concentrações séricas terapêuticas → devem ser evitados em lactentes febris com suspeita de pielonefrite.
Obs. 2: Ácido nalidíxico pode provocar abaulamento de fontanela (pseudotumor cerebral) como efeito colateral, indicado para maiores de 3 meses.
Obs. 3: Ampicilina, amoxicilina e SMZ + TMP devem ser prescritos com cautela em comunidades com alta incidência de *E. coli* resistente a esses antimicrobianos.
Obs. 4: Ciprofloxacina, assim como outras quinolonas, não tem segurança estabelecida em crianças → seu uso deve ser limitado a bactérias multirresistentes.
Fonte: Desenvolvida pela autoria.

Bibliografia

Mattoo TK, Shaikh N, Nelson CP. Contemporary management of urinary tract infection in children. Pediatrics. 2021 Feb;147(2):e2020012138.

Morello W, la Scola C, Alberici I, Montini G. Acute pyelonephritis in children. Pediatr Nephrol. 2016; 31:1253-65.

Simões e Silva AC, Oliveira EA. Update on the approach of urinary tract infection in childhood. J Pediatr. 2015; 91:S2-10.

Stein R, Dogan HS, Hoebeke P, Kočvara R, Nijman RJM, Radmayr C et al. Urinary tract infections in children: EAU/ESPU guidelines. Eur Urol. 2015; 67:546-58.

Thergaonkar RW, Hari P. Current management of urinary tract infection and vesicoureteral reflux. Indian J Pediatr. 2020 Aug; 87(8):625-632.

CAPÍTULO 26

Infecção do Trato Urinário – Como e Quando Investigar?

Introdução

- Os protocolos da Academia Americana de Pediatria (AAP) e do National Institute for Health and Care Excellence (NICE), bastante restritivos em relação à investigação por imagem, suscitaram muita discussão com um grande número de publicações, algumas favoráveis e muitas os contestando.
- A base para as publicações contrárias é a demonstração de um alto índice de falta de diagnóstico precoce de refluxo vesicoureteral (RVU), o que pode comprometer o prognóstico renal.
- Muitas pesquisas ainda estão por vir e, apesar das décadas de estudos, até o momento não existe um consenso sobre o tema.
- No passado as crianças eram submetidas à investigação extensiva de imagem após o primeiro episódio de ITU, incluindo ultrassonografia de rins e vias urinárias (USG), uretrocistografia miccional (UCM) e cintilografia renal estática (DMSA).
- Tal abordagem visava à detecção de cicatrizes e RVU de qualquer grau, com o objetivo de prevenir a "nefropatia de refluxo" e suas sequelas em longo prazo (HAS e DRC).
- Acreditava-se que a detecção precoce de RVU e cicatrizes renais permitiria o início precoce de profilaxia antibiótica e/ou intervenção cirúrgica, com o objetivo de reduzir a recorrência de episódios de pielonefrite aguda e o surgimento de cicatrizes renais → o real benefício dessa abordagem foi reconsiderado ao longo do tempo.
- Dados de registros pediátricos de DRC mostraram que o dano renal, que se acreditava previamente ser adquirido a partir de cicatrizes pielonefríticas é, em geral, congênito por natureza, causado por alterações no desenvolvimento renal, particularmente hipodisplasia.
- Publicações recentes destacaram uma baixa correlação entre pielonefrite aguda e suas sequelas em longo prazo.
- Uma revisão sistemática publicada por Toffolo *et al.*, avaliando 1.029 crianças de estudos prospectivos com função renal normal na época da primeira ITU, mostrou que apenas 0,4% apresentou piora da função renal ao longo do período de *follow-up*.
- Salo *et al.*, relataram uma fração etiológica de ITU recorrente como etiologia de DRC, na ausência de anormalidades do trato urinário na primeira avaliação por imagem, de no máximo 0,3%.
- Tendo-se em vista os dados atuais da literatura, os *guidelines* para o manejo e avaliação do primeiro episódio de infecção do

trato urinário em crianças foram modificados, favorecendo uma abordagem menos agressiva.

O que diz a literatura?

- Há várias abordagens de imagem propostas para a investigação do primeiro episódio de ITU em crianças, entre elas: RCH 2006 (The Royal Children's Hospital of Melbourne), NICE 2007, TDA 2007 "top down approach" (University of Gothemburg), AAP 2011 e ISPN 2011 (Italian Society of Pediatric Nephrology) (Tabela 26.1).
- Em um estudo recente os autores simularam a aplicação retrospectiva dos *guidelines* referidos em uma coorte de 304 crianças com idade entre 2 e 36 meses pertencentes ao estudo italiano de infecções renais.

Tabela 26.1. Diferentes *guidelines* para investigação do primeiro episódio de ITU

Guideline	USG	UCM	DMSA tardia****
RCH	Sim	Menino < 6 m e/ou USG alterada	Não
NICE < 6 meses	Sim	USG alterada e/ou ITU atípica	ITU atípica
NICE ≥ 6 meses	ITU atípica*	Fator de risco**	ITU atípica
TDA	Não	DMSA agudo positivo	DMSA agudo positivo
AAP	Sim	USG alterada	Não
ISPN	Sim	USG alterada	USG alterada e/ou fator de risco***

*ITU atípica: alteração do estado geral, baixo fluxo urinário, massa abdominal palpável ou globo vesical, elevação de creatinina, septicemia, falta de resposta ao tratamento em 48 horas, ITU por bactéria diferente da *E. coli*.
**Fatores de risco (NICE): dilatação do trato urinário na USG, baixo fluxo urinário, infecção por bactéria diferente da *E. coli*, história familiar de RVU.
***Fatores de risco (ISPN): dilatação do trato urinário em USG pré-natal, história familiar de RVU, septicemia, lesão renal aguda, menino < 6 meses, provável não aderência familiar ao seguimento, falta de esvaziamento vesical completo, ausência de resposta ao tratamento em 72 horas, infecção por germe diferente da *E. coli*.
****Cintilografia estática realizada 8 a 12 semanas após o episódios de infecção do trato urinário.
Fonte: Desenvolvida pela autoria.

	ISPN	NICE	AAP	TDA
% de diagnósticos de RVU grau III – V não detectados	27%	50%	61%	15%
% de cicatrizes renais definitivas não detectadas	53%	62%	100%	–

- Todas as abordagens citadas, exceto o TDA, apresentaram baixa sensibilidade e falharam em identificar uma boa proporção dos pacientes com RVU e cicatrizes renais.
- Por outro lado, uma investigação por imagem menos agressiva contribuiu para uma redução expressiva nos custos econômicos e da exposição à radiação.
- Deve-se salientar que o significado clínico da não detecção de algumas crianças com RVU e cicatrizes renais ainda é incerto, no que se refere a suas consequências em longo prazo.

> Não há nenhum protocolo de investigação ideal, o mais agressivo apresenta maior sensibilidade no diagnóstico de RVU e cicatrizes, mas resulta em maior custo e radiação. De qualquer forma, todos os protocolos levam em consideração fatores de risco, porém não se referem às infecções febris recorrentes quando uma investigação abrangente certamente está indicada.

- Desse modo, antes de se tomar qualquer decisão é preciso considerar algumas questões importantes:
  1. A infecção foi confirmada por exames de urina coletados adequadamente?
  2. A infecção foi febril, caracterizando uma pielonefrite?
  3. Há recorrência de ITU?
  4. O lactente realizou USG pré-natal de qualidade suficiente para que se afirme a ausência de anormalidade congênita?
  5. Além da febre, o lactente apresentava algum outro sintoma, como jato urinário fraco, interrompido, com muito esforço ou constipação intestinal?
  6. Existe histórico familiar de ITU/ITU recorrente/RVU?
  7. Na criança em idade de aquisição da continência, como são os hábitos intestinal e miccional antes da ocorrência da ITU? Há enurese, noctúria, urgência, comportamento de retenção, escapes urinários, eritema vulvar recorrente, micções infrequentes, dores abdominais, constipação?

Métodos de imagem

USG de rins e vias urinárias

- A USG é um exame não invasivo que pode demonstrar o tamanho e a forma dos rins, a presença de duplicação de sistema coletor, cálculos, dilatação de pelve e ureteres, ureterocele, abcessos renais e perirrenais.
- Em crianças continentes pode informar sobre o volume pré e pós-miccional e eventual espessamento de paredes vesicais, indicando possível disfunção do trato urinário inferior.
- A USG não é confiável para a detecção de cicatrizes ou RVU.
- Estudos demonstram que a USG identifica anormalidades que alteram a programação terapêutica em apenas 1% a 2% dos casos de primeira ITU febril em crianças de 2 a 24 meses.
- O momento ideal para a realização da USG depende da situação clínica.
- Em lactentes com doença grave ou sem melhora após o início da terapia antimicrobiana recomenda-se que o exame seja realizado precocemente para diagnosticar complicações (abscesso renal ou perirrenal, pionefrose).
- Para lactentes que responderam favoravelmente à terapêutica a USG deverá ser realizada após a fase aguda para reduzir o risco de falso-positivo, secundário à inflamação renal durante o episódio agudo.
- A endotoxina da E. coli pode produzir dilatação durante a infecção aguda, que pode ser confundida com hidronefrose.

Uretrocistografia miccional (UCM)

- A UCM permite identificar a presença de RVU e sua graduação, bem como outras alterações anatômicas, como trabeculação vesical, divertículos e alterações uretrais.
- A UCM é um exame invasivo e com nível de radiação mais alto do que outros exames, mas é o padrão-ouro para avaliação anatômica do trato urinário inferior e apresenta pequena possibilidade de falso-positivo.

Cintilografia renal estática (DMSA)

- É um exame que apresenta grande sensibilidade para diagnosticar pielonefrite, quando realizado na fase precoce, e cicatrizes renais na fase tardia.
- Segundo Montini e colaboradores, cerca de 60% das crianças com ITU febril apresentarão cintilografia renal alterada na fase aguda da doença e, destas, 10% a 40% apresentarão cicatriz renal permanente.

- Conhecer a presença e a extensão das cicatrizes estabelece o prognóstico renal e permite fazer recomendações sobre o acompanhamento com eventual monitorização de microalbuminúria, pressão arterial, evolução das lesões, se os episódios de ITU recorrente persistirem, e alertar sobre o risco de doença hipertensiva específica da gestação (DHEG) em futuras gestações em meninas.

Avaliação funcional do trato urinário inferior

- Quando se suspeita de ITU secundária à disfunção do trato urinário inferior deve-se proceder à avaliação funcional do trato urinário inferior.
- **Avaliações não invasivas** → USG de rins e vias urinárias com avaliação pré e pós-miccional, fluxometria com medida de resíduo pós-miccional, teste de 4 horas de observação miccional (*four hours voiding observation*).
- **Avaliações invasivas** → estudo urodinâmico.

Conclusão

- Uma investigação completa de todas as crianças após a primeira infecção do trato urinário febril revela uma prevalência de RVU em torno de 20% a 30%, com apenas 1% a 4% de pacientes com RVU graus IV – V.
- Tendo em vista que as crianças com ITU recorrente apresentam um risco aumentado de RVU e cicatrizes renais, tais pacientes devem ser submetidos a uma investigação completa por imagem.
- Acredita-se que, em vista dos conhecimentos atuais, uma abordagem por imagem menos agressiva deva ser adotada após o primeiro episódio de ITU febril em crianças.
- É necessário identificar as populações de alto risco, para a qual uma avaliação por imagem completa será benéfica, permitindo uma redução do número de exames de imagem desnecessários, redução de estresse psicológico aos familiares e pacientes, diminuição de exposição à radiação e de custos.

Bibliografia

la Scola C, de Mutiis C, Hewitt IK, Puccio G, Toffolo A, Zuchetta P et al. Different guidelines for imaging after first UTI in febrile infants: yeld, cost and radiation. Pediatrics. 2013; 131: e665-e671.

Montini G, Tullus K, Kewitt I. Febrile urinary tract infections in children. N Engl J Med. 2011; 365(3) 239-50.

Okarska-Napierała M, Wasilewska A, Kuchar E. Urinary tract infection in children: diagnosis, treatment, imaging – comparison of current guidelines. J Pediatr Urol. 2017; 13:567-73.

Riccabona M. Imaging in childhood urinary tract infection. Radiol Med (Torino). 2016; 121:391-401.

Tullus K, Shaikh N. Urinary tract infections in children. Lancet. 2020; 395(10237):1659-1668.

CAPÍTULO 27

Refluxo Vesicoureteral

Introdução

- O refluxo vesicoureteral (RVU) é a passagem retrógrada da urina da bexiga para o trato urinário superior.

Definição e patogênese

- O RVU pode ser dividido em duas categorias: primário e secundário, de acordo com o mecanismo fisiopatológico (Quadro 27.1).

Quadro 27.1. RVU primário × RVU secundário

Primário	• O RVU primário é a causa mais comum de RVU, estando relacionado com incompetência ou inadequação do fechamento da junção ureterovesical (JUV), que contém o segmento intravesical do ureter. • No RVU primário a falha no mecanismo antirrefluxo está relacionada com um ureter intravesical congenitamente curto (Figura 27.1). • Com o crescimento da bexiga, observa-se um aumento do comprimento do ureter intravesical, melhorando a função do mecanismo antirrefluxo.
Secundário	• O RVU secundário está relacionado com uma pressão de esvaziamento vesical anormalmente alta, resultando em falha no fechamento da JUV no momento da contração vesical. • Está frequentemente associado a alterações anatômicas (p. ex.: válvula de uretra posterior – VUP) ou funcionais (disfunção vesicointestinal e/ou bexiga neurogênica).

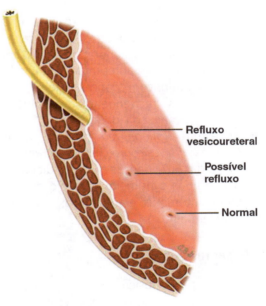

Figura 27.1. Correlação entre a ocorrência de refluxo vesicoureteral primário e o comprimento do ureter intramural. Fonte: Adaptada de UpToDate.

Epidemiologia

- O RVU primário é a mais frequente das alterações urológicas, estando presente em 1% dos recém-nascidos (RN).
- A prevalência aumenta em RN com antecedente de hidronefrose antenatal (podendo chegar a 15%) e crianças com ITU febril (podendo variar entre 30% e 45%).

- Alguns fatores influenciam a frequência de RVU:
  - **etnia:** crianças brancas têm três chances mais de apresentarem RVU quando comparadas com crianças negras, e o grau máximo de RVU foi significativamente menor em crianças negras;
  - **sexo:** meninas têm uma chance duas vezes maior de RVU quando comparadas com meninos; contudo, a diferença é menor em países em que a circuncisão não é realizada de rotina; por outro lado, há uma predominância no sexo masculino nos casos de hidronefrose antenatal;
  - **idade:** pacientes menores de 2 anos têm maior chance de apresentar RVU quando comparados com crianças maiores, tendo-se em vista a tendência de resolução com o avançar da idade.
- No estudo *Randomized Intervention for Children with Vesicoureteral Reflux* (RIVUR) – 81% das 607 crianças com RVU diagnosticado após o primeiro episódio de ITU febril/sintomático eram brancas e 92% do sexo feminino.

Aspectos genéticos

- Há uma predisposição genética para RVU, o que está ilustrado por revisões sistemáticas evidenciando taxas de prevalência de 27,4% em irmãos de pacientes com RVU e 35,7% em crianças com parentes com RVU.
- O *locus* genético associado ao RVU ainda não é conhecido.

Apresentação clínica

Apresentação pré-natal
- Revisões sistemáticas mostram taxas de prevalência de 15%, com variação entre 10% e 40% para RN com quadro de hidronefrose antenatal.
- Em uma revisão sistemática da Academia Americana de Urologia a hidronefrose pré-natal foi definida com uma DAP ≥ 4 mm no 2º trimestre e ≥ 7 mm no 3º trimestre.

Apresentação pós-natal
- O diagnóstico de RVU pós-natal é usualmente feito durante a investigação de um episódio de ITU febril ou ITU recorrente.

Diagnóstico

- O diagnóstico é determinado pela demonstração de refluxo da urina da bexiga para o trato urinário superior por meio de uretrocistografia miccional (UCM) ou cistograma radioisotópico.
- Pode ocorrer ITU associada à cateterização na UCM em cerca de 1% dos casos.

Apresentação pré-natal
- Em casos de hidronefrose unilateral recomenda-se a realização de ultrassonografia (USG) de rins e vias urinárias com cerca de 1 semana de vida → se a USG pós-natal revelar hidronefrose persistente moderada a grave (DAP ≥ 10 mm) e/ou dilatação ureteral recomenda-se a realização de UCM.
- Em casos de hidronefrose bilateral recomenda-se a realização de UCM assim que possível.

Apresentação pós-natal
- É recomendada a realização de UCM em algumas situações:
  - crianças sem treinamento de *toilet* no primeiro episódio de ITU febril e/ou sintomática;
  - crianças de qualquer idade com o primeiro episódio de ITU febril e/ou sintomática e um dos seguintes:
    - anormalidades na USG de rins e vias urinárias;

- combinação de t > 39 C e germe diferente de *E. coli*;
- preferência dos pais;
- receio em relação à adesão familiar e/ou seguimento;
- sinais sistêmicos sugestivos de DRC.
- crianças com infecção do trato urinário recorrente.

Exames de imagem

- A UCM é o exame de escolha para estabelecer o diagnóstico e o grau de RVU (Figura 27.2).

- O cistograma radioisotópico é uma modalidade alternativa, porém não demonstra de maneira adequada as paredes vesicais, nem permite avaliação uretral.
- O Grupo Internacional para o Estudo do Refluxo desenvolveu um sistema de classificação já bem conhecido, que gradua o RVU de graus I a V (aplicável para os casos de RVU primário).
- Existem várias classificações propostas para o estadiamento do RVU, a saber: leve – graus I e II, moderado – grau III, grave – graus IV e V, baixo grau – graus I e II e alto grau – graus IV e V.
- A USG apresenta sensibilidade limitada para a detecção de RVU, incluindo casos de RVU de alto grau – no estudo RIVUR, cerca de 90% dos pacientes com RVU grau I a IV apresentavam USG normal.

Prognóstico e complicações

Resolução espontânea

- Há uma tendência à resolução da grande maioria dos casos de RVU primário (Quadro 27.2).
- A probabilidade de resolução do RVU aumenta com a redução do grau de RVU, quando a idade de diagnóstico é menor de 2 anos e quando há envolvimento unilateral (Figura 27.3).

Infecções urinárias recorrentes

- Crianças com RVU estão sob maior risco de ITU recorrente febril e/ou sintomática, particularmente aquelas com graus mais elevados.
- No estudo RIVUR crianças com RVU graus III ou IV (23%) apresentaram ITU febril e/ou sintomática com mais frequência do que aquelas com RVU graus I ou II (14%).

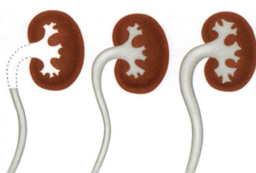
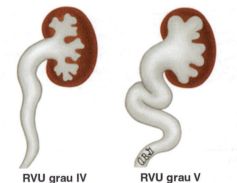

Figura 27.2. Classificação do RVU primário de acordo com o Grupo Internacional para o Estudo de Refluxo. Fonte: Adaptada de UpToDate.

Quadro 27.2. Evolução do RVU de acordo com grau e lateralidade

RVU graus I e II	• Aos 5 anos, a resolução espontânea ocorre em 80% dos casos. • A taxa de resolução na maioria dos estudos não é dependente da idade de apresentação ou da uni ou bilateralidade do RVU.
RVU grau III	• A idade de apresentação e a lateralidade são os principais determinantes da resolução do RVU. • O grupo de crianças mais velhas (5 – 10 anos) com RVU bilateral teve taxas de resolução inferiores a 20% em 5 anos. • Em contraste, houve uma taxa de resolução de 70% no grupo de crianças mais jovens (1 – 2 anos) e com doença unilateral.
RVU grau IV	• Há uma taxa de resolução de 60% para doença unilateral e de menos de 10% para RVU bilateral, independentemente da idade de apresentação.
RVU grau V	• A resolução espontânea é rara, exceto em lactentes do sexo masculino que chegam a uma taxa de resolução de 30% nos primeiros 5 anos de vida.

Fonte: Desenvolvido pela autoria.

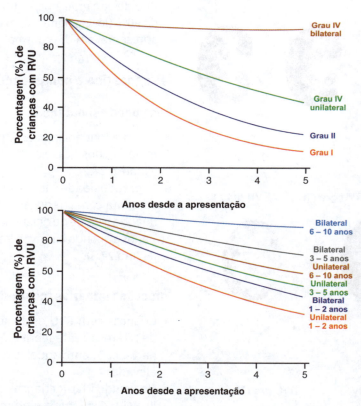

Figura 27.3. Probabilidade de resolução espontânea do refluxo vesicoureteral (RVU) primário ao longo do tempo. Fonte: Adaptada de Pediatric Vesicoureteral Reflux Guidelines Panel summary report on the management of primary vesicoureteral reflux in children. Arant *et al*. J Urol. 1997.

Cicatrizes renais

- O RVU é um fator de risco para pielonefrites recorrentes e cicatrizes renais.
- O risco de cicatrizes renais cresce com o aumento do grau do RVU.

Hipodisplasia renal

- Estudos de base populacional mostram que a hipodisplasia renal que resulta em redução de massa renal pode ser observada em pacientes com diagnóstico antenatal de RVU.

Bibliografia

Bandari J, Docimo SG. Vesicoureteral reflux is a phenotype, not a disease: a population-centered approach to pediatric urinary tract infection. J Pediatr Urol. 2017; 13:378-82.

Arant BS Jr, Elder JS, Peters CA et al. Pediatric Vesicoureteral Reflux Guidelines Panel summary report on the management of primary vesicoureteral reflux in children. J Urol. 1997; 157:1846-51.

Miyakita H, Hayashi Y, Mitsui T, Okawada M, Kinoshita Y, Kimata T et al. Guidelines for the medical management of pediatric vesicoureteral reflux. Int J Urol. 2020 Jun; 27(6):480-490.

RIVUR Trial Investigators. Antimicrobial prophylaxis for children with vesicoureteral reflux. N Engl J Med. 2014; 370:2367-76.

Tullus K. Vesicoureteric reflux in children. Lancet. 2015; 385:371-9.

Williams G, Hodson EM, Craig JC. Interventions for primary vesicoureteric reflux. Cochrane Database Syst Rev. 2019; 2(2):CD001532.

CAPÍTULO 28

Disfunção Vesical e Intestinal na Infância

Introdução

- A associação de constipação com disfunção do trato urinário inferior (DTUI) em crianças foi descrita por Koff em 1998 e denominada "síndrome da disfunção das eliminações".
- Hoje, é chamada de "disfunção vesical e intestinal" (DVI), termo usado para descrever um espectro de sintomas urinários e intestinais, de acordo com a Sociedade Internacional de Continência Urinária.
- Na DVI coexistem alterações na fase de enchimento vesical (hiper ou hipoatividade do detrusor), na fase de esvaziamento vesical (disfunção miccional) e constipação intestinal com ou sem encoprese em crianças neurologicamente normais.
- A DTUI mais comum é a hiperatividade detrusora com disfunção miccional.
- É preciso compreender a estreita relação entre o trato urinário e o intestinal, e que a alteração em um dos sistemas pode alterar o outro.
- Os motivos mais comuns de consulta são a incontinência urinária, a constipação e as infecções do trato urinário (ITU).
- A DTUI representa em torno de 40% dos encaminhamentos para uro/nefropediatras, e a constipação intestinal está em torno de 25% a 30% para gastroenterologistas, e em ambas as especialidades é preciso questionar os hábitos miccionais e intestinais.

- Entre as crianças com sintomas urinários, em 36% a 47% coexistem a constipação funcional.

- A DVI é um problema comum na prática pediátrica diária e causa elevada morbidade com frequente recorrência de ITU, refluxo vesicoureteral (RVU), cicatrizes renais e hipertensão arterial.
- O tratamento empírico dos sintomas de DTUI com anticolinérgicos tem sido abandonado em decorrência da exacerbação de constipação e a majoração do resíduo pós-miccional com aumento na frequência de ITU.
- A conduta na atualidade inclui uma investigação completa do trato urinário e terapia abrangente, incluindo uroterapia, *biofeedback* de assoalho pélvico, anorretal, estimulação nervosa elétrica transcutânea (TENS; do inglês, *transcutaneous electrical nerve stimulation*), profilaxia antibiótica e tratamento da constipação.

Fisiopatologia

- Possivelmente a etiologia é multifatorial, com fatores genéticos ou congênitos envolvidos.

- O trato geniturinário e o gastrointestinal compartilham as mesmas origens embriológicas, localização pélvica, inervação e passagem pelo músculo elevador do ânus.
- Várias teorias têm sido propostas para explicar essa interação:
  - **efeito mecânico:** a impactação retal comprime a parede posterior da bexiga com efeito obstrutivo, desencadeando hiperatividade detrusora e disfunção miccional com esvaziamento vesical incompleto;
  - **relação neurossensorial:** interação entre a função vesical e intestinal decorrente de sobreposição de vias neurais envolvendo o gânglio dorsal, a medula espinhal e o cérebro, juntamente com neurotransmissores e mecanismos hormonais. Um desequilíbrio das vias neurais supraespinhais estaria envolvido na gênese da DVI, já que os sinais nervosos aferentes provenientes da bexiga e do reto são processados na mesma região;
  - **contração inapropriada do assoalho pélvico:** envolvida na disfunção miccional devido à contração persistente do esfíncter anal externo pela retenção de fezes ou decorrente de repetidas manobras retentoras, realizadas para evitar a incontinência diurna, na presença de hiperatividade detrusora.
- O tratamento da constipação pode minimizar os sintomas de hiperatividade detrusora; no entanto, o tratamento da hiperatividade detrusora com anticolinérgico pode agravar a constipação.

Manifestações clínicas

- Os sintomas se apresentam com intensidade e frequência variáveis, dependendo do tipo de disfunção predominante.
- A ocorrência de ITU recorrente é frequente, e sua patogênese está associada ao RVU, à isquemia da mucosa vesical decorrente da alta pressão vesical, ao fenômeno *milk-back* – transferência de bactéria do meato uretral para a bexiga – e, principalmente, ao resíduo urinário pós-miccional majorado pela retenção fecal.
- Os sintomas diurnos muitas vezes são pouco percebidos pelos familiares e cuidadores e considerados como distração, preguiça, transtorno de comportamento ou pouco relevantes.
- A anamnese deve ser dirigida em forma de questionário, a fim de definir os sinais e sintomas:
  - frequência urinária: aumentada ou reduzida (normal = 3 a 8 micções/dia);
  - urgência, manobras retentoras (saltitar, cruzar as pernas, manipular genitais, comprimir o períneo contra o calcâneo) e postergação: podem tornar as micções menos frequentes e com pequenos volumes de escapes urinários;
  - incontinência diurna de intensidade variável;
  - eritema vulvar ou vulvovaginites refratárias nas meninas;
  - manipulação de genitais: pode confundir com a interpretação de masturbação infantil;
  - dores genitais ou abdominais e hematúria: podem ocorrer e são motivo de investigações prévias em busca de outros diagnósticos;
  - enurese noturna: quando ocorre pode haver mais de um episódio na mesma noite;
  - alterações no jato urinário: jato fraco e/ou intermitente, hesitação e esforço, sensação de esvaziamento vesical incompleto e retenção urinária;
  - constipação intestinal: mal reconhecida pelos familiares, deve ser identificada pela escala de Bristol que descreve a consistência das fezes e pelos critérios de

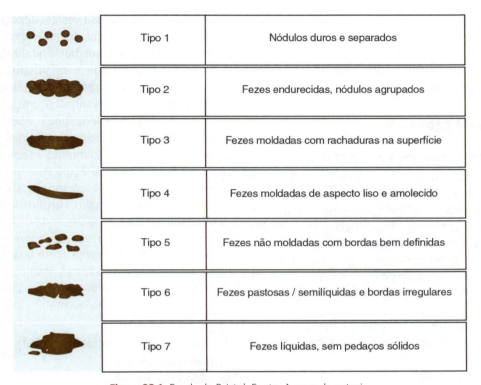

Figura 28.1. Escala de Bristol. Fonte: Acervo da autoria.

- ROMA IV, que descrevem as dificuldades evacuatórias;
- encoprese: pode ocorrer por escapes das fezes amolecidas que passam em torno das fezes impactadas no reto.

> **Critérios de ROMA IV – Diagnóstico de constipação funcional em crianças**
>
> Dois dentre os critérios a seguir, pelo menos uma vez por semana, com pelo menos um mês de duração em crianças com desenvolvimento igual ou maior ao esperado para 4 anos de idade:
> - duas ou menos evacuações por semana;
> - pelo menos um episódio de incontinência fecal por semana;
> - história de postura retentiva ou excessiva retenção fecal;
> - história de evacuação dolorosa ou difícil;
> - presença de massa fecal palpável no reto;
> - relato de fezes de grosso calibre capazes de obstruir o vaso sanitário.

- Alguns pacientes iniciam com sintomas predominantes de hiperatividade, com incontinência diurna e/ou noturna e quando negligenciados podem evoluir com disfunção miccional e complicações.
- Informações sobre o desenvolvimento neuropsicomotor, histórico médico, hábitos alimentares e histórico familiar devem ser incluídas na avaliação geral.
- Ao exame físico, é necessário observar:
    - estigma em região lombossacra e alterações ortopédicas – descartar disrafismo oculto, agenesia sacral;
    - resíduo de urina ou fezes na roupa;
    - na palpação abdominal – distensão gasosa, massa fecal e globo vesical;
    - genitália – sinais de perdas urinárias, dermatite vulvar ou alterações do meato uretral;

- sinais de alerta para abuso sexual: medo extremo de inspeção genital, anal ou presença de fissuras ou hematomas;
- exame digital anorretal em situações especiais.

Investigação

Diário das micções e evacuações

- O diário deve incluir o registro das micções com medida de volumes, presença ou não de escapes urinários, volume e horário de ingestão hídrica, frequência e característica das fezes ou ocorrência de escapes fecais.
- É recomendado um registro de 7 noites para a avaliação de enurese, de 2 dias para avaliar sintomas diurnos e de 7 dias para avaliar a constipação.
- A manutenção de registros auxilia na monitorização do progresso no tratamento.

Exame de urina

- Para avaliar a presença de ITU, proteinúria, hematúria e/ou glicosúria.

Ultrassonografia renal e vesical

- Pode evidenciar dilatação pielocalicial e/ou ureteral, espessamento da parede vesical, ureterocele, redução de parênquima renal e volume urinário pré e pós-miccional.

Uroflowxometria com eletromiografia (EMG) e avaliação de resíduo pós-miccional

- É um exame simples e não invasivo que avalia a qualidade da micção.
- Informa sobre o volume urinado, tempo da micção, tempo para atingir o fluxo máximo, fluxo máximo ($Q_{máx}$) e médio ($Q_{méd}$), aspecto da curva.
- A curva de micção normal é em forma de sino e nas DTUI pode adquirir aspecto em torre, *staccato*, interrompida ou em *plateau* (Figura 28.2).
- A EMG é indispensável para a avaliação do assoalho pélvico, que normalmente deve permanecer em estado de relaxamento durante a micção e cuja contração inapropriada indica uma disfunção miccional.
- A eficiência da micção é demonstrada pela capacidade de esvaziamento adequado.
- A medida do volume urinário residual é feita por USG convencional ou com o BladderScan®, logo após a uroflowxometria.
- A qualidade do exame depende da realização em ambiente tranquilo, criança sentada na cadeira de micção com adaptador de assento, apoio nos pés e desejo miccional adequado (volume > 50% e < 115% da capacidade estimada normal).

Uretrocistografia miccional (UCM) e urodinâmica (UD) ou videourodinâmica (VUD)

- Exames indicados na presença de ITU recorrente, dilatação da pele e/ou ureter, alterações do parênquima renal (cicatrizes renais) e sintomas urinários.
- A UCM permite o diagnóstico de refluxo vesicoureteral, trabeculação vesical, divertículos, deformação de uretra (uretra em pião) ou mesmo presença de fecaloma (Figura 28.3).
- Uretra em pião é uma dilatação do segmento muscular da uretra durante a micção, para meninos 50% maior que o diâmetro do bulbo uretral e para meninas qualquer dilatação uretral a pelo menos 1 cm proximal do meato uretral externo → é sugestiva de disfunção miccional, adquirida por excessiva contração do esfíncter uretral e assoalho pélvico (manobras retentoras) ou defeito na maturação da coordenação do detrusor-esfincteriana em lactentes.

CAPÍTULO 28

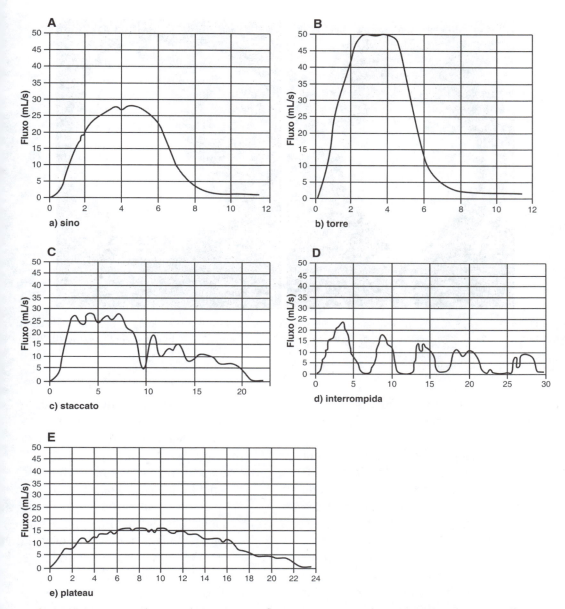

Figura 28.2. Aspectos da curva de micção – urofluxometria. Fonte: Adaptada de Documento científico – Disfunção vesical e intestinal na infância. Sociedade Brasileira de Pediatria, 2019.

- A uretra em pião ocorre com maior frequência em meninas provavelmente porque nos meninos há maior competência do esfíncter interno para evitar escapes.

- Na impossibilidade de realizar videourodinâmica, se possível realizar a UCM na sequência da urodinâmica para evitar duas sondagens.

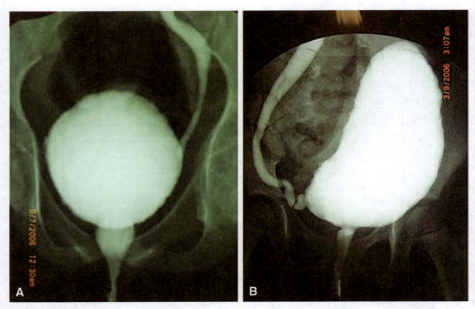

Figura 28.3. (A) RVU e uretra em pião. **(B)** RVU e deslocamento vesical por fecaloma. Fonte: Adaptada de Documento científico – Disfunção vesical e intestinal na infância. Sociedade Brasileira de Pediatria, 2019.

- A urodinâmica é o padrão-ouro no diagnóstico e acompanhamento das disfunções miccionais, e avalia:
  1. Capacidade cistométrica máxima: normal (entre 1 e 12 anos) = idade (anos) × 30 + 30 mL, sendo considerada reduzida se < 65% e aumentada se > 115%; para adolescentes > 12 anos pode-se considerar como referência a capacidade cistométrica do adulto, entre 400 e 450 mL; ainda para lactentes com idade inferior a 1 ano utiliza-se a fórmula de Holmdahl: capacidade cistométrica (mL) = 38 + (2,5 × idade em meses); outra fórmula ainda utilizada para pacientes pediátricos (acima de 1 ano) é a de Koff – capacidade cistométrica (mL) = (idade em anos + 2) × 30.
  2. Complacência: relação entre o volume infundido e a pressão do detrusor (V/P = mL/cm H_2O), refletindo a capacidade de a bexiga armazenar urina até a capacidade normal com baixa pressão.
  3. Pressão intravesical e contratilidade no enchimento e esvaziamento:
     - hipercontratilidade quando ocorrem contrações involuntárias do detrusor (hiperatividade detrusora): elevada pressão intravesical é fator de risco para RVU e lesão renal;
     - hipocontratilidade quando a pressão intravesical é insuficiente (hipoatividade detrusora) com falta de contração sustentada para iniciar e manter uma micção eficiente para promover um bom esvaziamento vesical.
  4. Atividade EMG do assoalho pélvico no enchimento e esvaziamento: uma contração inapropriada do assoalho

pélvico durante a micção caracteriza a disfunção miccional.
- A interpretação conjunta dos resultados e sua classificação seguem a terminologia descrita pela *International Children's Continence Society* (ICCS): hiperatividade do detrusor, hipoatividade do detrusor, disfunção miccional associada ou isolada.

Cintilografia renal estática (DMSA)
- Pacientes com DVI, RVU e ITU recorrente apresentam maior risco de cicatrizes renais.
- Essas lesões podem desencadear HAS em torno de 10% dos casos, e quando extensas e bilaterais, podem levar à DRC.
- Estudos confirmam que a maior prevalência das cicatrizes ocorre nos pacientes com disfunção miccional com fluxo urinário obstrutivo.

Diagnóstico de retenção fecal
- Massa fecal volumosa pode ser detectada no Rx ou na UCM, muitas vezes deslocando a bexiga, e na USG pela medida do diâmetro transverso do reto avaliando o grau de impactação fecal atrás da bexiga.
- A constipação funcional pode estar associada a trânsito lento, mas também à defecação dissinérgica, definida como contração paradoxal do esfíncter anal externo durante a defecação.
- No esforço evacuatório o relaxamento do assoalho pélvico deve ser concomitante ao aumento da pressão abdominal para ocorrer uma defecação sinérgica.

RM de coluna vertebral
- Está indicada em crianças com DVI e sinais sugestivos de anormalidades na medula espinhal.
- As crianças com DVI têm 2 a 4 vezes mais chance de apresentarem níveis significativos de dificuldades psicológicas, 20% a 30% têm problemas comportamentais (comparável com outros grupos de doenças crônicas em crianças) – em particular, meninos, quando ocorre enurese noturna, escapes urinários diurnos e obesidade associada.

Tratamento
- O tratamento do DVI é multidisciplinar e individualizado de acordo com a condição clínica de cada paciente, combinando diversas formas de terapia.
- Visa à melhora dos sintomas urinários, intestinais e suas consequências, pelo restabelecimento de um padrão de armazenamento, esvaziamento vesical e intestinal mais próximo possível do normal.
- A manutenção do resultado é parte importante do tratamento, por isso, em geral, acompanha toda a infância, e os fatores decisivos são a motivação, a paciência e a participação dos familiares.

Uroterapia
- É um termo que se refere à terapia não cirúrgica e não farmacológica, e consiste no treinamento cognitivo, consciência muscular, educação e desmistificação, incluindo:
  - explicações sobre a função normal dos sistemas urinário e intestinal e o que ocorre na DVI;
  - condicionamento: micções em intervalos regulares programados e hidratação após cada micção, capaz de evitar urgência, manobras retentoras, postergação e escapes. Um melhor resultado é obtido com o uso de relógios multialarme com horários programáveis;
  - postura na micção: adaptador de assento, suporte para os pés, roupa devidamente retirada e micção em 2 tempos;
  - manutenção de diário: registro das micções, evacuações e perdas urinárias

- e/ou fecais, para acompanhar o progresso do tratamento;
- programas educativos com uroterapia em grupo têm demonstrado bons resultados.

Biofeedback (BF) de assoalho pélvico, BF com fluxometria e BF anorretal

- O papel da hiperatividade do assoalho pélvico nas disfunções miccionais é bem reconhecido, sendo o BF a terapia de primeira linha nas DVI.
- Inicialmente indicado para mulheres com incontinência de estresse promovendo-se reforço perineal, a técnica foi posteriormente adaptada para crianças ensinando-as, ao contrário, a relaxar o assoalho pélvico e a tomar consciência da possibilidade de controle voluntário.
- Esta terapia está limitada às condições de maturidade e cognitivas, geralmente, a partir dos 4 anos de idade, quando a criança já tem condições de colaborar.
- O BF de assoalho pélvico é realizado pela EMG com eletrodos de superfície e método audiovisual.
- A criança aprende a contrair o assoalho pélvico no enchimento e relaxar durante a micção, promovendo desobstrução do fluxo urinário, melhora do esvaziamento, da continência, da uretra em pião, reduzindo a ocorrência de ITU e facilitando a regressão do RVU.
- A realização de fluxometria na sessão de BF é importante para treinar a micção.

Neuromodulação (NM) ou estimulação nervosa elétrica transcutânea (TENS)

- É um método simples, isento de efeitos adversos, que consiste em aplicar uma corrente elétrica como forma terapêutica por meio de eletrodos de superfície mais comumente posicionados na região parassacral (S2-S3) ou tibial posterior em crianças.
- É, atualmente, o tratamento de primeira escolha em casos de DVI, já que os anticolinérgicos agravam a constipação.
- O mecanismo de ação é a modulação das vias neurais aferentes, atuando nos níveis cortical, medular, musculatura vesical e pélvica.
- Tem sido demonstrado que a NM induz modificações químicas aumentando a atividade beta-adrenérgica (relaxando o detrusor), reduzindo a atividade colinérgica e alterando neurotransmissores como serotonina, GABA, óxido nítrico e elevando endorfinas e encefalinas no cérebro.
- Ainda falta uma padronização dos parâmetros ideais a serem utilizados, como frequência, intensidade, duração do pulso, número de sessões e protocolo de manutenção.

Tratamento da constipação

- O controle adequado da constipação é obtido em longo prazo e deve ser realizado em quatro etapas: educação, desimpactação, manutenção para prevenção de novo acúmulo e acompanhamento.
    1. **Educação:** orientar dieta com maior ingestão de fibras e água, respeitar o desejo de evacuar, não postergar, estabelecer horários para evacuar após as refeições (reflexo gastrocólico) e orientar postura adequada.
    2. **Desimpactação:** esvaziamento do fecaloma quando é identificada a presença de massa na palpação abdominal, no toque retal ou na radiografia de abdome. A desimpactação é recomendada para aumentar o sucesso do tratamento e reduzir o risco de incontinência fecal. Pode ser feita, com igual eficácia, com PEG via oral, de

preferência sem eletrólitos, na dose de 1,0 a 1,5 g/kg/dia ou com enemas por 3 a 6 dias.
3. **Manutenção:** o PEG é a primeira linha para tratamento de manutenção, sendo mais efetivo que a lactulose, o leite de magnésia, o óleo mineral ou o placebo. O PEG é um composto de alta massa molecular, pouco absorvido pelo organismo e não metabolizado pelas bactérias intestinais. Exerce ação osmótica, não irritativa, com consequente aumento do conteúdo de água nas fezes. A dose de manutenção do PEG deve ser mantida por pelo menos 2 meses, e a descontinuação deve ser realizada com redução progressiva das doses.

- Mesmo com tratamento adequado para constipação, 40% a 50% dos pacientes ainda necessitam de tratamento após 1 ano do início do seguimento e 50% apresentam recaídas até 5 anos depois.
- Com o restabelecimento do trânsito intestinal observa-se melhora considerável dos sintomas urinários.

Tratamento farmacológico

- Os anticolinérgicos são drogas antimuscarínicas que têm a função de relaxar o músculo detrusor permitindo melhorar o armazenamento reduzindo os sintomas de incontinência.
- A intolerância relacionada com os efeitos colaterais determina interrupção do tratamento em torno de 10% dos casos.
- A classe dos alfa-bloqueadores tem sido indicada em diversas condições com o objetivo de promover melhor esvaziamento vesical.
- Os receptores alfa-adrenérgicos estão localizados, principalmente, no colo vesical ou esfíncter interno, com resultado duvidoso, já que nas disfunções miccionais o esfíncter externo de controle voluntário está mais envolvido com o processo de obstrução funcional.
- Os efeitos adversos, como hipotensão e tontura, levaram à utilização dos alfa-bloqueadores seletivos.
- Pela falta de estudos consistentes não há evidência sobre a indicação desta classe de drogas na DTUI.
- O uso de toxina botulínica para relaxamento vesical ou esfincteriano é indicado em casos refratários de hiperatividade detrusora ou hipertonicidade de esfíncter uretral externo ou esfíncter anal, com resultados promissores, sendo ainda mais utilizado nos casos de disfunção neurogênica.
- Crianças com DVI são suscetíveis à ITU recorrente e podem se beneficiar de profilaxia antibiótica.
- A obstrução funcional por disfunção miccional, com diagnóstico tardio e postergação cada vez mais intensa e prolongada, pode resultar em descompensação do trato urinário inferior por hiperdistensão, necessitando de cateterismo intermitente.

Tratamento cirúrgico

- A indicação cirúrgica em pacientes com DVI é limitada.
- Pode ser indicada cirurgia para refluxo aberta ou endoscópica, no entanto o tratamento conservador da DVI deve ser realizado previamente.
- A circuncisão é indicada apenas em meninos com alto risco de ITU e balanopostite recorrente.
- Ampliação vesical, conduto para cateterismo e outros procedimentos devem ter indicação individualizada.

Bibliografia

Austin PF, Bauer SB, Bower W et al. The standardization of terminology of lower urinary tract function in children and adolescents: update report from the standardization committee of the International Children's Continence Society. Neurourol Urodyn. 2016; 35(4):471-81.

Bernal CJ, Dole M, Thame K. The role of bowel management in children with bladder and bowel dysfunction. Curr Blad Dysf Rep. 2018; 13:46-55.

Burgers RE, Mugie SM, Chase J et al. Management of functional constipation in children with lower urinary tract symptoms: report from the standardization. Committee of the International Children's Continence Society. J Urol. 2013; 190:29-36.

Chase J, Austin P, Piet Hoebeke P et al. The management of dysfunctional voiding in children: a report from the Standardisation Committee of the International Children's Continence Society. J Urol. 2010; 183:1296-1302.

Kaplan SA, Dmochowski R, Cash BD et al. Systematic review of the relationship between bladder and bowel function: implications for patient management. Int J Clin Pract. 2013; 67(3):205-216.

CAPÍTULO 29

Antibioticoprofilaxia

Epidemiologia

- Até a idade de 6 anos, 2% dos meninos e 8% das meninas terão apresentado pelo menos 1 episódio de ITU.
- A maioria das infecções urinárias ocorre nos 2 primeiros anos de vida, com predomínio no sexo masculino nos 6 primeiros meses e no sexo feminino a seguir.
- As taxas de recorrência variam entre 30% e 40%, sendo 1/3 dos episódios assintomáticos.
- Em cerca de 20% – 30% das crianças com o primeiro episódio de ITU febril observa-se a presença de refluxo vesicoureteral (RVU), sendo na metade dos casos de alto grau (graus III a V).
- Em crianças com RVU há uma correlação estreita entre a recorrência de ITU e a presença de cicatrizes renais.
- Sabe-se que, particularmente em meninos com RVU, o dano renal pode estar mais associado ao grau de displasia renal do que aos danos parenquimatosos relacionados com as ITU, já em meninas as cicatrizes adquiridas constituem o principal mecanismo de dano renal.

Microrganismos patogênicos

- A *E. coli* é o patógeno predominante na infância, sendo encontrado em 90% das meninas e 80% dos meninos com primeiro episódio de ITU.
- Germes atípicos são também mais comuns em infecções urinárias após procedimentos invasivos.
- Um fator importante para a predominância da *E. coli* é a sua capacidade de aderir ao endotélio do trato urinário.

Infecção urinária e RVU

- Em crianças em regime de cateterismo limpo intermitente a utilização de ATB profilático levou a um aumento na incidência de ITU por germes resistentes, não sendo indicada a sua utilização.

Estudos controlados em crianças com e sem RVU

- A literatura referente à utilização de antibióticos profiláticos em crianças com ITU é bastante contraditória (Tabela 29.1).
- O estudo *Randomized Intervention for Children with Vesiureteral Reflux* (RIVUR) com 607 crianças com RVU graus I a IV já completou sua fase de inclusão de pacientes, porém não há ainda dados finais relativos a desfechos.
- Há também um estudo europeu em andamento avaliando lactentes com idade

Tabela 29.1. Estudos randomizados e controlados sobre profilaxia em crianças com e sem refluxo vesicoureteral (RVU)

		Garin	Roussey-Kesler	Pennesi	Montini	PRIVENT	Estudo sueco	RIVUR
Número de pacientes		218	225	100	338	576*	203	607**
Idade de inclusão		3 m – 17 anos	1 m – 7 anos	0 m – 2,5 anos	2 m – 7 anos	0 m – 18 anos	1 ano – 2 anos	2 m – 5 anos
Seguimento		1 ano	1,5 ano	2 anos	1 ano	1 ano	2 anos	2 anos
Grau de RVU	0	105	0	0	210	234	0	0
	I	19	23	0	30	} 114	0	68
	II	57	146	21	58		0	254
	III	37	54	46	40		126	230
	IV	0	0	33	0	} 129	77	50
	V	0	0	0	0		0	0
Recorrências febris								
Com profilaxia		9%	13%	36%	7%	7%	14%	0
Sem profilaxia		3%	16%	30%	9%	13%	37%	0

* Uretrocistografia miccional (UCM) não realizada em 99.
** UCM não disponível para graduação do refluxo em 5 pacientes.
Fonte: Adaptada de Shaikh N, Rajakumar V, Peterson CG, Gorski J, Ivanova A, Gravens Muller L et al. Cost-utility of antimicrobial prophylaxis for treatment of children with vesicoureteral reflux. Front Pediatr. 2020 Jan 10; 7:530.

inferior a 4 meses, portadores de RVU graus III a V e sem episódios prévios de ITU, estudando o efeito protetor do antibiótico profilático contra o placebo na prevenção do 1º episódio de ITU (Estudo PREDICT).

Substâncias utilizadas para antibioticoprofilaxia (Tabela 29.2)

Sulfametoxazol + Trimetoprima (SMZ + TMP)

- O SMZ + TMP apresenta boa biodisponibilidade e resulta em boas concentrações urinárias.
- Ele elimina a *E. coli* periuretral, mas mantém a microflora anaeróbia intacta.
- A dose profilática varia entre 0,5 e 2 mg/kg/dia de trimetoprima, administrados em dose única, o que resulta em uma concentração inibitória satisfatória por 24 horas (pode ser administrado a cada 12 horas em pacientes sem controle esfincteriano).
- Dados de diferentes regiões do mundo relatam taxas de resistência da *E. coli* ao SMZ + TMP variando entre 15% e 85%.

Nitrofurantoína

- A nitrofurantoína é absorvida totalmente no intestino proximal, apresentando pouco efeito sobre a flora comensal.
- A dose profilática recomendada é de 1 mg/kg/dia.
- Os efeitos adversos incluem náuseas e vômitos que, por vezes, levam à baixa adesão ao tratamento.
- A nitrofurantoína, em comparação com o sulfametoxazol + trimetoprima, é rapidamente excretada, assim a omissão de 1 ou 2 doses pode ser suficiente para a recorrência.

Tabela 29.2. Características do agente profilático ideal

• Ativo contra bactérias uropatogênicas.
• Atinge adequada concentração urinária.
• Absorção predominante no intestino delgado, levando à atividade mínima sobre a flora colônica e a região periuretral.
• Baixa incidência de efeitos adversos.
• Baixa indução de resistência/seleção de bactérias multirresistentes.
• Disponibilidade em formulações adequadas para crianças.
• Boa palatabilidade.
• Facilmente degradável para minimizar efeito ambiental.

Fonte: Desenvolvida pela autoria.

Cefalexina

- É mais utilizada no período neonatal.
- Apresenta potencial de induzir resistência, com destaque para germes ESBL (produtores de beta-lactamase de espectro estendido).
- A dose habitualmente utilizada é de 12,5 a 25 mg/kg/dia, dividida em duas tomadas.

Bibliografia

Mattoo TK, Shaikh N, Nelson CP. Contemporary management of urinary tract infection in children. Pediatrics. 2021 Feb; 147(2):e2020012138.

Millner R, Becknell B. Urinary tract infections. Pediatr Clin North Am. 2019 Feb; 66(1):1-13.

Palmer LS, Seideman CA, Lotan Y. Cost-effectiveness of antimicrobial prophylaxis for children in the RIVUR trial. World J Urol. 2018 Sep; 36(9):1441-1447.

Shaikh N, Rajakumar V, Peterson CG, Gorski J, Ivanova A, Gravens Muller L et al. Cost-utility of antimicrobial prophylaxis for treatment of children with vesicoureteral reflux. Front Pediatr. 2020 Jan 10; 7:530.

Williams G, Craig JC. Long-term antibiotics for preventing recurrent urinary tract infection in children. Cochrane Database Syst Rev. 2019 Apr 1; 4(4):CD001534.

CAPÍTULO 30

Bexiga Neurogênica

Introdução

- A causa mais comum de disfunção neurogênica na infância é o disrafismo espinhal (mielomeningocele – MMC → 90% dos casos).
- A bexiga neurogênica pode ocorrer também em associação com anomalias anorretais altas (59%) e baixas (20%).

Fisiologia

a. **Nervos parassimpáticos pélvicos (S2 – S4):** contração vesical e relaxamento uretral.
b. **Nervos simpáticos lombares (T10 – L2):** inibem a contração vesical e promovem contração do colo vesical e uretra.
c. **Nervos pudendos:** contração do esfíncter uretral externo.

Nível da lesão × quadro clínico

a. **Doenças acometendo estruturas do sistema nervoso localizadas acima do tronco encefálico:** geralmente resultam em contrações detrusoras involuntárias, com coordenação vesicoesfincteriana preservada, tais como: TCE, AVC e TU cerebrais.
b. **Doenças que acometem a medula espinhal acima do segmento sacral:** o padrão mais frequente é a hiper-reflexia detrusora com dissinergismo vesicoesfincteriano, sendo os sintomas mais frequentes incontinência e/ou dificuldade miccional; a maioria dos casos apresenta sensibilidade vesical diminuída ou abolida; estudo urodinâmico (EUD) → elevação da pressão detrusora pela hiperatividade associada ao dissinergismo e resíduo miccional elevado e associação com elevadas pressões vesicais e ITU de repetição, além de deterioração da bexiga e do trato urinário superior; as causa mais comuns são as mielodisplasias toracolombares (MMC).
c. **Lesões medulares acometendo segmentos abaixo de S2:** arreflexia detrusora é o padrão mais frequente, uma vez que o centro parassimpático da micção é lesado; os pacientes, em geral, apresentam dificuldade miccional associada à perda total ou parcial da sensibilidade vesical; patologias mais frequentes → mielodisplasias lombossacrais (MMC) ou malformações sacrais.
d. **Lesões que acometem estruturas periféricas:** podem ser bastante semelhantes às lesões dos segmentos medulares sacrais inferiores; por exemplo: traumas pélvicos ou cirurgias pélvicas radicais.

> Não é possível prever o padrão de disfunção vesicoesfincteriana exclusivamente com base no conhecimento do nível de lesão neurológica.

Classificação

- Antigamente: atônica × espástica.
- Atualmente: falência de armazenamento × falência de eliminação.

Diagnóstico

- MMC → ↑ alfafetoproteína (AFP) no período pré-natal.
- MMC → 90% dos casos de disrafismo; a maior parte dos defeitos ocorre na medula lombar > sacral > torácica > cervical.
- 85% dos casos apresentam malformação de Arnold Chiari (herniação das tonsilas cerebelares por meio do forame magno) obstruindo o 4º ventrículo, bloqueando a circulação do líquido cefalorraquidiano e levando à hidrocefalia.
- A gravidade da malformação de Chiari pode ser diminuída pela intervenção pré-natal, porém não há evidência de melhora na função vesical.
- Todas as crianças com MMC devem ser conduzidas como bexiga neurogênica, tendo-se em vista que apenas 5% desses pacientes podem urinar espontaneamente após a fase de controle miccional.

Exames complementares

- Sempre solicitar urina 1 e urocultura + função renal, também, diário miccional de 2 – 3 dias.
- **Investigação urológica inicial:** ultrassonografia de rins e vias urinárias (USG) e uretrocistografia miccional (UCM).
- Dados de literatura sugerem uma prevalência de hidronefrose em 7% – 30% dos casos e RVU secundário em 20% dos casos.
- Até 15% das crianças apresentam alterações do trato urinário na avaliação inicial.

Tratamento

- **Objetivo** → reduzir os episódios de ITU e impedir a deterioração da função vesical e do trato urinário superior.
- **Pacientes com alto risco da deterioração da função renal** → pressão de perda > 40 cm H_2O e/ou dissinergismo vesicoesfincteriano → considerar drogas anticolinérgicas e/ou alfa-bloqueadores + cateterismo intermitente limpo (CIL).
  a. **Tratamento comportamental:** adequação da ingestão de líquidos, treinamento vesical (incluindo cateterismo vesical intermitente), fisioterapia pélvica, micção de horário; evitar irritantes vesicais (cafeína e refrigerantes).
  b. **Tratamento farmacológico:** a maioria das drogas é direcionada para o tratamento da hiperatividade detrusora.
- **Hiperatividade detrusora** → drogas anticolinérgicas.
  - **Oxibutinina (Retemic®)** – 0,2 mg/kg/dose – 2 a 3 × dia (dose máxima 15 mg/dia).
  - **Solifenacina (Vesicare®)** – não liberado para a faixa etária pediátrica – doses variando entre 1,25 e 10 mg dia em estudos.
  - *Efeitos colaterais* → boca seca, constipação, intolerância ao calor.
- **Hipertonia de esfíncter uretral** → agentes alfa-adrenérgicos.
- **Doxazosina (unoprost/duomo®)** – 0,05 mg/kg/dose – 1× dia (dose máxima 2 mg/dia).
- 10% dos pacientes com bexiga neurogênica não respondem a drogas anticolinérgicas.
  c. **Tratamentos invasivos** – injeção de toxina botulínica no detrusor → indicação para hiperatividade detrusora refratária; cirurgia de ampliação vesical associada ou não à CVI → indicação limitada para pacientes com função

renal comprometida, visa à preservação da função renal e continência urinária; complicações → litíase urinária, distúrbio metabólico (acidose hipocalêmica) e possível neoplasia (raro).

Capacidade vesical (CV) estimada:
- A capacidade vesical é variável, especialmente em crianças menores de 4 anos, mas pode ser estimada por fórmulas:

  < 1 ano: CV (mL) = 7 × peso (em kg)

  < 1 ano (fórmula de Jolmdahl) = 38 + 2,5 × idade (meses)

  1 a 4 anos: CV (mL) = (idade em anos + 2) × 30
  (mais utilizada)

  > 5 anos: CV (mL) = (idade em anos + 1) × 30

  Outra fórmula: (idade em anos × 30) + 30

- Obs.: a capacidade vesical é de 15 – 30 mL no recém-nascido, de 50 – 100 mL na idade de 1 ano e 150 – 200 mL por volta dos 7 anos.

Bibliografia

Hobbs KT, Krischak M, Tejwani R, Purves JT, Wiener JS, Routh JC. The importance of early diagnosis and management of pediatric neurogenic bladder dysfunction. Res Rep Urol. 2021 Sep 2; 13:647-657.

Kroll P. Pharmacotherapy for pediatric neurogenic bladder. Pediatr Drugs. 2017 Oct; 19(5):463-478.

MacLellan DL. Management of pediatric neurogenic bladder. Curr Opin Urol. 2009 Jul; 19(4):407-11.

Sripathi V, Mitra A. Management of neurogenic bladder. Indian J Pediatr. 2017 Jul; 84(7):545-554.

CAPÍTULO 31

Enurese Noturna

Introdução

- A enurese noturna (EN) é uma condição que compromete seriamente a estrutura familiar sob diversos aspectos e constitui uma queixa frequente nos consultórios pediátricos.

Definição

- A sociedade internacional de continência define a EN como uma perda involuntária de urina por uma criança normal, sem alterações do trato geniturinário, em idade que já deveria ter adquirido o controle esfincteriano.
- A terminologia EN só pode ser aplicada após os 5 anos de idade (Quadro 31.1).

Epidemiologia

- Nos Estados Unidos há relatos de que 5 a 7 milhões de crianças/adolescentes apresentam sintomas enuréticos, com prevalência três vezes maior no sexo masculino (Figura 31.1).
- Relatos mostram que, até os 5 anos de vida, 15% a 25% das crianças ainda molham a cama; a cada ano, com a maturação neurológica, esses índices declinam 15% (Figura 31.2).
- Em geral, o prognóstico da EN é excelente.
- A EN é mais comum no sexo masculino e a incidência está em torno de 43% se um dos pais foi enurético e 77% se o casal apresentou tal condição.

Fisiopatologia

- A EN monossintomática é uma condição multifatorial em que vários fatores causais foram identificados: poliúria noturna, alterações do sono, redução da capacidade vesical ou disfunção da bexiga, além de obstrução das vias aéreas superiores.
- São dois os principais distúrbios básicos → 1) poliúria noturna e 2) capacidade funcional vesical pequena.

Quadro 31.1. Classificação da enurese noturna

De acordo com os sintomas	De acordo com o período de tempo seco
Monossintomática (não complicada) → perdas que ocorrem normalmente durante a noite em vigência de sono e na ausência de sintomas relacionados com o trato urogenital e gastrointestinal.	**Primária** → quando o paciente nunca se manteve seco durante a noite.
Polissintomática (complicada) → perdas noturnas durante o sono associadas a sintomas diurnos, como urgência, aumento da frequência, constipação ou encoprese.	**Secundária** → quando o paciente consegue se manter seco à noite por um período mínimo de 6 meses.

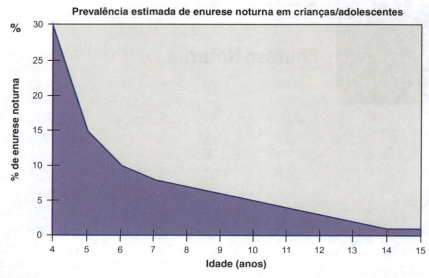

Figura 31.1. Prevalência de enurese noturna de acordo com a faixa etária. Fonte: Acervo da autoria.

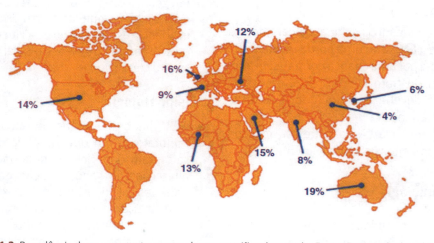

Figura 31.2. Prevalência de enurese noturna em algumas regiões do mundo. Fonte: Desenvolvida pela autoria.

- Por ser multifatorial, ainda em investigação, também aparecem outros fatores: presença de hipercalciúria, disfunção da aquaporina 2 e natriurese noturna.
- A EN monossintomática pode estar associada a doenças neuropsiquiátricas, como transtorno de déficit de atenção e hiperatividade (TDAH).

Avaliação clínica, diagnóstico e exames complementares

- É importante uma anamnese cuidadosa, incluindo questionário completo.
- Devem-se coletar informações sobre a condição socioeconômica, condição psicológica,

qualidade do sono e presença de constipação intestinal (Quadro 31.2).
- A realização do diário miccional, do calendário de noites secas e a aferição de diurese noturna (por meio da pesagem de fraldas pela manhã) são importantes.
- O diário miccional é um método de avaliação não invasivo dos sintomas urinários, com grande importância em todos os pacientes com história clínica e sintomas do trato urinários inferior.
- O exame físico deve ser cuidadoso, com palpação abdominal, pesquisa de sinais de disrafismo espinhal e de perdas urinárias nas roupas íntimas, além de inspeção da genitália, meato uretral e trofismo muscular, com avaliação de reflexos.
- Nos casos típicos de EN monossintomática não é necessária a realização de exames complementares, desde que a anamnese e o exame físico sejam realizados com bastante precisão.
- Em alguns casos os exames complementares podem ser importantes para descartar quaisquer condições associadas → hemograma, cálcio urinário, urina 1 e urocultura, função renal e USG de rins e vias urinárias (com avaliação de capacidade vesical e resíduo pós-miccional).
- A EN complicada (não monossintomática) necessita de avaliação por meio de outros exames, com o propósito de estudar aspectos anatômicos e funcionais das vias urinárias de acordo com a sintomatologia e os achados de exame físico.

Tratamento

- Algumas modalidades de tratamento são usadas, cada uma com índice de cura maior

Quadro 31.2. Fatores etiológicos relacionados com a EN monossintomática

Genética e familiar	• A incidência é de 77% em filhos de ambos os pais enuréticos, 43% quando apenas um dos pais teve a condição e 15% em famílias sem relatos de enuréticos. • O risco relativo para uma criança ser enurética quando o pai foi enurético é de 7,1, e quando se trata da mãe o risco é de 5,2. • História familiar positiva → 65% – 85% dos casos.
Alterações vesicais	• A redução da capacidade vesical para a idade é um mecanismo fisiopatológico que pode ser constitucional. • Vários trabalhos com estudo urodinâmico (EUD) mostram normalidade de função vesical em crianças com EN monossintomática. • No grupo de enuréticos não monossintomáticos é frequente ocorrer hiperatividade detrusora noturna.
Psicológicos	• A EN não é proveniente de distúrbios psicológicos, mas causadora de inúmeros problemas de ordem emocional, principalmente ligados à baixa autoestima.
Hormônio antidiurético	• Crianças enuréticas comprovadamente apresentam alterações no ritmo circadiano, com diminuição da vasopressina e menor produção do hormônio. • Um pequeno grupo de enuréticos poliúricos pode não responder à desmopressina por apresentar aumento na excreção de solutos no período noturno.
Distúrbios do sono	• Ainda está sendo estudada a relação entre o sono e a enurese.
Obstrução de vias aéreas superiores	• Trata-se de hipercapnia noturna, como a induzida por hipertrofia de adenoide por obstrução das vias aéreas superiores → a cura por adenoidectomia tem sido relatada.

Fonte: Desenvolvido pela autoria.

que o de cura espontânea de 15%/ano após os 6 anos.
- Como parte do tratamento podem ser utilizados o aconselhamento motivacional, o alarme noturno e os medicamentos propriamente ditos.

Aconselhamento motivacional

- No caso de crianças enuréticas o melhor aconselhamento é insistir com a ingestão de uma boa quantidade de líquidos no desjejum e depois regularmente durante o dia, até o período de 2 a 3 horas antes de dormir.

> - Posição ativa da criança → incentivar o calendário de "estrelas" para marcar noites secas e molhadas.
> - Urinar antes de ir para cama.
> - Evitar líquidos em um período de 2 a 3 horas antes de a criança deitar.
> - Trocar as roupas e os lençóis molhados.
> - Manter hábito intestinal diário.
> - Os pais devem evitar punições e optar por reforço positivo com incentivos e premiações para as noites secas.

Dispositivos de alarme

- A EN monossintomática com redução da capacidade vesical pode ser bem manuseada com o uso de dispositivos como alarmes.
- Estes provaram ser um tratamento bastante eficaz, quando descartados outros fatores, como poliúria noturna por deficiência hormonal.
- Nas primeiras semanas deste sistema é comum a família despertar com o toque do alarme e o paciente não.
- Nesse início a criança acorda após a micção completa e, nas semanas seguintes, consegue inibição parcial da micção até o total treinamento.
- Falhas nesse tipo de abordagem ocorrem em 10% a 30% dos casos.
- O alarme deve ser utilizado por mais 3 semanas após o último episódio de enurese antes da retirada.

Outras opções

- A EN monossintomática com poliúria noturna deve ser tratada com desmopressina → trata-se de um análogo do hormônio antidiurético (ADH) com duas modificações em sua molécula, fazendo com que a desmopressina fique mais potente e estável à degradação enzimática.
- Dose inicial de **DDAVP (desmopressina)** → 0,2 mg, por via oral, ao deitar.
- É muito importante lembrar aos pacientes e aos responsáveis que, após o uso da medicação, deve-se restringir a ingestão hídrica por risco de intoxicação.
- A prescrição deve ocorrer por um período de 3 meses, com acompanhamento ambulatorial e avaliação de resposta terapêutica.
- O tratamento medicamentoso é paliativo e sem certeza de cura.
- O índice de cura atinge níveis aceitáveis quando se associa ao tratamento medicamentoso uma terapia comportamental.

Bibliografia

Bayne AP, Skoog SJ. Nocturnal enuresis: an approach to assessment and treatment. Pediatr Rev. 2014 Aug; 35(8):327-34.
Caldwell PH, Deshpande AV, von Gontard A. Management of nocturnal enuresis. BMJ. 2013 Oct 29; 347:f6259.
Deshpande AV, Caldwell PH. Medical management of nocturnal enuresis. Paediatr Drugs. 2012 Apr 1; 14(2):71-7.
Kuwertz-Bröking E, von Gontard A. Clinical management of nocturnal enuresis. Pediatr Nephrol. 2018 Jul; 33(7):1145-1154.
Nevéus T, Fonseca E, Franco I, Kawauchi A, Kovacevic L, Nieuwhof-Leppink A et al. Management and treatment of nocturnal enuresis – an updated standardization document from the International Children's Continence Society. J Pediatr Urol. 2020 Feb; 16(1):10-19.

CAPÍTULO 32

CAKUT – Aspectos Gerais

Introdução

- As CAKUT (*congenital anomalies of the kidney and the urinary tract* ou anomalias congênitas do rim e trato urinário) representam aproximadamente 20% a 30% das anomalias identificadas no período pré-natal.
- As alterações podem ser uni ou bilaterais, e diferentes anomalias podem coexistir no mesmo paciente.
- As CAKUT representam a etiologia de 30% a 50% dos casos de doença renal crônica (DRC) necessitando de terapia renal substitutiva em pediatria.

Embriologia

- O desenvolvimento embriológico normal dos rins ocorre em 3 estágios.

Pronefro	Sistema transitório rudimentar e não funcionante que se inicia na 4ª semana de embriogênese (dia 22 pós-concepção) e desaparece ao fim da 4ª semana (dia 28 pós-concepção). A degeneração do pronefro é necessária para o desenvolvimento renal normal.
Mesonefro	Derivado do mesoderma intermediário, entre o 26º dia e a 5ª semana pós-concepção desenvolve cerca de 20 túbulos pareados e produz pequena quantidade de urina. O mesonefro posteriormente se funde com a cloaca e contribui para a formação da bexiga e, no sexo masculino, o sistema genital é derivado dos ductos mesonéfricos e alguns túbulos.
Metanefro	O metanefro, composto pelo mesênquima metanéfrico e pelo broto ureteral (porção caudal do ducto mesonéfrico), é o último estágio de desenvolvimento renal e forma os rins permanentes, com início na 5ª semana de idade embrionária.

- O metanefro é detectado, inicialmente, entre 5 e 6 semanas de embriogênese e começa a funcionar entre 6 e 10 semanas, com início da produção de urina com 9 semanas de idade embriológica.
- O metanefro é, inicialmente, posicionado na pelve, opostamente aos somitos sacrais, e migra a partir de sua porção caudal, atingindo sua posição permanente na região lombar com 8 semanas de embriogênese.
- Interações recíprocas entre o mesênquima metanéfrico e o epitélio ureteral induzem a organogênese, levando à formação de néfrons e sistema coletor.
- A bexiga se desenvolve a partir de uma estrutura separada, porém contígua, denominada seio urogenital.

- A bexiga está presente em fetos com agenesia renal, mas está vazia em decorrência da ausência de produção de urina.
- As CAKUT representam um grupo amplo de desordens resultantes de anormalidades no processo de desenvolvimento renal:
  1. malformações do parênquima renal resultando em falha do desenvolvimento normal dos néfrons (agenesia renal, displasia renal, disgenesia tubular);
  2. fatores ambientais, como exposição a teratógenos;
  3. anormalidades da migração renal (p. ex.: ectopia renal) e anormalidades de fusão (p. ex.: rim em ferradura); e
  4. anormalidades no desenvolvimento do sistema coletor (p. ex.: sistema coletor duplicado, estenose de junção ureteropiélica).
- Estudos sugerem defeitos monogênicos relatados em cerca de 40 genes em casos de formas isoladas de CAKUT e em 179 genes em pacientes com formas sindrômicas de CAKUT.

Epidemiologia

- A incidência geral de CAKUT é de cerca de 0,3 a 1,6:1.000 nascidos vivos.
- A incidência é maior em famílias com história de CAKUT ou em casos de mães com antecedente de doença renal ou diabetes.
- Malformações renais estão associadas a anomalias não renais em cerca de 30% dos casos.
- Uma combinação de CAKUT e anomalias não renais é encontrada em mais de 200 síndromes descritas.

Malformações do parênquima renal

- As malformações do parênquima renal resultam em falha do desenvolvimento dos néfrons, como observado na displasia renal, agenesia renal, disgenesia tubular renal e displasia cística.
- **Fisiopatologia:** a patogênese das malformações do parênquima renal é multifatorial, envolvendo fatores genéticos e ambientais.
- **Fatores genéticos:** vários genes e fatores epigenéticos foram implicados na patogênese das malformações do parênquima renal – por exemplo: EYA1 e SIX1 (síndrome de BOR – branquio-oto-renal), FRAS1 (síndrome de Fraser), PAX-2 (síndrome renal-coloboma), SALL1 (síndrome de Townes-Brocks), TRAP1 (VACTERL) e DSTYK (hipodisplasia renal, estenose de JUP e RVU).
- **Fatores ambientais:** os fatores ambientais incluem exposição a agentes teratogênicos e deficiências nutricionais – por exemplo: exposição pré-natal a IECA e BRA está associada à hiperplasia justaglomerular, diminuição ou ausência de diferenciação dos túbulos contorcidos proximais e aumento de fibrose cortical e medular – o mecanismo proposto para esta teratogenicidade é um *up-regulation* do sistema renina-angiotensina-aldosterona (SRAA) durante o desenvolvimento renal; modelos animais demonstraram que a deficiência de vitamina A está associada a malformações urogenitais e hipoplasia renal – alguns dados sugerem que tal vitamina desempenha um papel na sinalização do broto ureteral e no desenvolvimento da comunicação entre o broto ureteral e a bexiga durante o desenvolvimento embriológico.

Hipoplasia renal simples

- A hipoplasia renal simples, que consiste em uma redução do número de néfrons que se apresentam estruturalmente normais, é uma entidade distinta da displasia renal.

- O diagnóstico clínico de hipoplasia renal é sugerido quando os seguintes critérios são preenchidos:
  1. redução do tamanho renal em pelo menos 2 desvios-padrão para a idade (Figura 32.1); e
  2. exclusão de cicatrizes renais na cintilografia renal estática (DMSA).
- O diagnóstico inequívoco é baseado na avaliação histológica, raramente realizada.

Displasia renal ou hipodisplasia

- A displasia renal é caracterizada pela presença de elementos tissulares renais malformados.
- As características na avaliação microscópica incluem: desorganização geográfica dos elementos dos néfrons, diferenciação inadequada dos elementos epiteliais e mesenquimatosos, redução do número de néfrons e transformação metaplásica do mesênquima metanéfrico em cartilagem e osso.
- Os rins displásicos apresentam tamanho variável, porém a maioria deles é menor do que o normal, resultando em hipodisplasia.
- A displasia renal pode ser uni ou bilateral e ocorre com frequência de 2 a 4 por 1.000 nascidos vivos, sendo observada uma relação de ♂ 1,3:1 ♀ em casos de displasia bilateral e ♂ 1,9:1 ♀ em casos de displasia unilateral.
- A displasia renal pode ser identificada durante a avaliação por imagem pré-natal ou durante avaliação pós-natal por meio de avaliação ultrassonográfica.
- Os achados ultrassonográficos incluem aumento da ecogenicidade cortical como resultado de um tecido parenquimatoso anormal, perda da diferenciação corticomedular e presença de cistos.

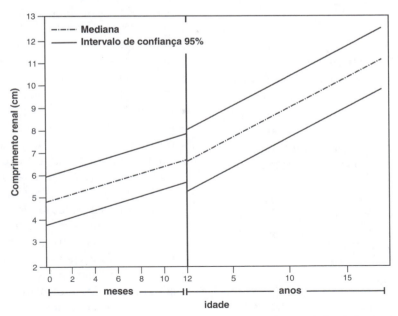

Figura 32.1. Normograma – Tamanho renal × idade. Fonte: Adaptada de *Manual of Pediatric Nephrology*, 2013.

- Lactentes/neonatos com displasia bilateral significativa podem apresentar disfunção renal já ao nascimento e necessidade de terapia renal substitutiva.
- Anormalidades urológicas associadas podem incluir: hidronefrose congênita, duplicidade de sistema coletor, refluxo vesicoureteral, válvula de uretra posterior, entre outras.
- Pela associação da displasia renal com anormalidades do sistema coletor pode ser ponderada a realização de uretrocistografia miccional (UCM), mesmo na ausência de episódios prévios de ITU.
- O prognóstico é dependente da presença de displasia uni ou bilateral; nos casos de displasia unilateral, em geral, o prognóstico é excelente, particularmente se não houver nenhuma alteração no rim contralateral.
- Para pacientes com displasia renal unilateral é recomendado seguimento anual com avaliação de função renal, microalbuminúria e controle de pressão arterial, e deve ser também monitorizada a evolução de tamanho do rim contralateral.

Displasia renal multicística

- O rim multicístico displásico (RMD) é caracterizado por um rim não funcionante displásico com múltiplos cistos, em decorrência de uma alteração no processo de diferenciação do parênquima renal.
- O RMD consiste em uma massa não reniforme de cistos e tecido conectivo e é mais frequentemente detectado durante a avaliação por imagem antenatal.
- A maioria dos pacientes com RMD unilateral é assintomática.

Agenesia renal

- A agenesia renal (AR) é definida como a ausência do tecido parenquimatoso renal e resulta de um distúrbio maior do desenvolvimento metanéfrico em estágios precoces.
- O sexo masculino é mais afetado que o feminino, com uma relação de ♂ 1,7:1 ♀.
- Vários fatores estão implicados na patogênese da AR, incluindo mutações em genes responsáveis pelo desenvolvimento renal (p. ex.: Ret e Gdnf) e fatores teratogênicos e ambientais (p. ex.: uso de cocaína e ácido retinoico).
- A AR unilateral representa cerca de 5% das malformações renais.
- Apesar de a maioria dos casos de agenesia renal ser assintomática, a AR unilateral pode ser acompanhada por outras CAKUT e anomalias não renais, podendo haver evidência de disfunção renal.
- Em uma revisão sistemática de van Wijk et al., publicada em 2013, observou-se CAKUT associada em cerca de 1/3 dos casos de rim único, sendo refluxo vesicoureteral o achado mais frequente (24%) e também foram observadas malformações extrarrenais em cerca de 1/3 dos casos avaliados.
- A avaliação de qualquer criança com AR unilateral deve ser focada na detecção de outras anomalias renais e não renais, assim como pesquisa de disfunção renal, o que deve se iniciar com uma boa anamnese, exame físico e avaliação de função renal.
- Uma história de alteração auditiva ou triagem neonatal audiológica alterada, assim como história familiar de surdez e disfunção renal, pode ser sugestiva de síndrome de BOR (branquio-otorrenal ou síndrome de Melnick-Fraser). Esta síndrome apresenta herança autossômica dominante, sendo caracterizada por déficit auditivo, cistos branquiais e fístulas, pits auriculares e anormalidades renais, incluindo AR e, na maioria dos casos, é decorrente de mutações no gene EYA1, com uma menor parte dos casos relacionados com a mutação no gene SIX1.

- Na presença de coloboma deve-se considerar a possibilidade de síndrome renal-coloboma, caracterizada pela presença de hipoplasia renal, refluxo vesicoureteral e coloboma de nervo óptico, sendo decorrente de mutações no gene PAX2.
- Anormalidades mullerianas (p. ex.: útero didelfo e duplicação vaginal) são comuns em meninas com agenesia renal, uma vez que os ductos de Wolff e de Muller são contíguos – pode envolver o espectro da síndrome de Mayer-Rokitanski.
- Algumas anormalidades cromossômicas, como trissomia do 13 e 18, além da síndrome de Turner, são associadas com maior frequência à agenesia renal.
- Em todo paciente com rim único presumido a avaliação inicial deve ser realizada com USG, que permite avaliar o tamanho renal, bem como a presença de anomalias renais subjacentes.
- Caso não se observe hipertrofia renal compensatória (vicariância), avaliação por imagem adicional pode ser realizada para pesquisar a existência de rim ectópico.
- Acredita-se que as crianças com rim único apresentem risco aumentado de DRC em longo prazo em decorrência do regime de hiperfiltração, devendo ser seguidas em longo prazo, com monitorização de sinais precoces de injúria renal (microalbuminúria), orientações de hábitos de vida saudáveis (controle de peso, pressão arterial, dislipidemia, hábitos alimentares) e evitar uso de medicamentos nefrotóxicos, tais como anti-inflamatórios não hormonais.
- Em uma revisão publicada em 2006 (*Single Kidney and sports participation: perception versus reality – Norwood et al.*) recomenda-se não haver contraindicação para a participação em esportes de contato dada a baixa incidência de injúria renal traumática, porém tais dados devem ser interpretados com cautela e as famílias devem ser orientadas quanto aos possíveis riscos.

Disgenesia tubular renal

- A disgenesia tubular renal (DTR) é uma desordem rara e grave, caracterizada pela ausência ou pobre desenvolvimento dos túbulos proximais e acompanhada por espessamento da vasculatura arterial renal envolvendo as artérias arqueadas e arteríolas aferentes, sendo relatados casos esporádicos e familiares.
- Mutações nos genes codificando renina, angiotensinogênio, ECA e receptor de angiotensina 1 foram associadas a formas autossômicas recessivas de DTR.
- Formas adquiridas de DTR podem envolver em casos de transfusão feto-fetal, exposição pré-natal à IECA ou BRA e doença hepática grave decorrente de hemocromatose congênita.
- As manifestações podem incluir oligodrâmnio de início precoce (antes de 20 semanas de gestação) e anúria persistente com disfunção renal pós-natal, além de defeitos de ossificação (hipocalvária) e fontanelas amplas, associadas à hipotensão arterial refratária e, em casos graves, à síndrome de Potter.
- A ultrassonografia de rins e vias urinárias é caracteristicamente normal em lactentes com DTR.
- O diagnóstico de DTR é baseado na avaliação morfológica dos rins, que demonstra ausência ou redução significativa no número de túbulos proximais diferenciados com preservação da arquitetura glomerular renal.
- A maioria dos pacientes evoluiu com óbito no período neonatal em decorrência de disfunção renal e hipoplasia pulmonar.

Doenças renais císticas

- As doenças císticas renais de origem genética são decorrentes de mutações em genes envolvidos na função ciliar primária (enquadram-se no grupo das ciliopatias e não CAKUT).
- A doença renal policística (DRPC) é tipicamente decorrente de disrupção na diferenciação epitelial terminal e envolve:
  - DRPC autossômico recessiva – caracterizada por múltiplos microcistos, principalmente envolvendo os ductos coletores distais, e é causada por mutações no gene PKHD1, que codifica a fibrocistina; as manifestações clínicas incluem oligoidrâmnio, hipoplasia pulmonar, insuficiência cardíaca, hipertensão arterial, doença hepática (fibrose hepática congênita) e disfunção renal; o prognóstico perinatal depende do grau de hipoplasia pulmonar;
  - DRPC autossômico dominante – caracterizada por aumento renal bilateral e múltiplos cistos, sendo causada por mutações em PKD1 (85% dos casos – policistina 1) e PKD2 (15% dos casos – policistina 2); há uma grande variabilidade no espectro de manifestações clínicas, com frequência apresentando manifestações na idade adulta, porém há um subgrupo de pacientes com início de manifestações precoces (no 1º ano de vida).
- A nefronoftise é a forma mais comum recessiva de displasia renal cística, sendo caracterizada por túbulos anormais, inflamação intersticial e fibrose; várias mutações foram identificadas, envolvendo proteínas relacionadas com a função ciliar primária, função dos corpúsculos basais e polaridade celular planar.

Anomalias da migração embriológica renal

- Anomalias no processo de migração embriológica renal podem resultar em ectopia renal (p. ex.: rim pélvico) e anomalias de fusão (p. ex.: rim em ferradura).
- Em geral, pacientes com rim ectópico e anomalias de fusão são assintomáticos e diagnosticados de modo incidental por exames de imagem antenatal ou por USG ocasional em período pós-natal.
- Pacientes com rins ectópicos ou com anomalias de fusão apresentam risco aumentado de outras anomalias, como refluxo vesicoureteral.

Rim em ferradura

- Essa malformação é consequência da fusão dos segmentos mais inferiores dos blastemas, mantendo independentes os segmentos mais superiores (Figura 32.2).

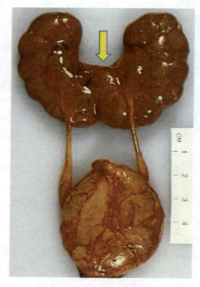

Figura 32.2. "Rim em ferradura". Observar fusão dos rins pelos polos inferiores (*seta*). Fonte: Adaptada de *Manual of Pediatric Nephrology*, 2013.

- O grau de fusão é muito variável, desde uma pequena faixa de tecido fibroso até o parênquima renal com características normais.
- Como consequência do afastamento dos polos superiores e da aproximação dos polos inferiores há um desvio do eixo bipolar de cada unidade renal, o que fará com que os eixos convirjam inferiormente e não superiormente, como nos rins normais.
- Sempre que se encontrar inversão do ponto de convergência do eixo bipolar de cada rim e cálices localizados medialmente aos bacinetes respectivos impõe-se o diagnóstico de "rim em ferradura".
- Os portadores dessa anomalia de fusão podem apresentar dor lombar e/ou hematúria, decorrentes de compressão dos istmos nas posturas que flexionam a coluna.
- O "rim em ferradura" é a mais frequente das anomalias de fusão, e não obrigatoriamente apresenta dificuldade de drenagem pieloureteral.

Ectopia renal simples
- É a condição na qual o rim definitivo, uni ou bilateralmente, situa-se em uma posição mais baixa que a habitual.
- Nessas condições o ureter é caracteristicamente mais curto que o normal, fato que distingue a ectopia renal simples das nefroptoses.
- Na nefroptose, uni ou bilateral, o rim na posição ortostática pode se localizar na região lombar, baixa ou pélvica, e o ureter tem comprimento normal, ao contrário da ectopia renal, na qual o ureter é mais curto que o normal.
- As ectopias simples podem evoluir absolutamente assintomáticas, mas as pélvicas podem sugerir tumor ao toque vaginal.

Ectopia renal cruzada
- Quando um dos rins cruza para o lado oposto mas não se funde com aquele que manteve sua lateralidade, está caracterizada a ectopia renal cruzada sem fusão (Figura 32.3).

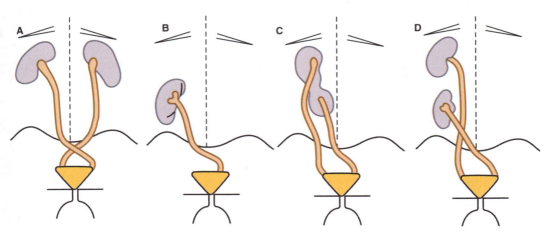

Figura 32.3. Ectopia renal cruzada. **(A)** ectopia renal cruzada bilateral; **(B)** ectopia renal cruzada à esquerda com agenesia renal à direita; **(C)** ectopia renal cruzada com fusão; **(D)** ectopia renal cruzada à esquerda sem fusão. Fonte: Adaptada de Uropediatria: Guia para pediatras. Sociedade Brasileira de Urologia. Rondon et al. 1. ed. 2019.

- O rim que migrou para o lado oposto arrasta consigo apenas suas vias excretoras superiores, razão pela qual o meato do ureter correspondente a ele está normalmente posicionado na bexiga.
- Em outras palavras, o rim é ectópico cruzado, mas o meato ureteral é tópico, o que pode ser comprovado por métodos de imagem ou endoscopicamente.
- Muito raramente ambos os rins cruzam a linha média, ou seja, migram para os lados opostos de seus respectivos meatos.

Anomalias do sistema coletor

- As anomalias do sistema coletor incluem alterações na pelve renal (p. ex.: estenose de JUP), anomalias ureterais (p. ex.: megaureter, ureter ectópico, ureterocele, refluxo vesicoureteral), na bexiga (p. ex.: extrofia de bexiga) e uretra (p. ex.: válvula de uretra posterior) que serão discutidas em seções específicas.
- As anomalias do sistema coletor estão frequentemente associadas a alterações primárias ou secundárias no parênquima renal.

Bibliografia

Cornwell LB, Ingulli EG, Mason MD, Ewing E, Riddell JV. Renal transplants due to congenital anomalies of the kidney and urinary tract (CAKUT) have better graft survival than non-CAKUT controls: analysis of over 10,000 patients. Urology. 2021 Aug; 154:255-262.

Matsell DG, Catapang M. Predicting outcomes and improving care in children with congenital kidney anomalies. Pediatr Nephrol. 2020 Oct; 35(10):1811-1814.

Nicolaou N, Renkema KY, Bongers EM, Giles RH, Knoers NV. Genetic, environmental, and epigenetic factors involved in CAKUT. Nat Rev Nephrol. 2015 Dec; 11(12):720-31.

Phadke K, Goodyer P, Bitzan M (eds.). Manual of Pediatric Nephrology. Springer, 2013.

Rondon AV et al. Manual da Sociedade Brasileira de Urologia. Uropediatria: Guia para Pediatras. 1. Ed. Rio de Janeiro. SBU, 2019.

van der Ven AT, Vivante A, Hildebrandt F. Novel Insights into the pathogenesis of monogenic congenital anomalies of the kidney and urinary tract. J Am Soc Nephrol. 2018 Jan; 29(1):36-50.

Yulia A, Winyard P. Management of antenatally detected kidney malformations. Early Hum Dev. 2018 Nov; 126:38-46.

CAPÍTULO 33

Hidronefrose Antenatal

Introdução

- Nos últimos anos tem sido observado um grande progresso na área da medicina fetal, sendo detectada uma anomalia estrutural fetal para cada cem gestações avaliadas.
- Cerca de metade dessas anomalias estruturais envolve o sistema nervoso central, enquanto 20% estão associadas ao trato urinário, 15% ao trato gastrointestinal e 8% ao sistema cardiovascular.
- Em estudos prospectivos tem sido observada uma frequência variável, entre 0,48% e 0,65%, de anomalias do trato urinário diagnosticadas intraútero pela ultrassonografia.
- O diagnóstico precoce das malformações do trato urinário, especialmente as uropatias, reveste-se de fundamental importância, considerando que estas são responsáveis por 25% das causas de doença renal crônica em crianças e adolescentes.
- Além disso, pode-se prevenir a perda de função renal quando as uropatias são detectadas e tratadas precocemente por meio do alívio da pressão sobre o parênquima renal e da prevenção de episódios infecciosos.
- As principais anomalias do trato urinário que podem ser identificadas intraútero podem ser estratificadas em 3 grupos: 1) agenesia renal, 2) doenças císticas e 3) uropatias, evidenciadas pela presença de hidronefrose, associada ou não à dilatação dos ureteres, alterações da bexiga e da uretra (Tabela 33.1).

Hidronefrose

Definição

- A hidronefrose consiste na dilatação da pelve e cálices renais, sendo a alteração mais frequente do trato urinário fetal encontrada na ecografia obstétrica.
- Estudos populacionais demonstram uma frequência de um achado de hidronefrose fetal para cada 500 a 700 gestações avaliadas.
- A identificação de hidronefrose a partir de uma ultrassonografia obstétrica é sugestiva da presença de uropatia.
- A controvérsia em relação ao achado de hidronefrose fetal isolada reside no grau de dilatação da pelve considerado significativo e preditivo de anomalia do trato urinário, já que uma dilatação mínima da pelve renal pode ser um achado frequente na ecografia pré-natal (Figura 33.1).
- Atualmente, a maioria dos estudos tem seguido o critério proposto por Corteville *et al.*, no qual todos os recém-nascidos

Tabela 33.1. Características das principais uropatias associadas com hidronefrose fetal

Uropatia	Frequência	Rim(ns)	Ureter(es)	Bexiga	Líquido amniótico
Obstrução de junção ureteropiélica	1:2.000	Hidronefrose	Não visualizado	Normal	Normal
Rim multicístico displásico	1:4.000	Rim acometido aumentado com cistos	Não visualizado	Normal	Normal
Refluxo vesicoureteral	1:1.000 (?)	Hidronefrose	Dilatado ou normal	Normal ou aumentada	Normal
Megaureter primário	1:10.000	Hidronefrose	Dilatado	Normal	Normal
Ureterocele ectópica	1:10.000	Hidronefrose	Dilatado	Normal ou aumentada	Normal
Válvula de uretra posterior (VUP)	1:8.000	Hidronefrose bilateral, cistos corticais (displasia cística)	Dilatado	Aumentada	Reduzido ou ausente
Síndrome de Prune-Belly	1:40.000	Hidronefrose bilateral, cistos corticais	Dilatado	Aumentada	Variável, pode ser reduzido
Agenesia renal bilateral	1:4.000	Não visualizado	Não visualizado	Não visualizada	Ausente

Fonte: Desenvolvida pela autoria.

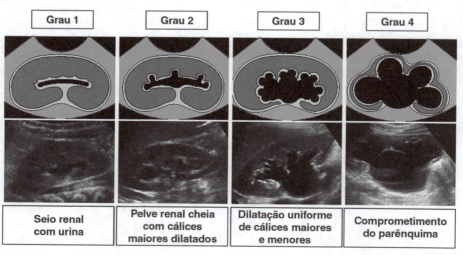

Figura 33.1. Classificação da Sociedade Fetal de Urologia. Fonte: Adaptada de Clinical outcome of children with antenatally diagnosed hydronephrosis. Front Pediatr. Ismaili *et al*. 2019.

com USG fetal mostrando um diâmetro anteroposterior (DAP) da pelve renal > 4 mm no 2º trimestre e > 7 mm no 3º trimestre deveriam ser investigados no período neonatal.
- Outro critério frequentemente utilizado é considerar um DAP fetal no 3º trimestre > 5 mm como indicativo para acompanhamento pós-natal.

Diagnóstico diferencial

- A hidronefrose pode estar associada a várias anomalias do trato urinário.
- A hidronefrose pode regredir espontaneamente no período pós-natal ou mesmo no período pré-natal.
- No entanto, essa involução ocorre, quase sempre, em casos de hidronefrose discreta, e as formas moderadas e graves raramente regridem.

Conduta no pós-natal

- Para um adequado manuseio pós-natal dos casos com diagnóstico pré-natal de hidronefrose, a equipe de medicina fetal deve manter os neonatologistas informados sobre as condições do feto.
- Os fatores de mau prognóstico, tais como oligoidrâmnio, obstrução uretral, cromossomopatias e malformações em outros sistemas, devem ser corretamente identificados.
- No pós-natal imediato os recém-nascidos devem ser submetidos a um completo exame físico, incluindo palpação abdominal cuidadosa.
- Massa unilateral palpável no flanco pode ser secundária a rim multicístico ou estenose de junção ureteropiélica (JUP).
- Quando bilateral, pode ser em decorrência de rins policísticos ou obstrução de JUP bilateral, que é rara, ou mais comumente ser causada por rins hidronefróticos ou displásicos em virtude de obstrução uretral, como nos casos de VUP.
- Faz parte ainda da avaliação inicial um exame físico completo, incluindo mensuração da pressão arterial com método apropriado para a idade.
- A avaliação laboratorial imediata inclui a coleta de urina para a verificação de sedimentoscopia, bioquímica e cultura.
- É importante que se obtenha uma estimativa da função renal mediante a dosagem de ureia e creatinina, devendo este resultado ser interpretado com parcimônia e com avaliações seriadas para determinação de tendência evolutiva, uma vez que nos primeiros dias a creatinina do neonato reflete ainda a passagem transplacentária de creatinina materna.

Investigação por imagem

- Com a finalidade de obter o diagnóstico definitivo da uropatia responsável pela hidronefrose fetal, todo recém-nascido deve ser submetido a uma propedêutica de imagens que pode incluir ultrassonografia de rins e vias urinárias, exames radiológicos contrastados e medicina nuclear (Figura 33.2).
- Evidentemente, nem todos os neonatos serão submetidos a todos esses exames, e a extensão da investigação dependerá dos achados na ecografia fetal e do exame físico do recém-nascido.
- Inicialmente, realiza-se uma ultrassonografia de rins e vias urinárias. Esse exame deve ser completo, com avaliação do trato urinário alto (tamanho renal, espessura do parênquima renal, diferenciação corticomedular, presença e gravidade de hidronefrose) e baixo (dilatação ureteral, espessura da parede vesical, inserção vesical dos ureteres).

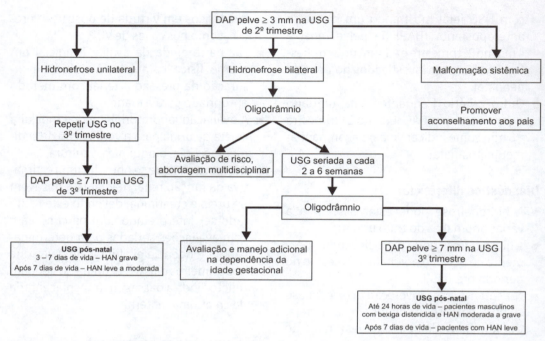

Figura 33.2. Abordagem da hidronefrose antenatal. Fonte: Adaptada de Management of antenatal hydronephrosis. Özçakar *et al*. Pediatr Nephrol. 2020

- O segundo exame a ser obtido, quando indicado, é a uretrocistografia miccional (UCM), realizada com a criança já em uso de quimioprofilaxia e sem bacteriúria.
- A UCM somente deve ser obtida diante de uma USG inicial alterada.
- Caso a USG inicial e a UCM sejam normais, na maioria das vezes a propedêutica não necessita ser estendida.
- Quando há suspeita de um processo obstrutivo alto, especialmente obstrução de JUP, indica-se a realização de cintilografia dinâmica com DTPA.
- Esse exame deve ser feito preferencialmente após o período neonatal, quando os rins atingem maior maturidade funcional.
- Para adequada avaliação do parênquima considera-se também a execução de cintilografia estática (DMSA).

Bibliografia

Capolicchio JP, Braga LH, Szymanski KM. Canadian Urological Association/Pediatric urologists of Canada guideline on the investigation and management of antenatally detected hydronephrosis. Can Urol Assoc J. 2018 Apr; 12(4):85-92.

Chiodini B, Ghassemi M, Khelif K, Ismaili K. Clinical outcome of children with antenatally diagnosed hydronephrosis. Front Pediatr. 2019 Mar 29; 7:103.

Kaspar CDW, Lo M, Bunchman TE, Xiao N. The antenatal urinary tract dilation classification system accurately predicts severity of kidney and urinary tract abnormalities. J Pediatr Urol. 2017; 13:485.e1-485.e7.

Oliveira EA, Oliveira MCL, Mak RH. Evaluation and management of hydronephrosis in the neonate. Curr Opin Pediatr. 2016; 28:195-201

Yalçınkaya F, Özçakar ZB. Management of antenatal hydronephrosis. Pediatr Nephrol. 2020 Dec; 35(12):2231-2239.

CAPÍTULO 34

Válvula de Uretra Posterior

Introdução

- Obstrução congênita que ocorre na porção proximal da uretra, exclusivamente no sexo masculino.
- Ocorre em 1:5.000 nascidos vivos do sexo masculino e é a causa anatômica mais comum de obstrução infravesical, sendo também a patologia obstrutiva congênita que mais acarreta doença renal crônica terminal (DRC-t).
- A mortalidade por VUP vem em queda (3% de acordo com séries recentes), porém a morbidade é elevada → 20% – 30% dos pacientes evoluem para DRC-t antes dos 20 anos.
- Achado anatômico → pregas da mucosa na uretra prostática, originadas junto ao *verumontanum*, que se estendem lateralmente até a parede anterior da uretra (Figura 34.1).
- **Por que a denominação "válvula"?**
    - Em repouso → ausência de resistência ao fluxo retrógrado. Durante a micção → pregas armadas pelo fluxo miccional, gerando grande resistência.
- A obstrução ao fluxo de urina gera, secundariamente, danos ao trato urinário, como dilatação fusiforme da uretra a montante e alterações anatômicas e funcionais no colo vesical, na bexiga, ureteres e rins.
- A origem embriológica das válvulas de uretra posterior permanece desconhecida.

Fisiopatologia

- A obstrução da uretra pela VUP manifesta-se no início do 2º trimestre gestacional, após a diferenciação do restante do aparelho urinário, podendo ser identificada na USG antenatal já a partir da 14ª semana de gestação nos casos mais graves.
- Com a obstrução, a maturação e o desenvolvimento do trato urinário ocorrem na vigência de pressão intraluminal elevada, acarretando lesões em todos os níveis a montante, proporcionalmente ao seu grau de intensidade.
- Em resposta à obstrução infravesical ocorrem hipertrofia e espessamento do músculo detrusor, com trabeculação e formação de divertículos.
- A exposição contínua da bexiga a regimes pressóricos elevados leva à progressão da lesão vesical e à impossibilidade de esvaziamento completo, gerando resíduo pós-miccional que irá sobrecarregar ainda mais o trabalho da bexiga, gerando um ciclo vicioso.

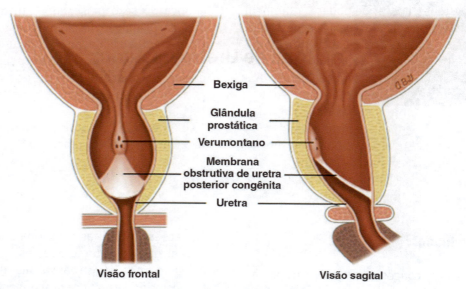

Figura 34.1. Válvula de uretra posterior – Visão frontal e sagital do mecanismo valvular em casos de membrana obstrutiva de uretra posterior congênita. Adaptada de UpToDate.

- Quando ocorre RVU unilateral, em geral, o rim acometido é extremamente comprometido, estando com frequência excluso → dependendo do grau de obstrução e do refluxo desenvolve-se lesão parenquimatosa renal na forma de displasia ou nefrite intersticial.
- Cerca de 20% – 30% dos pacientes com VUP evoluem para doença renal crônica, 1/3 destes logo após o nascimento (displasia) e o restante na época da puberdade, diante do aumento da demanda metabólica, danos adicionais por pielonefrite e glomerulosclerose por hiperfiltração.
- RVU unilateral e hidronefrose ipsilateral acentuada frequentemente evoluem para perda funcional do rim → porém, essa dilatação volumosa unilateral tende a absorver o impacto da pressão intravesical aumentada e evitar a lesão do rim contralateral que não possui refluxo → essas situações de atenuação da pressão elevada são conhecidas como efeito de descompressão ou efeito *pop-off*.

Quadro clínico

- Atualmente, a maioria dos casos é identificada pela investigação de uretero-hidronefrose intrauterina → VUP = 3ª causa de hidronefrose fetal; atrás de: 1) estenose de JUP; 2) megaureter congênito.
- A VUP representa 10% dos casos de hidronefrose fetal.
- Se o diagnóstico é feito até a 24ª semana de gestação o prognóstico é extremamente desfavorável → 53% de natimortos ou recém-nascidos (RN) com DRC franca, necessitando de terapia dialítica.
- Suspeita-se de VUP em fetos do sexo masculino com dilatação pieloureteral bilateral

- persistente, apesar de poder ser também unilateral, associada à bexiga espessada e constantemente cheia e à eventual diminuição do volume de líquido amniótico (associado a déficit de função renal e dificuldade de maturação pulmonar).
- As punções intrauterinas do trato urinário fetal podem caracterizar o seu grau de comprometimento funcional pela análise bioquímica da urina fetal (dosagens de Na, Ca e β_2 – microglobulina $\rightarrow$ se β_2 – microglobulina > 13 mg/L – associação com evolução fatal).
- A drenagem vesicoamniótica ou renoamniótica tem sido relatada trazendo diminuição da hidronefrose, porém questiona-se seu papel no 3º trimestre para a prevenção de lesão parenquimatosa renal, uma vez que nesse momento já há lesões renais irreversivelmente instaladas.
- Terapêutica fetal $\rightarrow$ cistoscopia intrauterina (deve ser realizada com volume de líquido amniótico normal, podendo ser indicada amnioinfusão nos casos de oligoidrâmnio).
- O quadro clínico varia de acordo com a gravidade da obstrução $\rightarrow$ manifestação mais grave = insuficiência respiratória secundária à hipoplasia pulmonar.
- Exame físico $\rightarrow$ pode haver retenção urinária (globo vesical palpável) ou loja renal ocupada.
- Em 30% dos casos a micção ocorre tardiamente e com jato urinário muito fraco.
- A estase urinária por resíduo pós-miccional e o eventual RVU podem facilitar a ocorrência de infecções do trato urinário, que podem ser frequentes.

Avaliação diagnóstica

- Na ausência de diagnóstico antenatal a suspeita de VUP é levantada em toda criança do sexo masculino com dificuldade ou disfunção miccional, com ou sem ITU e eventual dilatação do trato urinário, independentemente da idade e; a suspeita é reforçada nos casos de sepse de foco urinário associada à presença de globo vesical palpável.
- A USG deve ser sempre realizada $\rightarrow$ dilatação ureteropiélica está presente em até 90% dos casos.
- A UCM permite o diagnóstico de certeza de VUP, e sua normalidade elimina a possibilidade dessa afecção.
- É recomendável que, no RN com suspeita de VUP, seja realizada sondagem vesical imediatamente ao nascimento, para melhor avaliação do débito urinário e o alívio da obstrução.
- Após o cateterismo vesical pode ser observada poliúria pós-desobstrução, com risco inerente de desidratação e distúrbios metabólicos (com maior frequência, hiponatremia e hipercalemia).
- Achados radiológicos à uretrocistografia miccional $\rightarrow$ hipertrofia do colo vesical e alongamento com dilatação maciça da uretra prostática, com pouco ou nenhum fluxo de contraste para a uretra distal na fase miccional, presença de trabeculações ou divertículo vesical e RVU uni ou bilateral em até 50% dos casos (Figura 34.2).
- Para melhor avaliação da uretra recomenda-se a realização de exposições laterais e oblíquas.

Diagnóstico diferencial

- O quadro de VUP pode simular outras patologias que alteram o esvaziamento vesical, por exemplo: bexiga neurogênica, obstrução primária do colo vesical, hipertrofia de *verumontanum*, estenose ou divertículo de uretra e ureterocele ectópica.

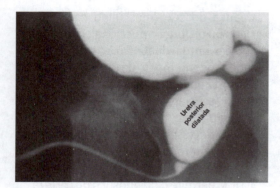

Figura 34.2. Imagem de uretrocistografia miccional – visão sagital – evidenciando uretra posterior dilatada e bexiga com irregularidades e presença de divertículo. Fonte: Acervo da autoria.

- Os achados radiológicos de síndrome de Prune-Belly (megabexiga e uretero-hidronefrose maciça bilateral) podem simular VUP → a UCM mostra colo vesical hipertrófico na VUP; já na síndrome de Prune-Belly o colo vesical aparece completamente aberto em continuidade com a uretra posterior.
- A UCM permite o diagnóstico diferencial na maioria dos casos.

Tratamento

- A drenagem vesical de urgência deve ser feita por sondagem uretral, utilizando-se sonda de fino calibre para evitar trauma de uretra ou por punção suprapúbica/cistostomia.
- Uma vez assegurada a drenagem do trato urinário, o tratamento do desequilíbrio hidreletrolítico, da infecção e da uremia prossegue até a estabilização do quadro clínico e nefrológico.
- A ablação primária da VUP (fulguração) + cuidados na prevenção de pielonefrite são considerados o tratamento inicial de escolha.
- Após o procedimento recomenda-se o uso de sonda uretral por 3 dias, para eliminar possível edema que acarrete obstrução.
- A lesão renal congênita (displasia) e a adquirida (pielonefrite) têm mais importância na evolução da função renal de longo prazo do que o tratamento instituído inicialmente.
- O tratamento da válvula é considerado uma condição primária para a reversão da derivação urinária (nas situações em que for realizada derivação).
- Em crianças com VUP adequadamente cauterizada e com função renal estável ou melhorando deve-se evitar a tentação de corrigir cirurgicamente a dilatação ureteropiélica, pelo grande risco de complicações.
- O reimplante ureterovesical está indicado apenas nos casos em que o ureter permanece muito dilatado, mesmo com a bexiga vazia, evidenciando obstrução de junção ureterovesical (JUV) → observa-se regressão espontânea da hidronefrose e do RVU em 40% – 50% dos casos até 3 anos após a fulguração da VUP.
- Mesmo com o tratamento adequado da lesão infravesical a lesão vesical decorrente da diminuição do conteúdo e do aumento de colágeno pode ter também caráter irreversível e progressivo.
- O exame urodinâmico é fundamental para definir a terapêutica em relação à incontinência urinária após a fulguração da VUP:
  - hiperatividade detrusora → anticolinérgico; caso evolua com piora ou sem melhora → ampliação vesical;
  - incapacidade contrátil da bexiga/falência miogênica → cateterismo limpo intermitente e suspensão de anticolinérgicos.
- Principais fatores prognóstico: nadir da creatinina no 1º ano de vida e presença de disfunção vesical progressiva.

Bibliografia

Deshpande AV. Current strategies to predict and manage sequelae of posterior urethral valves in children. Pediatr Nephrol. 2018 Oct; 33(10):1651-1661.

Herbst KW, Tomlinson P, Lockwood G, Mosha MH, Wang Z, D'Alessandri-Silva C. Survival and kidney outcomes of children with an early diagnosis of posterior urethral valves. Clin J Am Soc Nephrol. 2019 Nov 7; 14(11):1572-1580.

Krishnan A, de Souza A, Konijeti R, Baskin LS. The anatomy and embryology of posterior urethral valves. J Urol. 2006 Apr; 175(4):1214-20.

Sharma S. Posterior urethral valves consensus. J Indian Assoc Pediatr Surg. 2020 Jul-Aug; 25(4):261-262.

Vasconcelos MA, Simões e Silva AC, Dias CS, Gomes IR, Carvalho RA, Figueiredo SV et al. Posterior urethral valves: comparison of clinical outcomes between postnatal and antenatal cohorts. J Pediatr Urol. 2019 Apr; 15(2):167.e1-167.e8.

CAPÍTULO 35

Síndrome de Prune-Belly (SPB)

Introdução

- A síndrome de Prune-Belly (SPB) é uma afecção congênita caracterizada por flacidez abdominal (Figura 35.1), criptorquidia bilateral e dilatação variável do trato urinário, com incidência de 1:29 mil – 50mil nascimentos e etiologia desconhecida.
- A predominância masculina sugere herança ligada ao sexo, mas a ocorrência de 3% – 5% dos casos em meninas descarta essa possibilidade.
- O termo pseudoprune é empregado para meninos com características incompletas da síndrome ou para as raras pacientes do sexo feminino.
- A maioria dos casos é de ocorrência esporádica, apresentando cariótipo normal.

Características clínicas e anatomopatológicas

- O aspecto abaulado e flácido do abdome, com rugas e dobras cutâneas semelhantes à superfície da ameixa seca, é o achado mais característico da SPB, porém varia em sua intensidade e extensão de paciente a paciente.

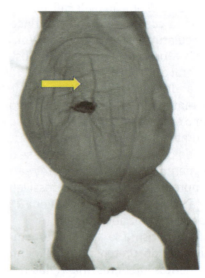

Figura 35.1. Imagem de neonato portador de síndrome de Prune-Belly. Atentar para aspecto do abdome em "ameixa seca" (seta). Adaptada Textbook of Clinical Pediatric Urology. 6. ed. 2019.

- A fraqueza da parede abdominal, decorrente da deficiência muscular, não é simétrica, havendo áreas de maior flacidez que outras, particularmente nos segmentos mediais e inferiores do abdome.
- O gradeado costal também sofre deformidades decorrentes da falta de fixação

- da musculatura do abdome anterior, com ocorrência frequente de *pectus escavatum* ou *carinatum*.
- A constipação, como consequência da falta de tônus da musculatura abdominal, também é descrita.
- A criptorquidia bilateral é um componente essencial da SPB e, invariavelmente, os testículos são intra-abdominais, sendo facilmente localizados junto aos ureteres dilatados, na altura dos vasos ilíacos.
- Atualmente, não existem relatos de pacientes férteis naturalmente, porém há raros casos de fertilidade assistida.
- O grau de dilatação pielocalicial está relacionado com a deficiência intrínseca da musculatura lisa do sistema coletor, assim como a presença eventual de obstrução ureteral ou refluxo vesicoureteral (RVU).
- É grande a variação anatômica e funcional tanto entre os portadores da síndrome como entre os rins de um mesmo paciente.
- Os ureteres apresentam dilatação e tortuosidade de graus variáveis. Sabe-se que os segmentos distais dos ureteres são mais comprometidos, sendo até possível a palpação deles, principalmente em RN com grande flacidez abdominal.
- O peristaltismo é ineficiente em toda extensão do ureter, principalmente nos segmentos inferiores, mais dilatados.
- O RVU é observado em 70% dos casos.
- O estudo anatomopatológico demonstra espessamento da parede ureteral por aumento do tecido conectivo em substituição à musculatura lisa, havendo uma diminuição do número de células ganglionares.
- A bexiga é geralmente de grande capacidade e apresenta paredes espessadas, porém não trabeculadas, sendo facilmente palpável em hipogástrio.
- Ocasionalmente, o úraco se mantém permeabilizado na cicatriz umbilical, constituindo uma fístula uracal.

- A inervação da bexiga e a distribuição de células ganglionares são normais.
- Na maioria dos pacientes existe hipoplasia prostática com ausência de seus elementos epiteliais, em consequência da falta de sustentação do tecido prostático. A uretra posterior tem aspecto dilatado, afunilando-se na uretra membranosa no nível do diafragma urogenital.
- O comprometimento de outros órgãos e tecidos também é heterogêneo.
- As anomalias pulmonares são as mais comuns, sendo a mais grave a hipoplasia pulmonar associada ao oligoidrâmnio → na sua forma mais intensa, a hipoplasia pulmonar é incompatível com a vida, estando presente em 30% de todas as autópsias neonatais dos casos de SPB.
- As anomalias cardiovasculares ocorrem em 10% dos casos com relatos de defeitos septais atriais e ventriculares, persistência do ducto arterioso e tetralogia de Fallot.
- As anomalias musculoesqueléticas ocorrem em até 75% dos casos, com maior frequência em membros inferiores (*talipes equinovarus*) e no tórax (*pectus escavatum* ou *carinatum*) e, mais raramente, na coluna vertebral e no crânio.

Diagnóstico

- A USG antenatal pode diagnosticar SPB em fetos do sexo masculino com uretero-hidronefrose bilateral associada à megabexiga.
- Mesmo com grande dilatação do trato urinário a obstrução pode não estar presente, havendo esvaziamento vesical fetal regular, com volume de líquido amniótico normal → no entanto, nos casos de oligodrâmnio o prognóstico é reservado.
- Ao nascimento os exames físico e de imagem confirmam a hipótese antenatal.

Tratamento

- Durante a gestação a drenagem cirúrgica do trato urinário fetal não beneficia a função renal ou a sobrevida neonatal, sendo indicada apenas para evitar a distocia de parto.
- No nascimento o prognóstico depende do grau de displasia renal e hipoplasia pulmonar.
- Os partidários do tratamento conservador consideram que mesmo com grande dilatação do trato urinário e presença de RVU não haverá prejuízo funcional renal nem risco para o desenvolvimento da criança se a drenagem adequada do trato urinário estiver assegurada, protegendo-o contra infecção → para tal recomenda-se cateterismo vesical intermitente (CVI) e antibioticoprofilaxia.
- Os partidários do tratamento intervencionista consideram que o tratamento conservador, além de necessitar de cuidados intensivos e constantes que se estendem por toda a infância, está associado à elevada morbidade decorrente da displasia renal congênita, além de pielonefrites causadas pela estase urinária e RVU, com desenvolvimento de insuficiência renal em 30% dos casos.
- A cirurgia preconizada engloba reconstrução do trato urinário e da parede abdominal, bem como correção da criptorquidia, que podem ser realizadas em apenas um ato.
- O seguimento das crianças operadas demonstra, na maioria dos casos, estabilização anatômica e funcional do trato urinário, com normalização do fluxo ureterovesical e correção do RVU.
- Em casos com claras evidências de falta de contratilidade vesical a cistoplastia pode ser associada à confecção de um acesso ao cateterismo vesical intermitente, utilizando-se a técnica de Mitrofanoff com o apêndice.
- A orquipexia é realizada simultaneamente, tanto para efeito cosmético como para controle de risco para eventual neoplasia e preservação da capacidade germinativa, esta ainda não documentada.

Conclusão

- O tratamento da SPB deve ser individualizado e com avaliação cuidadosa desses pacientes desde o nascimento, o que permite o planejamento adequado da intervenção cirúrgica e possibilita (se factível) a reconstrução do trato urinário no mesmo ato cirúrgico que a abdominoplastia e a orquipexia.

Bibliografia

Achour R, Bennour W, Ksibi I et al. Prune belly syndrome: approaches to its diagnosis and management. Intractable Rare Dis Res. 2018; 7(4):271-274.

Arlen AM, Nawaf C, Kirsch AJ. Prune belly syndrome: current perspectives. Pediatric Health Med Ther. 2019 Aug 6; 10:75-81.

Docimo SG, Canning D, Khoury A, Salle JLP. Textbook of Clinical Pediatric Urology. 6. ed. CRC Press, 2019.

Hassett S, Smith GHH, Holland AJA. Prune belly syndrome. Pediatr Surg Int. 2012; 28:219-228.

Seidel NE, Arlen AM, Smith EA, Kirsch AJ. Clinical manifestations and management of prune-belly syndrome in a large contemporary pediatric population. Urology. 2015; 85:211-215.

Woods AG, Brandon DH. Prune belly syndrome: a focused physical assessment. Adv Neonatal Care. 2007; 7(3):132-143.

CAPÍTULO 36

Orquites e Torção Testicular

Introdução

- No adolescente a dor testicular de início súbito é um sintoma crucial que deve chamar a atenção imediata do médico, visando a um diagnóstico rápido e preciso.
- Cerca de 60% dos adolescentes com esse sintoma têm torção testicular, e a melhor chance de salvar o tecido é restaurar o fluxo sanguíneo nas primeiras 6 a 8 horas → haverá uma incidência elevada de atrofia testicular se a isquemia ultrapassar esse período.
- Nos casos de dor de início insidioso e progressivo a principal suspeita é de orquite/epididimite, e após a avaliação e a conduta inicial o encaminhamento pode se dar em nível ambulatorial.
- No adolescente geralmente a orquite é de origem viral (caxumba) e se inicia em um período de 3 a 4 dias após o desenvolvimento da parotidite.

Orquites

- A orquite viral ocorre em 20% – 35% dos doentes com caxumba, sendo bilateral em 10% dos casos.
- Caxumba é a causa infecciosa mais comum de orquite → ocorre quase exclusivamente em meninos após a puberdade.

Manifestações clínicas

- A orquite resultante da caxumba tem início repentino e ocorre geralmente 3 a 4 dias após o início da parotidite.
- O escroto se torna hiperemiado e edemaciado.
- Ao contrário do que ocorre nos casos de epididimite, não há sintomas urinários associados.
- Podem ocorrer febre alta e prostração.
- Um ou os dois testículos estão edemaciados, tensos e dolorosos à palpação → essa dor geralmente melhora com a gentil elevação dos testículos (sinal de Prehn positivo), fato que não ocorre na torção testicular.

Diagnóstico e exames complementares

- Em geral, o exame de urina é normal, mas é possível encontrar proteinúria e micro-hematúria.
- Nos episódios de orquite viral pode-se encontrar o agente etiológico na urina.
- Na ultrassonografia com Doppler há aumento do fluxo sanguíneo testicular.

Diagnóstico diferencial

- Quando o indivíduo é examinado precocemente a epididimite aguda pode ser distinguida da orquite, pois somente o epidídimo apresenta processo inflamatório.

- Corrimento uretral e piúria, exame de urina 1 alterado, além de culturas de urina e sêmen positivas sugerem o diagnóstico de epididimite, que ocorre geralmente no adulto jovem com vida sexual ativa.
- A torção testicular apresenta início súbito da dor, sem alterações laboratoriais ou sinais de infecção sistêmica.
- A ultrassonografia com Doppler auxilia no diagnóstico definitivo, pois mostra diminuição ou ausência de fluxo sanguíneo na torção e, ao contrário, aumento do fluxo sanguíneo nos quadros inflamatórios.

Tratamento

- Não há tratamento específico para a orquite viral, e realizam-se apenas medidas gerais de suporte.
- Nos casos em que a orquite já está instalada devem-se orientar algumas medidas gerais, tais como: repouso no leito (na fase aguda da orquite), calor local sobre o testículo acometido e elevação do escroto por meio de suspensório escrotal ou colocação de uma toalha sob o escroto, dentro da cueca.
- Pode-se administrar anti-inflamatórios visando à melhora sintomática ou realizar bloqueio anestésico do cordão espermático acima do testículo acometido com lidocaína 1%.
- Nos casos de orquite bacteriana antibióticos como a vibramicina e a azitromicina estão indicados, conforme a história clínica e os exames complementares.

Complicações e prognóstico

- A espermatogênese é irreversivelmente danificada em 30% dos testículos acometidos por orquite viral.
- Geralmente o testículo afetado evoluiu com atrofia e, se a infecção é bilateral, pode haver esterilidade permanente, porém a função androgênica é mantida.
- A fase aguda da orquite viral dura cerca de 1 semana e pode levar à atrofia testicular em um período que varia de 1 a 2 meses.

Torção testicular

- A torção testicular é uma urgência médica e deve ser diagnosticada e tratada no menor tempo possível.
- Lesões parenquimatosas decorrentes de isquemia podem ocorrer precocemente (após 4 horas).
- A torção testicular resulta em obstrução venosa, edema progressivo, comprometimento arterial, isquemia testicular e, eventualmente, infarto tecidual.
- Estima-se que a incidência de torção testicular seja de 1 a cada 4.000 homens antes dos 25 anos, perfazendo 25% – 35% das doenças escrotais agudas.

Patogênese

- Podem-se diferenciar dois tipos de torção testicular → extravaginal e intravaginal.
- A torção extravaginal ocorre em neonatos, frequentemente intraútero, e está associada a uma inserção incompleta do gubernáculo e da túnica testicular na parede escrotal, deixando o testículo, o epidídimo e a túnica vaginal livres para girar dentro do escroto → ocorre em aproximadamente 10% dos casos de torção.
- A torção intravaginal ocorre dentro da túnica vaginal → é resultante de uma fixação defeituosa dos testículos e do epidídimo à fáscia e da camada muscular, que recobre o cordão no escroto.

Manifestações clínicas

- A torção extravaginal apresenta testículo endurecido, fixo à pele escrotal adjacente do neonato, e a pele aderida ao escroto encontra-se hipocorada.

- A torção intravaginal ocorre classicamente em adolescentes e se apresenta com dor escrotal de início súbito e edema.
- Os pacientes podem referir episódios prévios de dor testicular severa e edema escrotal, que podem corresponder à torção intermitente, com destorção espontânea.
- Ao exame físico observam-se os seguintes aspectos:
  - escroto em posição elevada – resultante do encurtamento do cordão espermático pela torção, em situação transversa;
  - epidídimo pode estar anteriorizado;
  - pode haver edema escrotal e hidrocele;
  - ausência do reflexo cremastérico (estímulo na face medial da coxa não produz contração do testículo afetado);
  - a elevação do escroto não alivia a dor, como ocorre na epididimite (sinal de Prehn);
  - "sinal do ponto azul" (Figura 36.1) é um pequeno ponto azul-escuro na pele que pode ocorrer quando da torção de apêndice testicular (não existe na torção testicular).

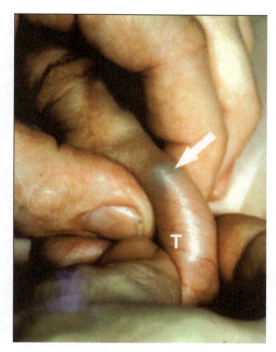

Figura 36.1. "Sinal do ponto azul" – torção de apêndice testicular. T: testículo. Fonte: Adaptada de Acute testicular disorders. Murphy et al. Pediatr Rev. 2008.

Diagnóstico e exames complementares

- As principais ferramentas diagnósticas são a história e o exame físico.
- A ultrassonografia com Doppler é o exame complementar mais realizado para a confirmação diagnóstica → o achado característico é a diminuição ou ausência do fluxo arterial no testículo afetado.
- Entretanto, deve-se considerar que existem falso-negativos com fluxo arterial presente mesmo na vigência de torção, nos casos de torção parcial.

Diagnóstico diferencial

- Deve-se considerar a possibilidade de torção de apêndice testicular ou epididimário (Tabela 36.1).
- A epididimite também deve ser considerada no diagnóstico diferencial.
- Outros diagnósticos diferenciais incluem trauma, hérnia inguinal e tumor testicular.

Tratamento

- Após o diagnóstico de torção a cirurgia deve ser realizada o quanto antes.
- A cirurgia é realizada por via escrotal, com incisão na linha média e abordagem bilateral.
- O testículo comprometido é destorcido e observado por cerca de 30 minutos, nesse tempo realiza-se a fixação do testículo contralateral → se houver boa vascularização ele pode ser preservado e fixado na bolsa; caso contrário, realiza-se a orquiectomia.

Tabela 36.1. Diagnóstico diferencial — torção testicular × epididimite

	Torção testicular	Epididimite
Incidência	• 50 a 60% dos casos de escroto agudo em adolescente.	• 20% dos casos de escroto agudo em adolescentes e < 1% em pré-púberes.
História clínica	• Dor escrotal de início súbito. • O paciente consegue referir o exato momento do início da dor. • Os pacientes podem não ter vida sexual ativa. • Não apresentam corrimento uretral. • Geralmente não associado a queixas miccionais.	• Sintomas de início insidioso. • Vida sexual ativa. • O agente etiológico mais comum é a *Chlamydia trachomatis*. • Pode haver corrimento uretral. • Podem apresentar sintomas irritativos miccionais. • Nem todos os casos são associados a algum agente infeccioso e sintomas urinários podem não estar presentes.
Exame clínico	• Paciente agitado e desconfortável. • Dor pode estar associada à náuseas e vômitos. • Testículo doloroso mais elevado. • Ausência de reflexo cremastérico.	• Precoce: massa posterior endurecida e dolorosa, distinta do testículo. • Tardio: testículo inteiro endurecido e entumecido, sem distinguir testículo de epidídimo.
Exames laboratoriais	• Sedimento urinário normal.	• Leucocitária. • *Swab* uretral pode revelar o agente etiológico.
Ultrassonografia com Doppler	• Fluxo sanguíneo testicular ausente ou muito diminuído.	• Fluxo sanguíneo para o epidídimo/testículo aumentado.

Fonte: Desenvolvida pela autoria.

- A torção dos apêndices testiculares ou epididimários pode ser tratada clinicamente com repouso, anti-inflamatórios e observação.
- Quando há dúvida diagnóstica, a exploração cirúrgica deve ser realizada e, caso a torção seja de apêndice, este deve ser removido.

Complicações e prognóstico

- Estudos de longo prazo evidenciam que pacientes submetidos à destorção testicular e à fixação do testículo viável nas primeiras 8 horas têm testículos de tamanho normal e discreta mudança na morfologia testicular.

Bibliografia

Bandarkar AN, Blask AR. Testicular torsion with preserved flow: key sonographic features and value-added approach to diagnosis. Pediatr Radiol. 2018 May; 48(5):735-744.

Gkentzis A, Lee L. The aetiology and current management of prepubertal epididymitis. Ann R Coll Surg Engl. 2014 Apr; 96(3):181-3.

Klinke M, Elrod J, Stiel C, Ghadban T, Wenskus J, Herrmann J et al. The BAL-score almost perfectly predicts testicular torsion in children: a two-center cohort study. Front Pediatr. 2020 Dec 7; 8:601892.

Laher A, Ragavan S, Mehta P, Adam A. Testicular torsion in the emergency room: a review of detection and management strategies. Open Access Emerg Med. 2020 Oct 12; 12:237-246.

Murphy JP, Gatti JM. Acute testicular disorders. Pediatr Rev. 2008 Jul; 29(7):235-41.

Pogorelić Z, Mustapić K, Jukić M, Todorić J, Mrklić I, Mešštrović J et al. Management of acute scrotum in children: a 25-year single center experience on 558 pediatric patients. Can J Urol. 2016; 23:8594-601.

CAPÍTULO 37

Tumores Renais na Infância

Introdução

- Os tumores renais na infância são, em sua maioria, representados pelo tumor de Wilms, que tem altos índices de cura.
- As demais neoplasias renais são muito raras e seu prognóstico depende da variedade histológica e do grau de disseminação (Tabela 37.1).

Tumor de Wilms

Epidemiologia

- É a neoplasia geniturinária mais comum na infância.
- Incidência = 7 casos/1 milhão crianças abaixo de 15 anos (Estados Unidos), com pico de incidência entre 2 e 3 anos de idade.

Tabela 37.1. Tumores renais na infância — Tipos histológicos e frequência

Neoplasia renal	Frequência
• Tumor de Wilms sem anaplasia	80%
• Tumor de Wilms com anaplasia	5%
• Nefroma mesoblástico	5%
• Sarcoma de células claras	4%
• Tumor rabdoide	2%
• Miscelânea	4%

Fonte: Desenvolvida pela autoria.

- A maioria dos casos é esporádica, embora a transmissão familiar seja observada em 1% – 2% dos pacientes.

Genética

- Algumas síndromes se correlacionam com maior risco de desenvolver tumor de Wilms, entre elas: Beckwith-Wiedeman, Dennys-Drash, WAGR (Wilms, aniridia, malformações geniturinárias e retardo mental) e hemi-hipertrofia.
- Mutações nos genes WT1 (cromossomo 11p13) e WT2 (cromossomo 11p15.5) estão presentes na minoria dos casos.
- A perda da heterozigosidade (LOH; do inglês, *loss of heterozygosity*) do cromossomo 1p e/ou 16q é um fator prognóstico adverso.

Patologia

- A maioria dos tumores de Wilms se caracteriza por histologia trifásica, na qual constam os seguintes componentes: blastematoso (composto por aglomerados de células pequenas e azuis), epitelial (em que as células formam pseudotúbulos) e estromal.
- A predominância epitelial é mais frequente em lactentes com doença localizada e tem bom prognóstico.

- O fator histológico com maior valor prognóstico é a presença de anaplasia, caracterizada por múltiplas figuras mitóticas, aumento do tamanho e hipercromasia do núcleo.

Diagnóstico

- Em geral, se apresenta como massa abdominal assintomática, casualmente palpada pelos familiares, em 90% dos casos.
- Hematúria macroscópica como primeiro sinal ocorre em 25% dos casos.
- Dor abdominal inespecífica é descrita em 30% dos pacientes, e hipertensão arterial sistêmica (HAS) em 60% dos casos.
- A ultrassonografia de abdome pode ser o exame de imagem inicial para confirmar a presença de massa renal, mas a tomografia computadorizada (TC) fornecerá uma imagem mais precisa para o diagnóstico do tumor.
- A TC de tórax é necessária para a detecção de metástases pulmonares ao diagnóstico (Quadro 37.1).

Quadro 37.1. Sistema de estadiamento para o tumor de Wilms (SIOP — *International Society of Paediatric Oncology* e COG – *Children´s Oncology Group*)

I	Tumor restrito ao rim, completamente ressecado, cápsula intacta, vasos do seio renal livres.
II	Tumor estendido além do rim acometendo a cápsula renal, mas sem ultrapassá-la, seio renal e trombo em veia cava, mas completamente removido.
III	Tumor residual local incluindo margens positivas, linfonodos intra-abdominais com sinais de infiltração pela neoplasia, implantes peritoneais ou ruptura tumoral pré ou intraoperatória, biópsia prévia.
IV	Metástases hematogênicas (pulmão, fígado etc.) ou linfonodos extra-abdominais.
V	Tumor bilateral.

Diagnóstico diferencial

- O diagnóstico diferencial mais importante é com neuroblastoma, neoplasia originária do sistema nervoso simpático e que acomete crianças na mesma faixa etária.
- A diferença consiste no fato de que o neuroblastoma atravessa a linha média do abdome e tem calcificações ao exame de imagem → a presença de catecolaminas na urina é detectável em mais de 90% dos neuroblastomas.

Tratamento

- Duas estratégias de abordagem inicial para o tratamento do tumor de Wilms são mundialmente difundidas: o sistema norte-americano, atualmente denominado *Chidren's Oncology Group* (COG), e o protocolo europeu, denominado *International Society of Paediatric Oncology* (SIOP).
- A diferença entre os dois protocolos reside no fato de que a estratégia da SIOP preconiza a quimioterapia (QT) pré-operatória, enquanto o COG defende, no caso de tumores unilaterais, inicialmente a abordagem cirúrgica e, a seguir, a QT.
- A SIOP argumenta que a avaliação inicial por meio de imagens permite o diagnóstico e o estadiamento bastante acurados, e a QT pré-operatória facilita a cirurgia e diminui o risco de ruptura tumoral durante o procedimento, além de permitir uma avaliação precoce da resposta do tumor à QT.
- O COG ressalta que a cirurgia como primeira ação terapêutica permite uma avaliação histológica precisa, sem a influência do efeito das drogas antineoplásicas, e um estadiamento detalhado, informações que permitem orientar as etapas seguintes do tratamento, além de uma acurada avaliação citogenética da neoplasia.
- No Brasil o grupo brasileiro para o tratamento de tumor de Wilms segue o programa da SIOP.

Tratamento cirúrgico

- A cirurgia é um recurso obrigatório no tratamento do tumor de Wilms e deve seguir os preceitos descritos para a nefrectomia radical do tumor.
- A biópsia percutânea antes da QT não está indicada nos pacientes de idade compatível com tumor de Wilms, pois os recursos atuais de imagem apresentam uma margem de erro diagnóstico de menos de 5%.
- A biópsia ou ressecção parcial da lesão estão indicadas nos casos em que as imagens tomográficas não permitem o diagnóstico preditivo seguro ou em crianças menores de 6 meses ou maiores de 6 anos, faixas etárias em que outras anormalidades renais são mais frequentes.
- Em 5% e 7% dos casos o tumor de Wilms se apresenta como doença bilateral; nessa situação o principal objetivo é a remoção e a cura da neoplasia, com a preservação da maior quantidade de tecido renal sadio possível (em tumores bilaterais a QT pré-operatória é obrigatória).

Tratamento e seguimento pós-operatório

- O tratamento pós-operatório depende do estadiamento e da análise histopatológica do espécime e dos linfonodos removidos na cirurgia.
- A QT adjuvante está indicada para consolidar o tratamento e deve seguir os protocolos atuais, geralmente baseados no uso de vincristina e actinomicina D nos tumores localizados, acrescentando-se adriamicina, carboplatina e etoposide nos casos mais avançados ou desfavoráveis.
- O prognóstico é excelente, com mais de 90% dos pacientes curados.

Tumor rabdoide do rim

Epidemiologia

- Era considerado uma variante desfavorável do tumor de Wilms.
- Em 1981 foi definido como uma entidade patológica distinta, com células morfologicamente semelhantes a rabdomioblastos.
- Tumor raro, representando 2% das neoplasias renais malignas.
- Cerca de 80% dos casos ocorrem em crianças menores de 2 anos de idade, com mediana de 11 meses e predominância no sexo masculino 1,5:1.

Patologia

- Tumor renal pouco delimitado, com focos de hemorragia e necrose, caracterizado por células monomórficas com nucléolo proeminente e filamentos intracitoplasmáticos.
- Lesões cerebrais concomitantes que ocorrem em poucos pacientes geralmente se assemelham a tumores neuroectodérmicos primitivos, os quais possuem a mesma mutação genética HSNF5/INI-5 encontrada no tumor rabdoide renal.

Quadro clínico e diagnóstico

- Hematúria é um sintoma comum que faz pesquisar a origem.
- Frequentemente o diagnóstico se faz à custa dos sinais e sintomas causados pelas metástases, presentes em até 80% das crianças na fase do diagnóstico: pulmão, fígado e cérebro.
- O estadiamento completo é realizado com TC de tórax e crânio.
- A exérese do tumor ou biópsia é necessária para a definição do diagnóstico anatomopatológico.

Tratamento e prognóstico

- Trata-se de um tumor agressivo, com resistência aos agentes quimioterápicos.
- A sobrevida em 4 anos varia de 20% – 36%.

Sarcoma de células claras

- Corresponde a 4% dos tumores renais primários da criança.
- Pico de incidência entre 1 e 4 anos, com predomínio no sexo masculino (2:1).
- Não se conhece associação sindrômica ou familiar.
- A imuno-histoquímica é positiva para vimentina e há expressão gênica para marcadores neurais.

Quadro clínico

- A presença de massa abdominal palpável é o principal sinal.
- 15% – 60% dos casos apresentam metástases ósseas ao diagnóstico.

Diagnóstico, exames complementares e tratamento

- Os métodos de imagem não permitem a diferenciação com o tumor de Wilms.
- O tratamento consiste em nefrectomia radical associada à QT.
- O sarcoma de células claras é sensível aos QT: adriamicina, vincristina, ciclofosfamida e etoposide.
- Os índices de sobrevida atingem 60% em 5 anos.

Carcinoma renal

- É responsável por 2% a 5% dos tumores renais na faixa pediátrica.
- 0,5% a 2% dos carcinomas renais ocorrem em menores de 21 anos.
- A idade média ao diagnóstico varia de 9 a 15 anos.
- Pode estar associado à síndrome de von Hippeu-Lindau, na qual os tumores tendem a ser múltiplos e a manifestação mais precoce.

Patologia

- Em geral, o carcinoma renal é menor que o tumor de Wilms.
- A forma papilar ocorre em 20% a 50% dos casos de crianças, e o restante é representado por carcinoma de células claras clássico.

Quadro clínico

- As manifestações clínicas são similares às dos adultos: hematúria macroscópica indolor, dor em flanco e massa palpável.
- Metástases para pulmões, fígado ou cérebro estão presentes em 20% dos pacientes ao diagnóstico (Quadro 37.2).

Diagnóstico

- A TC mostra lesão sólida intrarrenal pouco contrastada, com áreas de hemorragia e necrose e, por vezes, com calcificações.

Quadro 37.2. Sistema de estadiamento para o carcinoma renal

Estádio	Descrição
I	• Tumor limitado ao rim, menor que 2,5 cm.
II	• Tumor limitado ao rim, maior que 2,5 cm.
III	• Tumor se estende até a veia renal, a cava inferior, os tecidos perinéfricos e a glândula adrenal, mas não ultrapassa a fáscia de Gerota. Metástases em linfonodos menores do que 2 cm.
IV	• Tumor ultrapassa a fáscia de Gerota. Metástases em linfonodos maiores que 2 cm.

Fonte: Desenvolvido pela autoria.

Tratamento e prognóstico

- O tratamento consiste na remoção cirúrgica completa do tumor.
- A técnica cirúrgica indicada inclui a retirada do rim com a gordura perirrenal e adrenalectomia pela via aberta ou laparoscópica.
- O tumor é resistente à QT e à radioterapia (RT), sendo o tratamento das metástases um desafio.
- Tumores metastáticos com a translocação XP 11.2 podem responder ao tratamento com interferon-alfa.
- O carcinoma medular renal é uma variante que afeta adultos jovens portadores de estigma falciforme, sendo um tumor agressivo, com índices de metástases elevados e mortalidade próxima a 100%.

Nefroma mesoblástico

- É o tumor sólido mais comum no RN, sendo também descrito como hamartoma renal ou leiomiomatoso.
- Geralmente esse tumor se apresenta nos 3 primeiros meses de vida, com predominância no sexo masculino.
- Os exames de imagem demonstram massa intrarrenal sólida, grande e envolvendo o seio renal, que pode conter áreas císticas, hemorrágicas e necróticas.
- O tratamento é baseado na nefrectomia com margens amplas, em razão da tendência infiltrativa do tumor.
- O prognóstico é muito bom, especialmente nos casos operados antes dos 6 meses de vida.

Nefroblastomatose

- Consiste na presença de restos nefrogênicos no parênquima renal, de distribuição difusa ou focal → tais restos são focos de blastema metanéfrico que persistem além da 36ª semana de gestação e têm potencial de malignização para tumor de Wilms.
- São encontrados ao acaso em 1% dos lactentes, e acredita-se que originam 30% – 40% dos tumores de Wilms.
- Na TC apresenta-se como nódulos periféricos renais de baixa atenuação e pouca captação de contraste; à ressonância nuclear magnética (RNM) revela nódulos de baixo sinal em T1 e T2.
- O tratamento é controverso: alguns autores recomendam QT, enquanto outros recomendam o acompanhamento seriado por meio de imagens para a detecção precoce de focos de malignização.

Tumor multilocular cístico renal

- Engloba lesões puramente císticas e delimitadas por epitélio e septos fibrosos, com túbulos renais (nefroma cístico) e lesões cujos septos contêm focos de células do blastema (nefroblastoma cístico parcialmente diferenciado).
- São tumores que se manifestam precocemente, de 3 meses a 4 anos de idade, ou, eventualmente, na vida adulta.
- O tratamento é cirúrgico e o prognóstico é excelente quando ocorre a ressecção completa do tumor.

Linfoma renal

- Os linfomas renais resultam, em geral, de infiltração por contiguidade por linfonodos retroperitoneais ou hematogênica.
- Em crianças o linfoma de Burkitt representa o tipo histológico mais frequente.
- O tratamento consiste em biópsia renal e QT neoadjuvante.

Angiomiolipoma

- Também denominado hamartoma renal, é um tumor raro e benigno composto de tecido adiposo, músculo liso e vasos sanguíneos.
- Pode ocorrer em 80% das crianças com esclerose tuberosa.
- A TC é o método de imagem de eleição.
- O tratamento é cirúrgico nos tumores maiores que 4 cm, pelo risco elevado de ruptura e hemorragia.

Tumor ossificante renal

- É uma neoplasia benigna e muito rara que acomete crianças de 6 dias de vida a 14 meses de idade.
- A apresentação típica é massa abdominal palpável com hematúria.
- A lesão inclui matriz osteoide, osteoblastos e células fusiformes.
- Na TC apresenta-se como massa com calcificações e pouca captação de contraste.
- O tratamento é cirúrgico pela ocorrência de compressão de outros órgãos abdominais.

Teratoma renal

- É muito raro e pode aparecer nos tumores de Wilms com tecido heterotópico ou em teratomas retroperitoneais que invadem o rim.
- Achado tomográfico é de massa renal de baixa atenuação, e o tratamento consiste na exérese cirúrgica do tumor.

Adenoma metanéfrico

- Tumor benigno raro que ocorre em qualquer faixa etária.
- O quadro clínico inclui dor, hipertensão, hematoma, massa no flanco, hipercalcemia e policitemia.
- A USG se caracteriza por massa bem definida e sólida.
- O tratamento consiste na remoção cirúrgica do tumor, poupando o parênquima renal.

Bibliografia

Ahmed HU, Arya M, Levitt G, Duffy PG, Sebire NJ, Mushtaq I. Part II: treatment of primary malignant non-Wilms' renal tumours in children. Lancet Oncol. 2007; 8:842-848.

Ellis RJ, Edey DP, del Vecchio SJ, McStea M, Campbell SB, Hawley CM et al. Cancer Alliance Queensland. End-stage kidney disease following surgical management of kidney cancer. Clin J Am Soc Nephrol. 2018 Nov 7; 13(11):1641-1648.

Gaur S, Turkbey B, Choyke P. Hereditary renal tumor syndromes: update on diagnosis and management. Semin Ultrasound CT MR. 2017 Feb; 38(1):59-71.

Nada A, Jetton, JG Pediatric onco-nephrology: time to spread the word. Pediatr Nephrol. 2021; 36, 2227-2255.

Nakata K, Colombet M, Stiller CA, Pritchard-Jones K, Steliarova-Foucher E; IICC-3 Contributors. Incidence of childhood renal tumours: an international population-based study. Int J Cancer. 2020 Dec 15; 147(12):3313-3327.

CAPÍTULO 38

Litíase Urinária em Pediatria

Introdução

- Considera-se que a prevalência de litíase urinária no Brasil seja de, pelo menos, 5% da população → 2% – 3% dos pacientes com litíase são representados por crianças.
- Em relação a sexo os meninos são mais atingidos do que as meninas, variando a relação de 1,5 – 2:1.
- As crianças de etnia branca são mais afetadas do que as negras.
- Estudos demonstram que 2/3 das crianças com 1 episódio de litíase urinária apresentarão nova crise em 5 anos.
- Composição dos cálculos urinários × frequência na infância → oxalato de cálcio (70%), fosfato de cálcio (5% – 10%), ácido úrico (5% – 10%), estruvita (5% – 10%) e cistina (1% – 5%).
- Em relação à localização observa-se predominância de cálculos de bexiga em países em desenvolvimento, sendo cálculos renais mais frequentes em países industrializados.

Fisiopatologia da formação dos cálculos urinários

- A formação ou crescimento de um cristal depende da relação entre as taxas de excreção de água e eletrólitos, do pH urinário favorecedor da nucleação, do balanço entre fatores promotores e inibidores da cristalização e do fluxo urinário, sendo este último influenciado pela anatomia do trato urinário.
- A cristalização pode ocorrer por falta de solvente (água), pelo excesso de soluto (cálcio, oxalato, fosfato e uratos) ou pela deficiência de fatores inibidores.
- Fatores inibidores mais importantes → citrato, pirofosfato, glicosaminoglicanos e as glicoproteínas.
- As bactérias presentes nas infecções urinárias podem promover a formação de cálculos → algumas bactérias, especialmente as Gram-negativas – *Proteus, Providencia, Klebsiella* e alguns tipos de *E. coli* – hidrolisam a ureia presente na urina e produzem amônia e dióxido de carbono, os quais, em solução aquosa, favorecem a produção de amônio e bicarbonato, alcalinizando a urina.
- A alcalinização da urina permite a precipitação de fosfatos e a destruição dos fatores inibidores (glicosaminoglicanos), o que favorece a cristalização e a formação de cálculos de infecção, compostos especialmente de fosfato, amônio, magnésio, carbonato, apatita e restos bacterianos (estruvita) → esses cálculos costumam ser

grandes, ocupando a pelve renal e cálices, sendo denominados cálculos coraliformes.
- A formação de cálculos de bexiga nas populações de baixa renda está relacionada com fatores metabólicos e dietéticos → a suspensão precoce do aleitamento materno e a introdução de dieta rica em cereais e pobre em proteínas e minerais causam baixa excreção urinária de fosfato e magnésio, aumentando a eliminação de oxalato, cálcio, ácido úrico e amônia que, associada a diarreias frequentes e desidratações, favorece a formação de cálculos de amônio-urato-oxalato.

Diagnóstico

- Investigação diagnóstica → anamnese, exame clínico, exames laboratoriais (análise de urina e urocultura, hemograma, ureia e creatinina e coagulograma) e, sobretudo, exames de imagem.

Anamnese

- Caracterizar adequadamente o início e a evolução dos sintomas, com atenção para antecedentes de litíase e cirurgias no trato urinário, presença de hematúria macroscópica e ocorrência de infecção urinária.
- Investigar composição da dieta, ingestão hídrica, uso de medicamentos (vitaminas A e D, anticonvulsivantes, corticosteroides, furosemida), imobilização prolongada, história familiar de litíase, insuficiência renal, consanguinidade, doença inflamatória intestinal e fibrose cística.

Exame físico

- Os sinais e sintomas de cálculos urinários em crianças costumam ser diferentes dos observados em adultos → a típica dor em cólica raramente ocorre em crianças.
- O sintoma mais comum costuma ser a hematúria.
- Cálculos de bexiga provocam sintomas irritativos e micção interrompida.

Exames de imagem

- A ultrassonografia (USG) de rins e vias urinárias tem alta sensibilidade para o diagnóstico de cálculos urinários renais e ureterais proximais e distais, entretanto pode não demonstrar a presença de cálculos ureterais localizados no terço médio.
- A radiografia (Rx) de abdome pode evidenciar cálculos urinários nas diferentes localizações, no entanto é falha nos casos de litíase pouco radiopaca, como nos casos de cálculo de cistina e ácido úrico.
- A associação de USG de RVU e Rx simples de abdome permite o diagnóstico em até 90% dos casos.
- A tomografia computadorizada (TC) de abdome é considerada o exame de imagem com maior sensibilidade para o diagnóstico de litíase urinária – a utilização de unidades Hounsfield (UH) pela TC permite inferir sobre a composição e avaliar a densidade dos cálculos.
- Cálculos com UH superiores a 1.000 são muito resistentes e não costumam fragmentar-se quando tratados por meio de litotripsia extracorpórea por ondas (LECO).

Tratamento

- Os fatores que mais interferem no tratamento do cálculo são: dor, obstrução, infecção urinária e doenças associadas.
- Nas crises dolorosas deve-se iniciar o tratamento com medidas de controle clínico, como hidratação, analgesia e avaliação diagnóstica.

- Quanto ao cálculo, os fatores que interferem mais na conduta são seu tamanho, sua localização e composição.
- Estudos demonstram que cálculos ureterais de 4 – 5 mm têm grande chance de eliminação espontânea, e a maioria desses cálculos é eliminada no período de até 6 semanas – os cálculos maiores costumam necessitar de tratamento intervencionista.

Avaliação metabólica

- A investigação diagnóstica do fator predisponente para a formação dos cálculos em crianças é de grande importância.
- Alguns autores dividem a origem dos cálculos em causas urológicas (fatores anatômicos obstrutivos ou que promovem estase urinária e precipitação, que evoluem para litíase) – presentes em até 30% dos casos em crianças – e metabólicas – podem estar presentes em até 75% das crianças, das quais 65% terão recorrência.
- Causas metabólicas de litíase → hipercalciúria (50%), hiperoxalúria (10% – 20%), hiperuricosúria (2% – 8%), hipocitratúria (10%) e cistinúria (5%).
- A hidratação é fundamental na prevenção e no tratamento de todos os cálculos urinários, e a ingestão deve ser o suficiente para manter um adequado débito urinário em 24 horas (Tabela 38.1).
- Avaliação metabólica inicial (deve ser realizada pelo menos um mês após a fase aguda) → exames séricos = Ca, P, ácido úrico, PTH, gasometria venosa, Na, K, ureia e creatinina; exames urinários (urina de 24 horas) = Ca, ácido úrico, fosfato, citrato, cistina, oxalato, magnésio, creatinina + sedimento urinário e urocultura; para pacientes sem controle esfincteriano pode ser realizada a coleta em amostra urinária isolada (Capítulo 52) (Tabela 38.2).
- Vale ressaltar que os exames costumam ser repetidos 2 – 3× por causa da oscilação nos resultados em diferentes situações, como época do ano, dieta ou hidratação.
- A análise química dos cálculos eliminados ou obtidos por meio cirúrgico é importante para a avaliação de alterações metabólicas.

Hipercalciúria

- Não se recomenda restrição dietética de cálcio em crianças.
- Cerca de 50% das crianças com hipercalciúria idiopática têm antecedente familiar de litíase.
- Tratamento → 1) medidas dietéticas estão indicadas (hidratação adequada, restrição de sódio e ingestão adequada de proteína de origem animal); 2) citrato de potássio (0,5 a 1,5 mEq/kg/dia); 3) drogas para a redução da calciúria, como a hidroclorotiazida, 1 – 2 mg/kg/dia, podem ser úteis

Tabela 38.1. Valores mínimos de diurese em 24 horas para crianças, de acordo com a faixa etária

Lactentes	> 750 mL
Crianças < 5 anos	> 1.000 mL
Crianças 5 – 10 anos	> 1.500 mL
Crianças > 10 anos	> 2.000 mL

Fonte: Desenvolvida pela autoria.

Tabela 38.2. Valores normais de eletrólitos em urina de 24 horas de crianças

Componente químico	Valor (24 h)
Cálcio	< 4 mg/kg
Sódio	< 3 mEq/kg
Potássio	> 3 mEq/kg
Magnésio	> 88 mEq/1,73 m^2
Citrato	> 180 mg/g de creatinina
Oxalato	> 2 mg/kg
Cistina	< 60 mg/1,73 m^2
Ácido úrico	< 35 mg/kg

Fonte: Desenvolvida pela autoria.

em caso de controle insatisfatório com o citrato isoladamente (Tabela 38.3).
- Estudos recentes demonstram alta incidência de osteopenia em crianças com hipercalciúria.

Hiperoxalúria

- A hiperoxalúria primária dos tipos 1 e 2 é mais grave e está associada a distúrbios genéticos → o diagnóstico precoce e o tratamento com hidratação, dieta e administração de piridoxina visam reduzir as consequências da formação de oxalato endógeno. O manejo é desafiador, pois a maioria das crianças acometidas evolui para insuficiência renal.
- A hiperoxalúria secundária ou absortiva pode ser idiopática ou secundária a doenças entéricas, principalmente as síndromes de má absorção de gorduras, as doenças inflamatórias e as ressecções intestinais extensas → o tratamento consiste em adequar a ingestão hídrica, oferecer citrato às refeições (suco de limão e laranja) e reduzir a ingestão de oxalato (beterraba, folhas verdes, morango, batata-doce, chocolate, chá, pimenta, germe de trigo, salsa, espinafre e nozes); evitar o consumo excessivo de vitamina C; além disso, recomenda-se dieta pobre em gorduras e suplementação de Ca, Mg e pirofosfato.
- O cálcio suplementar é oferecido para compensar o cálcio eliminado junto com as gorduras e, dessa forma, fica disponível para se ligar ao oxalato, agindo como quelante.

Hiperuricosúria

- O ácido úrico é pouco solúvel em pH urinário ácido e, quando em excesso, pode precipitar-se.
- Causas de excesso de ácido úrico → hiperuricemia familiar, doenças inflamatórias intestinais, doenças genéticas, disfunção renal, anormalidades dietéticas, alterações congênitas do metabolismo das purinas e doenças mielo ou linfoproliferativas.
- Tratamento → hidratação, restrição alimentar de purinas e alcalinização urinária.

Cistinúria

- Doença autossômica recessiva que atinge 5% – 10% das crianças com cálculos urinários → aumento da excreção, decorrente de déficit de reabsorção de cistina nos túbulos proximais.
- Tratamento → redução da concentração de cistina urinária mediante hidratação e aumento da solubilidade de cistina com

Tabela 38.3. Recomendações para adultos e crianças com cistinúria

Tratamento	Adultos	Crianças
Ingestão hídrica	O suficiente para garantir um débito urinário de 2,5 L/dia	O suficiente para garantir um débito urinário de 2 L/1,73 m²/dia
Citrato de potássio	60 a 80 mEq/dia em 3 a 4 doses	60 a 80 mEq/1,73 m²/dia em 3 a 4 doses
Restrição de sódio	100 mEq/dia ou 6 g de NaCl	1 a 1,5 mEq/kg/dia
Restrição proteica	1 g/kg de peso ideal/dia	Não recomendado
Restrição de metionina	1.200 a 1.400 mg/dia	Não recomendado
Drogas ligadoras de cistina		
Tiopronina	800 a 1.500 mg/dia em 3 doses	15 a 40 mg/kg/dia em 3 doses
D-penicilamina	1 a 4 g em 4 doses	20 a 30 mg/kg/dia em 4 doses (máximo de 1,2 g/dia)

Fonte: Desenvolvida pela autoria.

Tabela 38.4. Drogas mais utilizadas no tratamento da litíase em crianças — Dosagens e indicações

Droga	Dosagem	Indicação
Alopurinol	10 mg/kg/dia – 2 – 3×	Hiperuricosúria
Captopril	0,5 – 1,0 mg/kg/dose – 2 – 4×	Cistinúria
Hidroclorotiazida	1 – 2 mg/kg/dia – 1 – 2×	Hipercalciúria Hiperuricosúria
Citrato de potássio	0,5 – 1,5 mEq/kg/dia – 2 – 3×	Hipocitratúria Hipercalciúria hiperuricosúria Cistinúria
Piridoxina (vitamina B6)	25 – 200 mg/dia – 1×	Hiperoxalúria primária
D-penicilamina	30 mg/kg/dia – 4×	Cistinúria

Fonte: Desenvolvida pela autoria.

alcalinização com citrato de potássio ou bicarbonato de sódio (Tabela 38.4).

- Algumas drogas, como D-penicilamina, captopril e alfa-mercaptopurina (Thiola®), podem ser úteis para crianças com cistinúria.

Cálculos de infecção (estruvita)

- O tratamento dos cálculos de infecção envolve a remoção completa do cálculo, a esterilização da urina e a correção de fatores obstrutivos.

Bibliografia

Howles SA, Thakker RV. Genetics of kidney stone disease. Nat Rev Urol. 2020; 17, 407-421.

Hwang K, Mason MD, Peters CA. Clinical practice: surgical approaches to urolithiasis in children. Eur J Pediatr. 2011 Jun; 170(6):681-8.

Penido MG, Tavares Mde S. Pediatric primary urolithiasis: symptoms, medical management and prevention strategies. World J Nephrol. 2015 Sep 6; 4(4):444-54.

Strohmaier WL. Imaging in pediatric urolithiasis-what's the best choice? Transl Pediatr. 2015 Jan; 4(1):36-40.

Sultan S, Aba Umer S, Ahmed B, Naqvi SAA, Rizvi SAH. Update on surgical management of pediatric urolithiasis. Front Pediatr. 2019 Jul 3; 7:252.

CAPÍTULO 39

Hipertensão Arterial Sistêmica (HAS) em Pediatria – Noções Gerais

Introdução

- A primeira diretriz de avaliação da hipertensão pediátrica data de 1977.
- No ano de 2017 houve a atualização da 4ª diretriz, baseando-se principalmente nos trabalhos focados em HAS pediátrica publicados desde 2004.
- A HAS é um problema de saúde pública mundial, e não é diferente no Brasil.
- Nos últimos anos observa-se um aumento da prevalência mundial de casos pediátricos, principalmente associado ao aumento de sobrepeso e obesidade nessa faixa etária.
- As principais modificações entre as diretrizes norte-americanas de 2004 e 2017 foram: mudança na nomenclatura e na classificação da pressão arterial e seu estadiamento na infância e adolescência, mudança nas tabelas de pressão arterial, mudanças na investigação das causas de HAS, tratamento medicamentoso inicial, níveis-alvo de pressão arterial pós-tratamento e avaliação de órgãos-alvo e seguimento ambulatorial do hipertenso (Tabela 39.1).

Definição

- Considera-se HAS na infância e adolescência valores de PA sistólica e/ou diastólica iguais ou superiores ao p95 para sexo, idade e percentil de altura em 3 ou mais ocasiões diferentes.

Tabela 39.1. Classificação da pressão arterial de acordo com as Diretrizes de 2017

Crianças de 1 a 13 anos de idade	Crianças ≥ 13 anos de idade
• Normotensão: PA < p90 para sexo, idade e altura.	• Normotensão: PA < 120/80 mmHg.
• Pressão arterial elevada: PA ≥ p90 e < p95 para sexo, idade e altura ou PA. • 120/80 mmHg mas < p95 (o que for menor).	• Pressão arterial elevada: PA 120/80 mmHg a PA 129/< 80 mmHg.
• HAS estágio 1: PA ≥ p95 para sexo, idade e altura até < p95 + 12 mmHg ou PA entre 130/80 mmHg até 139/89 mmHg (o que for menor).	• HAS estágio 1: PA 130/80 ou até 139/89 mmHg.
• HAS estágio 2: PA ≥ p95 + 12 mmHg para sexo, idade e percentil de estatura ou PA ≥ 140/90 mmHg (o que for menor).	• HAS estágio 2: PA ≥ 140/90 mmHg.

- A caracterização de HAS pode sofrer influência de diversos fatores, podendo ser feito diagnóstico falso-positivo ou falso-negativo.
- Na hipertensão do avental branco a pressão arterial (PA) em consultório é elevada, e fora dele ou por métodos de medida, como a monitorização ambulatorial da pressão arterial (MAPA), a PA encontra-se normal.
- A hipertensão mascarada, por outro lado, caracteriza-se por medida casual normal e elevação constatada na MAPA.

Medida da pressão arterial

> - Todas as crianças maiores de 3 anos devem ter sua pressão arterial aferida pelo menos uma vez por ano.

- Para as crianças menores de 3 anos a avaliação da PA está indicada em condições especiais (Quadro 39.1).
- As crianças maiores de 3 anos ou adolescentes que sejam obesos, tomem medicamentos que possam elevar a PA, tenham doença renal ou sejam diabéticos ou tenham história de obstrução de arco aórtico/coartação de aorta devem ter sua pressão arterial aferida em toda consulta médica.

Como medir a PA?

- A medida da PA na criança segue as mesmas recomendações de medida em adultos.
- O ideal é que a criança esteja tranquila, descansada por mais de 5 minutos, com a bexiga vazia e sem ter praticado exercícios físicos há pelo menos 60 minutos.
- O paciente deve estar deitado ou sentado, com as pernas descruzadas, pés apoiados no chão, dorso recostado na cadeira e relaxado, com o braço ao nível do coração, sendo preferencial o braço direito, para ser comparável com as tabelas-padrão e evitar falsas medidas baixas no braço esquerdo em caso de coarctação de aorta.
- O braço deve estar na altura do coração, apoiado, com a palma da mão voltada para cima, e as roupas não devem garrotear o membro.
- Medir a circunferência do braço para a escolha do manguito.
- **1º passo:** medir a distância entre o acrômio e o olécrano.
- **2º passo:** identificar o ponto médio da distância entre o acrômio e o olécrano.
- **3º passo:** medir a circunferência do braço nesse ponto médio. A partir dessa medida seleciona-se o manguito adequado para a mensuração da pressão arterial, que deve cobrir 40% da largura e 80% a 100% do comprimento (Figura 39.1 e Tabela 39.2).
- **4º passo:** colocar o manguito, sem deixar folgas, 2 a 3 cm acima da fossa cubital.
- **5º passo:** centralizar o meio da parte compressiva do manguito sobre a artéria braquial.

Quadro 39.1. Condições que requerem aferição da PA antes dos 3 anos de idade

Histórico neonatal	• Prematuros < 32 semanas, muito baixo peso ao nascer, cateterismo umbilical, outras complicações no período neonatal requerendo internação em UTI.
Doenças cardíacas	• Cardiopatia congênita (corrigida ou não).
Doenças renais	• Infecção do trato urinário (ITU) de repetição, hematúria ou proteinúria, doença renal conhecida, malformação urológica, história familiar de doença renal congênita.
Transplantes	• Órgãos sólidos e transplante de medula óssea (TMO).
Outros	• Neoplasias, tratamento com drogas que sabidamente aumentam a PA, doenças associadas à HAS (neurofibromatose, esclerose tuberosa, anemia falciforme etc.), evidência de aumento da pressão intracraniana.

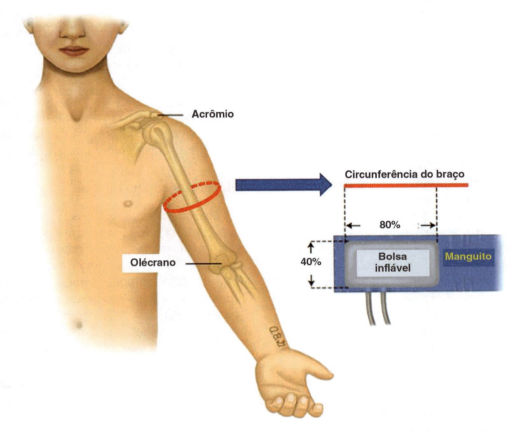

Figura 39.1. Escolha do manguito adequado para aferição da pressão arterial em pediatria. Adaptada de UpToDate.

Tabela 39.2. Tamanhos de manguitos para a medida da pressão arterial

Faixa etária	Largura (cm)	Comprimento (cm)	Circunferência máxima do braço (cm)
Recém-nascido	4	8	10
Lactente	6	12	15
Criança	9	18	22
Adulto pequeno	10	24	26
Adulto	13	30	34
Adulto grande	16	38	44
Coxa	20	42	52

Fonte: Desenvolvida pela autoria.

- **6º passo:** estimar o nível de PAS (pressão arterial sistólica) pela palpação do pulso radial.
- **7º passo:** palpar a artéria braquial na fossa cubital e colocar a campânula ou o diafragma do estetoscópio sem compressão excessiva.
- **8º passo:** inflar rapidamente até ultrapassar 20 a 30 mmHg o nível estimado da PAS obtido pela palpação.
- **9º passo:** proceder à deflação lentamente (2 mmHg/segundo).
- **10º passo:** determinar a PAS pela ausculta do 1º som (fase I de Korotkoff) e, após, aumentar ligeiramente a velocidade de deflação.
- **11º passo:** determinar a PAD (pressão arterial diastólica) no desaparecimento dos sons (fase V de Korotkoff).
- **12º passo:** auscultar cerca de 20 a 30 mmHg do último som para confirmar seu desaparecimento e proceder à deflação rápida e completa.
- **13º passo:** se os batimentos persistirem até o nível zero, determinar a PAD no abafamento dos sons (fase IV de Korotkoff) e anotar os valores da PAS/PAD/ zero.
- **14º passo:** anotar os valores exatos "sem arredondamentos", lembrando que, pelo método auscultatório, o intervalo entre os valores marcados no manômetro é de 2 mmHg.

> ■ A técnica preferencial de medida é a auscultatória.

- O manômetro de mercúrio é o padrão-ouro, mas não vem sendo utilizado pela toxicidade e risco de contaminação ambiental pelo mercúrio.
- O manômetro aneroide, portanto, seria o mais adequado.
- Os métodos oscilométricos ou digitais devem ser reservados para situações especiais e triagem em serviços de saúde.
- A medida da pressão arterial pelo método oscilométrico deve ser confirmada pelo método auscultatório.
- Como não há estudos confiáveis que mostrem segurança na medida por manguitos de punho, tais dispositivos não devem ser usados por profissionais de saúde nem para diagnóstico nem para acompanhamento de crianças e adolescentes hipertensos.

Interpretação das tabelas

- As novas tabelas normativas foram feitas baseando-se nos dados da mesma população e com os mesmos métodos utilizados no *Fourth Report*, porém foram excluídas as crianças com sobrepeso e obesidade pela forte associação dessas condições com PA elevada e HAS.
- As tabelas de PA incluem crianças de 1 a 17 anos.
- Contudo, para alinhar as diretrizes pediátricas com as de adultos e facilitar a conduta terapêutica e a transição de adolescentes mais velhos com PA elevada e HAS, a partir de 13 anos os níveis de PA de adultos já podem ser adotados.
- Ressalta-se, no entanto, que esse corte arbitrário de 13 anos deve ser avaliado individualmente.

Passo a passo na interpretação das tabelas de pressão arterial

- Localizar a idade e o sexo da criança na primeira coluna.
- Localizar a coluna do percentil de estatura correspondente ao visto na curva de crescimento ou à estatura medida que mais se aproxima na tabela, tanto para a PAS como para a PAD.
- Verificar os percentis 50, 90, 95 e 95 + 12 mmHg referentes à medida da pressão arterial dessa criança.

- Classificar a pressão arterial do indivíduo de acordo com os percentis encontrados. A classificação final será feita de acordo com o nível que for mais elevado, quer seja PAS ou PAD.
- Se, à primeira medida, a PA for ≥ p90, deve-se medir mais duas vezes na mesma visita e calcular a média das três medidas. Essa média deve ser usada para avaliação do estadiamento da pressão arterial.
- Como método de triagem para profissionais da área da saúde não médicos, a nova diretriz colocou os níveis de corte de acordo com o sexo e a idade, a partir dos quais haveria necessidade de avaliação adicional do paciente (Tabela 39.3).
- Em crianças após o período neonatal e menores de 1 ano utilizam-se as curvas do 2º *Task Force* (Figuras 39.2 e 39.3).

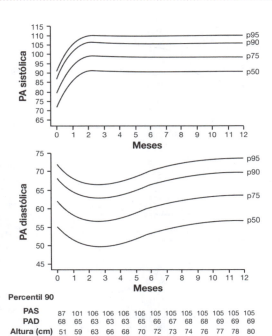

Figura 39.2. Percentis de pressão arterial para meninos do nascimento até 1 ano de idade. Adaptada de *Report of the Second Task Force on Blood Pressure Control in Children*, 1987.

Tabela 39.3. Valores de pressão arterial que requerem avaliação adicional

Idade em anos	Meninos PAS	Meninos PAD	Meninas PAS	Meninas PAD
1	98	52	98	54
2	100	55	101	58
3	101	58	102	60
4	102	60	103	62
5	103	63	104	64
6	105	66	105	67
7	106	68	106	68
8	107	69	107	69
9	107	70	108	71
10	108	72	109	72
11	110	74	111	74
12	113	75	114	75
≥ 13	120	80	120	80

Fonte: Adaptada de *Diretrizes para Hipertensão Arterial na Infância, Pediatrics*, 2017.

Diagnóstico

Quadro clínico

- Habitualmente, as crianças e adolescentes hipertensos são assintomáticos.
- Os sinais e sintomas podem sugerir envolvimento de algum órgão ou sistemas específicos, por exemplo, rins (hematúria macroscópica, edema etc.), coração (dor torácica, dispneia aos esforços etc.).

Investigação das causas

- A hipertensão na faixa etária pediátrica, assim como nos adultos, pode ter causa primária e secundária, sendo a última mais frequente em crianças do que em adultos.

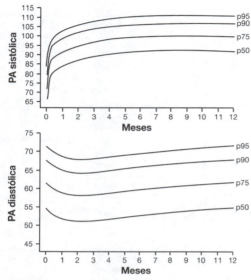

Figura 39.3. Percentis de pressão arterial para meninas do nascimento até 1 ano de idade. Adaptada de *Report of the Second Task Force on Blood Pressure Control in Children*, 1987.

- Ao longo dos últimos anos a hipertensão primária na faixa etária pediátrica vem crescendo, chegando a ultrapassar as causas secundárias em alguns centros de referência norte-americanos (Quadro 39.2).
- Geralmente a HAS primária ocorre em crianças acima dos 6 anos que têm sobrepeso ou obesidade ou história familiar positiva para HAS.
- A elevação da PAD está mais relacionada com a hipertensão secundária, enquanto a HAS sistólica parece ser mais preditiva de HAS primária.
- Nas diretrizes atuais sugere-se que crianças maiores de 6 anos de idade que têm sobrepeso, obesidade ou história familiar positiva para HAS e que não têm achados sugestivos de causa secundária na história clínica e no exame físico não precisariam de uma avaliação extensa para causa secundária, porém essa orientação não é aplicada em muitos serviços, incluindo o dos autores.
- Deve-se ter cautela com essa última recomendação, pela falta de aferição rotineira da pressão arterial e pelo fato de a presença de sobrepeso e obesidade não descartar a existência de uma causa secundária.
- Na investigação das causas é muito importante que seja realizada uma história clínica e exame físico detalhados e completos, na tentativa de identificar aspectos que possam sugerir uma causa secundária para HAS (Quadro 39.3).

Exames complementares

- Os exames complementares são realizados na tentativa de confirmar o diagnóstico, de identificar alguma causa secundária ou consequência da HAS, determinando alterações em órgãos-alvo (Quadro 39.5).

Quadro 39.2. Causas mais frequentes de HAS por faixa etária na infância e adolescência

Faixa etária	Causas
• Recém-nascidos	• Trombose de artéria renal, estenose de artéria renal, malformações congênitas renais, coarctação de aorta, displasia broncopulmonar.
• Lactentes até 6 anos	• Doenças do parênquima renal, coarctação de aorta, estenose de artéria renal.
• 6 a 10 anos	• Estenose de artéria renal, doenças do parênquima renal, hipertensão primária.
• Adolescentes	• Hipertensão primária, doenças do parênquima renal.

Fonte: Adaptada de Diretrizes para Hipertensão Arterial na Infância, Pediatrics, 2017.

Quadro 39.3. Achados de exame físico e história clínica sugestivos de causa secundária de HAS

História/Exame clínico	Possível etiologia
• Taquicardia.	• Hipertireoidismo, feocromocitona, neuroblastoma.
• Diminuição dos pulsos em membros inferiores, queda na PA entre a medida em membros superiores e inferiores.	• Coarctação da aorta.
• Alterações na retina.	• HAS grave, provável associação com HAS secundária.
• Hipertrofia adenoamigdaliana e roncos.	• Sugere associação com distúrbios do sono (Síndrome da Apneia Obstrutiva do Sono).
• Atraso de crescimento.	• Doença renal crônica.
• Obesidade (IMC elevado).	• HAS primária.
• Obesidade do tronco.	• Síndrome de Cushing, resistência insulínica.
• Fácies de lua cheia.	• Síndrome de Cushing.
• Fácies de elfo.	• Síndrome de Williams.
• Pescoço alado.	• Síndrome de Turner.
• Aumento da tireoide.	• Hipertireoidismo, hipotireoidismo.
• Palidez, rubor, diaforese.	• Feocromocitoma.
• Acne, hirsutismo, estrias.	• Síndrome de Cushing, abuso de anabolizantes.
• Manchas café com leite.	• Neurofibromatose.
• Adenoma sebáceo.	• Esclerose tuberosa.
• *Rash* malar.	• Lúpus eritematoso sistêmico.
• Acantose nigricans.	• Diabetes tipo 2, resistência insulínica.
• Hipertelorismo mamário.	• Síndrome de Turner.
• Atrito pericárdico.	• Lúpus eritematoso sistêmico, doenças do colágeno, doença renal crônica.
• Sopro cardíaco.	• Coarctação da aorta.
• Impulso apical.	• Hipertrofia de ventrículo esquerdo, HAS crônica.
• Massa palpável.	• Tumor de Wilms, neuroblastoma, feocromocitoma.
• Sopro abdominal.	• Estenose de artéria renal.
• Rins palpáveis.	• Doença renal policística, hidronefrose, displasia renal multicística.
• Genitália ambígua/virilizante.	• Hiperplasia de suprarrenal.
• Fraqueza muscular.	• Hiperaldosteronismo, HAS monogênica (síndrome de Liddle, aldosteronismo remediável com corticoide, excesso aparente de mineralocorticoide).
• Hipocalemia, cefaleia, tontura, poliúria, noctúria.	• Reninoma.

Fonte: Adaptada de Diretrizes para Hipertensão Arterial na Infância, Pediatrics, 2017.

- A MAPA é uma excelente ferramenta na condução da HAS.
- Destaca-se a importância da MAPA para a confirmação diagnóstica e a avaliação da eficácia terapêutica, assim como para descartar hipertensão do avental branco e identificar hipertensão mascarada e hipertensão noturna (Quadro 39.4).

Quadro 39.4. Condições de alto risco nas quais a MAPA pode ser útil

Hipertensão secundária	• HAS ambulatorial grave ou hipertensão noturna indica maior probabilidade de HAS secundária.
Doença renal crônica ou anormalidades renais estruturais	• Avaliação de hipertensão mascarada ou hipertensão noturna, melhor controle da PA retarda a progressão da doença renal.
Diabetes mellitus (DM) 1 ou 2	• Avaliação de padrões anormais de MAPA, melhor controle de PA retarda o desenvolvimento de microalbuminúria.
Transplante de órgão sólido	• Avaliação de hipertensão mascarada ou hipertensão noturna, melhor controle da PA.
Obesidade	• Avaliar hipertensão do avental branco e hipertensão mascarada.
Apneia do sono	• Avaliar ausência de descenso noturno e aumento acentuado da PA matinal.
Coarctação de aorta corrigida	• Avaliar hipertensão persistente e hipertensão mascarada.
Síndromes genéticas associadas a HAS	• Hipertensão associada com aumento de rigidez arterial pode aparecer somente na MAPA.
Pacientes em tratamento para HAS	• Confirmação do controle de PA nas 24 horas.
Pacientes que foram prematuros	• Avaliar ausência de descenso noturno.
Pesquisas, ensaios clínicos	• Limitar o tamanho da amostra.

Fonte: Adaptada de Diretrizes para Hipertensão Arterial na Infância, Pediatrics, 2017.

Quadro 39.5. Exames preconizados para avaliação de pacientes hipertensos

Tipo de paciente	Exames a serem solicitados
• Todos os pacientes.	• Urina 1 e urocultura. • Sangue: bioquímica incluindo eletrólitos, ureia e creatinina, perfil lipídico (em jejum ou não), ácido úrico, hemograma completo. • Imagem: ultrassonografia renal – considerar para todos. • Observação: orientações da última diretriz indicam: em menores de 6 anos ou naqueles que tiveram urina 1 ou função renal alteradas.
• Crianças ou adolescentes obesos (IMC > p95).	• Além dos realizados para todos os pacientes. • Sangue: hemoglobina glicada (para triagem de DM), transaminases (triagem de esteatose hepática), perfil lipídico em jejum (triagem para dislipidemia).
• Testes opcionais para serem feitos de acordo com os achados da história clínica, exame físico e resultados de exames iniciais.	• Além dos realizados para todos os pacientes. • Glicemia em jejum (nos que tenham risco de desenvolver DM), TSH, hemograma completo, principalmente naqueles com atraso de crescimento ou alteração da função renal. • Outros: *screening* para drogas, polissonografia (se roncos, sonolência diurna ou relato de apneia do sono), ultrassonografia com Doppler de artérias renais, ecocardiograma. Exames adicionais podem ser solicitados de acordo com a hipótese diagnóstica.

Fonte: Adaptada de Diretrizes para Hipertensão Arterial na Infância, Pediatrics, 2017.

Avaliação de órgãos-alvo

- Os principais órgãos-alvo envolvidos na hipertensão arterial são o sistema cardiovascular, os rins e o sistema nervoso central.

Sistema cardiovascular

- O ecocardiograma é único exame que tem sido consenso como investigação de órgãos-alvo.
- O eletrocardiograma não tem sido indicado como exame de rotina para avaliação de alteração cardíaca, pois o resultado normal não descarta comprometimento cardíaco secundário à HAS.

Rins

- De acordo com a última diretriz não há recomendação de avaliação de rotina de microalbuminúria em pacientes com HAS primária, pois não há dados suficientes na população pediátrica, como há em adultos, da associação entre microalbuminúria e hipertensão essencial, embora tal avaliação seja uma prática usual em nosso meio.
- Pacientes com alteração de função renal devem ser monitorados rotineiramente, pois o controle da pressão arterial e da proteinúria está relacionado com o retardo na progressão para doença renal crônica terminal.

Sistema nervoso central

- Na diretriz mais recente em nenhum momento há referência sobre a realização de fundoscopia no paciente hipertenso.
- A recomendação não rotineira baseia-se no fato de não haver publicações suficientes na faixa etária pediátrica que demonstrem alterações da vasculatura retiniana associadas à hipertensão arterial, contudo tal avaliação é rotineira na prática clínica, devendo fazer parte do exame físico do paciente pediátrico hipertenso.

Tratamento

- A terapêutica inicial, na maioria dos casos, é não medicamentosa, prezando, principalmente, a atividade física e a dieta.
- Mesmo naqueles em que o tratamento medicamentoso é iniciado preconiza-se a manutenção das recomendações para mudanças do estilo de vida.

Dieta

- A dieta DASH (*dietary approach to stop hypertension*) tem sido preconizada há muito tempo e consiste em redução do sal, das gorduras saturadas e colesterol, redução do consumo de carnes vermelhas, açúcares, bebidas ricas em açúcar, leite e derivados. Enfatiza-se a ingestão de frutas, verduras e produtos sem gordura e também inclui grãos, peixes, aves e castanha. Alguns estudos sugerem que essa dieta seja útil na redução de síndrome metabólica em crianças e adolescentes.

Atividade física

- A atividade física deve ser sempre encorajada, independentemente se o paciente tem sobrepeso ou obesidade.
- Nos pacientes hipertensos que são atletas há necessidade de limitação da participação em competições naqueles que tenham hipertrofia de ventrículo esquerdo até que a PA seja normalizada pelo uso de anti-hipertensivos apropriados. Nos pacientes com hipertensão estágio 2, mesmo que não tenham evidência de lesão de órgãos-alvo, deve-se limitar a prática de esportes estáticos de alto impacto até normalização da PA.

Medicamentos

- A escolha do medicamento ideal deve levar em conta vários fatores, como a doença de base, experiência do médico, disponi-

- bilidade do medicamento e seus efeitos colaterais.
- A indicação de tratamento medicamentoso ocorre em situações específicas (Quadros 39.6 e 39.7).
- Normalmente, o tratamento inicial pode ser feito com inibidor da enzima conversora da angiotensina (IECA), bloqueador do receptor de angiotensina 2 (BRA), bloqueador de canal de cálcio (BCC) ou diurético tiazídico.
- Em recente metanálise verificou-se que IECA e BRA representam a melhor primeira escolha para o tratamento da HAS pediátrica.
- Os anti-hipertensivos devem ser introduzidos um a um, só devendo ser adicionada uma segunda droga após ter sido atingida a dose máxima da primeira, a não ser que a dose máxima da anterior não tenha sido atingida em decorrência de possíveis efeitos colaterais.
- Muitas medicações podem ter contraindicações ou efeitos colaterais que devem ser levados em conta na hora de serem escolhidas.
- Os beta-bloqueadores, os alfa-bloqueadores, os agentes de ação central, os diuréticos poupadores de potássio e os vasodilatadores devem ser reservados para pacientes que não responderam a dois ou mais agentes preferenciais.
- HAS resistente é definida, em adultos, como elevação persistente da PA apesar do tratamento com 3 ou mais anti-hipertensivos de diferentes classes, com doses máximas e eficazes, sendo uma delas um diurético.
- Em crianças, até o momento, não há dados suficientes para uma resistência terapêutica verdadeira ou um conceito claro de HAS resistente.

Quadro 39.6. Indicações de tratamento medicamentoso

• Falta de resposta ao tratamento não medicamentoso.
• Presença de hipertrofia de ventrículo esquerdo.
• HAS em paciente com doença renal crônica.
• Hipertensão sintomática.
• HAS estágio 2 sem fator modificável identificado.
• HAS em paciente com DM1 ou DM2.

Fonte: Adaptada de Diretrizes para Hipertensão Arterial na Infância, Pediatrics, 2017.

Quadro 39.7. Tratamento medicamentoso de acordo com a doença de base

Doença de base	Medicamento
• HAS renovascular	• IECA, BRA, diurético ou vasodilatador.
• Coarctação de aorta	• Beta-bloqueador (principalmente antes da correção).
• Doença renal crônica	• IECA, BRA.
• HAS + obesidade	• IECA, BRA.
• Atleta hipertenso	• IECA, BRA, BCC.

Fonte: Adaptada de Diretrizes para Hipertensão Arterial na Infância, Pediatrics, 2017.

Alvos de PA

- O tratamento da HAS em pacientes pediátricos, em geral, deve ter como alvo atingir pressão arterial abaixo do p90 ou inferior a 130/80 mmHg, o que for menor entre elas.

■ No caso de pacientes com doença renal crônica o alvo é o percentil 50, como preconizado após o estudo ESCAPE.

Quadro 39.8. Inibidores da enzima conversora da angiotensina (IECA)

• Contraindicações: gravidez, angioedema, estenose de artéria renal em rim único ou estenose bilateral de artérias renais.
• Efeitos adversos comuns: tosse, cefaleia, tontura e astenia.
• Efeitos adversos graves: hipercalemia, lesão renal aguda, angioedema e toxicidade renal.

Fonte: Adaptada de Diretrizes para Hipertensão Arterial na Infância, Pediatrics, 2017.

Quadro 39.9. Características dos IECA

Fármaco	Idade	Dose inicial	Dose máxima	Intervalo	Apresentação disponível
Benazepril	≥ 6 anos	0,2 mg/kg/dia	0,6 mg/kg/dia (máx. 40 mg/dia)	1× dia	Cp = 5 ou 10 mg
Captopril	Neonatos	0,05 mg/kg/dia	6 mg/kg/dia	1× ao dia até 6/6 h	Cp = 12,5 ou 25 ou 50 mg
Captopril	≥ 1 mês	0,05 mg/kg/dia	6 mg/kg/dia	8/8 h	Cp = 12,5 ou 25 ou 50 mg
Enalapril	≥ 1 mês	0,08 mg/kg/dia	0,6 mg/kg/dia (máx. 40 mg/dia)	1 – 2× dia	Cp = 5 ou 10 ou 20 mg
Lisinopril	≥ 6 anos	0,07 mg/kg/dia	0,6 mg/kg/dia (máx. 40 mg/dia)	1× dia	Cp = 5 ou 10 ou 20 mg
Ramipril	–	1,6 mg/m^2/dia	6 mg/m^2/dia	1× dia	Cp = 10 mg

Fonte: Adaptada de Diretrizes para Hipertensão Arterial na Infância, Pediatrics, 2017.

Quadro 39.10. Bloqueadores dos receptores de angiotensina 2 (BRA)

Bloqueadores dos receptores de angiotensina (BRA)
• Contraindicações: gravidez, estenose de artéria renal em rim único ou estenose bilateral de artérias renais.
• Efeitos adversos comuns: cefaleia e tontura.
• Efeitos adversos graves: hipercalemia, lesão renal aguda, toxicidade renal.

Fonte: Adaptada de Diretrizes para Hipertensão Arterial na Infância, Pediatrics, 2017.

Quadro 39.11. Características dos BRA

Fármaco	Idade	Dose inicial	Dose máxima	Intervalo	Apresentação disponível
Candesartan	1 – 5 anos	0,02 mg/kg/dia	0,6 mg/kg/dia (máx. 40 mg/dia)	1 – 2× dia	Cp = 8 ou 16 ou 32 mg
Candesartan	≥ 6 anos e < 50 kg	4 mg/dia	16 mg/dia	1 – 2× dia	Cp = 8 ou 16 ou 32 mg
Candesartan	≥ 50 kg	8 mg/dia	32 mg/dia	1 – 2× dia	Cp = 8 ou 16 ou 32 mg
Irbesartan	6 – 12 anos	75 mg/dia	150 mg/dia	1× dia	Cp = 150 ou 300 mg
Irbesartan	≥ 13 anos	150 mg/dia	300 mg/dia	1× dia	Cp = 150 ou 300 mg
Losartan	≥ 6 anos	0,7 mg/kg/dia	1,4 mg/kg/dia (máx. 100 mg/dia)	1× dia	Cp = 12,5 ou 25 ou 50 ou 100 mg
Olmesartan	≥ 6 anos e < 35 kg	10 mg/dia	20 mg/dia	1× dia	Cp = 20 ou 40 mg
Olmesartan	≥ 35 kg	20 mg/dia	40 mg/dia	1× dia	Cp = 20 ou 40 mg
Valsartana	≥ 6 anos	1,3 mg/kg/dia	2,7 mg/kg/dia (máx. 160 mg/dia)	1× dia	Cp = 40 ou 80 ou 160 ou 320 mg

Fonte: Adaptada de Diretrizes para Hipertensão Arterial na Infância, Pediatrics, 2017.

Quadro 39.12. Diuréticos tiazídicos

Diuréticos tiazídicos
• Contraindicações: anúria; pouco efetivo em pacientes com taxa de filtração glomerular < 30 mL/min.
• Efeitos adversos comuns: tontura, hipocalemia, alcalose metabólica, hiperuricemia.
• Efeitos adversos graves: arritmia cardíaca, icterícia colestática, DM, pancreatite.

Fonte: Adaptada de Diretrizes para Hipertensão Arterial na Infância, Pediatrics, 2017.

Quadro 39.13. Características dos diuréticos tiazídicos

Fármaco	Idade	Dose inicial	Dose máxima	Intervalo	Apresentação disponível
Clortalidona	≥ 1 mês	0,3 mg/kg/dia	2 mg/kg/dia (máx. 50 mg/dia)	1× dia	Cp = 12,5 ou 25 ou 50 mg
Hidroclorotiazida	≥ 1 mês	1 mg/kg/dia	2 mg/kg/dia (máx. 37,5 mg/dia)	1 – 2× dia	Cp = 25 ou 50 mg

Fonte: Adaptada de Diretrizes para Hipertensão Arterial na Infância, Pediatrics, 2017.

Quadro 39.14. Bloqueadores de canais de cálcio

Bloqueadores de canais de cálcio
• Contraindicação: hipersensibilidade aos BCC.
• Efeitos adversos comuns: rubor facial, edema periférico e tontura.
• Efeitos adversos graves: angioedema.

Fonte: Adaptada de Diretrizes para Hipertensão Arterial na Infância, Pediatrics, 2017.

Quadro 39.15. Características dos BCC

Fármaco	Idade	Dose inicial	Dose máxima	Intervalo	Apresentação disponível
Anlodipino	1 – 5 anos	0,1 mg/kg/dia	0,6 mg/kg/dia (máx. 5 mg/dia)	1× dia	Cp = 2,5 ou 5 ou 10 mg
Anlodipino	≥ 6 anos	2,5 mg/dia	10 mg/dia	1× dia	Cp = 2,5 ou 5 ou 10 mg
Felodipine	≥ 6 anos	2,5 mg/dia	10 mg/dia	1× dia	Cp = 2,5 ou 5 ou 10 mg
Nifedipino LP	≥ 1 mês	0,2 – 0,5 mg/kg/dia	3 mg/kg/dia (máx. 120 mg/dia)	1 – 2× dia	Cp = 20 ou 30 ou 60 mg

Fonte: Adaptada de Diretrizes para Hipertensão Arterial na Infância, Pediatrics, 2017.

Quadro 39.16. Medicamentos utilizados no tratamento da HAS crônica (2ª linha)

Fármaco	Classe	Dose inicial (mg/kg/dose)	Dose máxima (mg/kg/dia)	Intervalo
Propranolol	β-bloqueador	1 – 2	4 – (máx. 640 mg/dia)	8 – 12 h
Atenolol	β-bloqueador	1	3,3 – (máx. 100 mg/dia)	12 – 24 h
Clonidina (> 12 anos)	α-agonista central	0,2 mg/dia	2,4 mg/dia	12 h
Prazosina	Bloqueador seletivo α$_1$	0,05 – 0,1	0,5	8 h
Hidralazina	vasodilatador	0,75	7,5 – (máx. 200 mg)	6 h
Minoxidil	Vasodilatador	< 12 anos – 0,2	50 mg/dia	6 – 8 h
Minoxidil	Vasodilatador	≥ 12 anos – 5 mg/dia	100 mg/dia	6 – 8 h

Fonte: Adaptada de Diretrizes para Hipertensão Arterial na Infância, Pediatrics, 2017.

Quadro 39.17. Categorias de pressão arterial e intervenções recomendadas

Categoria da PA	Esquema de avaliação da PA	MEV (peso e atividade física)	Medir PA nos MMSS e MMII	MAPA	Avaliação diagnóstica	Iniciar tratamento	Encaminhamento para especialista
Normal	Anual	X	—	—	—	—	—
PA elevada	Medida inicial	X	—	—	—	—	—
	2ª medida após 6 meses	X	X	—	—	—	—
	3ª medida após 6 meses	X	—	X	X	—	X
HAS 1	Medida inicial	X	—	—	—	—	—
	2ª medida após 1 – 2 semana	X	X	—	—	—	—
	3ª medida após 3 meses	X	—	X	X	X	X
HAS 2	Medida inicial	X	X	—	—	—	—
	2ª medida – repetir e encaminhar para especialista em 1 semana	X	—	X	X	X	X

*MEV: mudanças de estilo de vida; MMSS: membros superiores; MMII: membros inferiores.
Fonte: Adaptada de Diretrizes para Hipertensão Arterial na Infância, Pediatrics, 2017.

Seguimento do paciente

- No início do tratamento, principalmente quando se inicia tratamento medicamentoso, o paciente precisa ser reavaliado frequentemente a cada 4 a 6 semanas para ajuste de doses ou associação de outra medicação.
- Após o controle da PA os retornos podem ser a cada 3 a 4 meses.
- Em cada consulta os sintomas e efeitos colaterais dos medicamentos devem ser monitorados, assim como a aderência ao tratamento.
- A HAS é uma doença crônica e necessita de seguimento em longo prazo (Quadro 39.17).
- Mesmo os pacientes que atingem controle de PA, possibilitando, inclusive, a retirada de medicação, necessitam de acompanhamento.

Bibliografia

Burrello J, Erhardt EM, Saint-Hilary G, Veglio F, Rabbia F, Mulatero P et al. Pharmacological treatment of arterial hypertension in children and adolescents. Hypertension. 2018; 72(2):306-313.

Ferguson MA, Flynn JT. Rational use of antihypertensive medications in children. Pediatr Nephrol. 2014; 29(6):979-88.

Flynn JT, Kaelber DC, Baker-Smith CM, Blowey D, Carroll AE, Daniels SR et al. Clinical practice guideline for screening and management of high blood pressure in children and adolescents. Pediatrics. 2017; 140(3):e20171904.

Flynn JT. Microalbuminuria in children with primary hypertension. J Clin Hypertens. 2016; 18(10):962-5.

Group TET. Strict blood-pressure control and progression of renal failure in children. N Engl J Med. 2009; 361(17):163950.

Report of the Second Task Force on Blood Pressure Control in Children – 1987. Pediatrics. 1987;79(1):1-25.

CAPÍTULO 40

Hipertensão Arterial no Período Neonatal

Introdução

- Embora encontrada na prática clínica nas últimas 4 a 5 décadas, a hipertensão em neonatos (HN) foi recentemente reconhecida e investigada como morbidade neonatal distinta.
- A evolução clínica, os desfechos e as sequelas em longo prazo da HN ainda não são totalmente compreendidos, e não há consenso entre os especialistas sobre o uso e a seleção de anti-hipertensivos para seu tratamento.
- A HN é diagnosticada quando os valores de PA sistólica (PAS) e/ou diastólica (PAD), medidos em três ocasiões distintas, são maiores ou iguais ao percentil 95 para a idade pós-conceptual do bebê (Tabela 40.1).
- Uma PA sistólica (PAS) acima do percentil 99 sugere hipertensão grave e indica a necessidade de iniciar terapia anti-hipertensiva e investigações específicas para identificar a fisiopatologia.

Aferição da pressão arterial

- A PA pode ser aferida por métodos invasivos ou não invasivos.

Método invasivo

- A medição invasiva da pressão arterial intra-arterial e a monitorização contínua são consideradas os padrões-ouro, sendo utilizado um cateter permanente em uma das artérias umbilical, radial ou tibial posterior que está conectado a um transdutor de pressão e, por meio dele, a um monitor com tela multicanal (Quadro 40.1).
- Este método é geralmente reservado para recém-nascidos (RN) doentes e instáveis e para aqueles que são extremamente prematuros.
- As etapas e precauções a seguir devem ser tomadas durante a medição da pressão arterial intra-arterial por meio do transdutor.

Método não invasivo

- O método não invasivo mais comum e mais utilizado para medir a pressão arterial na unidade de terapia intensiva neonatal é a oscilometria automatizada.
- As medições oscilométricas da PA geralmente se correlacionam bem com as leituras intra-arteriais invasivas.

Tabela 40.1. Valores de referência para pressão arterial no período neonatal

Idade pós-conceptual	P50	P95	P99
44 semanas			
PAS	88	105	110
PAD	50	68	73
PAM	63	80	85
42 semanas			
PAS	85	98	102
PAD	50	65	70
PAM	62	76	81
40 semanas			
PAS	80	95	100
PAD	50	65	70
PAM	60	75	80
38 semanas			
PAS	77	92	97
PAD	50	65	70
PAM	59	74	79
36 semanas			
PAS	72	87	92
PAD	50	65	70
PAM	57	72	77

Idade pós-conceptual	P50	P95	P99
34 semanas			
PAS	70	85	90
PAD	40	55	60
PAM	50	65	70
32 semanas			
PAS	68	83	88
PAD	40	55	60
PAM	49	64	69
30 semanas			
PAS	65	80	85
PAD	40	55	60
PAM	48	63	68
28 semanas			
PAS	60	75	80
PAD	38	50	54
PAM	45	58	63
26 semanas			
PAS	55	72	77
PAD	30	50	56
PAM	38	57	63

Fonte: Adaptada de Dionne JM, Abitbol CL, Flynn JT. Hypertension in infancy: diagnosis, management and outcome. Pediatr Nephrol. 2012 Jan; 27(1):17-32.

Quadro 40.1. Etapas para a avaliação invasiva da pressão arterial em neonatos

- O transdutor deve ser posicionado no nível do coração.
- Não deve haver bolhas de ar no tubo, pois sua presença pode aumentar a PAD e diminuir a PAS.
- Um entalhe dicrótico deve ser visto na forma de onda arterial.
- A tubulação deve ter baixa complacência e o menor comprimento aceitável, pois um aumento no comprimento diminuirá falsamente os valores.
- O transdutor de pressão deve ser definido em pressão atmosférica zero como ponto de referência.
- O transdutor deve ser irrigado com uma infusão contínua de heparina.
- O cateter umbilical deve ser de tamanho apropriado. Um cateter estreito diminuirá falsamente a PAS.
- O cateter de artéria umbilical deve ser retirado, preferencialmente após 5 a 7 dias, pois o cateterismo prolongado pode aumentar o risco de formação de trombo, levando a leituras falsas.

Fonte: Desenvolvido pela autoria.

- No entanto, elas podem superestimar os valores de PAS intra-arterial em 3 a 8 mm Hg, com isso diagnosticando hipertensão, e se tornarem imprecisas quando a PAM cai abaixo de 30 mmHg.
- Para precisão, sugere-se que a largura ideal do manguito esteja em uma proporção de 0,45 a 0,70 com a circunferência do braço, cubra 80% do comprimento do braço e o tamanho deve ser padronizado para uniformidade nos resultados.
- No momento da medição o RN deve estar deitado em decúbito dorsal, silenciosamente acordado, calmo, de preferência dormindo, e cerca de 1 a 1,5 hora após o prandial.
- Um mínimo de três leituras, com 2 minutos de intervalo, deve ser feito no braço direito como local preferencial.

Etiologia

- A prematuridade é um fator de risco, e 75% de todos os RN com HN nascem prematuros.
- As causas mais comuns de hipertensão significativa que requerem medicação em neonatos são doenças respiratórias (displasia broncopulmonar – DBP), medicamentos (cafeína, dexametasona), ECMO e distúrbios renais (doença parenquimatosa renal, renovascular, necrose tubular renal aguda, insuficiência renal) (Quadro 40.2).
- Outros fatores etiológicos podem ser neurológicos (convulsões), endócrinos, cardíacos, principalmente coarctação da aorta ou persistência do canal arterial, mais raramente, e tromboembolismo relacionado com o cateter da artéria umbilical.
- A DBP é um fator de risco independente para HN e a causa não renal mais significativa de hipertensão em RN de muito baixo peso.
- Outras causas raras relatadas de forma menos frequente são hemorragia adrenal, toxicidade da vitamina D com calcinose renal e nutrição parenteral total.
- Quase 57% dos casos de HN não têm causas identificáveis e são classificados como idiopáticos.

Epidemiologia

- A incidência de hipertensão neonatal é relatada como 0,2% em recém-nascidos a termo e até 3% nos RN admitidos na UTI neonatal.
- A incidência de HN é descrita em 13% a 43% em bebês com DBP.
- A prevalência exata de HN na população de prematuros não foi determinada.

Fisiopatologia

- Um mecanismo renovascular é a via mais comum, e está presente na maioria das condições que levam à HN.
- A cateterização da artéria umbilical causa lesão das células endoteliais e formação de trombos nos vasos renais → a diminuição resultante na perfusão renal ativa o sistema renina-angiotensina-aldosterona (SRAA), causando hipertensão arterial.

Quadro 40.2. Causas mais comuns de hipertensão no período neonatal

Renovascular	• Tromboembolismo (cateter arterial umbilical), trombose de veia renal, estenose de artéria renal (displasia fibromuscular).
Doença parenquimatosa renal	• Anormalidade estrutural congênita, doença renal policística, displasia renal multicística, necrose tubular aguda, necrose cortical aguda, obstrução (p. ex.: estenose de junção ureteropiélica).
Cardiovascular	• Coarctação de aorta, interrupção de arco aórtico, persistência de canal arterial.
Pulmonar	• Doença pulmonar crônica (displasia broncopulmonar), pneumotórax.
Endocrinológica	• Hiperplasia adrenal congênita, hiperaldosteronismo, hipertireoidismo.
Medicamentos	• Cafeína, corticosteroides, indometacina, vasopressores, broncodilatadores.
Neoplasias	• Tumor de Wilms, feocromocitoma, neuroblastoma.
Neurológica	• Hemorragia intraventricular, dor, convulsões, abstinência.
Fatores maternos	• Corticosteroides antenatais, drogas (cocaína, heroína).
Miscelânea	• Asfixia perinatal, membrana de oxigenação extracorpórea (ECMO), hemorragia adrenal, nutrição parenteral (hipercalcemia, sobrecarga de fluidos e sódio).

Fonte: Adaptado de Neonatal hypertension: cases, causes, and clinical approach. Flynn et al. Pediatr Nephrol. 2019.

- Uma incapacidade de excretar água livre e um aumento nos níveis séricos de aldosterona foram relatados na DBP, o que pode contribuir para a hipertensão sistêmica.
- Recentemente, o aumento da espessura da parede arterial periférica e as funções vasomotoras anormais foram demonstrados como fatores fisiopatológicos da HN em lactentes com DBP.
- Tumores neonatais, como feocromocitoma, neuroblastoma, tumor de Wilms e nefroma mesoblástico, podem causar HN por compressão dos vasos renais ou ureteres, ou pela produção de substâncias vasoativas, como catecolaminas.
- Acredita-se que a hipertensão na ECMO seja secundária ao aumento do volume sistólico causado pelo aumento do retorno aórtico do sangue da bomba de ECMO e como resultado do manuseio anormal de sódio e água em resposta ao fluxo arterial não pulsátil por meio dos sistemas de circulação extracorpórea.

História e exame físico

- Os neonatos que sofrem de HN geralmente são assintomáticos e a hipertensão é detectada por meio da monitoração contínua de rotina da PA na UTI neonatal.
- Aqueles que são sintomáticos podem apresentar intolerância alimentar, esforços insatisfatórios nas mamadas, irritabilidade, hipotonia, hipertonia, vômitos, apneia, dificuldade respiratória, dessaturações e, em casos graves, taquicardia, insuficiência cardíaca congestiva, choque cardiogênico e convulsões.
- A aparência geral pode revelar dismorfismos consistentes com algumas síndromes, como de Turner, Williams ou Noonan, doenças associadas à coarctação da aorta.
- A palpação do abdome pode evidenciar uma massa em condições de doença renal policística, tumores renais, hidronefrose e trombose da veia renal.
- O exame geniturinário pode revelar anomalias congênitas ou genitália ambígua na hiperplasia adrenal congênita.
- A história de oligoidrâmnio pode sugerir anomalias renais congênitas, e o lactente pode nascer com características típicas em casos graves (síndrome de Potter).

Avaliação

- Uma história materna e perinatal completa e um exame físico detalhado são essenciais para identificar a etiologia potencial.
- Como os distúrbios renovasculares ou do parênquima renal são responsáveis pela maioria dos casos de HN, as investigações iniciais referem-se a esse sistema (ultrassonografia + Doppler) e incluem também análise de urina, função renal e valores de eletrólitos.
- A investigação adicional é guiada pela história e pela suspeita clínica, e deve incluir os seguintes exames:

- Testes de função tireoidiana, níveis séricos de cortisol, aldosterona sérica e atividade de renina plasmática, catecolaminas e metanefrinas plasmáticas e urinárias, 11-desoxicortisol-sérico e 11-desoxicorticosterona, 17-hidroxiesteroide-desidrogenase (atividade enzimática) e 17-cetosteroide urinário.
- Estudos adicionais, como radiografia de tórax (DBP, insuficiência cardíaca congestiva), ecocardiograma, uretrocistografia miccional, cintilografia renal com ácido dimercaptossuccínico (DMSA)*, angiotomografia computadorizada para avaliar a artéria renal e a aorta, ressonância magnética abdominal, ultrassonografia de crânio para descartar hemorragia intraventricular.

*O uso do DMSA no período neonatal é evitado em decorrência da imaturidade tubular que pode levar a interpretações equivocadas das imagens obtidas; do mesmo modo, a indicação de angiotomografia e angiorressonância é habitualmente postergada pela possibilidade de falso-negativo nos pacientes neonatais, particularmente nos prematuros.

Tratamento

- Na maioria dos bebês com HN o tratamento das causas corrigíveis geralmente soluciona o problema.
- O cateter umbilical deve ser removido o mais rápido possível.
- A hipercalcemia ou a ingestão excessiva de líquidos/hipervolemia deve ser corrigida com restrição de líquidos e/ou diuréticos.
- As doses de medicamentos como inotrópicos, esteroides ou cafeína devem ser ajustadas ou o medicamento descontinuado.
- As condições cirúrgicas devem ser tratadas conforme necessário.
- A analgesia deve ser considerada para o alívio da dor, quando presente.
- Terapia hormonal apropriada deve ser administrada para distúrbios endócrinos.

> - Se a hipertensão persistir acima do percentil 99 dos dados normativos apesar dessas medidas, a terapia anti-hipertensiva deve ser iniciada (Quadro 40.3).

- **Hipertensão leve** (algumas pressões esporádicas acima do p95): essas crianças podem ser monitoradas regularmente e observadas de perto. Se a hipertensão não se resolver espontaneamente, elas podem ser tratadas com um tiazídico (preferencial) ou um diurético de alça.
- **Hipertensão moderada:** esses bebês têm leituras de pressão arterial entre p95 e p99 para a idade, sem sinais de envolvimento de órgãos-alvo. Eles podem ser tratados com diuréticos (primeira linha), bloqueadores de canais de cálcio, hidralazina ou propranolol.
- **Hipertensão grave:** se a pressão arterial for maior que o percentil 99 o tratamento com infusão intravenosa contínua de medicamentos é indicado. Deve-se evitar uma redução rápida da pressão arterial. O monitoramento cuidadoso da pressão arterial com um cateter intra-arterial é preferido nesses pacientes, quando possível.

Diagnóstico diferencial

- HN é uma manifestação de distúrbios específicos pertencentes a vários sistemas de órgãos.
- As entidades etiopatogênicas que levam à HN devem ser diferenciadas por meio de investigações apropriadas.
- Como a apresentação clínica da HN, com sintomas como dificuldade respiratória, hipotonia, irritabilidade, intolerância alimentar, taquicardia, entre outros, é inespecífica, todas as outras causas neonatais para tais sintomas devem ser excluídas.

Prognóstico

- O prognóstico da HN depende da etiologia e da gravidade da doença.
- Os casos de HN associados à trombose venosa renal, cateterismo umbilical ou necrose tubular aguda são, em geral, transitórios e entram em remissão à medida que o distúrbio subjacente melhora.
- A presença de dano ao órgão-alvo está associada a um mau prognóstico.
- A maioria dos recém-nascidos geralmente requer terapia com medicamentos por um curto período, e a terapia de longo prazo raramente é necessária.
- Um estudo retrospectivo relatou que apenas 15% dos 40% dos RN que receberam alta do hospital com medicação anti-hipertensiva necessitaram de tratamento por volta dos 3 a 6 meses de idade.
- HN, em função de doenças do parênquima renal subjacentes, pode ter hipertensão persistente na infância e requer terapia prolongada.

Quadro 40.3. Medicamentos utilizados para o tratamento da hipertensão neonatal

Classe	Medicamento	Via	Dose	Intervalo	Comentário
IECA	Captopril	Oral	< 3 meses: 0,01 – 0,5 mg/kg/dose máx. = 2 mg/kg/dia > 3 meses: 0,15 a 0,3 mg/kg/dose máx. = 6 mg/kg/dia	8/8 h	A primeira dose pode causar hipotensão significativa. Monitorizar creatinina e potássio.
	Enalapril	Oral	0,08 – 0,6 mg/kg/dia	1× dia ou 12/12 h	
α e β-bloqueadores	Labetalol	Oral	0,5 – mg/kg/dose máx. = 10 mg/kg/dia	12/12 h ou 8/8 h	Insuficiência cardíaca e displasia broncopulmonar (DBP) são contraindicações relativas.
		IV	0,2 a 1 mg/kg/dose 0,25 a 3 mg/kg/h	4/4 h ou 6/6 h Contínuo	
	Carvedilol	Oral	0,1 – 0,5 mg/kg/dose	12/12 h	Pode ser utilizado na insuficiência cardíaca.
β-bloqueadores	Esmolol	IV	100 a 500 µg/kg/min	Contínuo	Meia-vida curta; necessidade de infusão contínua.
	Propranolol	Oral	0,5 – 1 mg/kg/dose máx. = 8 a 10 mg/kg/dia	8/8 h	Monitorar frequência cardíaca; evitar em DBP.
Bloqueadores de canais de cálcio	Anlodipina	Oral	0,05 a 0,3 mg/kg/dose máx.= 0,6 mg/kg/dia	1× dia ou 12/12 h	Todos causam taquicardia reflexa.
	Isradipina	Oral	0,05 – 0,15 mg/kg/dose máx. = 0,8 mg/kg/dia	6/6 h	
	Nicardipina	IV	1 – 4 µg/kg/min	Contínuo	
α-agonista central	Clonidina	Oral	5 – 10 µg/kg/dia máx. = 25 µg/kg/dia	8/8 h	Pode causar sedação discreta.
Diuréticos	Hidroclorotiazida	Oral	1 – 2 mg/kg/dose	1× dia ou 12/12 h	Pode ser útil em casos de DBP.
	Espironolactona	Oral	0,5 – 1,5 mg/kg/dose	12/12 h	
Vasodilatadores diretos	Hidralazina	Oral	0,25 – 1 mg/kg/dose máx. = 7,5 mg/kg/dia	8/8 h ou 6/6 h	Podem ocorrer taquicardia e retenção de fluidos.
		IV	0,15 – 0,6 mg/kg/dose	4/4 h	Pode causar queda de PA não previsível.
	Minoxidil	Oral	0,1 – 0,2 mg/kg/dose	12/12 h ou 8/8 h	Podem ocorrer taquicardia e retenção de fluidos; hipertricose com uso prolongado.
	Nitroprussiato de sódio	IV	0,5 – 10 µg/kg/min	Contínuo	Risco de intoxicação por tiocianato com uso > 72 h na disfunção renal.

Fonte: Adaptado de Neonatal hypertension: cases, causes, and clinical approach. Flynn et al. Pediatr Nephrol. 2019.

Bibliografia

Dionne JM, Abitbol CL, Flynn JT. Hypertension in infancy: diagnosis, management and outcome. Pediatr Nephrol. 2012; 27:17.

Dionne JM, Flynn JT. Management of severe hypertension in the newborn. Arch Dis Child. 2017; 102:1176.

Starr MC, Flynn JT. Neonatal hypertension: cases, causes, and clinical approach. Pediatr Nephrol. 2019 May; 34(5):787-799.

Watkinson M. Hypertension in the newborn baby. Arch Dis Child Fetal Neonatal Ed. 2002; 86:F78.

CAPÍTULO 41

Crise Hipertensiva

Introdução

- A hipertensão arterial na população pediátrica tem prevalência mundial estimada entre 0,5% e 5%.
- A incidência de HAS primária vem aumentando gradativamente em crianças, acompanhando a incidência de síndrome metabólica nesta faixa etária (obesidade, aumento da resistência à insulina e HAS).
- Em crianças faltam dados sobre a incidência de crise hipertensiva, que está em torno de 1% em adultos hipertensos.

Classificação

- O *Clinical Practice Guidelines for screening and management of high blood pressure in children and adolescents*, publicado em 2017, define HAS em crianças e adolescentes conforme a seguir (Tabela 41.1).

- O termo crise hipertensiva é utilizado para designar um aumento agudo da PA, que pode causar rapidamente lesão de órgão-alvo (mais frequentemente SNC, rins e sistema cardiovascular).
- A crise hipertensiva pode ser a primeira manifestação de HAS ou ocorrer em crianças sabidamente hipertensas.

> - Urgência hipertensiva é a elevação aguda sintomática da PA sem lesão de órgãos-alvo em que os pacientes podem apresentar sintomas menos intensos, como cefaleia e náuseas.
> - Emergência hipertensiva é uma elevação aguda da PA com lesão de órgãos-alvo ou HAS associada a evento com ameaça à vida que requer intervenção imediata para a redução da PA. A encefalopatia hipertensiva ocorre quando o aumento da PA ultrapassa a capacidade autorregulatória da vasculatura cerebral e o paciente apresenta HAS grave, com sintomas neurológicos.

- Embora não existam valores específicos para a definição de crise hipertensiva em

Tabela 41.1. Classificação da pressão arterial em pediatria

	Crianças de 1 a 13 anos	Adolescentes ≥ 13 anos
PA elevada	PAS e/ou PAD entre os p90 – 95 ou entre 120/80 e < p95 (o que for menor)	120/80 a 129/80 mmHg
HAS estágio 1	PAS e/ou PAD entre os p95 e p95 + 12 mmHg ou entre 130/80 e 139/89 mmHg (o que for menor)	130/80 a 139/89 mmHg
HAS estágio 2	≥ p 95 + 12 mmHg ou ≥ 140/90 mmHg (o que for menor)	≥ 140/90 mmHg

Fonte: Desenvolvida pela autoria.

crianças, ela geralmente está associada à HAS estágio 2.
- Aumento da PA ≥ 30 mmHg acima do p95 deve preocupar e alertar para o desenvolvimento de crise hipertensiva.

Etiologia

- Em RN as principais causas são estenose ou trombose de artéria renal, malformação renal ou urológica congênita e coarctação de aorta.
- Em lactentes e pré-escolares (até 6 anos), coarctação de aorta, doenças do parênquima renal e estenose de artéria renal são as causas mais comuns.
- Em escolares, estenose de artéria renal e doenças do parênquima renal são causas possíveis.
- É importante destacar que as principais causas de HAS secundária são decorrentes de problemas renais.
- Quanto mais velha a criança, mais provável que a HAS seja primária, principalmente associada a sobrepeso e/ou obesidade.
- Ao contrário, quanto mais jovem a criança maior a probabilidade de HAS secundária.
- 90% dos adolescentes hipertensos (com mais de 15 anos) são portadores de HAS primária.
- Em adolescentes as causas de crise hipertensiva incluem suspensão abrupta de medicações anti-hipertensivas, abuso de drogas ilícitas, como cocaína e anfetaminas, uso de medicações orais, como anticoncepcionais, efedrina ou pseudoefedrina, e doenças autoimunes.
- Em todas as faixas etárias o uso de corticoides, hipertensão intracraniana e doenças endocrinológicas, como feocromocitoma e hipertireoidismo, podem estar relacionados com crise hipertensiva.

Fisiopatologia

- Na fase aguda o aumento rápido da resistência vascular sistêmica pode ser decorrente do aumento de substâncias vasoconstritoras circulantes, como norepinefrina, angiotensina II ou hormônio antidiurético (ADH), com envolvimento do sistema renina-angiotensina-aldosterona (SRAA).
- A lesão endotelial subsequente leva ao depósito de fibrina e plaquetas.
- A hipoperfusão libera mais substâncias vasoativas, piorando a vasoconstrição e levando à necrose fibrinoide arteriolar e à proliferação miointimal, com quebra da função autorregulatória normal.
- Essa redução do fluxo arteriolar leva à isquemia de órgãos-alvo.

Manifestações clínicas

- Crianças, em geral, são menos sintomáticas que adultos na crise hipertensiva (Quadro 41.1).
- Podem ter manifestações inespecíficas como tontura, cefaleia (mais presente em escolares e adolescentes), dor torácica ou sensação de aperto, náuseas e vômitos (mais frequentes em pré-escolares).
- RN podem apresentar apneia, cianose, inapetência e irritabilidade.
- Convulsão pode estar presente em até 25% dos casos.

História e exame físico

- A história deve buscar a etiologia do quadro e incluir passado de trauma, infecções do trato urinário, cateterização de veia umbilical no período neonatal, roncos e problemas relacionados, uso de drogas (lícitas e ilícitas) e suplementos alimentares, história familiar de cárdio e endocrinopatias,

Quadro 41.1. Sinais e sintomas na crise hipertensiva

Sistema	Alteração	Exame físico
• Cardiovascular	• Insuficiência ventricular esquerda	• Aumento do esforço respiratório, respiração superficial, dor torácica, redução do volume urinário, inapetência, alteração de ritmo cardíaco, desvio do *ictus*, crepitação e alterações de ausculta pulmonar. Considerar envolvimento de câmaras direitas quando houver hepatomegalia e turgência jugular.
	• Coarctação de aorta	• Ausência ou diminuição de pulsos em membros inferiores, alteração de ritmo e murmúrios cardíacos.
• Neurológico	• Desbalanço da oferta de oxigênio, edema, micro-hemorragias	• Convulsões, alteração do nível de consciência, vômitos, HIC, déficits focais, cefaleia, encefalopatia hipertensiva.
• Renal	• Lesão renal	• Hematúria, dor em flancos, oligúria, sopro abdominal, massas uni/bilaterais, palidez, edema.
• Olhos	• Retinopatia hipertensiva	• Sangramento retiniano, papiledema, perda da acuidade visual, neuropatia óptica isquêmica aguda.

Fonte: Desenvolvido pela autoria.

disúria, hematúria, suspensão abrupta de anti-hipertensivos, febre, sudorese, perda de peso, entre outros.
- O exame físico deve ser completo e incluir todos os sinais vitais, aferição da PA, palpação de pulsos nos quatro membros e índice de massa corporal.
- Também deve-se sempre realizar fundo de olho e exame neurológico completo.

Exames complementares

- Na emergência devem ser solicitados exames simples e direcionados à procura de lesão de órgão-alvo e à determinação de etiologia, quando possível (Quadro 41.2).
- A investigação etiológica minuciosa é indispensável, mas deve ser realizada em momento oportuno.
- Podem, então, ser solicitados perfil lipídico, dosagem urinária de catecolaminas, complemento, fator antinúcleo (FAN), renina, aldosterona, cortisol, TSH, T4 livre, perfil toxicológico urinário, beta-HCG, hemoglobina glicada, entre outros.

Quadro 41.2. Exames na crise hipertensiva

Renal	• Urina 1, ureia, creatinina, gasometria, eletrólitos, hemograma, ultrassonografia renal com Doppler.
Cardíaco	• Eletrocardiograma, radiografia de tórax, ecocardiograma.
Neurológico	• Tomografia computadorizada de crânio, se houver alterações neurológicas ao exame físico.

Fonte: Desenvolvido pela autoria.

Tratamento

- A emergência hipertensiva exige redução imediata da PA para minimizar lesões de órgãos-alvo (Tabela 41.2).

> - O objetivo é o decréscimo da pressão arterial média (PAM) em cerca de 25% nas primeiras 6 a 8 horas de tratamento, e deve ser realizado com medicação intravenosa que permita a titulação de doses para queda mais controlada em unidade de terapia intensiva (Figura 41.1).

- Ao atingir o objetivo inicial de PA transiciona-se para medicação oral visando à normalização da PAM em 24 a 48 horas.

Tabela 41.2. Medicamentos para o manejo da crise hipertensiva

Droga	Classe	Dose	Via	Comentários
Labetalol	α e β-bloqueador	Bolus: 0,2 – 1 mg/kg/dose (máximo 40 mg/dose) Contínuo: 0,25 a 3 mg/kg/h	IV bolus ou contínuo	Cuidado com asma e insuficiência cardíaca.
Nicardipina	Bloqueador de canais de cálcio	0,5 a 4 mcg/kg/min	IV	Pode causar taquicardia reflexa.
Nitroprussiato de sódio	Vasodilatador	0,5 a 10 mcg/kg/min	IV contínuo	Monitorar cianeto, se uso prolongado ou insuficiência renal.
Esmolol	β-bloqueador	100 a 500 mcg/kg/min	IV	Muito curta ação, preferir infusão contínua, pode causar bradicardia.
Hidralazina	Vasodilatador	0,1 – 0,4 mg/kg/dose	IV, IM	A cada 4 h quando feita em bolus. VO 0,25 mg/kg/dose até 25 mg a cada 6 a 8 h.
Clonidina	α-agonista central	2 a 10 mcg/kg/dose	VO	Sonolência e secura de mucosa oral.
Fenoldopan	Agonista de receptor dopaminérgico	0,2 a 0,8 mcg/kg/min	IV	Pouca redução da PA.
Isradipina	Bloqueador de canais de cálcio	0,05 a 0,1 mg/kg/dose	VO	
Minoxidil	Vasodilatador	0,1 a 0,2 mg/kg/dose até 10 mg/dose	VO	

Notas:
Nitroprussiato de sódio: vasodilatador de musculatura lisa arterial e venosa. Muito usado por apresentar fácil titulação com curta meia-vida e, consequentemente, início e término rápido dos efeitos. Pelo risco de intoxicação por cianeto ou tiocianato deve-se tomar cuidado em crianças com doença renal ou hepática e uso prolongado (> 24 horas) ou coadministrar tiossulfato de sódio na proporção de 1 mg de nitroprussiato: 10 mg de tiossulfato. Pode causar HIC.
Hidralazina: potente vasodilatador arterial, com início de ação em 5 – 30 minutos e duração entre 4 e 12 horas. A administração em bolus dificulta a titulação, mas continua tendo aplicabilidade.
Esmolol: bloqueador seletivo de receptores beta-1, com ação ultrarrápida e metabolização em hemácias, é uma boa escolha para crianças criticamente enfermas com falência de múltiplos órgãos, particularmente útil na crise hipertensiva pós-correção de doença cardíaca congênita.
Labetalol: bloqueador alfa e beta-adrenérgico que reduz a resistência vascular. Início de ação em 2 – 5 minutos, porém meia-vida de 3 a 5 horas, o que dificulta a titulação
Fonte: Desenvolvida pela autoria.

- O objetivo final é manter a PAM no percentil 90 em 48 a 72 horas nos pacientes com lesão de órgão-alvo, HAS secundária ou comorbidades.
- As crianças com urgência hipertensiva têm tempo para redução mais gradual da PA e podem ser tratadas, na maioria dos casos, com medicações orais ou endovenosas, de acordo com a intensidade da sintomatologia.
- O alvo final em pacientes sem lesão de órgão-alvo é uma PAM < p95.

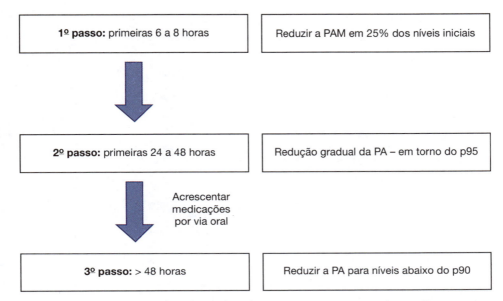

Figura 41.1. Manejo da emergência hipertensiva. Fonte: Acervo da autoria.

Bibliografia

Chandar J, Zilleruelo G. Hypertensive crisis in children. Pediatr Nephrol. 2012; 27:741-51. 10.1007/s00467-011-1964-0.

Flynn JT, Kaelber DC, Baker-Smith CM, Blowey D, Carroll AE, Daniels SR et al. Clinical practice guideline for screening and management of high blood pressure in children and adolescents. Pediatrics. 2017; 140(3):e20171904.

Raina R, Mahajan Z, Sharma A, Chakraborty R, Mahajan S, Sethi SK et al. Hypertensive crisis in pediatric patients: an overview. Front Pediatr. 2020 Oct 20; 8:588911.

Stein DR, Ferguson MA. Evaluation and treatment of hypertensive crises in children. Integr Blood Press Control. 2016 Mar 16; 9:49-58.

Yang WC, Lin MJ, Chen CY, Wu HP. Clinical overview of hypertensive crisis in children. World J Clin Cases. 2015 Jun 16; 3(6):510-3.

CAPÍTULO 42

Encefalopatia Posterior Reversível (PRES)

Introdução

- A encefalopatia posterior reversível (PRES; do inglês, *posterior reversible encephalopathy syndrome*) é uma entidade clínica relativamente nova, tendo sido descrita pela primeira vez por Hinchey em 1996.
- Um importante diagnóstico diferencial é a encefalopatia hipertensiva, que foi descrita classicamente como uma disfunção neurológica induzida por hipertensão maligna, independentemente das anormalidades em exames de imagem.

Fisiopatologia

- O edema vasogênico foi estabelecido como uma alteração patognomônica no cérebro de indivíduos com PRES.
- Existem duas teorias contraditórias relacionadas com a fisiopatologia do surgimento do edema vasogênico → 1) hipoperfusão resultante da perda dos mecanismos autorregulatórios da vasculatura cerebral; e 2) hipoperfusão decorrente de vasoconstrição das artérias cerebrais.
- Nesse contexto a hipoperfusão é considerada o principal mecanismo indutor do edema vasogênico.
- A disfunção de células endoteliais também pode desempenhar um papel no surgimento do edema vasogênico → os inibidores de calcineurina sabidamente levam à disfunção endotelial.
- Apesar de não se conhecer a real incidência de PRES em crianças, há relatos de uma frequência entre 3,5% e 5,6% em crianças após a realização de transplante renal.

Diagnóstico

- O diagnóstico precoce e acurado é de fundamental importância.
- O diagnóstico precoce pode permitir a eliminação do fator causal e evitar a utilização de métodos diagnósticos e terapêuticos desnecessários e potencialmente danosos.
- A PRES deve ser diagnosticada com base em características clínicas e radiológicas, em um contexto de fatores predisponentes.

Quadro clínico

- Sintomas frequentes incluem alterações do nível de consciência (coma, estupor, letargia, confusão), convulsões, cefaleia e distúrbios visuais.
- A maioria desses sintomas se desenvolve de maneira abrupta e apresenta resolução em poucas semanas com manejo adequado.

- Os sintomas visuais são relativamente específicos, incluindo borramento visual, escotomas, alucinações visuais e cegueira cortical.

Fatores predisponentes

- Dois fatores predisponentes principais são bem estabelecidos → hipertensão arterial e terapia com inibidores de calcineurina (Quadro 42.1).

- Elevações agudas ou intermitentes da pressão arterial parecem apresentar um risco maior do que hipertensão crônica.

Exames de imagem

- Apesar de algumas limitações, a ressonância nuclear magnética (RNM) de crânio é considerada o exame de imagem padrão-ouro para detectar lesões sugestivas de PRES (Quadro 42.2).

Quadro 42.1. Condições associadas à encefalopatia posterior reversível

Condições associadas	Medicamentos associados
Hipertensão arterial sistêmica	**Inibidores de calcineurina**
Pré-eclâmpsia/doença hipertensiva específica da gestação	Ciclosporina
	Tacrolimo
Pós-transplante	**Anticorpos monoclonais**
Medula óssea	Rituximab
Órgãos sólidos	Bevacizumab
Doenças renais	**Quimioterápicos**
Síndrome nefrótica	Cisplatina
Glomerulonefrite pós-estreptocócica	Citarabina
Síndrome hemolítica urêmica/PTT	Interferon-alfa
Lesão renal aguda	**Esteroides**
Doença renal crônica	**Transfusões sanguíneas**
Doenças autoimunes	
Lúpus eritematoso sistêmico	
Esclerodermia	
Granulomatose com poliangeíte	
Poliarterite nodosa	
Sepse e disfunção orgânica	
Porfiria aguda intermitente	
Cirurgias	

Fonte: Adaptado de Childhood posterior reversible encephalopathy syndrome: clinicoradiological characteristics, managements, and outcome. Chen et al. Front Pediatr. 2020.

Quadro 42.2. Padrões de imagem na ressonância nuclear magnética (RNM)

	Edema vasogênico	Edema citotóxico
• T2	• Alta intensidade	• Alta intensidade
• FLAIR	• Alta intensidade	• Alta intensidade
• DWI	• Baixa intensidade (ocasionalmente alta*)	• Intensidade fortemente alta
• Mapa ADC	• Alta intensidade	• Baixa intensidade

Notas:
FLAIR: *fluid-attenuated inversion recovery*; ou recuperação de inversão atenuada por fluidos; DWI: *diffusion-weighted imaging*; ou imagem ponderada de difusão; ADC: *apparent diffusion coeficient*; ou coeficiente de difusão aparente.
*Em decorrência do efeito de brilho através de T2.
Fonte: Adaptado de Childhood posterior reversible encephalopathy syndrome: clinicoradiological characteristics, managements, and outcome. Chen et al. Front Pediatr. 2020.

- As imagens típicas mostram regiões focais de edema hemisférico relativamente simétrico → os lobos occipital e parietal são os mais comumente acometidos (Figura 42.1).
- Na tomografia de crânio as imagens da PRES aparecem como imagens de baixa densidade, porém deve-se considerar que a tomografia computadorizada (TC) tem sensibilidade limitada para o diagnóstico desta condição, particularmente na fase aguda.

Diagnóstico diferencial

- Algumas condições devem ser incluídas no diagnóstico diferencial, como acidente vascular cerebral (AVC), trombose venosa cerebral, encefalites virais (particularmente em pacientes imunossuprimidos) e pseudotumor cerebral.

Tratamento

- As bases do tratamento da PRES são: controle da pressão arterial, tratamento das convulsões e remoção ou redução dos fatores causais.
- Após descartar AVC deve-se seguir as diretivas para o manejo de emergência hipertensiva, conforme descrito no Capítulo 41 – Crise Hipertensiva.

Prognóstico

- Algumas séries de casos demonstraram consequências neurológicas ou anormalidades em exames de imagem em até 8% – 17% das crianças que apresentarem PRES quando seguidas em longo prazo, o que fala contra a natureza completamente reversível das lesões denotando a importância do acompanhamento de tais pacientes, particularmente nos casos em que se observa retardo de diagnóstico.

Bibliografia

Chen TH. Childhood posterior reversible encephalopathy syndrome: clinicoradiological characteristics, managements, and outcome. Front Pediatr. 2020 Sep 11; 8:585.

Hinchey J, Chaves C, Appignani B, Breen J, Pao L, Wang A et al. A reversible posterior leukoencephalopathy syndrome. N Engl J Med. 1996; 334:494-500.

Hinduja A. Posterior reversible encephalopathy syndrome: clinical features and outcome. Front Neurol. 2020 Feb 14; 11:71.

McCoy B, King M, Gill D, Twomey E. Childhood posterior reversible encephalopathy syndrome. Eur J Paediatr Neurol. 2011; 15:91-4.

Onder AM, Lopez R, Teomete U et al. Posterior reversible encephalopathy syndrome in the pediatric renal population. Pediatr Nephrol. 2007; 22:1921-1929.

Yamada A, Ueda N. Age and gender may affect posterior reversible encephalopathy syndrome in renal disease. Pediatr Nephrol. 2012; 27:277-83.

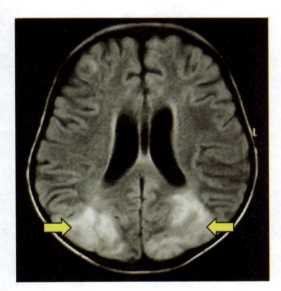

Figura 42.1. Imagem de ressonância magnética característica de PRES – imagens características em topografia occipital bilateral. Fonte: Adaptada de Posterior reversible encephalopathy syndrome in the pediatric renal population. Teomete et al. Pediatr Nephrol. 2007.

Parte 3

Distúrbios Hidreletrolíticos, Acidobásicos e Doenças Túbulo-intersticiais

CAPÍTULO 43

Distúrbios do Potássio

Metabolismo do potássio

- O potássio é o principal íon intracelular, sendo os músculos o seu maior reservatório.
- A concentração intracelular de potássio é de aproximadamente 150 mEq/L, sendo mantida pela bomba N+/K+-ATPase.
- A concentração plasmática varia de 3,5 a 5,5 mEq/L.
- Alterações do nível plasmático de potássio não necessariamente levam a alterações no conteúdo corporal total de potássio.

- A bomba Na+/K+-ATPase bombeia o sódio para fora da célula, e o potássio para dentro.
- A insulina impulsiona o potássio para dentro da célula por meio da ativação da bomba Na+/K+-ATPase.
- A redução do pH impulsiona o potássio para fora da célula, e sua elevação favorece o contrário. Para cada variação de 0,1 do pH estima-se uma variação no potássio de 0,3 – 1,3 mEq/L na direção oposta (em média, 0,5 – 0,6 mEq/L).
- Os agonistas beta-adrenérgicos estimulam a bomba de Na+/K+-ATPase, impulsionando o potássio para dentro da célula.
- Os agonistas alfa-adrenérgicos e o exercício levam à saída de potássio da célula.
- O aumento da osmolaridade plasmática provoca a saída de água do meio intracelular, com consequente arraste de potássio (a concentração de potássio aumenta cerca de 0,6 mEq/L a cada aumento de 10 mOsm).

- A excreção de potássio ocorre pelo suor, pelo cólon e pelo rim, sendo este último o principal regulador do balanço de potássio.
- O potássio é filtrado livremente pelos glomérulos, mas cerca de 90% deste íon é reabsorvido antes da chegada ao túbulo distal e ao túbulo coletor, principais sítios de regulação do potássio.
- Estimulam a secreção renal de potássio: a aldosterona, o alto fluxo urinário, os glicocorticoides, o ADH (hormônio antidiurético), alta oferta de sódio ao néfron distal, os diuréticos de alça e tiazídicos.
- Diminuem a excreção renal de potássio: insulina, catecolaminas e amônia urinária.

Hipercalemia

Generalidades

- É caracterizada por potássio maior que 5,5 mEq/L (Quadros 43.1 e 43.2).

Tratamento

1. **Restringir ou suspender a oferta de potássio**, corrigir os fatores causais.
2. **Coletar amostra sanguínea para gasometria**, dosagem de eletrólitos e função renal (se já não tiver sido executada). Monitorização com traçado de ECG (eletrocardiograma) contínuo.
3. **Antagonizar os efeitos tóxicos cardíacos** em pacientes com alteração em ECG. Não haverá redução de potássio sérico. Gluconato de cálcio 10% – 0,5 a 1 mL/kg EV, lento (10 minutos), podendo ser repetido se necessário.

4. **Redistribuir o potássio:**
   bicarbonato de sódio (1 – 2 mEq/kg) EV.
   glicoinsulina terapia: (0,5 a 1 g /kg de glicose + 1 UI de insulina regular para cada 5 g de glicose EV em 30 a 60 minutos).
   beta-adrenérgico: 4 mcg/kg EV lento – salbutamol ou terbutalina (estimula a entrada de potássio para dentro da célula e aumenta a excreção renal), diluído em 5 mL de água destilada (pode ser uilizado beta-agonista inalatório).
5. **Aumentar a eliminação de potássio:**
   resinas de troca (Sorcal® Kayexalate® 1 g/kg – via retal ou oral) a cada 6 horas.
   diuréticos de alça (furosemida – 1 mg/kg/dose), se houver diurese.
6. Em casos graves, refratários, associados a outros distúrbios eletrolíticos ou insuficiência renal, considerar diálise.

Quadro 43.1. Causas de hipercalemia

Oferta elevada	• Via oral ou parenteral, administração de concentrado de hemácias.
Desvios transcelulares	• Acidemia, rabdomiólise, síndrome de lise tumoral, necrose tecidual, hemólise, hematomas, succinilcolina, intoxicação por digitálico e por fluoretos, bloqueadores beta-adrenérgicos, exercício físico, hiperosmolaridade, deficiência de insulina.
Diminuição da excreção	• Insuficiência renal, insuficiência suprarrenal, hipoaldosteronismo, doença tubular renal, IECA e BRA, diuréticos poupadores de potássio, ciclosporina, AINE (anti-inflamatórios não esteroidais), trimetoprim.
Alteração laboratorial	• Hemólise, isquemia tecidual durante coleta (garroteamento), trombocitose, leucocitose.

Fonte: Desenvolvido pela autoria.

Quadro 43.2. Manifestações da hipercalemia

Cardíacas	• K = 6,5 – 7 mEq/L → onda T apiculada e estreita, encurtamento do intervalo QT. • K = 7 – 8 mEq/L → QRS alargado, aumento de amplitude e largura da onda P. • K > 8 mEq/L → fusão QRS-T, fibrilação ventricular e assistolia (Figuras 43.1 e 43.2).
Outras	• Fraqueza muscular, fasciculações, mialgia, hiperreflexia, parestesias.

Fonte: Desenvolvido pela autoria.

Hipocalemia

Generalidades

- Ocorre quando a concentração de potássio é menor que 3,5 mEq/L (Quadros 43.3 e 43.4).

Quadro 43.3. Causas de hipocalemia

Perda renal aumentada	• Acidose tubular renal, cetoacidose diabética, toxinas tubulares (anfotericina, cisplatina, aminoglicosídeos), nefrite tubulo-intersticial, fase poliúrica da necrose tubular aguda (NTA), diurese pós-obstrutiva, hipomagnesemia, síndrome de Bartter, uso de diuréticos, síndrome de Fanconi.
Perdas extrarrenais	• Diarreia, abuso de laxativos, sudorese, perda cutânea (fibrose cística), síndrome de Cushing, hipomagnesemia, hiperaldosteronismo primário ou secundário (insuficiência cardíaca congestiva, cirrose).
Desvios transcelulares	• Alcalemia, insulina, agonistas beta-adrenérgicos, infusão de bicarbonato, infusão de adrenalina.
Pseudo-hipocalemia	• Leucemia (hiperleucocitose), soro lipêmico.

Fonte: Desenvolvido pela autoria.

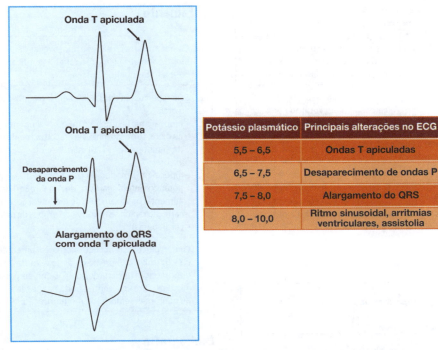

Figura 43.1. Alterações eletrocardiográficas na hipercalemia. Adaptada de UpToDate.

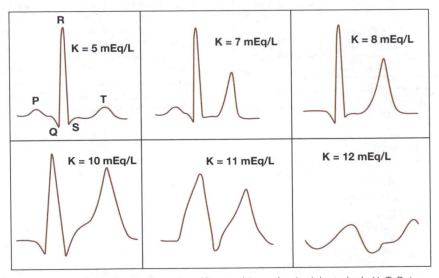

Figura 43.2. Alterações eletrocardiográficas na hipercalemia. Adaptada de UpToDate.

Quadro 43.4. Manifestações de hipocalemia

Neuromusculares	• Sonolência, hiperexcitabilidade, fraqueza muscular, hipotonia, paralisia respiratória, apneia, dor muscular, rabdomiólise.
Cardíacas	• Diminuição da resposta às catecolaminas, retardo na repolarização ventricular, diminuição, entalhamento, achatamento ou inversão da onda T, aumento da onda U, aumento da amplitude da onda P, prolongamento do espaço PR, alargamento do complexo QRS e arritmias (Figura 43.3).

Fonte: Desenvolvido pela autoria.

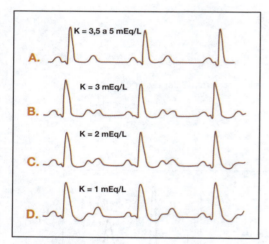

Figura 43.3. Alterações eletrocardiográficas na hipocalemia. Fonte: Desenvolvida pela autoria.

Tratamento

1. Colher amostra de sangue para avaliar demais eletrólitos, gasometria e função renal. Identificar causa de base e tratar quando possível.

2. **Sem repercussão no ECG:** aumentar a oferta parenteral ou oral.
   - hipocalemia leve (3 a 3,5 mEq/L) – aumentar a oferta na dieta, correção lenta via oral ou aumentar em soro de manutenção → 1 a 4 mEq/kcal/dia – 2 a 4× dia – se via oral
   - hipocalemia moderada (2,5 a 3,5 mEq/L) – oferta de potássio enteral na dose de 4 a 6 mEq/kcal/dia ou aumentar oferta em soro de manutenção; considerar correção rápida se sintomas ou grupos de risco (p. ex.: cardiopatas)

3. **Com repercussão no ECG:** correção parenteral com 0,3 – 0,5 mEq/kg/hora de potássio durante 3 a 5 horas. Concentração máxima de potássio em veia periférica de 40 mEq/L. Em veia central pode-se chegar a 80 mEq/L ou mais, mas sempre sob monitorização.

Bibliografia

Lehnhardt A, Kemper MJ. Pathogenesis, diagnosis and management of hyperkalemia. Pediatr Nephrol. 2011 Mar; 26(3):377-84.

Masilamani K, van der Voort J. The management of acute hyperkalaemia in neonates and children. Arch Dis Child. 2012; 97:376.

Natale P, Palmer SC, Ruospo M, Saglimbene VM, Strippoli GF. Potassium binders for chronic hyperkalaemia in people with chronic kidney disease. Cochrane Database Syst Rev. 2020 Jun 26; 6(6):CD013165.

Stimson L, Reynolds T. Differential diagnosis for chronic hypokalaemia. BMJ Case Rep. 2018 Jun 5; 2018: bcr2017223680.

Wei KY, Gritter M, Vogt L, de Borst MH, Rotmans JI, Hoorn EJ. Dietary potassium and the kidney: lifesaving physiology. Clin Kidney J. 2020 Sep 2; 13(6):952-968.

CAPÍTULO 44

Distúrbios do Sódio

Metabolismo do sódio

- O sódio é o principal cátion do líquido extracelular e o principal determinante da osmolaridade plasmática.

> Osmolaridade estimada =
> {2× Na + (glicose/18) + (ureia/6)}

- Por outro lado, menos de 3% do sódio se encontram no meio intracelular (concentração mantida pela bomba Na^+/K^+-ATPase).
- Cerca de 40% do sódio encontram-se no tecido ósseo, e o restante nos espaços intersticial e intravascular.
- A aldosterona determina retenção de sódio por aumento da reabsorção tubular.
- O volume arterial efetivo baixo é um dos determinantes da ativação do sistema renina-angiotensina-aldosterona.
- O peptídeo natriurético atrial (PNA) tem ação contrária à aldosterona → com a distensão da parede do átrio esquerdo ocorre sua liberação, resultando em aumento da natriurese (aumenta a taxa de filtração glomerular) e inibição da aldosterona.
- O paratormônio e a prostaglandina E2 também apresentam ação natriurética.
- A elevação da osmolaridade plasmática induz a liberação de hormônio antidiurético (ADH) e a ativação do mecanismo de sede → ambos os mecanismos aumentam a quantidade de água corporal com consequente normalização da natremia e da osmolaridade.
- Caso ocorra queda da osmolaridade plasmática há redução da secreção de ADH e consequente perda de água livre pelos rins, o que eleva a concentração plasmática de sódio.
- A depleção de volume, mesmo sem alteração da osmolaridade, leva à liberação de ADH e conservação renal de água.
- A depleção de volume tem precedência sobre a osmolaridade, por isso, mesmo que ocorra depleção de volume com baixa osmolaridade, o ADH será liberado.
- O rim possui um papel central na homeostase do sódio e da água e no mecanismo de concentração e diluição urinárias, sendo importante a integridade do mecanismo multiplicador de contracorrente, a hipertonicidade medular e o papel da alça de Henle e do túbulo coletor.
- O túbulo coletor é o local em que ocorre o equilíbrio osmolar entre a urina e a medula renal, sendo tal fenômeno mediado pelo ADH.
- No túbulo coletor há células especializadas no transporte rápido de água, sendo fundamental o papel das aquaporinas → a ativação da aquaporina 2 (AQP-2), mediada pela ação indireta do ADH, resulta na reabsorção de água livre (Figura 44.1).

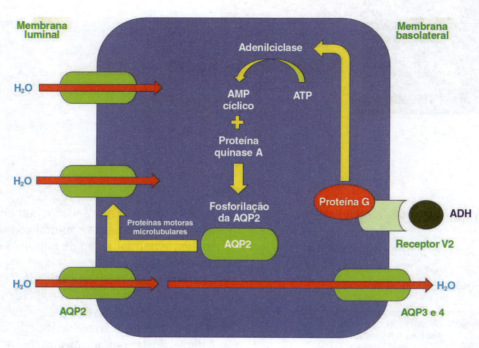

Figura 44.1. Mecanismo de ação do ADH no túbulo coletor. Fonte: Elaborada pela autoria.

O sódio e o sistema nervoso central (SNC)

- Os distúrbios do sódio podem levar a lesões graves e irreversíveis no SNC.
- As alterações bruscas da osmolaridade podem levar à desidratação das células cerebrais e ao edema cerebral, que podem causar graves lesões.
- Em situações de aumento abrupto da osmolaridade plasmática há uma desidratação cerebral com redução de volume, o que pode estirar vasos intracranianos e levar à trombose ou hemorragias.
- O SNC se protege imediatamente retendo compostos iônicos e orgânicos nos neurônios, e com o passar do tempo acumula substâncias osmoticamente ativas (osmóis idiogênicos) de natureza proteica (taurina, glutamina, glutamato e mioinositol, principalmente).
- O ponto principal é que ao ocorrer a posterior redução da osmolaridade plasmática há demora do SNC em se desfazer desses osmóis idiogênicos, e quedas rápidas de osmolaridade podem determinar edema cerebral (Figura 44.2).
- Caso haja uma queda abrupta da osmolaridade plasmática o SNC elimina rapidamente seu conteúdo iônico em uma adaptação rápida e, mais lentamente, perde seu conteúdo proteico (Figura 44.3).
- Nessa condição uma elevação rápida da osmolaridade levará à desmielinização osmótica, conhecida como mielinólise pontina.
- O quadro clínico da mielinólise pontina caracteriza-se por tetraparesia espástica

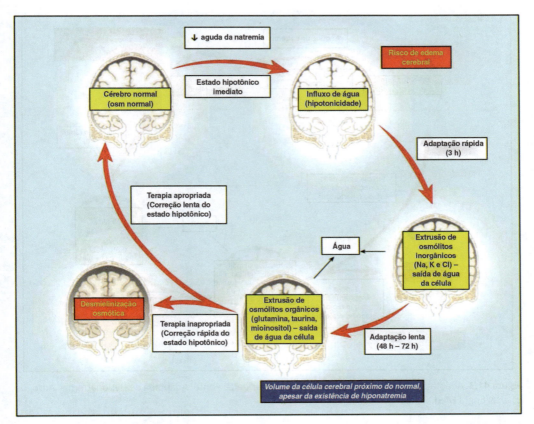

Figura 44.2. Adaptação renal à queda da osmolaridade. Fonte: Adaptada de Hyponatremia. Adrogué et al. N Engl J Med. 2000.

ou flácida, amimia facial, disartria e dificuldade para deglutir, tendo início 3 a 5 dias após a correção rápida do sódio, com melhora lenta e gradual. Eventualmente pode haver déficit permanente.

Hiponatremia

Aspectos gerais

- A hiponatremia é definida como um sódio plasmático < 135 mEq/L e o distúrbio eletrolítico mais comum em pacientes hospitalizados.
- A hiponatremia leva à diminuição de osmolaridade do espaço extracelular e ao movimento de líquidos do meio extracelular para o intracelular, resultando no edema das células.
- O edema do SNC é o responsável pela maioria dos sintomas da hiponatremia, que incluem:
  - anorexia, náuseas e vômitos;
  - mal-estar, letargia, confusão e agitação;
  - cefaleia, crises convulsivas, coma e diminuição de reflexos;
  - para que o rastreamento das causas de hiponatremia seja feito é importante saber que (Figura 44.4):
  - hiponatremia verdadeira leva a um estado hipo-osmolar;

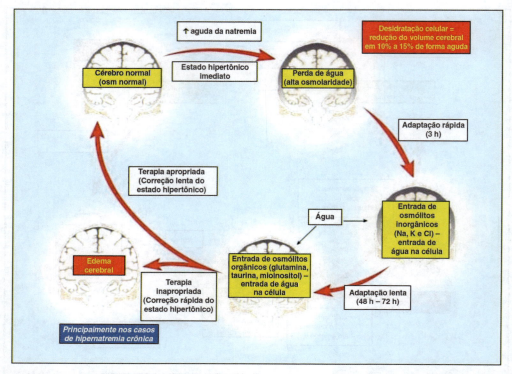

Figura 44.3. Adaptação e resposta ao aumento de osmolaridade. Fonte: Adaptada de Hyponatremia. Adrogué *et al*. N Engl J Med. 2000.

- nos casos de hiponatremia isotônica, lembrar de pseudo-hiponatremias causadas por uma leitura errônea no laboratório em situações de interferência, como hiperproteinemia e hiperlipidemia – isso não ocorre se o método adotado for íon específico;
- hiponatremia hipertônica ocorre nos casos em que há hiperglicemia ou acúmulo de manitol ou glicerol. Nesses casos há efetiva saída de água do meio intracelular para o plasma, com consequente diluição do sódio. No caso da hiperglicemia pode-se corrigir o Na em 1 a 1,6 mEq/L para cada 100 mg/dL de glicose > 100 mg/dL;
- após determinação da osmolaridade plasmática, é possível classificar as hiponatremias hipotônicas em normovolêmicas, hipovolêmicas ou euvolêmicas (Quadro 44.1).

Tratamento

- Deve-se lembrar dos mecanismos adaptativos do SNC em situações de hiponatremia (Figura 44.5).
- Se houver correção excessivamente rápida da natremia pode ocorrer mielinólise pontina.
- Assim, recomenda-se elevar o sódio, no máximo em 10 a 12 mEq/L a cada 24 horas.
- Exceções à regra são os casos sintomáticos e as hiponatremias agudas, dependendo do nível plasmático de sódio.
- Nos casos de crise convulsiva por hiponatremia pode-se administrar NaCl 3%,

CAPÍTULO 44

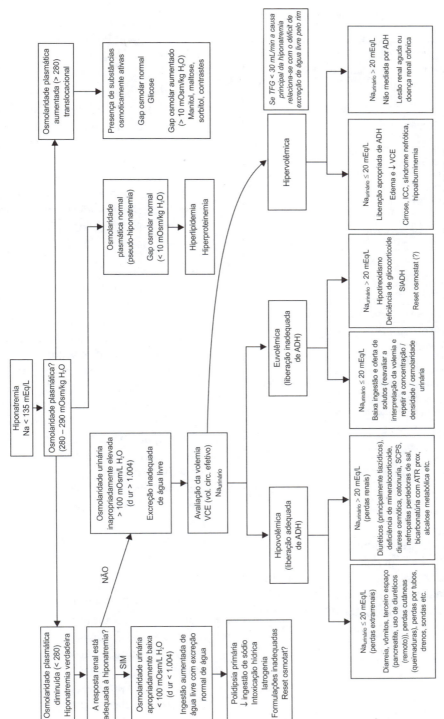

Figura 44.4. Algoritmo para diagnóstico diferencial das hiponatremias. Fonte: Adaptada de UpToDate

Quadro 44.1. Classificação das hiponatremias hipotônicas

Hiponatremia hipovolêmica
Perdas renais (Na$_{urinário}$ > 20 mEq/L)
• Excesso de diuréticos • Diurese osmótica • Nefropatia perdedora de sal • Insuficiência suprarrenal • Acidose tubular renal (ATR) proximal • Fase poliúrica de lesão renal aguda • Doença policística renal • Nefrite túbulo-intersticial • Nefropatia obstrutiva • Perda mediada pelo cérebro • Falta de efeito da aldosterona (potássio elevado) • Síndrome perdedora de sal
Perdas extrarrenais (Na$_{urinário}$ < 20 mEq/L)
• Gastrointestinais (vômitos, diarreia, sondas ou fístulas) • Suor • Perdas para o terceiro espaço (pancreatite, queimaduras, peritonite etc.)
Hiponatremia euvolêmica (Na$_{urinário}$ > 20 mEq/L)
• Excesso de ADH (síndrome da antidiurese inapropriada, drogas) • Deficiência de glicocorticoide • Hipotireoidismo • Intoxicação por água (iatrogênica, enema com água de torneira, polidipsia psicogênica)
Hiponatremia hipervolêmica
Estados formadores de edema (Na$_{urinário}$ < 20 mEq/L)
• Insuficiência cardíaca congestiva • Cirrose • Síndrome nefrótica sem disfunção renal
Insuficiência renal aguda ou crônica (Na$_{urinário}$ > 40 mEq/L)

Fonte: Desenvolvido pela autoria.

sendo que, geralmente, há melhora após oferta de 4 – 6 mL/kg.
- Obs.: preparo de NaCl 3% → diluir 15 mL de NaCl 20% em 85 mL de água destilada.
■ Nos casos de hiponatremias inferiores a 120 mEq/L lembrar que se está diante de um risco de sintomatologia grave (descartar pseudo-hiponatremia).

$$\text{mEq Na para reposição} = [\text{Na}_{desejado} - \text{Na}_{encontrado}] \times 0{,}6 \times \text{peso (kg)}$$

Fórmula de Adrogué-Madias

$$\Delta Na_{(\text{infusão de 1 L solução})} = (Na_{\text{solução}} - Na_{\text{paciente}})/ACT + 1$$

ACT: água corporal total.

■ Para correções seguras o sódio desejado deve ser 125 mEq/L → correções em 4 horas costumam ser seguras, devendo-se respeitar a velocidade máxima de infusão de sódio de 5 mEq/kg/hora.
■ Nas hiponatremias hipervolêmicas há excesso de água e também de sódio, e a administração de sódio piora a sobrecarga hídrica → nesses casos o pilar terapêutico é a restrição de sódio e água.

Síndrome da antidiurese inapropriada

■ O ADH é um hormônio octopeptídeo produzido nos núcleos supraópticos e paraventriculares, transportado pela haste hipofisária e armazenado na porção posterior da hipófise, sendo secretado em situações de aumento da osmolaridade.
■ Algumas situações patológicas e não necessariamente osmóticas podem levar à secreção de ADH, o que leva à maior retenção de água com consequente hiponatremia, oligúria e aumento da concentração de sódio urinário (Quadro 44.2).
■ Em princípio, a restrição da oferta hídrica para 60% – 80% das necessidades basais já é suficiente para o tratamento.
■ No entanto, se houver progressão para hipervolemia pode ser necessário administrar diurético de alça.

Síndrome cerebral perdedora de sal

■ Trata-se de uma síndrome que cursa com hiponatremia, hipovolemia e poliúria importante com concentrações altas de sódio urinário.
■ Essa condição pode estar associada a peptídeos natriuréticos, como peptídeo natriurético cerebral, levando a graves perdas

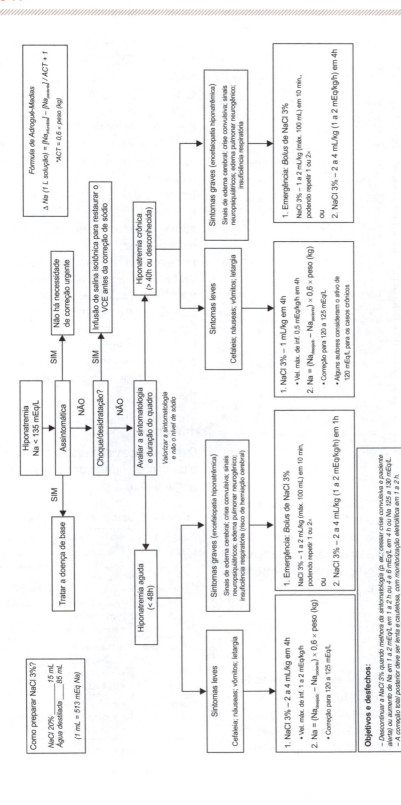

Figura 44.5. Algoritmo para o manejo das hiponatremias. Fonte: Adaptado de UpToDate.

Quadro 44.2. Causas de síndrome da antidiurese inapropriada

Alterações do SNC	• Meningite, abcesso cerebral, meningoencefalite, trauma cranioencefálico (TCE), tumores, trombose, vasculite, hidrocefalia, hipóxia-isquemia.
Doenças torácicas	• Síntese de ADH-símile, pneumonias virais, *Mycoplasma*, fungos, bactérias, tuberculose, estímulo a receptores volumétricos de átrio esquerdo, ventilação pulmonar mecânica, insuficiência cardíaca congestiva (ICC), tumores mediastinais, pericardite.
Drogas	• Carbamazepina, morfina, meperidina, barbitúricos, fenotiazinas, éter, nicotina, indometacina, colinérgicos, prostaglandina E, vincristina, ciclofosfamida, clorpropamida.
Neoplasias	• Pulmão, duodeno, pâncreas, linfomas, leucemias, sarcomas, histiocitose.
Outras	• Dor, estresse, hipertermia, febre, hipertensão, hipoalbuminemia prolongada corrigida rapidamente, hipotireoidismo.

Fonte: Desenvolvido pela autoria.

volêmicas que necessitam de vigorosa reposição hídrica e sódio.
- Além de reposição hídrica e de sódio são alternativas para o tratamento a administração de fludrocortisona e o tratamento da doença de base.

Hipernatremia

Aspectos gerais

- A hipernatremia é definida como um sódio plasmático > 145 mEq/L, embora por vezes seja definida como Na acima de 150 mEq/L.
- A hipernatremia resulta da interação de três mecanismos: oferta de água insuficiente, oferta excessiva de sal e existência de perdas diluídas em relação ao plasma, podendo ser água pura (Quadro 44.3).
- O quadro clínico, na maioria das crianças, inclui o quadro típico de desidratação.
- Como há desvio da água para o meio intravascular, o quadro de desidratação se instala mais tardiamente e a criança mantém a diurese.
- Em razão das alterações do SNC é possível que haja irritabilidade, letargia, fraqueza, coma, hipertonia muscular, hiper-reflexia e convulsões.
- Pode ocorrer hemorragia cerebral por desidratação neuronal, diminuição do volume encefálico e estiramento dos vasos intracerebrais (ocorre na instalação aguda).
- É possível que haja também complicações trombóticas em seio dural, em veia renal e no sistema venoso periférico em decorrência da hipercoagulabilidade sanguínea associada.

Tratamento

- O tratamento visa à restauração da volemia e da osmolaridade dos líquidos corporais (Figura 44.6).

Quadro 44.3. Causas de hipernatremia

Excesso de sódio	• Erro no preparo de fórmula • Excesso de bicarbonato de sódio • Ingestão de água do mar ou cloreto de sódio • Intoxicação intencional com sal • Solução salina hipertônica endovenosa • Hiperaldosteronismo
Déficit de água	• Diabetes insípido central ou nefrogênico • Aumento de perdas insensíveis • Ingestão inadequada
Déficit de água e de sódio	• Perdas gastrointestinais • Perdas cutâneas (queimaduras) • Perdas renais

Fonte: Desenvolvido pela autoria.

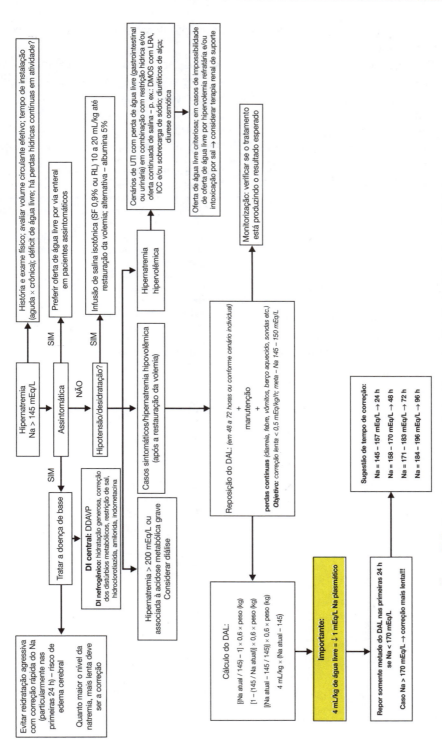

Figura 44.6. Algoritmo para o manejo das hipernatremias. Fonte: Adaptado de UpToDate.

- Em face da formação de osmóis idiogênicos a diminuição de sódio não deve ultrapassar 10 mEq/L/dia.
- Exceções a essa regra são os casos em que houver hipernatremia sabidamente aguda (< 12 horas).
- Existem várias fórmulas para a correção de água livre → a fórmula a seguir é a mais comumente utilizada na correção das hipernatremias, embora não haja comprovação clínica da sua utilidade e segurança:

> **Déficit de água =**
> peso (kg) × 0,6 × (1 − 145/sódio encontrado)

- Isso equivale a 3 – 4 mL/kg para cada 1 mEq/L de sódio acima de 145.
- A oferta de líquido deve ser feita em 48 horas associada à reposição do volume de manutenção, com fluido que contenha concentrações de sódio de cerca de 20 – 30 mEq/L.
- Nos casos de diabetes insípido central corrigir volemia e administrar análogo sintético do ADH.

Bibliografia

Adrogué HJ, Madias NE. Hyponatremia. N Engl J Med. 2000; 342:1581-89.

Adrogué HJ, Madias NE. Hypernatremia. N Engl J Med. 2000; 342:1493-99.

Anigilaje EA. Management of diarrhoeal dehydration in childhood: a review for clinicians in developing countries. Front Pediatr. 2018 Feb 23; 6:28.

Hoorn EJ, Zietse R. Diagnosis and treatment of hyponatremia: compilation of the guidelines. J Am Soc Nephrol. 2017 May; 28(5):1340-1349.

Sterns RH. Evidence for managing hypernatremia: is it just hyponatremia in reverse? Clin J Am Soc Nephrol. 2019 May 7; 14(5):645-647.

Sterns RH. Disorders of plasma sodium – causes, consequences, and correction. N Engl J Med. 2015; 372: 55-65.

Zieg J. Pathophysiology of hyponatremia in children. Front Pediatr. 2017 Oct 16; 5:213.

CAPÍTULO 45

Distúrbios do Cálcio

Metabolismo do cálcio e fósforo

- O cálcio é o principal mineral do esqueleto e um dos cátions mais abundantes no organismo, representando cerca de 2% do peso corporal.
- Quanto à sua distribuição corpórea, 99% encontram-se no tecido ósseo e apenas 1% no fluido extracelular e nas partes moles, sendo metade deste ligado a proteínas plasmáticas, enquanto a outra porção se encontra em sua forma iônica.
- O cálcio iônico é o melhor indicador da atividade fisiológica, sendo importante para a manutenção do potencial de membrana, a contração muscular, a regulação do sistema de coagulação e do complemento, além do papel como cofator em diversas reações enzimáticas, entre outras funções.
- A homeostase do cálcio acontece pelo intercâmbio entre seu principal reservatório, o esqueleto, e o meio extracelular.
- Essa interação é modulada por meio da ação dos osteoblastos (incorporação de tecido ósseo) e dos osteoclastos (reabsorção óssea), resultando no balanço interno do cálcio.
- Há também o equilíbrio entre a absorção intestinal e a excreção renal de cálcio, chamado de balanço externo.
- A concentração plasmática de cálcio é um dos parâmetros mais rigidamente controlados no organismo, resultante principalmente da interação entre o paratormônio (PTH), a vitamina D e a calcitonina (Quadro 45.1).
- O PTH regula os níveis de cálcio e fósforo, modulando a atividade de determinadas células nos tecidos ósseo e renal.
- Seu principal fator estimulador é a hipocalcemia (receptores cálcio sensíveis – CaSR), a qual aumenta os níveis plasmáticos de PTH que, por sua vez, estimula os osteoclastos, promovendo a mobilização do cálcio do tecido ósseo para a circulação.
- Nos rins o PTH aumenta a reabsorção tubular de cálcio (túbulo distal) e apresenta ação fosfatúrica (túbulo proximal), além de estimular a atividade da enzima 1-alfa-hidroxilase, aumentando a conversão de

Quadro 45.1. Valores de referência de cálcio e fósforo

Cálcio total*	8,5 – 10,2 mg/dL	2,1 – 2,5 mmol/L
Cálcio iônico	4,5 – 5,6 mg/dL	1,1 – 1,3 mmol/L
Fósforo**	2,3 – 4,5 mg/dL	0,8 – 1,4 mmol/L

*Entre 0 e 3 meses de idade: 8,8 – 11,3 mg/dL.

**Variável de acordo com a faixa etária: 0 a 3 meses: 4,8 – 7,4 mg/dL; 1 a 5 anos: 4,5 – 6,5 mg/dL; 6 a 12 anos: 3,6 a 5,8 mg/dL; 13 a 20 anos: 2,3 a 4,5 mg/dL.

25-OH-vitamina D em sua forma metabolicamente ativa, a 1,25-OH-vitamina D (calcitriol).
- O calcitriol age nas células intestinais aumentando a absorção de cálcio e, em menor escala, a de fósforo.
- No tecido ósseo o calcitriol estimula a mineralização óssea e tem um efeito aditivo ao PTH, estimulando a diferenciação das células em osteoclastos, aumentando a reabsorção óssea e, assim, a calcemia.
- No tecido renal a ação do calcitriol é controversa, podendo ser semelhante à do PTH.
- Nas glândulas paratireoides o efeito do calcitriol consiste em reduzir a produção de PTH, exercendo ação moduladora sobre esse sistema.
- A calcitonina é um hormônio sintetizado nas células parafoliculares da tireoide, e sua função é reduzir a calcemia diminuindo a atividade dos osteoclastos e estimulando a excreção renal de cálcio, agindo, principalmente, nos episódios de hipercalcemia aguda.
- O fósforo, por sua vez, também apresenta concentração significativa na composição do tecido ósseo, além de sua forma iônica no plasma.
- O fósforo varia sua concentração plasmática de forma não tão rigorosa quanto a do cálcio iônico, apresentando variações do nível plasmático de acordo com a faixa etária, o sexo, a dieta, o pH e o ritmo circadiano.
- Assim como o cálcio, possui um balanço interno entre o tecido mineral ósseo e o fluido extracelular e um balanço externo, cujo equilíbrio é baseado na absorção intestinal e na excreção renal.
- O calcitriol estimula a absorção intestinal de fósforo, e o PTH apresenta ação fosfatúrica.
- Na homeostase do balanço do fósforo também participam hormônios chamados fosfatoninas, sendo o principal deles o fator de crescimento de fibroblasto-23 (FGF-23), as quais também agem nas células tubulares renais aumentando a excreção de fósforo por meio de mecanismos diferentes do PTH.
- O FGF-23 pode estar aumentado nas fases iniciais da doença renal crônica e está associado à sua progressão e ao hiperpatireoidismo.

Hipocalcemia

Generalidades

- As concentrações de cálcio devem ser mantidas constantes e estão sob a regulação de um sistema de homeostase envolvendo PTH, o receptor cálcio-sensível, vitamina D e calcitonina, com influência de outros fatores externos, como fósforo e magnésio.
- No período neonatal observa-se a hipocalcemia transitória do neonato, que está associada a fatores maternos – como deficiência de vitamina D, uso de antiepilépticos e diabetes gestacional – e fatores do RN, como prematuridade, baixo peso, restrição de crescimento intrauterino (RCIU), anoxia neonatal, sepse, síndrome do desconforto respiratório (SDR) e hiperbilirrubinemia.
- Pode surgir precocemente nas primeiras 72 horas de vida sem produzir sintomas ou tardiamente, por resistência renal ao PTH em virtude de imaturidade, evoluindo posteriormente com resolução espontânea.
- O hipoparatireoidismo é uma das principais causas de hipocalcemia, podendo ser primário, relacionado com mutações genéticas, ou secundário, associado a comprometimento autoimune do tecido das paratireoides, ressecção cirúrgica, deposição de ferro na hemocromatose ou cobre na doença de Wilson, comprometimento por radiação ou processos infecciosos,

- como na síndrome do choque tóxico, sepse por Gram-negativos e no HIV.
- A investigação é baseada na história e no exame clínico do paciente, os quais devem direcionar a provável etiologia e os exames laboratoriais a serem solicitados (Quadro 45.2).
- Além da dosagem plasmática de cálcio total e iônico, auxiliam na investigação a dosagem de fósforo e magnésio, PTH, 25-OH-vitamina D, 1,25-OH-vitamina D, fosfatase alcalina, análise gasométrica, função renal, amilase, enzimas e função hepática, albumina e avaliação do cálcio urinário.
- Deve-se considerar que na alcalose há aumento da ligação do cálcio às proteínas, reduzindo o cálcio ionizado (0,42 mmol/L para cada 0,1 mmol/L de mudança de pH).
- A presença de manifestações clínicas secundárias à hipocalcemia depende da gravidade desta e da velocidade de instalação.
- Principal sintomatologia é a irritabilidade neuromuscular em virtude das alterações de potencial das membranas celulares.
- Essas manifestações podem variar desde parestesia e tetania leve de extremidades até crises convulsivas, broncoespasmo,

Quadro 45.2. Principais causas de hipocalcemia

PTH habitualmente baixo
• Aplasia ou hipoplasia das paratireoides associada a síndromes genéticas – síndrome velocardiofacial (DiGeorge)
• Pós-cirúrgica
• Doença autoimune – poliendocrinopatia tipo I (associada com insuficiência adrenal primária), isolada (ativação de anticorpos contra os CaSR)
• Infiltração das paratireoides (granulomatoses, metástases, hemocromatose, doença de Wilson)
• "Fome óssea" pós-paratireoidectomia
• HIV
PTH habitualmente elevado
• Deficiência ou resistência à vitamina D
• Pseudo-hipoparatireoidismo
• Hipomagnesemia (causando redução e resistência ao PTH)
• Doença renal crônica
• Hiperfosfatemia
• Alcalose respiratória aguda
• Pancreatite
Outras
• Queimaduras, sepse
• Deficiência ou alteração da ativação da vitamina D – insuficiência dietética, síndrome nefrótica, síndrome de má absorção intestinal, uso de fenitoína, doenças renais, insuficiência hepática, rabdomiólise
• Drogas – bifosfonados, glucagon, mitramicina, EDTA, protamina, colchicina, teofilina, cinacalcete, quelantes de cálcio, fenitoína (conversão de vitamina D em seu metabólito inativo), cisplatina, aminoglicosídeo, cimetidina, etilenoglicol, betabloqueadores
• Período neonatal – asfixia perinatal, prematuridade, SDR, filhos de mães diabéticas, terapia com bicarbonato, exsanguineotransfusão, hipomagnesemia, hipoparatireoidismo neonatal transitório

Fonte: Desenvolvido pela autoria.

laringoespasmo, hipotensão, falência cardíaca e arritmias.
- Os sinais clássicos ao exame físico são o sinal de Trousseau, em que há espasmo cárpico após insuflação do manguito acima da pressão arterial sistólica, e o sinal de Chvostek, com espasmo facial após a percussão do trajeto do nervo facial em região pré-auricular.
- O ECG pode evidenciar aumento do intervalo QT (normal até 0,44) e inversão da onda T.
- Cronicamente, a hipocalcemia pode se manifestar com calcificações nos gânglios da base com distúrbios motores, principalmente de marcha, sintomas extrapiramidais, demência, catarata subcapsular, entre outras manifestações.
- O tratamento da hipocalcemia baseia-se na reposição desse elemento, a qual pode ser endovenosa nos casos graves e com manifestações clínicas agudas ou oral, em pacientes assintomáticos e com hipocalcemia leve.
- A reposição endovenosa deve ser realizada com 0,5 a 1 mL/kg de gluconato de cálcio 10% (máximo de 20 mL/dose), conforme a gravidade, sob diluição com soro fisiológico ou glicosado pelo risco de flebite e administrado lentamente, em 20 – 30 minutos, com monitorização em razão do risco de bradicardia.
- A infusão do gluconato de cálcio é preferida em razão do menor número de complicações com essa preparação, entretanto em pacientes com insuficiência hepática o cloreto de cálcio é preferido, pois o gluconato requer o metabolismo hepático para sua ionização (Quadro 45.3).
- Na presença de hiperfosfatemia todos os esforços devem ser feitos para a redução dos níveis de fósforo, em virtude do risco de precipitação e deposição metastática de sais de fosfato de cálcio durante a infusão endovenosa de cálcio.

Quadro 45.3. Principais formulações de cálcio para uso endovenoso e oral

Uso endovenoso		
Gluconato de cálcio 10%	1 mL = 8,9 mg Ca elementar	0,45 mEq/mL
Cloreto de cálcio 10%	1 mL = 27,3 mg Ca elementar	1,36 mEq/mL
Uso oral		
Carbonato de cálcio	1 g = 400 mg Ca elementar	20 mEq
Acetato de cálcio	1 g = 250 mg Ca elementar	12,7 mEq

Fonte: Elaborado pela autoria.

- Se houver hipocalcemia leve e assintomática, esta deve ser tratada com suplementação oral de carbonato de cálcio, preferencialmente fora do horário das refeições.
- Quando a hipocalcemia for causada por hipoparatireoidismo ou deficiência de vitamina D o paciente deve receber suplementação vitamínica.

Hipercalcemia

Generalidades
- A hipercalcemia é uma situação clínica relativamente comum, e resulta do desequilíbrio entre a disponibilização de cálcio na corrente sanguínea por meio do aumento da absorção intestinal ou da reabsorção óssea e/ou redução da excreção renal.
- As principais causas são a administração iatrogênica de excesso de cálcio, o hiperparatireoidismo e as doenças oncológicas.
- A investigação, assim como na hipocalcemia, deve considerar os dados de história e exame físico, incluindo a análise sérica do cálcio total, cálcio iônico, fósforo, fosfatase alcalina, função renal, albumina, gasometria, PTH, vitamina D e cálcio urinário.

- A ultrassonografia (USG) de rins e vias urinárias pode evidenciar litíase ou nefrocalcinose.
- Os pacientes apresentam-se, em geral, assintomáticos, podendo queixar-se de fraqueza, fadiga, anorexia, depressão, febre, dor abdominal inespecífica, constipação, artralgia, dores ósseas, poliúria e polidipsia.
- Hipercalcemia grave pode causar pancreatite, confusão mental, alucinações, psicose, entre outras manifestações neurológicas.
- O tratamento deve ser direcionado para a doença de base, objetivando a redução da calcemia, o aumento da excreção renal de cálcio e a redução da reabsorção óssea e absorção intestinal desse mineral (Quadro 45.4).
- Para aumentar a calciúria deve-se promover hidratação e expansão volêmica com solução salina isotônica, observando que a excreção renal de cálcio está relacionada com a de sódio, associando-se diuréticos de alça (furosemida 1 mg/kg/dose a cada 6 horas).
- Os corticoides agem suprimindo a absorção intestinal de cálcio e a formação extrarrenal de calcitriol (inibem a 1-alfa-hidroxilase).
- Cloroquina e hidroxicloroquina bloqueiam a produção periférica de calcitriol, assim como o cetoconazol, que também pode ser utilizado no tratamento de hipercalcemia induzida pelo calcitriol.
- Para bloquear a reabsorção óssea a medida mais utilizada é o uso de bifosfo-

Quadro 45.4. Tratamento da hipercalcemia

• Hidratação com SF 0,9% – 200 mL/kg/dia ou 3 L/m²/24 horas.
• Diurético de alça: furosemida 1 mg/kg/dose a cada 6 horas.
• Calcitonina – 5 – 10 U/kg – EV – seguida por manutenção 4 U/kg, EV ou SC, a cada 12 a 24 horas.
• Bifosfonados: pamidronato 1 mg/kg/dia (máximo 60 mg) – diluir em SF 0,9% para 12 mg/100 mL e infundir em 4 horas; pode ser utilizado também o ácido zoledrônico.
• Corticoides: em hipercalcemia crônica relacionada com a ativação extrarrenal de vitamina D.
• Terapia dialítica em casos de hipercalcemia grave e/ou associação com LRA.

Fonte: Desenvolvido pela autoria.

Quadro 45.5. Principais causas de hipercalcemia

Aumento da absorção intestinal
• Aumento da ingestão de cálcio associada à suplementação de vitamina D
• Síndrome leite-álcali (ingestão massiva de cálcio e vitamina D)
• Doenças granulomatosas crônicas, por conversão extrarrenal de 25(OH)D em 1,25(OH)$_2$D – sarcoidose, tuberculose, Wegener, histoplasmose
• Acromegalia
Aumento da reabsorção óssea
• Hiperparatireoidismo – adenoma, hiperplasia de paratireoide, neoplasia endócrina múltipla (NEM)
• Neoplasias e doenças oncológicas com produção de PTH-rP
• Metástases ósseas
• Hipertireoidismo
• Imobilização prolongada
• Hipervitaminose A
Redução da excreção renal
• Diuréticos tiazídicos
• Hipercalcemia hipocalciúrica familiar
• Hiperparatireoidismo
Miscelânea
• Feocromocitoma
• Insuficiência adrenal
• Rabdomiólise
• Nutrição parenteral
• Síndrome de Williams
• Drogas: lítio, GH, intoxicação por alumínio na DRC

Fonte: Desenvolvido pela autoria.

nados (pamidronato, etidronato e ácido zoledrônico).

- A calcitonina também pode ser utilizada em combinação com os demais medicamentos, apresentando ação calciúrica associada.
- Entre essas medicações a calcitonina apresenta ação mais rápida, entretanto seu efeito é mediano e transitório.
- O tratamento dialítico deve ser considerado em pacientes com sintomas graves e refratários.

Bibliografia

Auron A, Alon US. Hypercalcemia: a consultant's approach. Pediatr Nephrol. 2018; 33, 1475-1488.

Hannan FM, Thakker RV. Investigating hypocalcaemia. BMJ 2013; 346:f2213.

Stokes VJ, Nielsen MF, Hannan FM, Thakker RV. Hypercalcemic disorders in children. J Bone Miner Res. 2017 Nov; 32(11):2157-2170.

Tinawi M. Disorders of calcium metabolism: hypocalcemia and hypercalcemia. Cureus. 2021 Jan 1; 13(1):e12420.

Vuralli D. Clinical approach to hypocalcemia in newborn period and infancy: who should be treated? Int J Pediatr. 2019 Jun 19; 2019:4318075.

CAPÍTULO 46

Distúrbios do Magnésio

Metabolismo do magnésio

- O magnésio é o segundo cátion mais prevalente no ambiente intracelular, com aproximadamente 60% de sua concentração no tecido ósseo e somente 1% no espaço extracelular (60% ionizados, 30% ligados a proteínas, principalmente albumina, e 10% associados aos ânions séricos).
- É um importante cofator de diversas reações enzimáticas e participa da estabilização de membranas e da condução de estímulos neuronais.
- O balanço de magnésio é, basicamente, determinado por um complexo equilíbrio entre absorção intestinal, trocas ósseas e excreção renal.
- Embora não exista um hormônio diretamente envolvido na sua regulação, a sua absorção intestinal pode ser aumentada por meio da ação da vitamina D, do PTH e pelo aumento da absorção de sódio.
- O magnésio presente no tecido ósseo funciona como um reservatório, porém apenas após longos períodos de hipomagnesemia é que ele começa a ser mobilizado do esqueleto para a circulação sanguínea.
- Diante disso, alterações nos níveis plasmáticos de magnésio são controladas por meio de variações na taxa de reabsorção renal, de tal forma que em situações de patologias renais os distúrbios de magnésio podem ser mais evidentes.
- A absorção intestinal corresponde a cerca de 1/3 do magnésio ingerido, ocorrendo, principalmente, no intestino delgado por meio de difusão passiva e por um sistema de transporte paracelular saturável.
- Nos rins, diferentemente dos demais íons, o magnésio tem um pequeno percentual reabsorvido no túbulo contorcido proximal (15% – 20%) e no túbulo distal (5% – 10%), sendo 65% – 75% de sua reabsorção realizados por difusão paracelular na porção espessa ascendente da alça de Henle, favorecida pelo gradiente eletroquímico resultante da reabsorção de sódio e cloro e controlada pelas proteínas das *tight junctions* claudina-16 (antes denominada paracelina-1) e claudina 19 (Figura 46.1).
- No túbulo distal a reabsorção ocorre via transcelular por meio do canal TRPM6 (Figura 46.2).
- Sob dieta normal a fração de excreção de magnésio é de 3% a 5% e os rins apresentam habilidade de redução para < 1% em situações de perdas extrarrenais de magnésio.

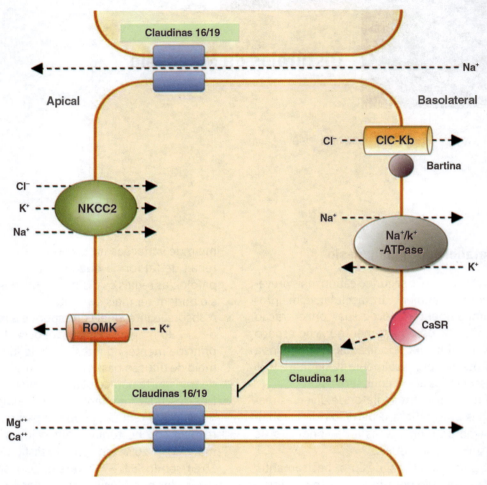

Figura 46.1. Transporte de magnésio no ramo ascendente espesso da alça de Henle. Fonte: Adaptada de Genetic causes of hypomagnesemia, a clinical overview. Bockenhaer *et al*. Pediatr Nephrol. 2017.

- Em condições de hipermagnesemia, hipercalcemia, acidose metabólica, hipofosfatemia e uso de diuréticos há redução de sua fração de reabsorção.

Hipomagnesemia

Introdução

- A hipomagnesemia é um distúrbio relativamente comum em pacientes hospitalizados, em especial em ambiente de terapia intensiva (Quadro 46.1).
- É causada, principalmente, pela redução da ingestão de magnésio, perdas pelo trato gastrointestinal ou por meio de perdas renais.
- As perdas pelo trato gastrointestinal ocorrem em situações de diarreia, esteatorreia e síndrome disabsortiva.
- O uso prolongado de inibidores de bomba de prótons, em associação com diuréticos,

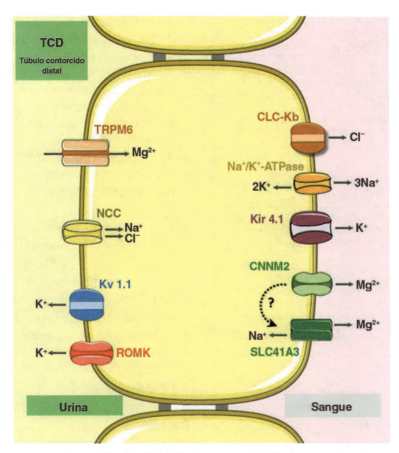

Figura 46.2. Transporte de magnésio no túbulo distal. Fonte: Adaptada de Inherited and acquired disorders of magnesium homeostasis. Wolf *et al*. Curr Opin Pediatr. 2017.

também é descrito como causa de hipomagnesemia com mecanismos não completamente elucidados, sendo reversível após a suspensão da medicação.
- Nos pacientes com *diabetes mellitus* descompensado a hipomagnesemia é bastante comum pelo aumento das perdas renais, sendo essa perda revertida com o melhor controle da glicemia.
- As causas familiares e genéticas de hipermagnesiúria são, em geral, diagnósticos de exclusão quando se comprova o aumento da excreção renal de magnésio, afastando outras causas secundárias.
- Pode-se destacar a hipomagnesemia familiar com hipercalciúria e nefrocalcinose, a hipomagnesemia isolada autossômica dominante e autossômica recessiva e as síndromes de Bartter e Gitelman, ambas autossômicas recessivas.
- A síndrome de Gitelman é causada pela mutação nos cotransportadores de sódio-cloro sensíveis aos tiazídicos, causando, além de hipomagnesemia, natriurese, alcalose metabólica hipocalêmica e hipocalciúria.
- Na síndrome de Bartter a hipomagnesemia é menos evidente, ocorrendo mais nos tipos III e IV.

Quadro 46.1. Principais causas de hipomagnesemia

Doenças gastrointestinais
• Diarreia
• Síndromes disabsortivas (doença inflamatória intestinal, doença celíaca, fibrose cística, linfangiectasia intestinal, pós-operatório de ressecção intestinal)
• Pancreatite
• Desnutrição
• Hipomagnesemia associada à hipocalcemia
Perdas renais
• Medicamentos: anfotericina, cisplatina, ciclosporina, tacrolimo, diuréticos de alça, diuréticos tiazídicos, manitol, aminoglicosídeos, dopamina, pentamidina
• Hipercalcemia
• Doenças genéticas: síndrome de Gitelman, hipomagnesemia familiar com hipercalciúria e nefrocalcinose, hipomagnesemia autossômica dominante, hipomagnesemia autossômica recessiva, síndrome de Bartter
• Hipoparatireoidismo
• Hipertireoidismo
• Diabetes tipos I e II
Outros
• Restrição da oferta de cálcio na dieta
• Síndrome da "fome óssea"
• Grande queimado

Fonte: Desenvolvido pela autoria.

- Na síndrome de Bartter, além de alcalose metabólica hipocalêmica, observam-se hipercalciúria e nefrocalcinose.

Quadro clínico e diagnóstico

- A hipomagnesemia, em geral, não causa sintomas, porém quando grave e associada à hipocalcemia pode levar à sintomatologia com tremores, tetania, convulsões e os sinais de Chvostek e Trousseau.
- As alterações eletrocardiográficas da hipomagnesemia são o achatamento da onda T e o prolongamento do segmento ST, além de *torsades des pointes* (taquicardia ventricular polimórfica).
- As manifestações cardíacas são mais significativas em pacientes com cardiopatia prévia.
- O diagnóstico etiológico é feito com base na história e na situação clínica de cada paciente.
- A avaliação da fração de excreção de magnésio auxilia na diferenciação das perdas renais e demais causas.

$$FE_{Mg} = \{(Mg_{urinário} \times Creat_{plasmática}) / ([0,7 \times Mg_{plasmático}] \times Creat_{urinária})\} \times 100$$

- A FE_{Mg} deve ser calculada na ausência de suplementação de magnésio.
- Se hipomagnesemia, espera-se uma FE_{Mg} abaixo de 2%.
- A FE_{Mg} acima de 4% a 5% sugere perda renal deste íon.

Tratamento

- O tratamento da hipomagnesemia é realizado com reposição de magnésio via parenteral nos casos graves ou via oral naqueles leves e prolongados.
- Para pacientes com função renal preservada o sulfato de magnésio deve ser administrado na dose de 25 – 50 mg/kg, em 15 a 60 minutos, sob monitorização, podendo-se repetir a dose após 6 a 8 horas.
- A concentração e a velocidade de infusão não devem exceder 200 mg/dL e 150 mg/min, respectivamente, em razão do risco de hipotensão, depressão respiratória e arritmias.
- Os pacientes com insuficiência renal devem receber doses menores, e em casos de bloqueio atrioventricular (BAV), há contraindicação relativa.

Hipermagnesemia

Introdução

- A principal causa de hipermagnesemia é o excesso de oferta por meio da administração de medicamentos contendo magnésio, principalmente em situações de insuficiência renal.
- Em geral, existem mecanismos eficientes na regulação da absorção intestinal de magnésio e na eliminação renal do excesso, mas quando há associação com insuficiência renal esses mecanismos não são eficientes.
- O aumento da magnesemia também pode ocorrer em situações como hipercalcemia, hipercalciúria familiar, hiperparatireoidismo primário, cetoacidose diabética, intoxicação por lítio e na síndrome de lise tumoral.
- Em neonatos pode estar relacionada com a infusão de sulfato de magnésio para tratamento de pré-eclâmpsia.

Quadro clínico e diagnóstico

- Os sintomas, geralmente, estão ausentes até que o magnésio plasmático esteja acima de 4,5 mg/dL.
- Esse excesso de magnésio inibe a acetilcolina nas junções neuromusculares produzindo hipotonia, hiporreflexia e fraqueza, além de depressão, letargia, rubor facial e hipotensão por meio do efeito vasodilatador.
- As alterações eletrocardiográficas associadas são: prolongamento dos intervalos PR, QRS e QT, podendo evoluir para bloqueio atrioventricular total (BAVT), bradicardia e parada cardíaca.

Tratamento

- Nos pacientes com função renal preservada, em geral, rapidamente se consegue eliminar o excesso de magnésio por meio do aumento de hidratação endovenosa associada a diuréticos de alça e restrição da oferta de magnésio.
- Em situações graves, com manifestações neurológicas e cardíacas, o uso de 100 mg/kg de gluconato de cálcio 10%, em 5 a 10 minutos, é uma solução transitória.
- Para os casos de insuficiência renal ou refratariedade a terapia dialítica pode ser necessária.
- Em neonatos pode-se utilizar também exsanguineotransfusão.

Bibliografia

Blaine J, Chonchol M, Levi M. Renal control of calcium, phosphate, and magnesium homeostasis. Clin J Am Soc Nephrol. 2015 Jul 7; 10(7):1257-72.

Haisch L, Almeida JR, Abreu da Silva PR, Schlingmann KP, Konrad M. The role of tight junctions in paracellular ion transport in the renal tubule: lessons learned from a rare inherited tubular disorder. Am J Kidney Dis. 2011; 57:320-330.

Topf JM, Murray PT. Hypomagnesemia and hypermagnesemia. Rev Endocr Metab Disord. 2003; 4:195-206.

Viering DHHM, de Baaij JHF, Walsh SB, Kleta R, Bockenhauer D. Genetic causes of hypomagnesemia, a clinical overview. Pediatr Nephrol. 2017 Jul; 32(7):1123-1135.

Wolf MT. Inherited and acquired disorders of magnesium homeostasis. Curr Opin Pediatr. 2017 Apr; 29(2):187-198.

CAPÍTULO 47

Distúrbios do Fósforo

Introdução

- O fósforo apresenta menos de 1% de seu estoque corporal no líquido extracelular, com a proporção de 65% do fósforo plasmático na forma de fosfolípides, cerca de 10% ligados à albumina e o restante como íon fosfato.
- Os valores de fosfatemia variam de acordo com a faixa etária, sendo proporcionalmente mais altos quanto menor a faixa etária.

Hipofosfatemia

- A principal causa de hipofosfatemia em pacientes internados são as trocas desse íon do plasma para o ambiente intracelular (Quadro 47.1).
- Outros mecanismos descritos são a redução da absorção intestinal de fósforo e o aumento da excreção urinária.
- As trocas de fósforo para o interior das células podem ser observadas durante a infusão de glicose ou insulina no tratamento da cetoacidose diabética ou no processo de realimentação em desnutridos, em que as demandas de fósforo intracelular aumentam e este é mobilizado do plasma.
- A redução da absorção intestinal pode estar relacionada com a deficiência nutricional que, embora em adultos seja pouco importante, em crianças torna-se significativa em virtude da ampla demanda do crescimento e da formação do esqueleto.
- O uso de antiácidos contendo alumínio e magnésio também reduz a absorção de fósforo, além de induzir esteatorreia e diarreia crônica.

Quadro 47.1. Principais causas de hipofosfatemia

Influxo de fósforo para o intracelular
• Infusão de glicose, insulina e realimentação na desnutrição, crescimento tumoral, síndrome da "fome óssea"
Redução da absorção
• Nutricional, uso de antiácidos
Perdas renais
• Hiperparatireoidismo, PTH-rP, raquitismo hipofosfatêmico ligado ao X, raquitismo hipofosfatêmico autossômico dominante, síndrome de Fanconi, doença de Dent, expansão volêmica com fluidos endovenosos, diuréticos de alça e tiazídicos
Multifatorial
• Deficiência ou resistência à vitamina D, sepse, terapia de substituição renal

Fonte: Desenvolvido pela autoria.

> ■ A taxa de reabsorção renal de fósforo corresponde a aproximadamente 85%, sendo sua maior porção reabsorvida no túbulo contorcido proximal.

- Sua perda está aumentada na síndrome de Fanconi, em que há disfunção tubular

proximal global, associada à acidose metabólica, hipocalemia, hipocalcemia, proteinúria tubular, glicosúria na ausência de hiperglicemia e hipouricemia.
- As manifestações clínicas dependem da etiologia, da gravidade e do tempo de instalação.
- Cronicamente observam-se sinais e sintomas de raquitismo, além de fraqueza e atrofia muscular.
- A hipofosfatemia leve a moderada em geral traz poucas repercussões clínicas e, se grave, está associada à rabdomiólise, anemia hemolítica, disfunção leucocitária e plaquetária, distúrbios neurológicos com alteração do nível de consciência, *delirium*, crises convulsivas e até coma.
- A hipofosfatemia grave pode estar associada à falência respiratória com aumento do índice de insucesso durante o desmame de ventilação mecânica, além de disfunção miocárdica.
- Para melhor manejo clínico da hipofosfatemia deve-se levar em conta a história clínica, os fatores etiológicos envolvidos no estabelecimento, se a carência de fósforo é real ou originária de trocas para o ambiente intracelular.
- Para investigação consideram-se os exames laboratoriais, como a calcemia, a gasometria, a função renal e a avaliação da taxa de reabsorção renal de fósforo.
- Outros testes devem ser solicitados de acordo com a suspeita etiológica.
- A maior parte dos casos de hipofosfatemia não exige medidas bruscas de correção, principalmente se o distúrbio estiver associado a trocas com o fluido intracelular.
- A terapia com reposição endovenosa de fósforo está indicada para pacientes com hipofosfatemia grave (≤ 1 mg/dL ou 0,3 mmol/L), criticamente doentes, entubados ou com sequelas de hipofosfatemia, como rabdomiólise e anemia hemolítica, e naqueles casos de hipofosfatemia moderada (1 a 2,5 mg/dL ou 0,3 – 0,8 mmol/L) que estiverem sob ventilação mecânica.
- A reposição oral é indicada para os demais casos.
- O fosfato endovenoso deve ser reposto na dose de 0,08 a 0,16 mmol/kg de fósforo (2,5 a 5 mg/kg – podendo chegar até 10 mg/kg) em infusão lenta em 6 horas, lembrando que este é incompatível com soluções que contenham cálcio e magnésio em razão do risco de precipitação.
- A solução de fosfato deve ser diluída em soro glicosado 5% ou SF 0,9% em uma proporção de 50 mL para 1 mL de solução de fosfato.
- Complicações da excessiva repleção de fósforo incluem calcificação metastática e nefrocalcinose.
- A reposição via oral/enteral deve ser individualizada com oferta de 30 – 90 mg/kg/dia, divididos em 4 a 5 doses, utilizando-se preparações comerciais disponíveis, formulações farmacêuticas padronizadas hospitalares ou formulações orais de manipulações contendo sais de sódio/potássio e fosfato (Quadro 47.2).
- Durante a correção controles periódicos de fósforo, cálcio e potássio, além de gasometria, são necessários.

Hiperfosfatemia

- A doença renal crônica (DRC) é principal causa de hiperfosfatemia, que vai se agravando com a progressiva redução da taxa de filtração glomerular, principalmente pela redução da excreção renal deste íon.
- Como o fósforo é um dos principais componentes do intracelular, a hiperfosfatemia frequentemente se desenvolve em situações de rabdomiólise, hemólise e síndrome de lise tumoral.
- Outros fatores etiológicos estão relacionados com o excesso de ingestão ou

Quadro 47.2. Principais formulações de fósforo para uso oral e endovenoso

Uso oral		
Formulação	Composição	Especificação
• Xarope de fosfato	• 1 mL: 40 mg P elementar	• Fosfato dibásico: 136 g • Ácido fosfórico: 58,5 g • Veículo edulcorante q.s.p 1.000 mL
• Fosfato (cp)	• 1 cp: 250 mg P elementar	• Fosfato de sódio monobásico: 130 mg • Fosfato de sódio dibásico (anidro): 852 mg • Fosfato de potássio monobásico: 155 mg • Excipiente q.s.p. 1 cp
• Solução fosfatada	• 1 mL: 15 mg P elementar	• Fosfato de sódio monobásico: 11,55 g • Fosfato de sódio dibásico (anidro): 55,6 g • Xarope simples 300 mL • Solução conservante 2g: 10 mL • Essência de groselha 1 mL • Água destilada q.s.p. 1.000 mL
Uso endovenoso		
Formulação	Composição	Especificação
• Fosfato ácido de potássio (2 mEq/mL)	• 1 mL = 2 mEq de fosfato e 2 mEq de K e 1,1 mmol de P (34,7 mg/mL)	
• Glicerofosfato de sódio (216 mg/mL Fresenius)	• 1 mL contém 2 mmol de Na e 1 mmol de fosfato	• Deve ser diluído a uma razão de volume de 1:6 com soro glicosado ou SF 0,9%

Fonte: Desenvolvido pela autoria.

reposição de fósforo para tratamento de hipofosfatemia, intoxicação por vitamina D, hipoparatireoidismo, pseudo-hipoparatireoidismo e hipertireoidismo.
- As manifestações clínicas mais importantes são a hipocalcemia e os sintomas decorrentes desta e calcificações metastáticas, que, em geral, desenvolvem-se quando o produto cálcio × fósforo está acima de 65 para crianças de até 12 anos e acima de 55 para maiores de 12 anos (em desuso).
- A investigação deve ser individualizada e o tratamento depende da gravidade e da etiologia.
- Se a função renal for preservada e houver aumento leve ou moderado de fosfato, apenas restrição dietética é suficiente para restabelecer os níveis plasmáticos normais.
- Para os casos graves ou associados à insuficiência renal deve-se promover hiper-hidratação endovenosa, se não houver necessidade de restrição hídrica pela doença renal, e o uso de quelantes gastrointestinais de fósforo, como carbonato de cálcio, sevelamer ou hidróxido de alumínio.
- O hidróxido de alumínio deve ser evitado em pacientes com DRC pelo risco de intoxicação por alumínio.
- Nos casos refratários indica-se terapia dialítica.

Bibliografia

Bacchetta J, Salusky IB. Evaluation of hypophosphatemia: lessons from patients with genetic disorders. Am J Kidney Dis. 2012 Jan; 59(1):152-9.

Biber J, Hernando N, Forster I. Phosphate transporters and their function. Annu Rev Physiol. 2013; 75:535-550.

Blaine J, Chonchol M, Levi M. Renal control of calcium, phosphate, and magnesium homeostasis. Clin J Am Soc Nephrol. 2015 Jul 7; 10(7):1257-72.

Felsenfeld AJ, Levine BS. Approach to treatment of hypophosphatemia. Am J Kidney Dis. 2012; 60:655-661.

Leaf DE, Wolf M. A physiologic-based approach to the evaluation of a patient with hyperphosphatemia. Am J Kidney Dis. 2013 Feb; 61(2):330-6.

CAPÍTULO 48

Distúrbios Acidobásicos – Princípios Gerais

Introdução

- Os distúrbios acidobásicos (DAB) são muito frequentes no paciente grave e devem ser diagnosticados e tratados de maneira eficaz (Quadro 48.1).

Equações básicas (sistema ácido carbônico-bicarbonato)

Equação de Henderson-Hasselbach

$$pH = 6{,}1 + \log_{10}([HCO_3]/[0{,}03 \times PaCO_2])$$

Equação de Henderson modificada por Kassirer e Bleich

$$[H^+] = 24 \times PaCO_2/[HCO_3]$$

- Por meio desta equação, obtendo-se o valor gasométrico da $[H^+]$ e da $PaCO_2$ (mensuração direta por eletrodo), calcula-se o bicarbonato. Por meio da $[H^+]$ obtém-se o pH (Tabela 48.1).

Ânion *gap*

- Os DAB implicam a alteração primária ou da $PaCO_2$ ou do bicarbonato.

Quadro 48.1. Conceitos em distúrbios acidobásicos

Acidose metabólica	Condição fisiológica que pode estar associada à acidemia ou nela resultar se não compensada. Há diminuição do bicarbonato sérico, em geral, < 20 mEq/L.
Acidemia	Diminuição do pH < 7,35.
Alcalose metabólica	Condição fisiológica que pode estar associada à alcalemia ou resultar nela se não compensada. Há aumento do bicarbonato sérico, em geral, maior que 26 mEq/L.
Alcalemia	Aumento do pH > 7,45.
DAB simples	• Implicam a alteração primária da $PaCO_2$ ou HCO_3. • Acidose metabólica: ↓ primária de HCO_3 ou adição de H^+. • Alcalose metabólica: ↑ primária de HCO_3 ou perda de H^+. • Acidose respiratória: ↑ primária de $PaCO_2$. • Alcalose respiratória: ↓ primária de $PaCO_2$.
DAB mistos	• Situações em que há complexidade de distúrbios metabólicos e respiratórios, podendo resultar em um pH na mesma direção. • Acidose respiratória e acidose metabólica (p. ex.: sepse). • Acidose respiratória e alcalose metabólica (p. ex.: pneumopatia, uso de diuréticos).

Fonte: Adaptado de Metabolic acidosis in childhood: why, when and how to treat. Troster et al. J Pediatr (Rio J). 2007.

- Quando mistos, são considerados condições fisiológicas em que existe mais de um distúrbio primário.
- A história clínica e a análise crítica da correlação entre pH, PaCO$_2$, bicarbonato sérico e cálculo de ânion *gap* (AG) ou Δ AG/Δ bicarbonato são necessárias para sua caracterização.
- O princípio físico-químico da eletroneutralidade estabelece que a somatória de cargas catiônicas deve ser igual à de cargas aniônicas.
- Considerando os ânions e cátions extracelulares como mensuráveis e também não mensuráveis, pode-se estabelecer que:

$$AM + ANM = CM + CNM$$

- O principal cátion mensurável (CM) é o sódio, constituindo cerca de 90% das cargas positivas.
- Assim, os cátions não mensuráveis (CNM) correspondem a 10% dos cátions séricos (conveciona-se K, Ca e Mg como CNM.
- Os ânions mensuráveis (AM) constituem o HCO$_3$ e o Cl, representando cerca de 85% das cargas negativas.
- Observa-se, dessa maneira, que existem 5% de ânions não mensuráveis (ANM) excedendo os CNM para a manutenção da eletroneutralidade normal (isto é, ANM − CNM = 5% dos íons séricos), correspondendo a 8 a 16 mEq/L (em média, 12 mEq/L), o que equivale ao AG sérico normal. Assim:

Cargas negativas = Cargas positivas
AM + ANM = CM + CNM
ANM − CNM = CM − AM
ANM − CNM = Na − (HCO$_3$ + Cl)

AG = Na − (HCO$_3$ + Cl)
Normal = 8 a 16 mEq/L
(em geral = 12 ± 4 mEq/L)

- A utilidade da determinação do AG é principalmente na acidose metabólica.

- Existem duas grandes classes de acidose metabólica: as que cursam com AG sérico elevado e normocloremia e aquelas com AG sérico normal, hipercclorêmicas.
- No primeiro caso existe a adição ou retenção de cargas ácidas ao sistema (p. ex.: CAD, acidose lática) → assim, há necessidade de elevação de cargas aniônicas (ANM) para manutenção da eletroneutralidade sem necessidade de alteração do cloro sérico.
- Na segunda situação (AG normal e hipercloremia) existe perda de bicarbonato (TGI ou urinário) sem existir adição de cargas ácidas, não havendo necessidade de elevação da somatória de cargas aniônicas → o organismo compensa a eletroneutralidade, em alguns casos, aumentando a reabsorção de cloreto pelo túbulo proximal.

AG aumentado	AG normal
Adição ou retenção de cargas ácidas ao sistema → necessidade de aumento das cargas aniônicas (ANM), sem necessidade de aumento de Cl para manutenção da eletroneutralidade. O bicarbonato diminui, pois se combina com H$^+$ para formar H$_2$CO$_3$ e posteriormente CO$_2$, enquanto Na e Cl não se alteram.	Perda de bicarbonato (pelo TGI ou urinário) sem necessidade de adição de cargas ácidas. Aumento da reabsorção de cloreto para compensar a eletroneutralidade.

- A hipoalbuminemia é uma situação comum em pacientes críticos, podendo também ser um dado preditivo de mortalidade em populações específicas.
- Como a albumina é um componente importante dos ânions não mensuráveis em pacientes com acidose metabólica com AG elevado, a hipoalbuminemia pode mascarar a presença desse distúrbio.

Tabela 48.1. Correção aproximada entre [H⁺] e pH

pH	7,8	7,7	7,6	7,5	7,4	7,3	7,2	7,1	7,0	6,9	6,8
H⁺$_{(nEq/L)}$	16	20	26	32	40	50	63	80	100	125	160

Fonte: Desenvolvida pela autoria.

- Pode-se utilizar um fator de correção entre albuminemia e AG, estabelecendo o AG corrigido:

$$AG_{corrigido} = AG + [0,25 \times (44 - \text{albumina em g/L})]$$

Princípios gerais dos DAB

1. A alteração primária da [H⁺], [HCO₃] ou da PaCO₂ resulta em pH anormal.
2. O organismo apresenta sistema de tamponamento: tampões intra e extracelulares (minutos ou horas), respiratório e renal (horas ou dias).
3. Existem limites nesses diversos tipos de compensação.
4. O organismo não compensa totalmente os DAB primários, ou seja, a compensação não normaliza totalmente o pH.

Regras para o reconhecimento do estado acidobásico

1. **Coletar gasometria arterial associada a eletrólitos (Na, K, Cl, Ca, Mg, P), glicemia, ureia, creatinina e outros metabólitos conforme necessidade.**
- Lembrar relação entre doença de base e DAB e eletrólitos.
- Identificar anormalidades de pH, PaCO₂ e HCO₃.
- Observar a relação entre parâmetros normais e coleta, preservação e transporte:

- Excesso de heparina: ↓ PaCO₂ e ↑ pH
- Bolhas de ar: ↑ PaO₂ e pH e ↓ PaCO₂
- Elevação da temperatura: ↓ PaO₂ e pH e ↑ PaCO₂
- Mistura com sangue venoso: ↓ PaO₂

2. **Determinar qual é a anormalidade primária e quais são as secundárias com base no pH.**
- Se pH ≤ 7,35: acidose; se pH ≥ 7,45: alcalose. Interpretar considerando os valores normais de PCO₂, bicarbonato e BE (normal: – 5 a + 5).
- Lembrar: "o organismo não compensa totalmente os DAB primários".
3. **Calcular a compensação esperada dos DAB primários. Se pH, PCO₂ e HCO₃ não correspondem às regras de compensação, pode-se estabelecer a presença de um distúrbio misto** (Tabela 48.2).

Tabela 48.2. Resposta compensatória aos DAB

Distúrbio	pH	Distúrbio primário	Resposta compensatória	Regra esperada
• Acidose metabólica	↓	↓ HCO₃ ↑ H⁺	↓ PCO₂	• PCO₂ = (bic × 1,5) + 8 ± 2
• Alcalose metabólica	↑	↓ H⁺ ↑ HCO₃	↑ PCO₂	• Δ PCO₂ = 0,6 – 0,7 × Δ bic
• Acidose respiratória	↓	↑ PCO₂	↑ HCO₃	• **Aguda**: Δ bic = 0,1 × Δ PCO₂ • **Crônica**: Δ bic = 0,35 × Δ PCO₂
• Alcalose respiratória	↑	↓ PCO₂	↓ HCO₃	• **Aguda**: Δ bic = 0,2 × Δ PCO₂ • **Crônica**: Δ bic = 0,5 × Δ PCO₂

Fonte: Desenvolvida pela autoria.

4. **Calcular o AG → se > 16, primariamente há acidose metabólica.**
   - Levar em consideração que "o organismo não gera um AG elevado para compensar um DAB primário".
   - Corrigir o AG de acordo com a albumina sérica.
   - AG > 20 é altamente preditivo de acidose metabólica identificável.
5. **Se o AG é elevado, calcular a titulação entre o aumento de AG e a diminuição proporcional de bicarbonato, ou seja, observar o ΔAG/Δ bicarbonato.** Normalmente, na acidose metabólica com AG elevado a redução do bicarbonato equivale ao aumento dos ANM. Dessa forma, 1 mEq/L de ácidos não mensuráveis teoricamente titularia 1 mEq/L de bicarbonato (Tabela 48.3).
   - Se Δ AG < Δ HCO₃ → ocorre acidose metabólica com AG elevado associada à acidose metabólica com AG normal (isto é, o bicarbonato reduziu mais do que proporcionalmente aumentou o AG).
   - Se Δ AG > Δ HCO₃ → ocorre acidose metabólica com AG elevado complicada com alcalose metabólica associada (isto é, o aumento do AG é maior que a diminuição do bicarbonato). Em casos de acidose respiratória crônica esta possibilidade pode ocorrer.
   - Outra forma de avaliação: calcular o excesso de AG (isto é, o AG total subtraído do AG normal) e adicionar o valor da concentração de bicarbonato mensurado. Se a soma resultar maior que 30, sugere a presença de alcalose metabólica associada; caso a soma resulte menor que 23, sugere acidose metabólica de AG normal.
6. **Observar e interpretar a mensuração de outros eletrólitos e função renal.**
7. **Avaliar os indicadores de oxigenação.**
   - Gradiente alvéolo-arterial (A – a) de O_2 = PAO_2 – PaO_2 = em geral, 5 mmHg.

> $PA\ O_2 = [FiO_2 \times (P\ atm - P\ H_2O)] - [PaCO_2/R]$
>
> P atm = 697 mmHg; P H₂O = 47 mmHg;
> R (quociente respiratório) = 0,8

   - Se > 15 a 20 mmHg em ar ambiente em crianças (não considerar período neonatal), equivale a aumento do *shunt*.
   - Relação PaO_2/FiO_2: normal → 400 na faixa pediátrica; < 300 = distúrbio de troca gasosa (valorizar outros indicadores como índice de oxigenação e índice de saturação).
8. **Se alcalose metabólica → determinar o cloro urinário (caracteriza a alcalose como salino-responsiva ou não).**
   - Hipovolemia e hipocloremia: induzem à conservação de cloro pelo rim.
   - Redução de Cl urinário < 10 mEq/L → o tratamento da causa básica, a reposição de soro fisiológico e a correção da hipocalemia podem minimizar a alcalose.

Tabela 48.3. Relação entre titulação de AG e variação de bicarbonato

Relação Δ AG/Δ HCO₃	Considerações
< 0,4	• Acidose hiperclorêmica (AG normal)
0,4 a 0,8	• Combinação de acidose AG normal e AG elevado
1 a 2	• Acidose com AG elevado não complicada • Acidose lática: ≈ 1,6 • CAD: razão próxima a 1
> 2	• Considerar alcalose metabólica associada ou compensação de acidose respiratória crônica preexistente

Fonte: Desenvolvida pela autoria.

- **Hipovolemia ausente ou expansão do volume extracelular:** o cloro urinário tende a estar normal ou elevado (> 10 mEq/L), sendo inadequada e algumas vezes contraindicada a infusão de cloreto de sódio.
9. **Eventualmente, calcular AG urinário e *gap* osmolar.**
- **AG urinário** ($AG_{urinário} = Na_{urinário} + K_{urinário} - Cl_{urinário}$): útil no diagnóstico das tubulopatias (acidose tubular renal).
- Quando ocorre acidose metabólica por perdas gastrointestinais ou adição de cloreto de amônio o $AG_{urinário}$ torna-se negativo, indicando a presença de um cátion não mensurável (amônio).
- Na acidose tubular renal distal o $AG_{urinário}$ continua positivo, sugerindo a falta de amônio na urina.
- ***Gap* osmolar:** é a diferença entre a osmolaridade real e a estimada (osmolaridade estimada = 2 × Na + ureia/6 + glicose / 18 → normal = 284 ± 4 mOsm/kg H_2O).
- Apresenta-se elevado na CAD nas intoxicações por metanol, etilenoglicol, infusão endovenosa de manitol, presença de choque grave, acidose lática e em casos de hiperlipidemia; é normal na intoxicação por salicilatos.
- **Prova de acidificação urinária:** indicada em casos específicos.
10. **Determinar a causa da desordem por meio da história e exame clínico.** O tratamento deve levar em conta prioridades vitais e hemodinâmicas, eficiência do aparelho respiratório, função renal, DHE e associações de distúrbios mistos

Bibliografia

Adrogué HJ, Madias NE. Secondary responses to altered acid-base status: the rules of engagement. J Am Soc Nephrol. 2010; 21:920-3.

Andrade OV, Ihara FO, Troster EJ. Metabolic acidosis in childhood: why, when and how to treat. J Pediatr (Rio J). 2007 May; 83(2 Suppl):S11-21.

Carmody JB, Norwood VF. A clinical approach to paediatric acid-base disorders. Postgrad Med J. 2012; 88:143-51.

Quade BN, Parker MD, Occhipinti R. The therapeutic importance of acid-base balance. Biochem Pharmacol. 2021 Jan; 183:114278.

Rose BD, Post TW. Clinical physiology of acid-base and electrolyte disorders, 5th ed. McGraw-Hill, 2001.

CAPÍTULO 49

Alcalose Metabólica

Introdução

- É caracterizada pela perda de ácidos não voláteis ou pela sobrecarga de bicarbonato plasmático, com elevação do pH.
- Como mecanismo compensatório ocorre hipoventilação alveolar com retenção de CO_2.

Fisiopatologia

- A alcalose metabólica é causada por perda de íons H^+ do fluido extracelular, pela adição de bicarbonato ou seus precursores ao fluido extracelular ou prejuízo da excreção renal de bicarbonato.
- O bicarbonato é extensamente reabsorvido no rim em 3 situações: depleção de cloro, depleção de potássio e excesso de mineralocorticoide.
- Assim, podem-se classificar as causas de alcalose metabólica em 3 grupos de fatores (Quadro 49.1):
  a. **Perda de cloretos:** a hipocloremia estimula a reabsorção proximal de bicarbonato.
  b. **Depleção de potássio/excesso de mineralocorticoide:** a hipocalemia estimula a reabsorção proximal de bicarbonato e a secreção de H^+ no néfron distal; o excesso de mineralocorticoide (aldosterona) aumenta a secreção de H^+ no néfron distal.
  c. **Administração de substâncias alcalinas e outros fatores.**

Quadro 49.1. Causas de alcalose metabólica

Perda de cloretos	• Perdas gástricas (vômitos, sondagem gástrica, estenose hipertrófica de piloro). • Perdas cutâneas (fibrose cística) ou diarreia (cloridrorreia congênita e adenoma viloso). • Uso de diuréticos depletores de cloro (hidroclorotiazida, furosemida).
Depleção de potássio Excesso de mineralocorticoide	• Hiperaldosteronismo primário (idiopático, adenoma, deficiência de 11-beta- e 17-alfa-hidroxilase). • Hiperaldosteronismo secundário (síndrome de Cushing, síndrome de Bartter, síndrome de Gitelman, hipertensão renovascular).
Outros fatores	• Administração iatrogênica de bicarbonato. • Após correção de hipercapnia e acidose respiratória. • Após tratamento da cetoacidose diabética. • Síndrome de Liddle.

Fonte: Desenvolvido pela autoria.

Manifestações clínicas

- A alcalemia provoca diminuição do cálcio iônico e do potássio plasmático, redução do fluxo sanguíneo cerebral (por vasoconstrição cerebral) e desvio da curva de dissociação da hemoglobina para a esquerda (aumenta a afinidade da hemoglobina ao O_2 com consequente hipóxia tecidual).
- Para tentar compensar a alcalose metabólica o organismo hipoventila para reter CO_2.

Cloreto-responsiva	Cloreto-resistente
• Vômitos	• Terapêutica com glicocorticoides
• Aspiração gástrica contínua ou intermitente	• Hiperaldosteronismo primário
• Diarreia com perda de cloro	• Síndrome de Cushing
• Uso de diurético de alça	• Síndrome de Bartter
• Alcalose pós-hipercapnia	• Hipocalemia grave
	• Excesso de administração de álcali

↑ do bicarbonato em 1 mEq/L = ↑ $PaCO_2$ em 0,7 mmHg
ou $PaCO_2$ esperado = bicarbonato + 15

Diagnóstico e tratamento

- Pode-se dividir o diagnóstico e tratamento da alcalose metabólica de acordo com a dosagem de cloro urinário (Figura 49.1).

Cloreto-responsiva ($Cl_{urinário}$ ≤ 10 mEq/L)

- Alcalose metabólica associada à diminuição do volume extracelular (cloro urinário baixo).
- É a mais comum, devendo-se tratar a causa de base e realizar reposição salina com soluções contendo cloreto e potássio (NaCl e/ou KCl, dependendo da volemia e da calemia do paciente).

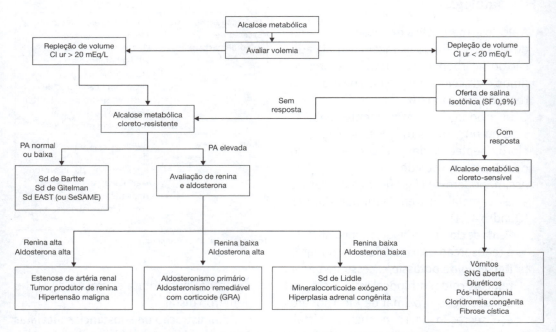

Figura 49.1. Diagnóstico diferencial de alcalose metabólica. Fonte: Elaborada pela autoria.

- Na insuficiência cardíaca com alcalose metabólica o uso de acetazolamida pode ser benéfico (esse diurético inibe a anidrase carbônica, promovendo excreção de bicarbonato e maior caliurese).

Cloreto-resistente
($Cl_{urinário}$ > 10 mEq/L)

- Alcalose metabólica associada a cloreto urinário normal ou elevado, decorrente de aumento da atividade mineralocorticoide (aldosterona promove absorção renal de sódio e água e excreção de potássio e H^+).
- Deve-se retirar a causa do excesso de mineralocorticoide (quando possível) e antagonizar a atividade mineralocorticoide com a administração de espironolactona.
- Corrigir os distúrbios hidreletrolíticos associados (K e Mg).
- No túbulo distal a reabsorção ocorre via transcelular por meio do canal TRPM6 (Figura 46.2).

Bibliografia

Greenbaum LA. Acid-base balance. Philadelphia, PA, Elsevier: 2016. p. 369-83.

Kopač M. Evaluation and treatment of alkalosis in children. J Pediatr Intensive Care. 2019 Jun; 8(2):51-56.

Luke RG, Galla JH. It is chloride depletion alkalosis, not contraction alkalosis. J Am Soc Nephrol. 2012 Feb; 23(2):204-7.

Rees L, Brogan PA, Bockenhauer D, Webb NJA(eds.). Paediatric Nephrology. 2. ed. Oxford, United Kingdom: Oxford University Press; 2012.

CAPÍTULO 50

Acidose Metabólica

Introdução

- A manutenção da concentração de H⁺ dentro de limites estreitos é fundamental para uma série de reações químicas que ocorrem no organismo.
- A acidose metabólica é um distúrbio decorrente do acúmulo de ácidos fixos no organismo, provocando consumo e queda do bicarbonato plasmático.
- Caso a função pulmonar e o centro respiratório estejam preservados, observam-se hiperventilação e hipocapnia (tentativa de compensação respiratória), para que seja possível eliminar mais hidrogênio (na forma de gás carbônico e vapor d'água) pelos pulmões.
- O termo acidemia se refere à queda do pH sanguíneo para um nível abaixo de 7,35.
- É o distúrbio acidobásico mais comum em crianças gravemente doentes.

Fisiopatologia

- O metabolismo do hidrogênio pode ser dividido didaticamente em três etapas: produção ácida, tamponamento e excreção de ácidos.
- Os ácidos produzidos no organismo podem ser voláteis (ácido carbônico) ou fixos.
- Os voláteis são produzidos pela combustão completa de gorduras, carboidratos e proteínas, e são eliminados pela respiração por meio da expiração do gás carbônico.
- Os ácidos fixos derivam do metabolismo de alguns aminoácidos e anabolismo ósseo.
- Em algumas situações pode-se aumentar a carga ácida pela combustão parcial de carboidratos e gorduras, formando ácido lático.
- O tamponamento refere-se à capacidade de certas substâncias absorverem ou doarem prótons conforme a necessidade, minimizando as alterações do pH sanguíneo.
- No compartimento intracelular os sistemas tampão mais importantes são as proteínas e os fosfatos, enquanto no meio extracelular temos o bicarbonato, a albumina, a hemoglobina e o fosfato.
- A excreção de ácidos fixos ocorre pelos rins por meio da reabsorção tubular do bicarbonato filtrado pelos glomérulos e excreção de ácidos fixos na luz tubular (podem ser tamponados com amônia secretada pelas células tubulares ou com ânions filtrados nos glomérulos – principalmente fosfato).

- A acidose metabólica pode ocorrer por vários mecanismos, que podem coexistir no mesmo paciente:
  a. **Aumento da produção de ácidos endógenos** (ácido lático, cetoacidose diabética).
  b. **Por fonte exógena** (acidose hiperclorêmica pós-expansões volêmicas com solução salina).
  c. **Por perda de bases:** ocorre via renal (nas tubulopatias) ou digestiva (nas diarreias, drenagem de líquido pancreático e biliar, derivação de fluxo urinário para trato digestório).
  d. **Diminuição da excreção renal de ácidos:** ocorre na falência renal (aguda ou crônica), pela redução da taxa de filtração glomerular ou pela redução da secreção tubular renal de prótons (acidose tubular renal distal).

Manifestações clínicas

- É caracterizada pela hiperventilação (tentativa compensatória para eliminar o CO_2 e manter o pH mais próximo ao normal).

- Se a $PaCO_2$ medida for maior que o esperado significa que há acidose respiratória associada (acidose mista).
- Se a $PaCO_2$ medida for menor que o esperado, significa que há alcalose respiratória primária associada.

> **Fórmula de Winter:**
> $PaCO_2$ esperada = (1,5 × bicarbonato) + 8 ± 2

- Quando o pH é < 7,2 ocorre efeito inotrópico negativo, além de menor resposta às catecolaminas, e também ocorre vasodilatação arterial, venoconstrição, taquicardia e diminuição do peristaltismo.

> - Para cada 0,1 de queda no pH ocorre aumento do potássio (extracelular) em 0,3 a 0,6 mEq/L por *shift* transcelular.

- Na acidose com acidemia ocorre aumento do cálcio iônico e redução da afinidade da hemoglobina pelo oxigênio (Figura 50.1), facilitando a oferta de O_2 aos tecidos (des-

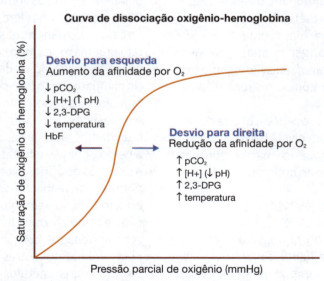

Figura 50.1. Curva de dissociação de hemoglobina. Fonte: Desenvolvida pela autoria.

vio da curva de dissociação da hemoglobina para direita).
- Acidose metabólica crônica resulta em prejuízo do crescimento e desmineralização óssea.

Diagnóstico

- A história e o exame físico devem sugerir hipóteses para o distúrbio estudado, e os exames de gasometria e dosagem de eletrólitos devem auxiliar o diagnóstico.
- Podemos utilizar o ânion *gap* (AG) para o diagnóstico da causa de acidose metabólica (Figura 50.2).

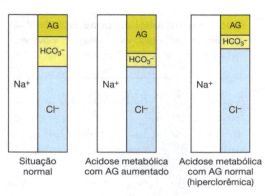

Figura 50.2. Acidose metabólica de acordo com o ânion *gap* plasmático. Fonte: Desenvolvida pela autoria.

Ânion *gap* = Na – (Cl + bicarbonato)
Valor de referência = 10 ± 2 mEq/L

AG normal (hiperclorêmica)	AG aumentado
Diarreia, fístula em trato digestório	Cetoacidose diabética
Acidose tubular renal	Insuficiência renal
Uso de inibidores da anidrase carbônica	Acidose lática
Acidose pós-expansão com SF 0,9%	Rabdomiólise
	Erros inatos do metabolismo
	Toxinas (metanol, etilenoglicol, salicilatos, sais de ferro etc.)

- Se o AG for normal significa que essa acidose é causada por perda de bicarbonato (pelo rim ou pelo trato digestório) e que cada bicarbonato é compensado pelo aumento do cloro (acidose hiperclorêmica) → nessa situação o rim compensa a perda de bicarbonato (carga negativa) reabsorvendo mais cloro (também com carga negativa) e mantendo a eletroneutralidade.

- Na acidose metabólica com AG aumentado nota-se um aumento de ânions não mensuráveis, causado pela dissociação da maior carga de ácidos presente no organismo → portanto, nesse tipo de acidose há um acréscimo de ácidos.
- Ao se interpretar a gasometria é preciso lembrar que a acidemia pode não estar presente caso haja alcalose respiratória associada.
- A hipoalbuminemia pode interferir na interpretação do AG, pois ela tem um efeito alcalinizante e reduz esse intervalo.

AG corrigido = AG calculado + 2,5 (4 – albumina)

Tratamento

- O tratamento deve ser direcionado à doença de base que está causando a acidose.
- A correção da acidemia deve ser realizada quando há risco ao doente, com o objetivo de retirá-lo da faixa crítica: administrar bicarbonato quando pH < 7,1 ou bic < 10 mEq/L.

Fórmula para correção de bicarbonato
Bic a ser administrado (em mEq) = (bic desejado – bic medido) × peso (kg) × 0,3

*Considerar bicarbonato desejado entre 15 e 18 mEq/L.

> **Fórmula de Mellengard-Astrup**
> Bic a ser administrado (em mEq) = 0,3 × peso (kg) × BE (base excess)
> *Corrigir geralmente 1/3 ou 1/2 do base excess (ou seja, dividir o valor encontrado na fórmula por 2 ou 3).

- A administração de bicarbonato deve ser realizada em 1 a 2 horas, preferencialmente em solução isosmolar (1,4%); em situações de risco de morte o bicarbonato deve ser infundido mais rapidamente.
- No caso de parada cardiorrespiratória (quando houver indicação) o bicarbonato deve ser administrado em *bolus*.
- Na cetoacidose diabética deve-se evitar a correção da acidose com bicarbonato.
- Nas correções de acidose com bicarbonato é importante que a ventilação alveolar esteja adequada, pois ela é responsável pela eliminação do CO_2 produzido a partir do bicarbonato.
- Também deve-se considerar que, com a infusão de bicarbonato e o aumento do pH, ocorre queda do potássio extracelular e do cálcio iônico.

Bibliografia

Kraut JA, Kurtz I. Treatment of acute non-anion gap metabolic acidosis. Clin Kidney J. 2015 Feb; 8(1):93-9.

Kraut JA, Madias NE. Metabolic acidosis: pathophysiology, diagnosis and management. Nat Rev Nephrol. 2010; 6:274-285.

Raphael KL. Metabolic acidosis in CKD: Core Curriculum 2019. Am J Kidney Dis. 2019; 74:263-275.

Wesson DE, Buysse JM, Bushinsky DA. Mechanisms of metabolic acidosis-induced kidney injury in chronic kidney disease. J Am Soc Nephrol. 2020 Mar; 31(3):469-482.

Yagi K, Fujii T. Management of acute metabolic acidosis in the ICU: sodium bicarbonate and renal replacement therapy. Crit Care. 2021 Aug 31; 25(1):314.

CAPÍTULO 51

Apresentações das Soluções/Eletrólitos

Sódio (Na)

- **NaCl 20%** → 1 mL = 3,4 mEq Na
- **SF 0,9%** → 1 mL = 0,154 mEq Na (154 mEq/L)
- **NaCl 3%** → 1 mL = 0,513 mEq (513 mEq/L)
- **Sal de cozinha - pó** → 1 tampa de caneta esferográfica = 35 mEq ou 2 g
- **Sal de cozinha - pó** → 1 colher (café) = 88 mEq ou 5 g

Potássio (K)

- **KCl 19,1%** → 1 mL = 2,5 mEq K
- **KCl 15%** → 1 mL = 2 mEq K
- **KCl 6% (xarope)** → 1 mL = 0,8 mEq K
- **Slow K (cloreto de potássio)** → 1 cp = 600 mg = 8 mEq K
- **K$_2$PO$_4$ 10%** → 1 mL = 2 mEq K / 34,6 mg P
- **Citrato de potássio** (Litocit®) → 1 comp = 5 e 10 mEq de citrato de potássio; 1 mEq de citrato = 2 mEq de bicarbonato
- **Citrato de potássio solução** (4 mEq/mL) → citrato de potássio 200 mg + xarope não alcoólico 500 mL (para manipulação)

Magnésio (Mg)

- **Sulfato de magnésio 10%** → 1 mL = 0,8 mEq Mg (9,9 mg Mg elementar / mL)
- **Sulfato de magnésio 25%** → 1 mL = 2 mEq Mg
- **Sulfato de magnésio 50%** → 1 mL = 49,3 mg Mg elementar (4,1 mEq) = 500 mg do sal
- **Pidolato de magnésio** (Pidomag®) → 10 mL = 1,5 g do sal = 130 mg Mg
- **Carbonato de magnésio** → 140 mg Mg (11,7 mEq) = 500 mg do sal
- **Aspartato de magnésio** → 500 mg do sal = 49,3 mg Mg elementar
- **Óxido de magnésio** → 400 mg do sal = 240 mg Mg elementar
- **Cloreto de magnésio** → 535 mg do sal = 64 mg Mg elementar
- **Carbonato de magnésio** → 500 mg do sal = 140 mg Mg elementar

Cálcio (Ca)

- **Gluconato de cálcio 10%** → 1 mL = 0,47 mEq Ca (9,4 mg Ca/mL)
- **Carbonato de cálcio 20% (solução)** → 1 mL = 80 mg Ca elementar – 200 mg de CaCO$_3$
- **Fosfato tricálcico** (856 mg/5 mL) → 170 mg P / 316 mg Ca // **5 mL**
- **Carbonato de cálcio** (CaCO$_3$)
  - 1 colher (café) = 320 mg CaCO$_3$ → 128 mg Ca

- 1 colher (chá) = 710 mg CaCO₃ → 284 mg Ca
- 1 colher (sobremesa) = 1,5 g CaCO₃ → 560 mg Ca
- 1 colher (sopa) = 2,95 g CaCO₃ → 1,18 g Ca
- **Oscal** – 500 mg → 200 mg Ca
- **Oscal D** – 500 mg CaCO₃ + 200 U Vitamina D
- **Calcium Sandoz® F** → 1 comp ou sachê = 500 mg de Ca elementar
- **Calcium Sandoz® FF** → 1 comp ou sachê = 1.000 mg de Ca elementar
- **Carbonato de cálcio** → 1 cp = 1.250 mg CaCO3 = 500 mg Ca

Fósforo (P)

- **Fosfato de potássio 10%** (2 mEq/mL) → 1 mL = 2 mEq K e 2 mEq de fosfato (1,1 mmol P ou 34,6 mg P)
- **Fósforo orgânico** → 1 mL = 0,33 mmol P e 0,66 mEq Na; 10,23 mg P/15,33 mg Na
- **Fosfato tricálcico** (856 mg/5 mL) → 170 mg P + 316 mg Ca/5 mL
- **Neutrophos K** → 250 mg P + 14,25 mEq K/5 mL
- **Glicerofosfato de sódio** (Glycophos Fresenius) – 216 mg/mL de glicerofosfato de sódio → 2 mmol de Na e 1 mmol P/mL (31 mg/mL P)
- **Fósforo quelato** → 1 cp = 600 mg do sal = 100 mg P elementar

Bicarbonato

- **1 colher (café)** 820 mg → 9,2 mEq de bicarbonato
- **1 colher (chá)** 2.000 mg → 24 mEq de bicarbonato
- **1 colher (sobremesa)** 6.600 mg → 79,2 mEq de bicarbonato
- **Cápsula** → 1 cápsula = 1 g = 12 mEq de bicarbonato
- **Bicarbonato de sódio 8,4%** → 1 mL = 1 mEq de Na e 1 mEq de bicarbonato
- **Bicarbonato de sódio 10%** → 1 mL = 1,2 mEq de Na e 1,2 mEq de bicarbonato

L-Carnitina

- **L-carnitina** → 100 mg/mL (manipulado) – dose = 50 a 100 mg/kg/dia

Outras soluções

- **Fosfato neutro solução** → fosfato de potássio 150 mg + fosfato de sódio 300 mg + veículo q.s.p. 5 mL (composição: fosfato 54 mg/mL; sódio 1 mEq/mL; potássio 1 mEq/mL; bicarbonato 2 mEq/mL)
- **Solução de Eisemberg (citrato 4 mEq/mL)** → citrato de sódio 98 g + citrato de potássio 108 g + ácido cítrico 70 g + xarope não alcoólico 1.000 mL
- **Solução de Shohl (sódio 1 mEq/mL e bicarbonato 1 mEq/mL)** → citrato de sódio 90 g + ácido cítrico 140 g + xarope não alcoólico 1.000 mL

Vitamina D

25 (OH) Vitamina D (ng/mL)	Ergocalciferol Vitamina D2	Comentários
< 5 (deficiência grave)	8.000 U/dia – 4 semanas 4.000 U/dia – 2 meses (após)	Dosar vitamina D após 3 meses
5 – 15 (deficiência moderada)	4.000 U/dia – 12 semanas	Dosar vitamina D após 3 meses
15 – 30 (deficiência leve)	2.000 U/dia – 12 semanas	

CAPÍTULO 52

Eletrólitos Urinários

Cálcio

$$Ca = Ca_{urinário}/Creat_{urinária}$$

Magnésio

$$Mg = Mg_{urinário}/Creat_{urinária}$$

$$FE\ Mg = (Mg_{urinário} \times Creat_{plasm}/Mg_{plasm} \times 0,7 \times Creat_{urinária}) \times 100$$

Valor de referência = 2% – 4%.

Fósforo

$$RTP = 1 - \text{Fração de excreção fósforo}$$
$$RTP = 1 - [(P_{urinário} \times Creat_{plasm}) / (P_{plasm} \times Creat_{urinária})]$$
$$P = P_{urinário}/Creat_{urinária}$$

Valor de referência: RTP > 85%.

Sódio

$$Na = Na_{urinário}/(Creat_{urinária} \times 0,008835)$$

Valor de referência = até 42.

Potássio

$$K = K_{urinário}/(Creat_{urinária} \times 0,008835)$$

Valor de referência = até 24.

Cloro

$$Cl = Cl_{urinário}/(Creat_{urinária} \times 0,008835)$$

Valor de referência = até 60.

- Para relações em amostra urinária isolada, utilizar sódio, potássio e cloro urinários em mEq/L e magnésio, fósforo, cálcio, creatinina e ácido úrico urinários em mg/L.

Ácido úrico

$$Ác\ úrico = (Ác\ úr_{urinário}/Creat_{urinária}) \times Cr_{plasm}$$

Valor de referência = < 0,574.

$$FE\ AU = (Ác\ ur_{urinário} \times Creat_{plasm}/Ác\ ur_{plasm} \times Creat_{urinária}) \times 100$$

Valor de referência = 5% – 13%.

Valores de referência para Ca, P e Mg

	P/Creat	Mg/Creat	Ca/Creat
Até 1 ano	0,34 – 5,24	0,10 – 0,48	0,03 – 0,81
1 – 2 anos	0,34 – 3,95	0,09 – 0,37	0,03 – 0,56
2 – 3 anos	0,34 – 3,13	0,07 – 0,34	0,02 – 0,50
3 – 5 anos	0,33 – 2,17	0,07 – 0,29	0,02 – 0,41
5 – 7 anos	0,33 – 1,49	0,06 – 0,21	0,01 – 0,30
7 – 10 anos	0,32 – 0,97	0,05 – 0,18	0,01 – 0,25
10 – 14 anos	0,22 – 0,86	0,05 – 0,15	0,01 – 0,24
14 – 17 anos	0,21 – 0,75	0,05 – 0,13	0,01 – 0,24

pH urinário, acidez titulável e amônio urinário

Valores de referência para pH urinário, acidez titulável e amônio

Idade	pH urinário	Acidez titulável (mEq/min/1,73 m2)	Amônio (mEq/min/1,73 m^2)
RNPT (1 – 3 sem)	6,0 ± 0,05	25 ± 13	29 ± 6
RNT (1 – 3 sem)	5,0 ± 0,15	32 ± 8	56 ± 9
1 a 12 meses	< 5	62 (43 a 111)	57 (42 a 79)
3 a 15 anos	< 5,5	52 (33 a 71)	73 (46 a 100)

(Interpretação de acordo com contexto clínico).

Bibliografia

Bogaru A, Viani MT, Guignard JP. Les normes en néphrologie pédiatrique [Normal values in pediatric nephrology]. Rev Med Suisse Romande. 2002 Dec;122(12):631-6.

Matos V, Melle GV, Markert M, Guignard JP. Excrétion urinaire de calcium, magnésium, phosphates, oxalates et urates chez l'enfant normal en Suisse [Urinary excretion of calcium, magnesium, phosphates, oxalates and urates in normal children en Switzerland]. Rev Med Suisse Romande. 1996 Oct;116(10):839-43.

Matos V, van Melle G, Boulat O, Markert M, Bachmann C, Guignard JP. Urinary phosphate/creatinine, calcium/creatinine, and magnesium/creatinine ratios in a healthy pediatric population. J Pediatr. 1997 Aug;131(2):252-7.

CAPÍTULO 53

Acidose Tubular Renal em Pediatria – Noções Básicas

Introdução

- Resposta à acidemia → reabsorção de bicarbonato e aumento da excreção de ácidos (NH_4^+).
- **Acidose tubular renal (ATR)** → acidose metabólica hiperclorêmica (ânion *gap* normal) secundária a um defeito na reabsorção tubular de bicarbonato e/ou na excreção urinária de H^+, com filtração glomerular nada ou minimamente afetada:
  - ATR distal ou tipo 1.
  - ATR proximal ou tipo 2.
  - ATR mista ou tipo 3.
  - ATR hipercalêmica ou tipo 4.

ATR distal ou tipo 1

Introdução

- Inabilidade do túbulo distal e coletor em promover adequada acidificação urinária → urina com pH elevado, mesmo na presença de acidose metabólica.
- Déficit de crescimento, poliúria, hipercalciúria, nefrocalcinose e litíase.
- **Estrutura do néfron distal** → túbulo contorcido distal (TCD), túbulo conector (TCN) e túbulo coletor (TC);
  - TCD → reabsorção de 5% do sódio filtrado → Na/K-ATPase;
  - TCN → expressão dos canais de aquaporina (AQP); canais ROMK (sensíveis à aldosterona) – membrana apical;
  - TC → reabsorção de 2% – 3% do NaCl filtrado, mediada pela aldosterona → células principais ou células claras = reabsorção de Na, sendo o principal sítio de excreção de K;
  - TC → células intercaladas ou escuras = equilíbrio acidobásico → responsáveis pela acidificação urinária.
- **Células intercaladas tipo α** → H^+-ATPase membrana apical e trocador Cl/Bic (AE1) membrana basolateral (Figura 53.1).
- **Células intercaladas não tipo α (tipo β)** → H^+-ATPase membrana basolateral e trocador Cl/Bic polo apical → secreção de bicarbonato para o lúmen tubular (Figura 53.2).
- O néfron distal também é importante na homeostase do cálcio → a maior parte da reabsorção de cálcio ocorre no túbulo proximal e na porção ascendente da alça de Henle (mecanismo passivo).
- Somente 10% – 15% do Ca filtrado atingem as porções distais do néfron, porém é esta porção a principal determinante dos níveis de cálcio → a entrada de cálcio ocorre de maneira passiva por meio dos canais (ECaC) localizados na membrana basolateral.

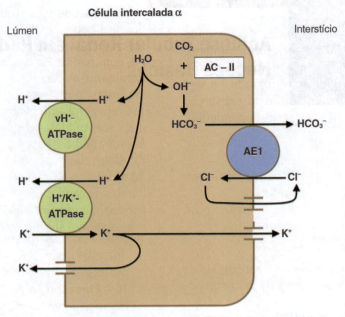

Figura 53.1. Esquema ilustrando a célula intercalada α. Fonte: Adaptada de Renal tubular acidosis. Alexander et al. Pediatr Clin North Am. 2019.

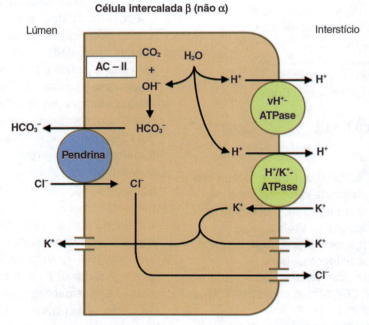

Figura 53.2. Esquema ilustrando a célula intercalada não α. Fonte: Adaptada de Renal tubular acidosis. Alexander et al. Pediatr Clin North Am. 2019.

Fisiopatologia

- **Mecanismos** → diminuição da atividade da H⁺-ATPase (ATR 1 secretora), aumento da permeabilidade da membrana luminal (ATR 1 por difusão retrógrada – p. ex.: anfotericina B) e diminuição da reabsorção distal de Na (ATR 1 voltagem-dependente).

Etiologia

- **Primária** (defeitos genéticos no mecanismo de transporte) – (Quadro 53.1).
- **Secundária** (doenças autoimunes, uso de medicamentos, exposição ao tolueno e mercúrio, doenças túbulo-intersticiais, doenças genéticas) (Quadro 53.2).
- Na criança a alteração é, em geral, primária, com padrão de herança autossômica dominante ou recessiva.
- Pacientes com a forma autossômica recessiva, em geral, apresentam manifestações mais acentuadas → pode estar associada à surdez neurossensorial (gene *ATP6V1B1*).
- As células auditivas interdentais e as células do sáculo endolinfático são muito semelhantes às células intercaladas do tipo α.
- **Forma mais comum** → ATR 1 autossômica recessiva sem surdez neurossensorial.

Quadro 53.1. Alterações genéticas na ATR distal

	Gene	Produto do gene
AD	SLC4A1 (17q21-22)	AE1 (associada à esferocitose)
AR com surdez	ATP6V1B1 (2p13)	Subunidade V1 da H⁺-ATPase
AR sem surdez	7q33-34	Subunidade 116 kD da H⁺-ATPase
AR com surdez de início precoce	FOXI1	fator de transcrição forkhead FOXI1
AR com amelogênese imperfeita	WDR72	domínio de repetição WD72

AD: autossômico dominante; AR: autossômico recessivo.
Fonte: Desenvolvido pela autoria.

Quadro 53.2. Condições associadas à ATR tipo 1

1. Primária: genética ou idiopática.
2. Secundária
2.1 Doenças sistêmicas ou hereditárias
• Anemia falciforme, eliptocitose, síndrome de Ehler-Danlos, síndrome de Marfan, deficiência de anidrase carbônica, hepatite crônica ativa, cirrose biliar, doença de Fabry, doença de Wilson, glicogenose tipo III, mieloma múltiplo, hipertireoidismo, doenças císticas medulares renais, rim em esponja medular, osteopetrose, uropatias obstrutivas, transplante renal.
2.2 Desordens do metabolismo do cálcio
• Hipercalciúria idiopática, intoxicação por vitamina D, hiperparatireoidismo primário.
2.3 Doenças autoimunes
• Síndrome de Sjögren, lúpus eritematoso sistêmico, hipergamaglobulinemia, crioglobulinemia, cirrose biliar primária, tireoidites autoimunes, fibrose pulmonar idiopática.
2.4 Medicamentos ou drogas
• Anfotericina B, lítio, analgésicos, ciclamatos, tolueno.
2.5 Doenças túbulo-intersticiais
• Pielonefrite crônica, hiperoxalúria.

Fonte: Desenvolvido pela autoria.

Diagnóstico

- Acidose metabólica hiperclorêmica + AG urinário positivo (Na + K > Cl).
- Em pacientes com função tubular normal, diante de um episódio de acidose o pH urinário deve ser sempre inferior a 5 – 5,3.
- A excreção urinária de citrato, em geral, está diminuída devido à maior reabsorção proximal estimulada pela acidose.
- Excreção aumentada de cálcio (decorrente da acidose) + hipocitratúria + pH urinário elevado → nefrolitíase + nefrocalcinose.
- Hipocalcemia está presente em 30% – 50% dos casos.
- Casos duvidosos/incompletos → prova de acidificação urinária (cloreto de amônio em pó ou em cápsula – 0,1 g/kg) → se houver falha na queda do pH urinário para 5,5 ou menos em 4 horas após NH_4Cl com gasometria venosa com pH < 7,35 e bic < 20 sela-se o diagnóstico de ATR tipo 1.

Tratamento

- **Objetivos** → correção das alterações bioquímicas, retomada do crescimento, prevenção da nefrocalcinose e doença renal crônica.
- **Base do tratamento** → administração de doses contínuas e adequadas de álcalis (bicarbonato ou citrato).
- Em pacientes menores podem ser necessárias doses altas (4 – 14 mEq/kg/dia).
- A dose urinária de álcalis é considerada adequada quando é suficiente para corrigir as anormalidades urinárias, inclusive a hipercalciúria.
- **Meta do tratamento** → pH urinário = 6,5 – 7,5.
- Se persistir a hipercalciúria após a correção dos distúrbios do equilíbrio acidobásico, deve-se introduzir **tiazídicos**.

ATR proximal ou tipo 2

Introdução

- 80% a 95% da carga de bicarbonato são reabsorvidos no túbulo proximal, apenas 10% são reabsorvidos no túbulo distal (Figura 53.3).
- Em condições normais praticamente nenhum bicarbonato é eliminado na urina.

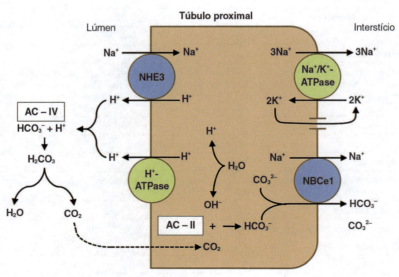

Figura 53.3. Esquema ilustrando a célula tubular proximal. Fonte: Adaptada de Renal tubular acidosis. Alexander et al. Pediatr Clin North Am. 2019.

- **Mecanismo** → defeito na reabsorção tubular de bicarbonato.
- **Acidose metabólica hiperclorêmica** → decorrente do aumento da reabsorção de Cl, estimulada pela diminuição do volume extracelular (VEC).
- Acidose tende a ser mais acentuada e de difícil controle, pois o túbulo proximal (TP) é responsável pela reabsorção de maior parte do bicarbonato.

Etiologia e genética

- Pode ocorrer como uma desordem isolada, podendo ser persistente, esporádica ou adquirida.
- ATR 2 isolada é uma forma rara de ATR e geralmente caracteriza-se por ser um distúrbio transitório com vômitos, poliúria, polidipsia, desidratação, fraqueza muscular e, principalmente, déficit de crescimento.
- As formas persistentes são mais raras e envolvem traços autossômicos dominantes e recessivos associados a alterações oculares (NBCe1).
- mutação no gene que codifica a anidrase carbônica tipo 2 → podem ocorrer também osteopetrose, calcificações cerebrais e retardo mental (ATR tipo 3 ou mista).

Diagnóstico

- **Acidose metabólica hiperclorêmica + AG urinário negativo** (Na + K < Cl).
- Inicialmente, há pH urinário alcalino, porém com o passar do tempo os níveis séricos de bicarbonato caem tanto que o túbulo distal passa a reabsorver essa carga.
- O diagnóstico pode ser feito com a infusão lenta de bicarbonato até a normalização do pH > 7,35 e bicarbonato > 22, com rápida elevação do pH urinário, uma vez que se ultrapassa a capacidade reabsortiva de bicarbonato → pH urinário > 7,5 e FE bicarbonato > 15%

> **Cálculo da fração de excreção (FE) de bicarbonato:**
> [(HCO3$_{urinário}$ × creatinina$_{plasmática}$)/(HCO3$_{plasmático}$ × creatinina$_{urinária}$)] × 100

Tratamento

- **Base do tratamento** → reposição de álcalis.
- A maioria das crianças requer doses de 10 a 20 mEq/kg/dia de bicarbonato.
- A maioria desses indivíduos retomará seu crescimento, mas raramente atingirá a estatura-alvo.
- A suplementação de K pode ser necessária pela caliurese induzida pelo aumento de bicarbonato que atinge o túbulo distal.

ATR tipo 2 com síndrome de Fanconi

- **Síndrome de Toni-Debré-Fanconi** → comprometimento de todos os mecanismos de transporte do túbulo proximal produzindo déficit de reabsorção de glicose, aminoácidos, fosfato, ácido úrico, glicose e também bicarbonato.
- Pode estar associada a erros inatos do metabolismo transmitidos geneticamente (cistinose, intolerância à frutose, síndrome de Lowe, tirosinemia, doença de Wilson) e algumas doenças adquiridas (Quadro 53.3).
- **Características:** fração de excreção de bicarbonato elevada, glicosúria com níveis normais de glicose, aminoacidúria generalizada, acidose metabólica hiperclorêmica, hipofosfatemia, hipouricemia → *clínica* = déficit de crescimento e raquitismo resistente à vitamina D.

Tratamento

- **Base do tratamento** → reposição dos déficits hidreletrolíticos.
- **Solução de fosfato neutro:** (54 mg de fosfato/mL)
- Fosfato de potássio (150 mg) + fosfato de sódio (350 mg) + veículo (5 mL) → *dose inicial* = 30 mg/kg/dia em 3 – 4 tomadas.

Quadro 53.3. Condições associadas à ATR proximal e síndrome de Fanconi

1. Primária: geneticamente determinada, esporádica
2. Secundária
2.1 Doenças sistêmicas ou hereditárias
• Cistinose, síndrome de Lowe, intolerância hereditária à frutose, tirosinemia, doença de Wilson, galactosemia, glicogenose, síndrome de Sjögren, amiloidose, doenças císticas medulares, síndrome nefrótica, trombose de veia renal, mieloma múltiplo, hipergamaglobulinemias, transplante renal, osteopetrose, deficiência de vitamina D, síndromes vitamina D dependentes, hemoglobinúria paroxística noturna, deficiência de piruvato carboxilase, deficiência de anidrase carbônica, síndrome de York-Yendt, citopatias mitocondriais, doença de Dent.
2.2 Medicações ou drogas
• Tetraciclina vencida, chumbo, cádmio, mercúrio, tolueno, cisplatina, intoxicação por vitamina D, azatioprina, sulfas, gentamicina, acetazolamida, ácido maleico, mercaptopurina, cefalotina, ifosfamida, ranitidina.

Fonte: Desenvolvido pela autoria.

- **Solução de Eisemberg:** (4 mEq de citrato/mL).
- Citrato de sódio (98 g) + citrato de potássio (108 g) + ácido cítrico (70 g) + xarope não alcoólico (1000 mL) → dose inicial = 5 mEq/kg/dia – em 2 – 3 tomadas/dia.
- **Citrato de potássio:** (4 mEq/mL de citrato)
- Citrato de potássio (200 mg) + xarope não alcoólico (500 mL) → dose inicial = 2 mEq/kg/dia – 1 – 2 tomadas.
- **Citrato de potássio:** (Litocit®)
- Cápsulas com 5 e 10 mEq de K.
- Em algumas situações, como na cistinose nefropática, existe terapêutica específica.

ATR hipercalêmica ou tipo 4

- Caracterizada por acidose metabólica hiperclorêmica e **hipercalemia**, com redução de excreção renal de K na ausência ou redução leve do ritmo de filtração glomerular.
- É considerada por alguns autores como o tipo mais comum de ATR.
- Envolve os casos em que existe deficiência de aldosterona ou resistência tubular ao mineralocorticoide (Figura 53.4).
- A alteração tubular está nos segmentos do túbulo distal sensíveis à aldosterona.

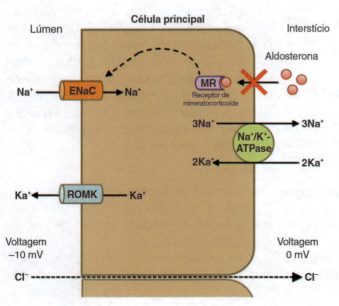

Figura 53.4. Esquema ilustrando a célula principal. Adaptada de Renal tubular acidosis. Bagga et al. Indian J Pediatr. 2020.

- A nefrocalcinose e a litíase são habitualmente ausentes nessa doença e as lesões ósseas ocorrem somente nos indivíduos com disfunção renal.
- **Acidose metabólica hiperclorêmica + AG urinário positivo + elevação, ainda que discreta, dos níveis de K.**
- **Avaliação** → administração de furosemida (1 mg/kg) → pacientes com hiperaldosteronismo hiporreninêmico apresentarão pH urinário < 5,5, hiperamoniúria e persistência de níveis reduzidos de renina e aldosterona.
- **Tratamento** → voltado para a causa primária do distúrbio:
    - hipoaldosteronismo → fludrocortisona;
    - pseudo-hiperaldosteronismo → suplementação de NaCl (3 – 5 g/dia), após a correção do estado de hidratação.

SUBTIPO 1 → corresponde aos casos em que há deficiência primária de aldosterona (p. ex.: hiperplasia adrenal congênita, doença de Addison e hipoaldosteronismo isolado).
- Caracterizado por hiponatremia, hiponatriurese e tendência à hipotensão.
- Atividade de renina plasmática elevada e aldosterona urinária baixa.
- Tratamento → suplementação de mineralocorticoide.

SUBTIPO 2 → frequentemente observado em adultos com hipoaldosteronismo hiporreninêmico e redução discreta do ritmo de filtração glomerular.
- Exemplos → *diabetes mellitus*, gota, nefrite intersticial, pielonefrite e outras situações que cursem com comprometimento intersticial.
- Processo intersticial crônico → destruição das células justaglomerulares da arteríola aferente, diminuição da inervação simpática do aparelho justaglomerular e da produção de renina.
- Redução da atividade plasmática de renina e aldosterona urinária.
- Tratamento → restrição de potássio e furosemida associada a mineralocorticoide.

SUBTIPO 3 → pseudo-hipoaldosteronismo tipo II ou síndrome de Gordon ou "*shunt* dos cloretos".
- Descrito em adolescentes do sexo masculino, hipertensos e casos familiares.
- O uso de mineralocorticoide é contraindicado em virtude de hipertensão.

- A administração de tiazídicos e a restrição dietética de NaCl parecem corrigir a acidose metabólica e a hipercalemia desses pacientes.
- Anormalidades e mutações nos genes que codificam as WNK1 e WNK4 quinases, promovendo aumento da condutância transcelular e paracelular de cloro.

SUBTIPO 4 → conhecido como pseudo-hiperaldosteronismo tipo I.
- Ocorre, classicamente, em lactentes que apresentam nefropatia perdedora de sal grave, déficit ponderoestatural, episódios de desidratação, hipercalemia e acidose metabólica hiperclorêmica.
- Prevalência familiar e predomínio no sexo masculino.
- Atividades de renina e aldosterona plasmáticas e de aldosterona urinária estão extremamente elevadas, podendo haver decréscimo de função renal por hipovolemia.
- Descrita em casos de uropatia obstrutiva, desaparecendo após a sua correção.
- Forma autossômica dominante (exclusivamente renal): mutação no receptor de mineralocorticoide e forma autossômica recessiva (sistêmica): mutação com perda de função no ENaC.
- Tratamento → administração de cloreto e bicarbonato e resinas de troca para controle da hipercalemia.

SUBTIPO 5 ("Infantil precoce") → também apresenta resistência tubular à ação da aldosterona, porém de forma incompleta.
- Excreção de H+ e K afetada com reabsorção de Na mediada pela aldosterona preservada → provável imaturidade tubular com número reduzido de receptores para aldosterona em face da presença de túbulos distais curtos em lactentes.
- Admitida como uma síndrome transitória (hipercalemia precoce da infância), constituindo uma variante do pseudo-hiperaldosteronismo tipo 1 → provável disfunção na maturação de receptores mineralocorticoides.
- Déficit ponderoestatural, vômitos frequentes, acidose metabólica, hipercalemia, normotensão e sódio sérico normal.
- Subtipo mais frequente, podendo estar relacionado com doença renal unilateral, como rim multicístico displásico ou sequela de trombose de veia renal.
- Tratamento → administração de álcalis – 3 – 6 mEq/kg/dia.

Bibliografia

Alexander RT, Bitzan M. Renal tubular acidosis. Pediatr Clin North Am. 2019 Feb; 66(1):135-157.

Bagga A, Sinha A. Renal tubular acidosis. Indian J Pediatr. 2020 Sep; 87(9):733-744.

Rodríguez Soriano J. Renal tubular acidosis: the clinical entity. J Am Soc Nephrol. 2002 Aug; 13(8):2160-70.

Santos F, Gil-Peña H, Alvarez-Alvarez S. Renal tubular acidosis. Curr Opin Pediatr. 2017 Apr; 29(2):206-210.

Sharma S, Gupta A, Saxena S. Comprehensive clinical approach to renal tubular acidosis. Clin Exp Nephrol. 2015 Aug; 19(4):556-61.

CAPÍTULO 54

Síndrome de Bartter

Introdução

- A síndrome de Bartter é uma tubulopatia caracterizada pelo comprometimento do transporte de sódio, potássio e cloro no ramo ascendente espesso da alça de Henle, com uma prevalência estimada de 1:1.000.000 de habitantes
- As principais características dessa síndrome são: 1) perda urinária de Na, K e Cl; 2) alcalose metabólica; 3) hipocalemia e hipocloremia; 4) hiperreninemia, hiperaldosteronismo e resistência à ação vasopressora da angiotensina II; 5) níveis elevados de prostaglandinas urinárias.

Quadro clínico

- Poliúria, polidipsia, retardo ponderoestatural, episódios de desidratação, pressão arterial normal.
- A perda renal de K constitui um dado importante junto à hipocalemia para se aventar o estudo de síndrome de Bartter.
- Doença hereditária → autossômica recessiva (exceto nas variantes associadas ao gene *MAGED-2* – herança ligada ao X e CaSR – autossômica dominante).

Síndrome de Bartter neonatal (tipos I, II e IV)

- **Tipo I** → mutações no gene que codifica o cotransportador bumetamida sensível Na/K-2Cl do ramo ascendente da alça de Henle (*NKCC2*) – gene = *SLC12A1* (Figura 54.1).
- **Tipo II** → mutações no gene que codifica o canal ROMK (*renal outer medullar K channel*), reciclador de K, necessário para manter o funcionamento do *NKCC2* – gene = *KCNJ1*.
- **Tipo IV** → Tipo IVa = mutações do gene *BSND*, que codifica a proteína/subunidade bartina, afetando tanto ClC-Ka e ClC-Kb; tipo IVb = mutações combinadas em ClC-Ka e ClC-Kb (desordem digênica); sabe-se que ClC-Ka e ClC-Kb são necessários para o transporte de eletrólitos no ouvido interno, assim ambos os subtipos de síndrome de Bartter tipo IV estão associados à surdez neurossensorial.

Síndrome de Bartter clássica (tipo III)

- **Tipo III** → mutações no gene *ClCNKB* codificador do canal ClC-Kb que está na membrana basolateral da célula tubular distal, no ramo ascendente da porção espessa da alça de Henle → raro o encontro de nefrocalcinose, ao contrário dos tipos I e II.

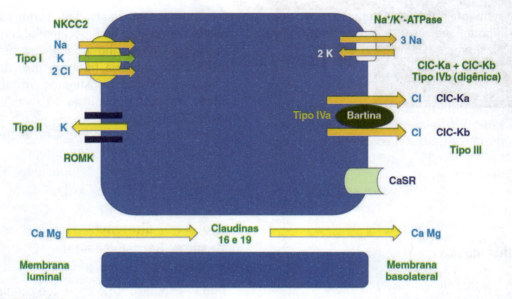

Figura 54.1. Ilustração esquemática dos subtipos da síndrome de Bartter. Fonte: Elaborada pela autoria.

Fisiopatologia

- Aproximadamente 30% do sódio filtrado são reabsorvidos à custa do perfeito funcionamento do cotransportador Na/K-2Cl.
- O déficit de reabsorção de Na, K e Cl no ramo ascendente espesso da alça de Henle leva à contração do volume extracelular (VEC) → aumento da produção de renina e aldosterona, hipocalemia, alcalose metabólica, hipersecreção de prostaglandinas (PGE_2), aumentando a excreção de NaCl.
- O aumento sistêmico e renal da PGE_2 deve-se à hipocalemia crônica.
- O cálcio é filtrado e reabsorvido em 25% no ramo ascendente espesso da alça de Henle, determinado pela atividade do cotransportador Na/K-2Cl.
- A hipercalciúria relaciona-se com um aumento na síntese de vitamina D, levando a um aumento da absorção intestinal de cálcio e reabsorção óssea.
- Especula-se que a perda de cloreto de sódio tubular com consequente hipocloremia e depleção do VEC estimule o sistema renina-angiotensina aldosterona que, associado ao aumento da oferta distal de Na e água, induz caliurese e hipocalemia.
- A hipocalemia, resultante também de um decréscimo de reabsorção do potássio tubular, poderia ter um papel na hiperprodução de PGE_2 e PGI_2, promovendo igualmente secreção de renina.
- O aumento de angiotensina II e de aldosterona eleva a calicreína renal que, por sua vez, aumenta a bradicinina plasmática.
- A alcalose metabólica seria secundária à hipocalemia e ao aumento da secreção de hidrogênio e potássio no túbulo distal, decorrente de maior oferta distal de Na e água.
- A alcalose metabólica caracteriza-se por apresentar Cl urinário elevado (> 10 mEq/L), também chamada salino-resistente.
- Observa-se insensibilidade vascular ao efeito pressórico da angiotensina II, prova-

velmente refletindo interação com a ação hipotensora da PGE$_2$ e das bradicininas plasmáticas (Figura 54.2).

Patologia

- Na biópsia renal (usualmente não realizada) em pacientes portadores de síndrome de Bartter clássica e neonatal pode ser observada a hiperplasia do aparelho justaglomerular.
- Com a evolução do processo algumas alterações relacionadas com a hipocalemia crônica podem ser observadas: hialinose glomerular, vacuolização apical das células tubulares proximais, atrofia tubular e fibrose intersticial.

Manifestações clínicas

- Pode haver história de polidrâmnio gestacional decorrente da poliúria presente já na vida fetal.
- Os sintomas estão relacionados principalmente com o grau de hipocalemia, constituindo-se de ganho ponderoestatural insuficiente, anorexia, fraqueza muscular, câimbras, vômitos, constipação, irritabilidade e poliúria-polidipsia ou manifestações neurológicas.
- Outros achados da síndrome de Bartter são a fácies típica (olhos proeminentes e orelhas pontiagudas) e anormalidades da agregação plaquetária (Figura 54.3).

Diagnóstico diferencial

- Utilização crônica de diuréticos de alça (furosemida), vômitos incoercíveis, cloridorreia congênita, cistinose (apresentação atípica), síndrome de Gitelman, tubulopatia perdedora de magnésio, tubulopatia perdedora de cálcio, SeSAME/Síndrome de EAST.

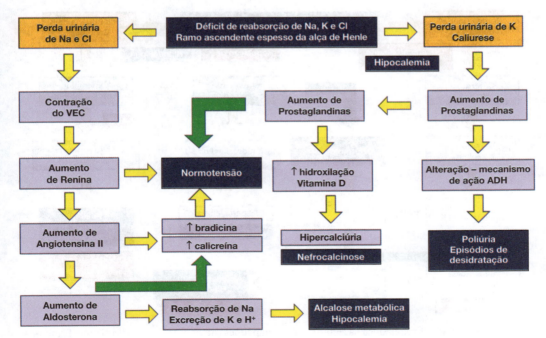

Figura 54.2. Ilustração esquemática da fisiopatologia da síndrome de Bartter. Fonte: Elaborada pela autoria.

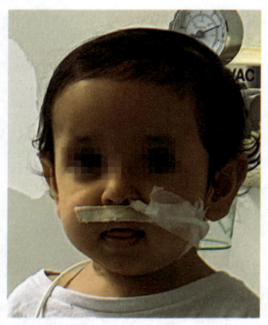

Figura 54.3. Ilustração de fácies típica de síndrome de Bartter com olhos proeminentes e orelhas pontiagudas. Fonte: Acervo da autoria.

Tratamento

- A terapêutica envolve suplementos de K (2 a 10 mEq/kg/dia), espironolactona (1 a 4 mg/kg/dia), triamtereno e inibidores de prostaglandina (indometacina – 1 a 4 mg/kg/dia em 3 a 4 doses, ibuprofeno – 15 a 30 mg/kg/dia em 3 doses, celecoxibe – 2 a 10 mg/kg/dia em 2 doses) (Figura 54.4).
- A utilização de indometacina associada à espironolactona e suplementos de K leva à excelente melhora da poliúria-polidipsia e ganho ponderoestatural.
- Pode ser considerada a utilização de inibidores da enzima conversora de angiotensina (IECA), porém com atenção para a ocorrência de hipotensão.
- A função renal deve ser monitorizada, além da possibilidade de lesões da mucosa gastroduodenal.
- A utilização de magnésio pode ser coadjuvante na restauração da hipocalemia.

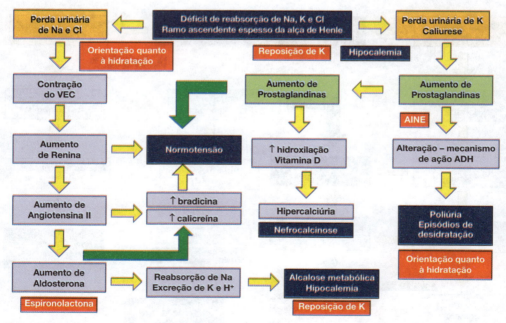

Figura 54.4. Ilustração esquemática das intervenções terapêuticas na síndrome de Bartter. Fonte: Elaborada pela autoria.

- Devem ser evitados medicamentos que prolonguem o intervalo QT pelo risco de arritmias nesses pacientes.

Bibliografia

Blanchard A, Courand PY, Livrozet M, Vargas-Poussou R. Syndromes de Bartter-Gitelman [Bartter-Gitelman syndromes]. Nephrol Ther. 2020 Jul; 16(4):233-243.

Bockenhauer D, Kleta R. Tubulopathy meets Sherlock Holmes: biochemical fingerprinting of disorders of altered kidney tubular salt handling. Pediatr Nephrol. 2021 Aug; 36(8):2553-2561.

Fulchiero R, Seo-Mayer P. Bartter syndrome and Gitelman syndrome. Pediatr Clin North Am. 2019 Feb; 66(1):121-134.

Konrad M, Nijenhuis T, Ariceta G, Bertholet-Thomas A, Calo LA, Capasso G et al. Diagnosis and management of Bartter syndrome: executive summary of the consensus and recommendations from the European Rare Kidney Disease Reference Network Working Group for Tubular Disorders. Kidney Int. 2021 Feb; 99(2):324-335.

Seyberth HW, Weber S, Kömhoff M. Bartter's and Gitelman's syndrome. Curr Opin Pediatr. 2017 Apr; 29(2):179-186.

CAPÍTULO 55

Síndrome de Gitelman

Introdução

- A síndrome de Gitelman (SG), também denominada hipocalemia-hipomagnesemia familiar, é uma tubulopatia perdedora de sal caracterizada por alcalose metabólica hipocalêmica com hipomagnesemia e hipocalciúria.
- A prevalência estimada é de 1 a 10:40.000 e é potencialmente mais elevada na Ásia, sendo a tubulopatia hereditária mais frequente.
- A doença é causada por mutações inativadoras bialélicas no *SLC12A3* que codifica o cotransportador Na-Cl sensível a tiazídicos (NCC) expresso na membrana apical das células do túbulo contorcido distal.
- Atualmente, mais de 350 mutações no *SLC12A3* foram descritas em pacientes com síndrome de Gitelman.
- A maioria dos pacientes é de heterozigoto composto para mutações no *SLC12A3*, mas uma parcela significativa dos pacientes apresenta uma mutação única no *SLC12A3*.
- A presença de hipocalciúria e hipomagnesemia é altamente preditiva para o diagnóstico de SG, porém a hipocalciúria é bastante variável e a hipomagnesemia pode estar ausente.
- A diferenciação com outras tubulopatias perdedoras de sal (p. ex.: síndrome de Bartter) apenas baseada em dados clínicos e laboratoriais pode ser difícil em alguns casos.
- O fenótipo Gitelman-*like*, com hipomagnesemia e hipocalciúria, foi relatado em mutações no *CLCNKB*, que codifica o canal de cloro – ClC-Kb, o qual causa a síndrome de Bartter clássica (tipo III).
- A localização do ClC-Kb no túbulo contorcido distal explica o *overlap* fenotípico com SG.
- A condição apresenta grande variação fenotípica e um impacto significativo na qualidade de vida dos pacientes acometidos – apesar das descrições clássicas com envolvimento de adolescentes e adultos jovens e sintomas como fraqueza muscular, avidez por sal, noctúria e câimbras, há publicações descrevendo apresentações precoces (antes dos 6 anos de idade) com retardo de crescimento, condrocalcinose, tetania, rabdomiólise, convulsões e arritmias ventriculares.
- A SG é, usualmente, manejada com ingestão liberal de sal, suplementos de potássio e magnésio, diuréticos poupadores de potássio, inibidores da enzima conversora de angiotensina (IECA) e/ou bloqueadores do receptor de aldosterona (BRA), com uso de AINE em casos selecionados.
- Apesar do desenvolvimento acerca da síndrome desde a elucidação genética em 1996, ainda há muitos mistérios envolvendo a SG.

Características clínicas e diagnóstico

- A SG se apresenta classicamente em adolescentes e adultos, porém pode ser encontrada tão precocemente quanto no período neonatal.
- Os critérios laboratoriais para suspeitar de síndrome de Gitelman incluem: 1) hipocalemia (potássio < 3,5 mEq/L) com perda concomitante de potássio renal, na ausência de drogas que aumentem a excreção de potássio; 2) alcalose metabólica; 3) hipomagnesemia (magnésio < 1,7 mg/dL) com perda renal inapropriada de magnésio (fração de excreção > 4%); 4) hipocalciúria; 5) elevação de renina; 6) fração de excreção de cloro > 0,5%; 7) pressão arterial normal ou baixa; 8) ultrassonografia de rins e vias urinárias sem nefrocalcinose ou outras anormalidades (Quadro 55.1).
- Se o paciente apresentar eletrólitos normais ou próximos ao normal, em uso de suplemento de potássio e magnésio, os mesmos devem ser suspensos por 48 horas para uma coleta adequada favorecendo o diagnóstico.
- Falam contra o diagnóstico de síndrome de Gitelman: história familiar de malformações renais ou doença renal transmitida de modo dominante, presença de malformações renais, história de polidrâmnio ou rins hiperecogênicos, apresentação antes dos 3 anos de idade, uso crônico de diuréticos ou laxativos, ausência de hipocalemia, história de hipertensão de longa data e manifestações de expansão do volume extracelular.
- Deve-se destacar que a presença de hipertensão arterial (HAS) não exclui o diagnóstico de SG em adultos.
- Pacientes com fibrose cística podem desenvolver episódios de desidratação hipoclorêmica, hipocalêmica com alcalose metabólica (dica para diferencial: cloro urinário baixo → alcalose metabólica cloreto-sensível).
- São descritas manifestações SG-*like* com uma complicação rara do uso de cisplatina.

Quadro 55.1. Manifestações clínicas em pacientes com síndrome de Gitelman

Mais comuns (> 50% casos)	Frequentes (20% – 50% casos)	Ocasionais (< 20% casos)	Raros (relatos de caso)
• Avidez por sal	• Poliúria	• Início precoce (antes dos 6 anos)	• Convulsões
• Fraqueza muscular/câimbras	• Artralgia	• Déficit ponderal	• Taquicardia ventricular
• Fadiga	• Condrocalcinose	• Atraso puberal	• Rabdomiólise
• Tonturas	• Intervalo QT prolongado	• Vertigem/ataxia	• Borramento visual
• Noctúria	• Episódios febris	• Espasmo carpopedal, tetania	• Pseudotumor cerebral
• Sede e polidipsia	• Desmaio/síncope	• Vômitos/constipação	• Calcificações esclerocoroidais
• Parestesias		• Enurese	
• Palpitações		• Paralisia	
• Pressão arterial baixa			

Fonte: Adaptado Gitelman syndrome: consensus and guidance from a Kidney Disease: Improving Global Outcomes (KDIGO) Controversies Conference. Blanchard et al. Kidney Int. 2017.

- Desordens autoimunes podem causar desordens tubulares renais em decorrência de autoanticorpos contra os componentes tubulares → achados típicos de síndrome de Gitelman foram descritos em pacientes com uveíte, artrite e síndrome de Sjögren (Quadro 55.2).

Manifestações clínicas e avaliação

- Os pacientes com SG são, frequentemente, assintomáticos ou apresentam sintomas como fraqueza muscular, fadiga, avidez por sal, sede, noctúria, constipação, câimbras e episódios de espasmo carpopedal ou tetania desencadeados por hipomagnesemia.
- A pressão arterial é tipicamente baixa, em particular nos pacientes com hipocalemia e hipomagnesemia mais pronunciadas.
- Complicações da síndrome de Gitelman incluem condrocalcinose e calcificações esclerocoroidais → isso ocorre porque os íons magnésio aumentam a solubilidade dos cristais de pirofosfato de cálcio e são ativadores importantes da fosfatase alcalina não tecido-específica que hidrolisa os pirofosfatos e fosfato inorgânico; assim, a hipomagnesemia promove a cristalização de pirofosfato na esclera e nas articulações.
- Rabdomiólise hipocalêmica já foi relatada em pacientes com síndrome de Gitelman.
- A depleção de potássio e magnésio prolonga a duração do potencial de ação dos miócitos cardíacos, resultando em prolongamento do intervalo QT em cerca de 50% dos pacientes, o que leva a um risco aumentado de arritmias ventriculares.
- Os pacientes com SG podem apresentar intolerância à glicose ou resistência insulínica em decorrência de hipocalemia e hipomagnesemia crônicas.
- Os pacientes com SG podem desenvolver DRC em decorrência de hipocalemia que está associada à nefrite túbulo-intersticial, vacuolização dos túbulos e alterações císticas, assim como em decorrência de depleção de volume e ativação do sistema renina-angiotensina-aldosterona (SRAA) que contribuem para dano renal e fibrose.

Quadro 55.2. Alguns diagnósticos diferenciais de SG

Síndrome de Bartter clássica	• Usualmente, apresentação mais precoce (< 3 anos), com déficit ponderal, poliúria e níveis normais de magnésio, contudo as duas condições podem ser indistinguíveis.
Mutações no *HNF1B*	• Mutações no gene codificando o fator de transcrição HNF1-β podem mimetizar as anormalidades eletrolíticas (particularmente hipomagnesemia), encontradas na SG. A presença de diabetes MODY, história precoce de doença renal crônica (DRC), história familiar compatível com herança dominante, alteração de enzimas hepáticas e malformações renais e urogenitais falam a favor dessa condição. As mutações no *HNF1B* podem ocorrer de modo heterozigoto, homozigoto ou de novo. Cerca de 50% dos pacientes desenvolvem hipomagnesemia por perda renal de magnésio, frequentemente acompanhada de hipocalciúria, indicando comprometimento do túbulo distal.
Síndrome de EAST	• Mutações no gene *KCNJ10* codificando o canal de potássio Kir 4.1 causam uma desordem autossômica recessiva caracterizada por epilepsia, ataxia, surdez neurossensorial e tubulopatia. As alterações extrarrenais permitem a distinção com a SG.
Abuso de diuréticos/laxativos	• Incomum em crianças.

Fonte: Desenvolvido pela autoria.

Testagem genética

- A detecção de mutações inativadoras bialélicas no *SLC12A3* é crucial para o diagnóstico de SG.
- Como há pacientes com SG que não apresentam 2 mutações no *SLC12A3*, a sensibilidade do estudo genético varia de 65% a 80%, dependendo do método genético utilizado.

Tratamento

- Tendo-se em vista que a SG se caracteriza por um defeito primário no cotransportador Na-Cl, a ingestão de sódio *ad libitun* deve ser encorajada.
- A suplementação oral de potássio e magnésio é a base do tratamento dos pacientes com SG.
- Na presença de hipomagnesemia a suplementação de magnésio deve ser considerada inicialmente, pois a correção dos níveis de magnésio facilita a repleção de potássio e reduz o risco de tetania e outras complicações.
- O último *guideline* do KDIGO (2020) considera como metas aceitáveis um potássio ≥ 3 mEq/L e um magnésio ≥ 1,46 mg/dL.
- Atingir essas metas pode ser difícil em alguns pacientes, e a suplementação de altas doses pode resultar em efeitos adversos graves, como úlceras gástricas, vômitos e diarreia, podendo levar à piora das anormalidades metabólicas.
- A suplementação de potássio deve ser realizada com cloreto de potássio, uma vez que o cloro é o principal ânion perdido na urina dos pacientes que se encontram alcalóticos → sugere-se para crianças uma dose inicial de 1 – 2 mEq/kg/dia, em doses divididas ao longo do dia.
- Os suplementos de potássio não devem ser administrados com o estômago vazio visando minimizar a irritação/dano gastrointestinal.
- Deve-se recomendar alimentos ricos em potássio, com cuidado para o fato de que alguns desses alimentos são ricos em carboidratos e calorias.
- Suplementação venosa de potássio pode ser considerada em pacientes que não toleram reposição oral ou em casos de hipocalemia severa levando a sintomas como rabdomiólise, arritmias cardíacas, quadriplegia e insuficiência respiratória.
- A administração oral de suplementos de magnésio é a via preferencial para a correção da deficiência de magnésio, que agrava a hipocalemia e pode torná-la refratária à reposição de potássio.
- Todos os suplementos de magnésio são efetivos, mas a biodisponibilidade é altamente variável, resultando em diarreia osmótica em altas doses.
- Sais orgânicos de magnésio (aspartato, citrato e lactato) apresentam maior biodisponibilidade que o óxido e o cloreto de magnésio (Quadro 55.3).
- A dose inicial de magnésio elementar recomendada pelo consenso do KDIGO (2020) é de 5 mg/kg/dia de magnésio elementar para crianças em comprimidos de liberação prolongada, quando possível.
- A suplementação de magnésio deve ser dividida em 2 a 4 doses/dia, preferencialmente junto com as refeições.
- A titulação da reposição de magnésio deve ser guiada pelos níveis plasmáticos e pela tolerância gastrointestinal.
- A reposição de magnésio intravenosa deve ser reservada para pacientes com sintomas agudos e graves (tetania ou arritmias

Quadro 55.3. Principais sais de magnésio disponíveis para uso

Sal de Mg	% Mg elementar	mg de Mg por g de dose	Biodisponibilidade
Gluconato	6%	55	19%
Aspartato	8%	84	–
Glicinato	9%	90	–
Sulfato	10%	100	4%
Lactato	12%	120	41%
Cloreto	12%	120	20%
Pidolato	16%	160	–
Citrato	16%	160	16%
Carbonato	45%	450	30%
Óxido	60%	600	4%

cardíacas) ou em casos de intolerância gastrointestinal grave.
- Em casos de hipocalemia persistente, quando a suplementação enteral não é suficiente, podem ser considerados diuréticos poupadores de potássio, bloqueadores do sistema renina-angiotensina-aldosterona ou anti-inflamatórios e, até mesmo, uma combinação destes.
- Devem ser evitados medicamentos que causem hipocalemia, hipomagnesemia ou que prolonguem o intervalo QT.
- A base para a prevenção da condrocalcinose é a suplementação de magnésio.
- Crianças que apresentam déficit estatural a despeito da correção das anormalidades eletrolíticas podem ser candidatas à reposição de hormônio de crescimento (GH).
- Pode haver agravamento da hipocalemia e da hipomagnesemia durante a gestação, recomendando-se acompanhamento nefrológico mais próximo.

Bibliografia

Blanchard A, Bockenhauer D, Bolignano D, Calò LA, Cosyns E, Devuyst O et al. Gitelman syndrome: consensus and guidance from a Kidney Disease: Improving Global Outcomes (KDIGO) Controversies Conference. Kidney Int. 2017 Jan; 91(1):24-33.

Francini F, Gobbi L, Ravarotto V, Toniazzo S, Nalesso F et al. The dietary approach to the treatment of the rare genetic tubulopathies Gitelman's and Bartter's syndromes. Nutrients. 2021 Aug 26; 13(9):2960.

Fulchiero R, Seo-Mayer P. Bartter syndrome and Gitelman syndrome. Pediatr Clin North Am. 2019 Feb; 66(1):121-134.

Nozu K, Yamamura T, Horinouchi T, Nagano C, Sakakibara N, Ishikura K et al. Inherited salt-losing tubulopathy: an old condition but a new category of tubulopathy. Pediatr Int. 2020 Apr; 62(4):428-437.

Seyberth HW, Weber S, Kömhoff M. Bartter's and Gitelman's syndrome. Curr Opin Pediatr. 2017 Apr; 29(2):179-186.

CAPÍTULO 56

Cistinose

Introdução

- A cistinose é uma doença metabólica caracterizada pelo acúmulo de cistina em diferentes órgãos e tecidos, levando à disfunção orgânica potencialmente grave.
- Foram descritas classicamente três formas de cistinose → 1) forma infantil (forma nefropática), 2) forma de início tardio (juvenil) e 3) forma adulta (benigna).
- A cistinose nefropática, a forma mais frequente da doença, tem uma incidência estimada de 1:100.000 a 200.000 crianças.

Fisiopatologia

- A cistina é derivada da degradação proteica nas células lisossômicas.
- A cistina livre normalmente é transportada pela membrana lisossômica para o citosol, onde ela é reutilizada após a sua transformação em cisteína.
- Na cistinose ocorre acúmulo de cistina no interior dos lisossomos em função de um defeito no gene que codifica a cistinosina, a proteína que transporta a cistina pela membrana lisossômica.
- A cistina é fracamente solúvel e forma cristais conforme ocorre o aumento de sua concentração.
- Ainda não está totalmente claro o meio pelo qual o acúmulo de cistina leva à disfunção celular.
- Um mecanismo proposto é a "cistinização" de uma proteína quinase delta pelo acúmulo de cistina, resultando em aumento da apoptose das células tubulares proximais expostas à cistina e consequente disfunção tubular.
- Um estudo utilizando cobaias com *knockout* para cistinosina demonstrou redução da expressão de megalina, cubilina e transportadores de sódio na membrana apical das células tubulares proximais.
- A cistina depleta o *pool* celular de glutationa, favorecendo o estresse oxidativo e a apoptose.

Genética

- A cistinose é transmitida por herança autossômica recessiva.
- O gene relacionado com a cistinose foi mapeado e identificado no cromossomo 17p13.
- O gene, *CTNS*, é constituído de 12 éxons e codifica uma proteína de membrana lisossômica de 367 aminoácidos, denominada cistinosina.
- A exportação de cistina dos lisossomos parece ser impulsionada por um transporte de íons H^+.

- Mais de 100 mutações nos primeiros 10 éxons e no promotor do gene *CTNS* foram identificadas em pacientes portadores de cistinose.
- Uma deleção de 65 kb é a mutação mais frequentemente encontrada em indivíduos homozigotos com a forma infantil, sendo observada em cerca de 1/3 dos pacientes com cistinose.
- Essa mutação está presente em cerca de 75% dos pacientes (tanto heterozigotos como homozigotos) de origem europeia.

Formas clínicas

Forma infantil

- Apesar de a cistinose ser caracterizada por manifestações renais e extrarrenais, as crianças são normais ao nascimento.

Manifestações renais

- Os primeiros sinais surgem entre 3 e 6 meses de idade, sendo decorrentes, predominantemente, de disfunção tubular proximal, com manifestações variáveis de síndrome de Toni-Debré-Fanconi (proteinúria tubular, glicosúria, fosfatúria e aminoacidúria).
- O déficit de reabsorção de sódio e o defeito de concentração urinária resultam em poliúria (podendo atingir 2 – 3 L/dia), polidipsia, déficit poderoestatural, vômitos, constipação, fraqueza, febre de origem indeterminada e episódios recorrentes de desidratação.
- As perdas excessivas de potássio, sódio e bicarbonato levam à hipocalemia, hiponatremia e acidose metabólica.
- O raquitismo é, por vezes, frequente ao diagnóstico, em parte decorrente de fosfatúria e hipofosfatemia.
- A hipouricemia é uma constante, e a hipercalciúria pode levar à nefrocalcinose.
- As perdas tubulares tornam-se menos proeminentes após os 6 anos de idade em decorrência da redução progressiva da taxa de filtração glomerular (TFG).
- A doença renal crônica terminal (DRC-t) tipicamente ocorre antes dos 10 anos de idade, na ausência de tratamento com cisteamina.
- A avaliação histológica de rins cistinóticos mostra um padrão inespecífico de lesões tubulares e glomerulares (Figura 56.1).
- Os túbulos proximais e distais mostram-se dilatados ou atróficos e vacúolos podem ser observados nas células tubulares → fibrose intersticial e glomerulosclerose podem ser observadas em estágios avançados da doença.

Manifestações extrarrenais

- Na inspeção geral muitas crianças apresentam cabelos loiros e abdome distendido.
- **Retardo de crescimento** → é um marco característico dos pacientes cistinóticos, frequentemente acompanhado de atraso na idade óssea quando comparado à idade cronológica. A média de estatura em pacientes adultos é de 136,5 cm para o sexo masculino e 124 cm para o feminino. Observou-se nos últimos anos melhora das curvas de crescimento em decorrência da

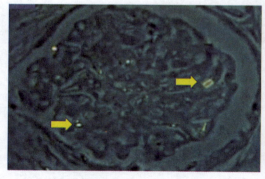

Figura 56.1. Histologia (setas indicando cristais glomerulares de cistina). Fonte: Adaptada de Diagnostic atlas of renal pathology. Fogo *et al.* 2017

suplementação eletrolítica e do uso de cisteamina e GH. A puberdade é tipicamente atrasada.

- **Olhos** → os olhos estão acometidos no curso precoce da doença, e os depósitos de cistina na córnea e na conjuntiva podem ser observados por meio da avaliação em lâmpada de fenda. Os depósitos de cistina levam à ocorrência de fotofobia, lacrimejamento e blefaroespasmo. A despigmentação irregular e periférica da retina pode ser também um achado precoce da doença. Déficit visual pode ocorrer mais tardiamente, em crianças maiores de 10 anos.
- **Fígado e baço** → a hepatomegalia em decorrência do aumento das células de Kupfer, contendo cristais de cistina é observada em até 40% dos pacientes, podendo levar à hipertensão portal. A esplenomegalia também é um achado frequente.
- **Tireoide** → o hipotireoidismo surge habitualmente entre 8 e 12 anos de idade. Pode ser detectado precocemente pela elevação dos níveis de TSH, que ocorre antes da queda dos níveis de tiroxina. Sintomas de hipotireoidismo são incomuns, mas esta condição pode contribuir para o déficit poderoestatural observado nesses pacientes (Figura 56.2).
- **Pâncreas** → diabetes insulino-dependente foi relatado em pacientes cistinóticos necessitando de diálise peritoneal e em pacientes pós-transplante em uso de altas doses de corticoides para tratar episódios de rejeição aguda. A hiperglicemia é habitualmente transitória, contudo alguns pacientes necessitam de terapia com insulina. Insuficiência pancreática exócrina com esteatorreia foi relatada em alguns pacientes.
- **Músculos** → fraqueza muscular é frequentemente observada nos pacientes cistinóticos, sendo, primariamente, decorrente de hipocalemia e deficiência de carnitina. Crianças maiores podem desenvolver miopatia, levando à incapacidade funcional importante e atrofia muscular, particularmente de musculatura distal dos membros. A disfunção pulmonar está relacionada com o grau de miopatia. Disfunção faríngea e oral, inclusive com alteração da fonação, é frequentemente observada.

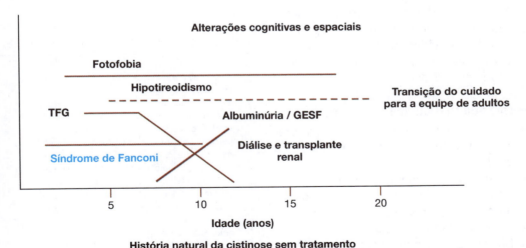

Figura 56.2. História natural da cistinose não tratada. Fonte: Elaborada pela autoria.

- **Gônadas** → alterações no eixo hipotálamo-hipófise-adrenal, com baixos níveis de testosterona, FSH e LH, são frequentemente observadas em pacientes cistinóticos do sexo masculino. Pacientes do sexo masculino são habitualmente azospérmicos, mas a presença de espermatogênese na biópsia testicular pode permitir a realização de fertilização *in vitro*. A idade média de puberdade nas pacientes do sexo feminino afetadas é de 15 anos.
- **Neurológicas** → as crianças com cistinose apresentam função cognitiva normal, mas algumas podem exibir anormalidades neurocognitivas. Há relatos de maior frequência de malformação de Arnold Chiari tipo I em pacientes com cistinose. Comprometimento mais grave do sistema nervoso central é uma complicação mais tardia que acomete cerca de 20% dos pacientes. Pode ocorrer hipertensão intracraniana benigna, apresentando-se com cefaleia e edema da papila.

Forma de início tardio (juvenil)

- Os primeiros sintomas da forma juvenil se iniciam, tipicamente, em torno dos 8 anos de idade.
- As manifestações de síndrome de Fanconi são menos graves ou ausentes, pode-se observar proteinúria atingindo a faixa nefrótica e a DRC-t ocorre, habitualmente, após os 15 anos de idade.

Forma adulta (benigna ou ocular)

- A forma adulta é caracterizada pela presença de cristais de cistina nos olhos e na medula óssea.
- Os pacientes podem apresentar apenas fotofobia, sendo, por vezes, o diagnóstico feito pelo oftalmologista a partir da detecção de cristais de cistina.
- Não se observa a presença de manifestações sistêmicas.

Diagnóstico

- O diagnóstico de cistinose pode ser confirmado por um dos três métodos a seguir descritos (Quadro 56.1).

Tratamento

- O tratamento da cistinose consiste em suporte sintomático, administração de cisteamina e transplante renal, para os pacientes que evoluem para DRC-t.

Suporte sintomático

- A meta inicial do tratamento sintomático é a reposição das perdas fluídicas e eletrolíticas decorrentes da disfunção tubular proximal.
- A oferta de água deve ser ajustada de acordo com o débito urinário e aumentada durante os episódios febris.
- Deve-se ofertar bicarbonato com o objetivo de manter níveis plasmáticos entre 21 e 24 mEq/L, podendo ser necessárias quantidades tão altas de suplementação quanto 10 – 15 mEq/kg/dia.

Quadro 56.1. Métodos diagnósticos para cistinose

1. Aumento da concentração de cistina em leucócitos de sangue periférico ou fibroblastos → em pacientes com cistinose nefropática, a concentração de cistina livre nos leucócitos é cerca de 10 – 50× acima dos valores normais. Os ensaios utilizando proteína ligadora de cistina são mais sensíveis e permitem a detecção de portadores heterozigotos. As concentrações intraleucocitárias de cistina são de 5 – 15 nmol de meia-cistina/mg de proteína na forma infantil, 3 – 6 na forma intermediária, < 1 em portadores heterozigotos e < 0,2 em indivíduos normais.
2. Demonstração de cristais de cistina em córnea pelo exame de lâmpada de fenda.
3. Confirmação de mutação do gene *CTNS*.

Fonte: Desenvolvido pela autoria.

- As perdas tubulares de sódio e potássio podem ser reduzidas de maneira significativa pela utilização de indometacina.
- Frequentemente há necessidade de suplementação de fósforo, cálcio, vitamina D e magnésio.
- A suplementação de L-carnitina, na dose inicial de 50 – 100 mg/kg/dia, é recomendada, tendo por objetivo manter níveis plasmáticos normais de carnitina.
- A suplementação de tiroxina é indicada nas crianças com hipotireoidismo.
- A administração de GH é segura e efetiva.

Cisteamina

- A administração de cisteamina trata diretamente a doença, reduzindo a concentração intracelular de cistina.
- A cisteamina entra nas células e concentra-se nos lisossomos, onde ela reage com a cistina formando complexos cisteamina-cisteína capazes de sair dos lisossomos (Figura 56.3).
- A cisteamina deve ser iniciada assim que o diagnóstico de cistinose for confirmado, uma vez que a medicação preserva a função renal, previne o hipotireoidismo e melhora o crescimento nas crianças afetadas.
- A cisteamina não previne a ocorrência de síndrome de Fanconi.
- A preservação da função renal com o uso da cisteamina foi demonstrada em um estudo com 76 pacientes → com uma idade média de 8,3 anos, os pacientes do grupo tratado apresentaram uma TFG significativamente maior do que aqueles do grupo que nunca havia recebido tratamento 56 vs. 8 mL/min/1,73 m^2.
- A cisteamina tópica, mas não a sistêmica, é efetiva na redução da deposição de cristais corneanos e de fotofobia.

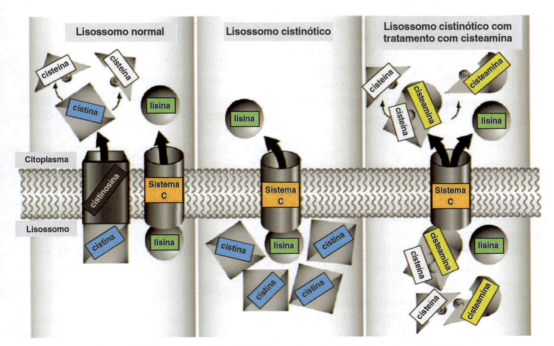

Figura 56.3. Mecanismo de ação da cisteamina. Fonte: Elaborada pela autoria.

Formulação oral e dosagem

- A terapia com cisteamina está disponível sob a forma de bitartarato de cisteamina.
- A forma de liberação entérica administrada a cada 12 horas é tão efetiva quanto a forma não entérica, que precisa ser administrada a cada 6 horas para manter níveis intraleucocitários de cistina satisfatórios.
- Um estudo prospectivo aberto incluindo 40 pacientes demonstrou benefício e eficácia da forma de liberação entérica (12/12 h) ao longo de 24 meses de seguimento no que se refere a indicadores de qualidade de vida e níveis intraleucocitários de cistina. A TFG e a velocidade de crescimento foram mantidas ao longo do período de seguimento.
- A dose da formulação de liberação imediata deve ser aumentada progressivamente de 10 até 50 mg/kg/dia (dose máxima de 1,95 g/m²/dia) → meta = cistina intraleucocitária < 1 nmol de meia-cistina/mg de proteína; a coleta deve ser realizada 12 horas após a dose de cisteamina.
- Quando se executa a conversão da forma de liberação imediata para a forma de liberação entérica os fabricantes recomendam iniciar com uma dose equivalente a 70% da formulação de liberação imediata.

Efeitos adversos

- Os principais efeitos adversos da administração de cisteamina incluem náuseas e vômitos que podem ser manejados com a utilização de omeprazol.
- Além disso, a cisteamina provoca hálito e suor com odor desagradável, o que dificulta a adesão ao tratamento, particularmente em adolescentes.
- Em pacientes com toxicidade decorrente da administração de cisteamina recomenda-se uma redução da dose corrigida pela superfície corpórea de 25%, com monitorização rigorosa da dosagem de cistina intraleucocitária.
- Acredita-se que a deficiência de cobre desempenhe um papel na toxicidade da cisteamina, uma vez que em situações de deficiência desse oligoelemento observa-se uma redução da atividade da enzima lisil oxidase necessária para a formação das ligações cisteamina-cisteína.

Colírio de cisteamina

- O colírio de cisteamina deve ser prescrito para prevenir a formação de depósitos corneanos de cistina, pois a formulação oral não alcança a córnea pela ausência de vascularização da mesma.
- O colírio deve ser aplicado 6 – 10× ao dia para ser efetivo, e pode reduzir as dimensões de depósitos corneanos previamente formados.
- Uma nova formulação em gel, requerendo administração menos frequente, em breve estará disponível.

Transplante renal

- A disfunção tubular induzida pela cistina não apresenta recorrência no enxerto, contudo ocorre depósito de cistina nas células intersticiais.
- Há uma morbidade considerável decorrente das manifestações extrarrenais da cistinose no período pós-transplante.
- A manutenção de adequada adesão ao tratamento com cisteamina no pós-transplante é fundamental para prevenção e minimização dos agravos extrarrenais.

Prognóstico

- Apesar da disponibilidade da cisteamina, ainda se observa significativa morbimortalidade em paciente com cistinose.

- Um estudo do NIH acompanhando 100 pacientes em uso de cisteamina entre 1985 e 2006 evidenciou os seguintes resultados:
  - transplante renal foi realizado em 92 pacientes com uma idade média de 12,3 anos;
  - 33% dos pacientes morreram com uma idade média de 28,5 anos (variando entre 18 e 43 anos);
  - pacientes apresentaram incidência significativa de comorbidades extrarrenais → hipotireoidismo (75%), insuficiência respiratória (69%), miopatia (50%), hipercolesterolemia (33%), retinopatia (33%), vasculopatia (31%), calcificações cerebrais (22%) e diabetes (24%).
- Estudo francês mostrou que o início da terapêutica com cisteamina antes dos 5 anos de idade diminuiu a incidência e retardou a ocorrência de DRC-t, bem como retardou a ocorrência de hipotireoidismo, diabetes, desordens neuromusculares e levou à melhora da qualidade de vida.

Bibliografia

Emma F, Nesterova G, Langman C, Labbé A, Cherqui S, Goodyer P et al. Nephropathic cystinosis: an international consensus document. Nephrol Dial Transplant. 2014 Sep; 29 (Suppl 4):iv87-94.

Fogo AB, Kashgarian M. Diagnostic atlas of renal pathology. 3rd edition. 2017.

Jamalpoor A, Othman A, Levtchenko EN, Masereeuw R, Janssen MJ. Molecular mechanisms and treatment options of nephropathic cystinosis. Trends Mol Med. 2021 Jul; 27(7):673-686.

Nesterova G, Gahl WA. Cystinosis: the evolution of a treatable disease. Pediatr Nephrol. 2013 Jan; 28(1):51-9.

Topaloglu R, Keser AG, Gülhan B, Ozaltin F, Demir H, Çiftci T et al. Cystinosis beyond kidneys: gastrointestinal system and muscle involvement. BMC Gastroenterol. 2020 Jul 29; 20(1):242.

Veys KR, Elmonem MA, Arcolino FO, van den Heuvel L, Levtchenko E. Nephropathic cystinosis: an update. Curr Opin Pediatr. 2017 Apr; 29(2):168-178.

Doença de Dent

Introdução

- A doença de Dent é uma desordem ligada ao X caracterizada por hipercalciúria, nefrocalcinose/litíase urinária, disfunção renal, raquitismo e proteinúria de baixo peso molecular.
- Na maioria dos casos é decorrente de mutações que inativam o canal de cloro voltagem-dependente ClC-5, porém em outros está associada a mutações no gene *OCRL1*, que também está mutado na síndrome óculo-cérebro-renal (síndrome de Lowe).
- Acredita-se que haja uma heterogeneidade genética adicional, uma vez que há pacientes com fenótipo de síndrome de Dent que não apresentam mutações em nenhum dos dois genes descritos.
- A doença de Dent é diferenciada da síndrome de Lowe por vários aspectos, entre eles, a ausência de catarata, ausência de comprometimento mental grave e ausência de acidose tubular renal.

Aspectos genéticos

- Em 60% dos casos a doença é decorrente de mutações que inativam o canal de cloro voltagem-dependente ClC-5, que é expresso no rim e está localizado no cromossomo X p11.22, e em 15% dos casos está associada a mutações no *OCRL1*.

Gene *CLCN5* (Doença de Dent tipo 1)

- O *CLCN5* codifica a proteína CLC-5, que faz parte da família CLC dos transportadores de cloro.
- Apesar de alguns membros da família CLC funcionarem como canais de cloro, outros, como o CLC-5, funcionam como antiporters de $Cl-H^+$.
- O CLC-5 é encontrado primeiramente, mas não apenas, nos rins – está expresso nos endossomas subapicais do túbulo proximal, no ramo ascendente espesso da alça de Henle e nas células intercaladas dos ductos coletores.
- Não há correlação entre o tipo de mutação e a presença de achados clínicos particulares ou a gravidade da doença.

Gene *OCRL1* (Doença de Dent tipo 2)

- Mutações no *OCRL1* foram descritas em aproximadamente 15% dos pacientes com doença de Dent.
- Este gene também está localizado no cromossomo X e codifica a proteína fosfatidilinositol 4,5-difosfato 5-fosfatase.
- As mutações encontradas no *OCRL1* nos pacientes com síndrome de Lowe são diferentes daquelas encontradas nos pacientes com doença de Dent → enquanto as mutações *missense* no domínio fosfatase da sequência do *OCRL1* são comuns às

duas condições, as mutações *nonsense* e *frameshift* na síndrome de Lowe ocorrem somente nos éxons 8 a 23, enquanto na doença de Dent tipo 2 essas mutações ocorrem nos primeiros 7 éxons.

Fisiopatologia

- O CLC-5 está presente na membrana subapical dos endossomos no túbulo proximal (Figura 57.1).
- Juntamente com uma bomba de prótons que também está presente na membrana, o CLC-5 facilita a acidificação máxima desses endossomos, permitindo a entrada de Cl e saída de H$^+$, dissipando a carga positiva gerada pela bomba de prótons.

Mecanismos da proteinúria

- A inativação do CLC-5 e o consequente déficit de acidificação dos endossomos explica a proteinúria de baixo peso molecular nos pacientes com doença de Dent.
- As proteínas de baixo peso molecular são livremente filtradas pelos glomérulos, adsorvidas por receptores (como a megalina) na superfície apical das células tubulares proximais e, então, sofrem endocitose.
- O déficit de acidificação dos endossomos resulta em falha no processo de adsorção das proteínas, o que leva também a uma diminuição do processo de reciclagem da membrana dos endossomos para a superfície apical → portanto, o CLC-5 afeta as trocas na membrana do túbulo proximal.
- A fosfatase do *OCRL* afeta as trocas nos endossomos, tanto por níveis alterados de PIP2 como por uma interação direta com a clatrina, uma proteína envolvida na montagem dos endossomos.

Mecanismos da hipercalciúria

- A hipercalciúria nos pacientes com doença de Dent parece ser decorrente de aumento da absorção gastrointestinal de cálcio e perda renal do mesmo (em função do excesso de calcitriol).
- Sabe-se que tanto em crianças como em adultos com doença de Dent o principal componente responsável pela hipercalciúria é dieta-dependente.
- Observação: não há indicação de restrição de cálcio na dieta de tais pacientes.

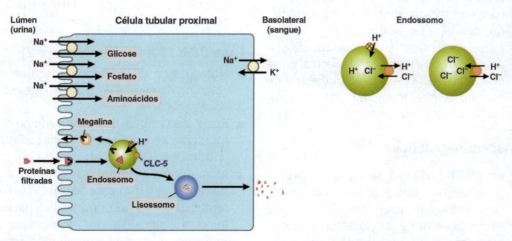

Figura 57.1. Ilustração esquemática do funcionamento do ClC-5. Fonte: Adaptada de Dent disease in children: diagnostic and therapeutic considerations. Szczepanska M, *et al*. Clin Nephrol. 2015.

Mecanismos da hiperfosfatúria e aumento do calcitriol

- A hiperfosfatúria e o aumento da hidroxilação da vitamina D parecem ser decorrentes de ativação dos receptores de PTH na membrana apical das células tubulares proximais, por ação do PTH.
- O PTH é uma proteína de baixo peso molecular e, dessa forma, o déficit de reabsorção resulta em níveis elevados de PTH nas células tubulares proximais, levando à ativação de seus receptores.
- A fosfatúria e o aumento da hidroxilação da vitamina D se unem para justificar a alteração no metabolismo de cálcio e fósforo observada em pacientes com doença de Dent.

Manifestações clínicas

- Os pacientes afetados normalmente se apresentam na infância com poliúria, hematúria microscópica, proteinúria assintomática ou litíase urinária (Quadro 57.1).
- A doença sintomática é praticamente exclusiva de homens, com herança recessiva ligada ao X.

Déficit de reabsorção tubular proximal e proteinúria

- Proteinúria de baixo peso molecular está presente nos homens afetados e, em menor grau, nas mulheres portadoras.
- Outros sinais de disfunção tubular proximal, como glicosúria, aminoacidúria e fosfatúria, também estão presentes nos homens afetados, porém esses achados variam entre os pacientes e podem ocorrer de maneira intermitente.
- A acidose tubular renal comumente não é vista na doença de Dent, ao contrário do que ocorre na síndrome de Lowe.

Quadro 57.1. Achados clínicos de pacientes com mutações no *CLCN5*

Anormalidade	Prevalência (%)
• Proteinúria de baixo peso molecular	100%
• Hipercalciúria*	95%
• Hematúria	94%
• Nefrocalcinose	74%
• Nefrolitíase	49%
• Doença renal crônica	64%
• Raquitismo ou osteomalácia	30%
• Defeito de concentração urinária	81%
• Aminoacidúria	76%
• Glicosúria	54%
• Hipofosfatemia	50%
• Hipocalemia	35%
• Defeito de acidificação urinária	17%

*Excluídos pacientes com déficit de função renal.

Fonte: Adaptado de Nephrolithiasis. Scheinman et al. Semin Nephrol. 1999.

Hipercalciúria, nefrocalcinose e litíase renal

- A maioria dos homens afetados apresenta hipercalciúria até o início do declínio da função renal.
- A nefrocalcinose ocorre em 75% dos pacientes e é frequentemente evidente na infância.
- A litíase renal ocorre em 50% dos pacientes.
- Crianças podem apresentar hipercalciúria importante (até 10 mg/kg/dia), que se torna menos pronunciada em adolescentes e adultos.

Disfunção renal

- Cerca de 1/3 dos homens afetados desenvolve algum grau de doença renal crônica, com decréscimo do *clearance* de creatinina ocorrendo de forma evidente na infância tardia (a ocorrência de DRC-t se dá em torno de 30 – 40 anos de idade).
- A causa da disfunção renal não é conhecida e não apresenta relação direta com o grau de nefrocalcinose.

- A disfunção renal pode estar associada à esclerose glomerular, à presença de hormônios bioativos de baixo peso molecular, a fatores de crescimento e citocinas nos túbulos, ou ao manejo anormal de proteínas que inibem a calcificação, como a osteopontina.

Raquitismo e osteomalacia

- Cerca de 25% dos homens afetados apresentam raquitismo ou osteomalacia.
- A maioria dos pacientes não apresenta sinais de doença óssea, tem densidade mineral óssea normal e atinge as estaturas-alvo.
- A presença de raquitismo não guarda relação com mutações específicas.

Outras anormalidades

- Os pacientes com doença de Dent apresentam frequentemente noctúria e polaciúria desde a infância, decorrentes da resistência relativa à ação do ADH.
- A capacidade de acidificação urinária é habitualmente normal, sendo que déficit de acidificação urinária pode ocorrer no contexto de nefrocalcinose ou disfunção renal.

Síndrome de Lowe

- A síndrome óculo-cérebro-renal de Lowe é fenotipicamente similar à doença de Dent, sendo comum a ocorrência de proteinúria de baixo peso molecular e hipercalciúria nas duas condições.
- Os pacientes com síndrome de Lowe apresentam também acidose tubular renal, catarata congênita e deficiência intelectual grave, achados que estão ausentes na doença de Dent.
- Além disso, os pacientes com síndrome de Lowe apresentam-se frequentemente com déficit de crescimento, que responde à terapia com álcalis e disfunção renal progressiva, que é mais severa e ocorre em uma idade mais precoce do que nos pacientes com doença de Dent.

Patologia

- Os achados de biópsia renal são inespecíficos.
- Pode ser observada esclerose glomerular, sem sinais de acometimento da membrana basal glomerular.
- Atrofia tubular, graus variáveis de inflamação intersticial e fibrose intersticial também podem ser observados.

Avaliação e diagnóstico

- Os homens afetados apresentam frequentemente sintomas associados à litíase urinária ou poliúria, assim como achados de proteinúria ou hematúria microscópica em exame aleatório de sedimento urinário.
- O diagnóstico de doença de Dent em homens pode ser realizado como base nos seguintes achados (Quando 57.2).

Papel do teste genético

- Uma história familiar indicando herança ligada ao X, em associação com um ou mais dos achados característicos da doença,

Quadro 57.2. Critérios diagnósticos para doença de Dent

1. **Proteinúria de baixo peso molecular** – RBP (*retinol binding protein*) é mais sensível que β_2-microglobulina.
2. **Hipercalciúria (> 4 mg/kg/24 h)**

   Em associação com pelo menos um dos cinco critérios abaixo:
   a. nefrocalcinose;
   b. nefrolitíase;
   c. hematúria;
   d. hipofosfatemia;
   e. doença renal crônica.

Fonte: Desenvolvido pela autora.

- e a identificação de uma mutação no *OCRL1* ou *CLCN5* confirmam o diagnóstico.
- Testes genéticos negativos não afastam o diagnóstico, uma vez que há pacientes que não apresentam mutações em nenhum dos 2 genes descritos.

Diagnóstico diferencial

- O diagnóstico diferencial de doença de Dent inclui outras entidades que podem levar à disfunção generalizada do túbulo proximal (síndrome de Fanconi), como cistinose, galactosemia, uso de ervas chinesas, ifosfamida etc.
- A ausência de acidose tubular renal favorece a doença de Dent em detrimento de outras condições.

Tratamento

- Apesar de não estar bem definida a relação entre hipercalciúria e disfunção renal na doença de Dent, ela é o principal fator relacionado com a nefrolitíase nesta condição → portanto, há um racional para tentar reduzir a excreção renal de cálcio nesses pacientes.
- A redução da hipercalciúria pode ser alcançada restringindo-se a ingestão dietética de sódio (uma vez que a excreção de sódio promove a excreção de cálcio) e administrando diuréticos tiazídicos que estimulam a reabsorção de cálcio.
- A restrição de cálcio dietético não está indicada, uma vez que pode exacerbar o risco de doença óssea.
- Suplementação de fósforo e de vitamina D pode ser necessária de acordo com o quadro de doença óssea → se realizar reposição de vitamina D, monitorizar atentamente níveis de calciúria, vitamina D e fosfatase alcalina.
- Os pacientes com DRC-t terminal são excelentes candidatos ao transplante renal, pois não há relato de recorrência da doença pós-transplante.
- Não há dados definitivos em relação ao uso de inibidores da enzima conversora de angiotensina (IECA) em pacientes com doença de Dent → a fisiopatologia da proteinúria é primariamente túbulo-intersticial, portanto não está claro o benefício dos IECA em tal contexto.

Bibliografia

Ehlayel AM, Copelovitch L. Update on Dent Disease. Pediatr Clin North Am. 2019 Feb; 66(1):169-178.

Jin YY, Huang LM, Quan XF, Mao JH. Dent disease: classification, heterogeneity and diagnosis. World J Pediatr. 2021 Feb; 17(1):52-57.

Sakakibara N, Nagano C, Ishiko S, Horinouchi T, Yamamura T, Minamikawa S, et al. Comparison of clinical and genetic characteristics between Dent disease 1 and Dent disease 2. Pediatr Nephrol. 2020 Dec; 35(12):2319-2326.

Scheinman SJ. Nephrolithiasis. Semin Nephrol. 1999 Jul; 19(4):381-8. P

Szczepanska M, Zaniew M, Recker F, Mizerska-Wasiak M, Zaluska-Lesniewska I, Kilis-Pstrusinska K et al. Dent disease in children: diagnostic and therapeutic considerations. Clin Nephrol. 2015 Oct; 84(4):222-30.

van Berkel Y, Ludwig M, van Wijk JAE, Bökenkamp A. Proteinuria in Dent disease: a review of the literature. Pediatr Nephrol. 2017 Oct; 32(10):1851-1859.

CAPÍTULO 58

Síndrome de Lowe

Introdução

- A forma clássica da síndrome óculo-cérebro-renal de Lowe, descrita por Lowe *et al.* em 1952, é caracterizada pela tríade: catarata congênita, déficit intelectual grave e disfunção tubular renal com comprometimento progressivo de função renal.
- Outros achados incluem déficit ponderal pós-natal, independentemente do grau de disfunção renal, arreflexia, edema/inchaço articular sem rigidez, nódulos subcutâneos e artropatia, que podem ser observados em até 50% dos pacientes adultos.
- A síndrome de Lowe é causada por variantes no gene *OCRL*, localizado no cromossomo Xq 25-26, que codifica o OCRL-1, uma 5-fosfatase polifosfato inositol.
- De modo interessante, variantes no gene *OCRL* foram identificadas também em pacientes com doença de Dent tipo 2, levantando a questão de como variantes no mesmo gene podem resultar em duas doenças distintas.
- Alguns autores sugerem que a doença de Dent tipo 2 representa uma forma mais leve da síndrome de Lowe.

Prevalência

- Tendo-se por base dados das associações norte-americana e italiana de síndrome de Lowe, a prevalência da doença foi estimada em 1:500.000 pessoas na população geral.

Manifestações clínicas e manejo

- A síndrome de Lowe é uma desordem multissistêmica, envolvendo principalmente os olhos, o sistema nervoso central (SNC) e os rins (Figura 58.1 e Quadro 58.1).

Alterações oftalmológicas

- Catarata congênita densa bilateral é uma característica da síndrome de Lowe e, frequentemente, está presente ao nascimento.
- A catarata se desenvolve precocemente na embriogênese em decorrência da formação inadequada e da degeneração das fibras do cristalino posterior primário, e já foi demonstrada em imagens de USG pré-natais.
- Glaucoma grave com buftalmo e necessidade de intervenção cirúrgica são observados em cerca de 50% dos pacientes com síndrome de Lowe, frequentemente

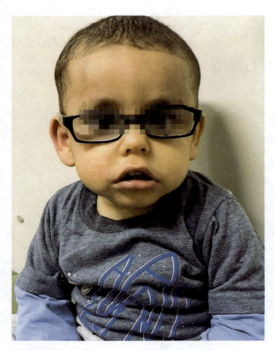

Figura 58.1. Paciente portador de síndrome de Lowe: fácies típica. Fonte: Acervo da autoria.

Quadro 58.1. Manifestações clínicas típicas da Síndrome de Lowe por faixa etária

Pré-natal	• Catarata, elevação de alfa-fetoproteína.
Neonatal	• Catarata, hipotonia muscular, reflexos tendíneos profundos abolidos, elevação de CPK/DHL, proteinúria de baixo peso molecular.
1 – 3 meses	• Síndrome de Fanconi.
Lactente	• Déficit ponderoestatural, atraso do DNPM.
Infância	• Alterações comportamentais, cicatrizes corneanas/queloides, fibrose túbulo-intersticial/glomerulosclerose.
Adolescência	• Escoliose.
Idade adulta	• Artropatia, doença renal crônica terminal (DRC-t).
Sem idade específica	• Convulsões e disfunção plaquetária.

Fonte: Desenvolvido pela autoria.

no primeiro ano de vida, podendo ocorrer até a 2ª a 3ª décadas de vida.
- Cicatrizes corneanas e queloides, sem ocorrência de qualquer trauma prévio, ocorrem em cerca de 25% dos pacientes habitualmente após os 5 anos de idade.
- Deve-se realizar tonometria com regularidade com o objetivo de abordar o glaucoma precocemente, quando necessário.
- A maioria dos autores contraindica o uso de lentes pelo risco de formação de queloides corneanos.

Sistema nervoso
- Tanto o SNC quanto o sistema periférico são afetados em pacientes com síndrome de Lowe.
- O primeiro sintoma clínico é a hipotonia muscular grave, frequentemente acompanhada da ausência de reflexos tendinosos profundos.
- A hipotonia muscular é de origem central, apesar de autores já terem demonstrado atrofia seletiva de fibras musculares tipo 1 em irmãos.
- A redução do tônus motor resulta em atraso na aquisição dos marcos motores do DNPM, sendo que 75% dos pacientes atingem deambulação independente com idade entre 6 e 13 anos.
- A maioria dos pacientes com síndrome de Lowe apresenta déficit intelectual grave, com a média do coeficiente intelectual (QI) variando entre 40 e 54.
- Convulsões ocorrem em cerca de 50% dos pacientes com síndrome de Lowe.
- Mais de 80% dos pacientes apresentam comportamento inflexível, agressivo, com irritabilidade e movimentos repetitivos, o que compromete sua função adaptativa.
- Há uma elevada prevalência de autoagressão, associada a um comportamento impulsivo e repetitivo.

- O período mais complicado em relação ao comportamento parece ser entre 8 e 13 anos de idade.
- Os resultados mais promissores em relação ao manejo das alterações comportamentais foram obtidos com clomipramina, paroxetina e risperidona.
- A ressonância magnética (RM) de crânio pode evidenciar ventriculomegalia e lesões hiperintensas em T2 com distribuição periventricular e na substância branca profunda.

Alterações renais

- O fenótipo renal da síndrome de Lowe é caracterizado por disfunção tubular proximal e comprometimento progressivo da função renal, levando à DRC-t entre a 2ª e a 3ª décadas de vida.
- A proteinúria de baixo peso molecular é um achado cardinal na síndrome de Lowe e é observada em todos os pacientes, refletindo um bloqueio da endocitose mediada pelo receptor megalina-cubilina no túbulo proximal.
- Mais da metade dos pacientes apresenta proteinúria nefrótica, mas as concentrações de albumina habitualmente mantêm-se normais.
- Aminoacidúria generalizada é observada em cerca de 80% dos pacientes com síndrome de Lowe clássica, mas em apenas 50% dos pacientes com doença de Dent tipo 2.
- A hipercalciúria é um achado comum em pacientes com síndrome de Lowe e doença de Dent tipo 2, sendo encontrada em 80% dos pacientes.
- Nefrocalcinose/nefrolitíase estão presentes em cerca de 50% dos pacientes com síndrome de Lowe.
- Acidose metabólica hiperclorêmica está presente em 33% – 82% dos pacientes.
- Uma diferença importante em relação às outras condições que se apresentam como síndrome de Fanconi é a ausência de glicosúria na grande maioria dos pacientes com síndrome de Lowe.

Outras manifestações

- Cerca de metade dos pacientes desenvolve escoliose, que frequentemente progride no período após a puberdade.
- Tenossinovite, artrite e artropatia deformante são complicações, com frequência descritas em pacientes com síndrome de Lowe.
- O retardo de crescimento é uma marca registrada da síndrome de Lowe e não está relacionado com o grau de disfunção renal ou doença óssea.
- Plaquetopenia discreta foi observada em cerca de 20% dos pacientes em algumas séries.
- A criptorquidia está presente em cerca de 1/3 dos pacientes.
- A fertilidade pode estar reduzida em pacientes com síndrome de Lowe em decorrência de fibrose peritubular e azoospermia.

Aspectos genéticos

- O gene *OCRL* está localizado no cromossomo X 25-29 e apresenta 24 éxons, ocupando 52 kb.
- A região codificadora inclui os éxons 1 – 23.
- Mais de 200 variantes do gene *OCRL* foram descritas, contudo em cerca de 10% – 20% dos pacientes com suspeita de síndrome de Lowe nenhuma variante é encontrada.
- As variantes na doença de Dent tipo 2 afetam apenas os primeiros 7 éxons, enquanto na síndrome de Lowe clássica elas se concentram nos éxons 8 – 23.
- A síndrome de Lowe e a doença de Dent tipo 2 podem ser atribuídas a uma variante de novo em cerca de 1/3 dos casos.

Tratamento

- A terapêutica dos pacientes com síndrome de Lowe requer uma abordagem multiprofissional (oftalmologia, nefrologia, neurologia, endocrinologia, genética, nutrição, cirurgia pediátrica, fisioterapia, fonoaudiologia, ortopedia e odontologia) e seguimento em longo prazo envolvendo as diferentes morbidades associadas à condição.
- Do ponto de vista nefrológico, a base do manejo está relacionado com o suporte para os distúrbios decorrentes da síndrome de Fanconi.
- Pacientes com síndrome de Lowe evoluindo para DRC-t podem ser manejados com sucesso com diálise e transplante renal.

Bibliografia

Bökenkamp A, Ludwig M. The oculocerebrorenal syndrome of Lowe: an update. Pediatr Nephrol. 2016 Dec; 31(12):2201-2212.

de Matteis MA, Staiano L, Emma F, Devuyst O. The 5-phosphatase OCRL in Lowe syndrome and Dent disease 2. Nat Rev Nephrol. 2017 Aug; 13(8):455-470.

Maia ML, do Val ML, Genzani CP, Fernandes FA, de Andrade MC, Carvalhaes JT. Lowe syndrome: report of five cases. J Bras Nefrol. 2010 Apr-Jun; 32(2):216-22.

Recker F, Reutter H, Ludwig M. Lowe syndrome/Dent-2 disease: a comprehensive review of known and novel aspects. J Pediatr Genet. 2013 Jun; 2(2):53-68.

Sakakibara N, Ijuin T, Horinouchi T, Yamamura T, Nagano C, Okada E et al. Identification of novel OCRL isoforms associated with phenotypic differences between Dent disease-2 and Lowe syndrome. Nephrol Dial Transplant. 2022 Jan;37(2):262-70.

CAPÍTULO 59

Diabetes Insipidus Nefrogênico

Introdução

- O diabetes insípido nefrogênico (DIN) é um raro distúrbio do metabolismo da água caracterizado por uma incapacidade de concentrar a urina, mesmo na presença do hormônio antidiurético (ADH).
- O padrão mais comum de herança é um distúrbio recessivo ligado ao X.
- Formas secundárias (adquiridas), parciais ou completas de DIN podem ser observadas em distúrbios que comprometem a função tubular renal, incluindo uropatias obstrutivas, lesão renal aguda ou doença renal crônica, doenças císticas renais, nefrite intersticial, nefrocalcinose ou nefropatia tóxica em função de hipopotassemia, hipercalcemia, lítio ou anfotericina B.

Fisiopatologia

- A capacidade de concentrar a urina (e, consequentemente, absorver água) requer a presença de um gradiente de concentração intacto na medular renal e a capacidade de modular a permeabilidade à água no túbulo coletor.
- Esta última capacidade é mediada pelo ADH, que é sintetizado no hipotálamo e armazenado na hipófise posterior.
- Em situações basais o túbulo coletor é impermeável à água.
- Entretanto, em resposta à osmolaridade plasmática aumentada (conforme detectado pelos osmorreceptores no hipotálamo) e/ou depleção grave de volume, o ADH é liberado na circulação sistêmica (Figura 59.1).
- O ADH então se liga ao seu receptor, vasopressina-2 (*AVPR-2*), na membrana basolateral da célula do túbulo coletor.
- Esta ligação do hormônio ao seu receptor ativa uma cascata dependente de adenosina monofosfato cíclico que resulta em movimento de canais pré-formados de água (aquaporina – AQP-2) para a membrana luminal do ducto coletor, tornando-o permeável à água (Figura 59.2).
- Defeitos no gene *AVPR-2* causam a forma ligada ao sexo, a forma mais comum de DIN geneticamente determinado (90% dos casos).
- Mutações homozigóticas no gene *AQP-2* foram identificadas em pacientes com a forma autossômica recessiva da doença (10% dos casos).
- Os pacientes com formas secundárias de DIN podem ter resistência ao ADH em virtude da expressão defeituosa de aquaporinas (p. ex.: intoxicação pelo lítio).

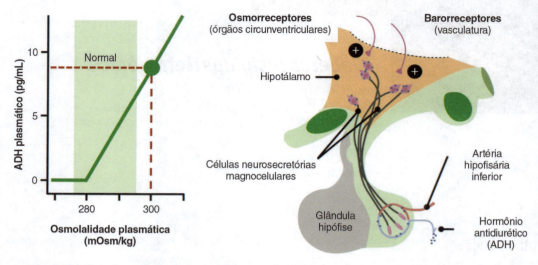

Figura 59.1. Relação entre liberação de ADH e osmolaridade plasmática. Fonte: Elaborada pela autoria.

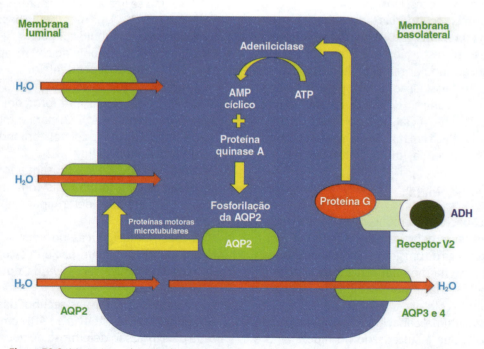

Figura 59.2. Mecanismo de ação do ADH na célula do ducto coletor. Fonte: Elaborada pela autoria.

- A resistência secundária ao ADH usualmente ocorre como resultado da perda do gradiente hipertônico medular em face de diurese osmótica ou lesão tubular, resultando na incapacidade de reabsorver sódio ou ureia.

Manifestações clínicas

- Os pacientes com DIN congênito tipicamente se apresentam no período neonatal com poliúria maciça, depleção de volume, hipernatremia e hipertermia.
- Irritabilidade e choro são aspectos comuns, além de constipação e baixo ganho ponderal que são frequentemente observados.
- Depois de múltiplos episódios de desidratação hipernatrêmica os pacientes podem ter atraso no desenvolvimento e retardo mental.
- Em virtude da necessidade de ingestão de grandes volumes de água durante o dia os pacientes muitas vezes têm apetite diminuído e baixa ingestão alimentar.

Diagnóstico

- O diagnóstico deve ser suspeitado em pacientes com poliúria, hipernatremia e urina diluída.
- Devem ser obtidas medidas simultâneas da osmolaridade plasmática e urinária.
- Se o valor da osmolaridade plasmática for ≥ 290 mOsm/kg com um valor de osmolaridade urinária < 290 mOsm/kg, um teste formal de restrição hídrica não é necessário.
- Como o diagnóstico diferencial inclui causas de diabetes insípido central, a incapacidade de responder ao ADH deve ser então confirmada pela administração de arginina-vasopressina (10 – 20 μg via intranasal) seguida por medidas seriadas da osmolaridade plasmática e urinária a cada hora, durante 4 horas.
- Em pacientes com suspeita de DIN "parcial" ou secundário, nos quais a osmolaridade plasmática pode encontrar-se < 290 mOsm/kg, um teste de restrição hídrica deve ser considerado.
- Restrição hídrica e medidas periódicas da osmolaridade plasmática e urinária devem ser realizadas até que a osmolaridade plasmática esteja maior que 290 mOsm/kg, quando a arginina-vasopressina deve ser administrada.
- Um critério para a suspensão precoce do teste de restrição hídrica inclui uma diminuição de peso de mais de 3%.
- Em virtude do débito urinário volumoso, os pacientes com DIN podem apresentar hidronefrose não obstrutiva de grau variado (Figura 59.3).

Tratamento e prognóstico

- O tratamento do DIN inclui:
    1. manutenção de ingestão hídrica adequada e livre acesso à água;
    2. redução do débito urinário pela limitação da carga de soluto com uma dieta hiposmolar e hipossódica;
    3. administração de medicamentos direcionados à diminuição do débito urinário.
- Em lactentes o leite humano ou uma fórmula pobre em solutos é preferível.
- A maioria dos lactentes com DIN congênito necessita de gastrostomia ou alimentação nasogástrica para garantir uma administração adequada de líquidos durante todo o dia e à noite.
- A ingestão de sódio em pacientes mais velhos deve ser < 0,7 mEq/kg/24 horas.
- **Diuréticos tiazídicos** (2 – 3 mg/kg/dia de hidroclorotiazida) efetivamente induzem a perda renal de sódio e estimulam a

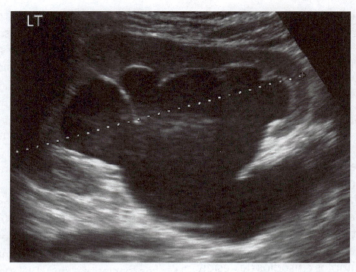

Figura 59.3. Hidronefrose em paciente com diabetes insípido nefrogênico. Fonte: Adaptada de Clinical Pediatric Nephrology. 2017.

reabsorção de água pelo túbulo proximal (obs.: estudos mostram aumento da expressão de aquaporinas).
- Pacientes que têm resposta inadequada a diuréticos tiazídicos isolados podem se beneficiar com a adição de **indometacina** (iniciar com 0,5 a 1 mg/kg/dia, titulando conforme resposta clínica).
- A função renal deve ser cuidadosamente monitorizada em pacientes em uso de indometacina.
- Pacientes com DIN secundário podem não necessitar de medicações, mas devem ter livre acesso à água.
- A prevenção da desidratação e da hipernatremia recorrentes nos pacientes com DIN congênito melhorou significativamente o desenvolvimento neurológico desses pacientes.
- O prognóstico dos pacientes com DIN secundário depende, em geral, da natureza da doença de base.

Bibliografia

Bockenhauer D, Bichet DG. Pathophysiology, diagnosis and management of nephrogenic diabetes insipidus. Nat Rev Nephrol. 2015 Oct; 11(10):576-88.

Bockenhauer D, Bichet DG. Nephrogenic diabetes insipidus. Curr Opin Pediatr. 2017 Apr; 29(2):199-205.

Kavanagh C, Uy NS. Nephrogenic diabetes insipidus. Pediatr Clin North Am. 2019 Feb; 66(1):227-234.

Kher KK, Schnaper HW, Greenbaum LA (eds.). Clinical Pediatric Nephrology. 3. ed. CRC Press, 2017

Milano S, Carmosino M, Gerbino A, Svelto M, Procino G. Hereditary nephrogenic diabetes insipidus: pathophysiology and possible treatment. An update. Int J Mol Sci. 2017 Nov 10; 18(11):2385.

Refardt J. Diagnosis and differential diagnosis of diabetes insipidus: Update. Best Pract Res Clin Endocrinol Metab. 2020 Sep; 34(5):101398.

CAPÍTULO 60

Síndrome de Liddle

Introdução

- A síndrome de Liddle e o pseudo-hipoaldosteronismo tipo 1 autossômico recessivo são desordens genéticas raras associadas a anormalidades na função do canal de sódio do ducto coletor, também denominado canal epitelial de sódio (ENaC) ou canal de sódio amilorida-sensível.
- A função do ENaC está aumentada na síndrome de Liddle, levando a manifestações similares às relacionadas com excesso de mineralocorticoides, como hipertensão, alcalose metabólica e hipocalemia.
- A manifestação clínica da síndrome de Liddle ocorre em idade precoce na maioria dos casos, sugerindo a possibilidade de uma desordem genética em detrimento de um adenoma de adrenal.
- Além disso, os níveis plasmáticos e urinários de aldosterona estão diminuídos, contrariamente ao que ocorre no aldosteronismo primário.

Aspectos fisiológicos

- O ducto coletor cortical contém 2 tipos celulares, com diferentes funções: células principais (cerca de 65%) e células intercaladas.
- As células principais apresentam canais de sódio e potássio na membrana apical (luminal) e uma Na/K-ATPase na membrana basolateral (Figura 60.1).
- Os canais de sódio sensíveis à aldosterona, também chamados canais epiteliais de sódio, estão presentes no cólon, nas glândulas sudoríparas, assim como nas células dos ductos coletores.
- As células intercaladas estão envolvidas primariamente no manejo de hidrogênio, bicarbonato e potássio.
- As células principais contribuem para a reabsorção de sódio e são o principal sítio de secreção de potássio.
- A aldosterona desempenha um papel central nesses processos, principalmente aumentando o número de canais de sódio abertos.
- A amilorida e o triamtereno bloqueiam os canais de sódio do ducto coletor, levando à natriurese e à retenção de potássio.

Quadro clínico e diagnóstico

- É uma condição rara de herança autossômica dominante.
- Os pacientes tipicamente apresentam hipertensão, hipocalemia e alcalose metabólica.
- A maioria dos pacientes tem apresentação em idade precoce, mas alguns não são diagnosticados até a idade adulta.

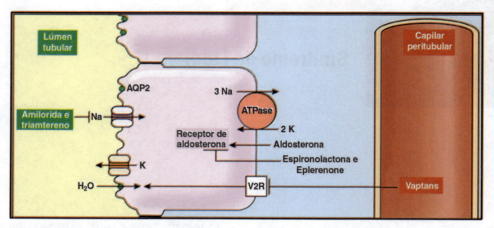

Figura 60.1. Transporte tubular nas células principais do ducto coletor. Fonte: Adaptada de UpToDate.

- Alguns pacientes podem não ter hipocalemia na apresentação.
- A anormalidade genética na síndrome de Liddle envolve mutações em genes localizados no cromossomo 16p12 que codificam as subunidades beta e gama do ENaC, respectivamente *SCNN1B* e *SCNN1G*.
- Além da tríade de hipertensão, hipocalemia e alcalose metabólica em idade precoce, é observada diminuição da atividade de renina plasmática, bem como diminuição dos níveis plasmáticos de aldosterona e de sua excreção urinária.
- O diagnóstico diferencial inclui uma constelação de condições, como resistência familiar ao cortisol, síndrome de excesso aparente de mineralocorticoide, ingestão de alcaçuz, síndrome de Cushing, tumores de adrenal, entre outras.
- Uma história familiar de hipertensão de início precoce, em associação com a presença de hipocalemia em alguns membros da família, deve levar à suspeita de uma condição genética.
- A ausência de história familiar não descarta a possibilidade de síndrome de Liddle.

Tratamento

- A terapia na síndrome de Liddle deve incluir a prescrição de amilorida ou triantereno, diuréticos poupadores de potássio que agem bloqueando diretamente os canais de sódio dos ductos coletores, podendo corrigir a hipertensão e a hipocalemia, se presentes.
- O uso da espironolactona é inefetivo, uma vez que o aumento da atividade do canal de sódio na síndrome de Liddle não é mediado pela aldosterona.

Bibliografia

Ceccato F, Mantero F. Monogenic forms of hypertension. Endocrinol Metab Clin North Am. 2019 Dec; 48(4):795-810.

Cui Y, Tong A, Jiang J, Wang F, Li C. Liddle syndrome: clinical and genetic profiles. J Clin Hypertens (Greenwich). 2017 May; 19(5):524-529.

Enslow BT, Stockand JD, Berman JM. Liddle's syndrome mechanisms, diagnosis and management. Integr Blood Press Control. 2019 Sep 3; 12:13-22.

Levanovich PE, Diaczok A, Rossi NF. Clinical and molecular perspectives of monogenic hypertension. Curr Hypertens Rev. 2020; 16(2):91-107.

Oh YS, Warnock DG. Disorders of the epithelial Na(+) channel in Liddle's syndrome and autosomal recessive pseudohypoaldosteronism type 1. Exp Nephrol. 2000 Nov-Dec; 8(6):320-5.

CAPÍTULO 61

Nefrite Túbulo-intersticial

Introdução

A nefrite túbulo-intersticial (NTI) é caracterizada por inflamação do componente túbulo-intersticial, sem envolvimento significativo vascular ou dos glomérulos.
- A NTI pode ser aguda (Figura 61.1) ou crônica.

NTI aguda

Etiologia

Induzida por drogas

- Os principais agentes relacionados são: antibióticos beta-lactâmicos, sulfonamidas, fluorquinolonas, rifampicina, anti-inflamatórios não hormonais (AINE), diuréticos e inibidores da bomba de prótons (Quadro 61.1).

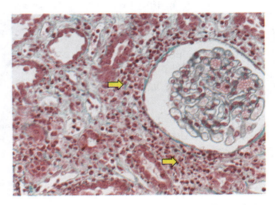

Figura 61.1. Nefrite túbulo-intersticial aguda. Infiltrado mononuclear e linfocitário intersticial (setas). Glomérulo normal. Dilatação dos capilares peritubulares. Fonte: Adaptada de UpToDate.

Quadro 61.1. Drogas comumente associadas à NTI aguda

Antibióticos	Anti-inflamatórios	Outros

• **Beta-lactâmicos**
• **Cefalosporinas**
• **Macrolídeos**
• **Outros antibióticos**
  • Rifampicina
  • Etambutol
  • Isoniazida
  • Vancomicina
  • Ciprofloxacina
• **Antivirais**
  • Aciclovir
  • Indinavir
  • Interferon-alfa
	• Ibuprofeno
	• Cetoprofeno
		• Furosemida
		• Tiazídicos
		• Alopurinol
		• Azatioprina
		• Anticonvulsivantes
		• Inibidores da bomba de prótons
		• Lítio

Fonte: Adaptado de Tubulointerstitial Nephritis. Ruebner RL et al. Pediatr Clin North Am. 2019.

Infecções

- Bacterianas → *Leptospira*, *Mycobacteria*, *Streptococcus*, *Salmonella typhi*, *Mycoplasma*.
- Virais → vírus Epstein-Barr (EBV), hepatite B, HIV, citomegalovírus, sarampo, hantavírus, poliomavírus.
- Riquétsias, fungos e parasitas também podem ser agentes causais.

Imunomediada

- Associada a glomerulonefrites → nefropatia por IgA, nefropatia membranosa e nefrite lúpica.
- Não associada a doenças glomerulares → rejeição de enxerto renal, síndrome TINU (nefrite túbulo-intersticial com uveíte) – pode ser observada em casos de lúpus eritematoso sistêmico (LES), sarcoidose, síndrome de Sjögren, granulomatose de Wegener e doença de Behçet.
- Infecções → tuberculose, brucelose, toxoplasmose, EBV, HIV e *Chlamydia*.

Idiopática

- Cabe salientar que cerca de 8% dos casos de NTI em crianças são idiopáticos, não sendo definida etiologia mesmo após extensa investigação.

Quadro clínico

Manifestações renais

- Podem estar presentes diferentes graus de disfunção renal.
- Lesão renal aguda (LRA) → o período de início é variável, podendo ser de poucos dias até 2 meses. A ausência de oligúria, de edema e proteinúria significativos, ausência de cilindros hemáticos e de hipertensão ajuda no diagnóstico diferencial com glomerulonefrites agudas.
- Tubulopatia → acidose metabólica hiperclorêmica, glicosúria, fosfatúria, proteinúria e hipocalemia sugerem disfunção tubular proximal/poliúria, hipercalemia e hipomagnesemia podem sugerir disfunção tubular distal/poliúria e hipernatremia podem sugerir disfunção de ductos coletores.

Manifestações extrarrenais

- Febre, *rash* cutâneo, artralgia, anorexia, dor em flancos e vômitos são sintomas inespecíficos.
- Achados sistêmicos relacionados com o quadro infeccioso ou imunológico associado.
- Sinais de uveíte em paciente com síndrome TINU.

Avaliação laboratorial

Urinálise

- Proteinúria (< 1 g/dia), cilindros leucocitários, eosinofilúria (eosinófilos urinários > 1% pela coloração de Wright/Hansel) é tipicamente observada na NTI droga-induzida, cilindros granulares e hialinos.

Disfunção tubular (se presente)

- Hipostenúria, glicosúria, aminoacidúria, bicarbonatúria, fosfatúria e perda de magnésio.

Alterações hematológicas

- Anemia normocítica-normocrômica, leucocitose, eosinofilia periférica.
- Alteração de enzimas hepáticas pode ser observada em NTI droga-induzida.

Ultrassonografia de rins e vias urinárias

- Pode evidenciar rins normais ou aumentados com aumento da ecogenicidade.
- Aumento da captação de gálio em cintilografia é um teste com boa sensibilidade.

Avaliação histopatológica

- A biópsia renal pode evidenciar infiltrado mononuclear intersticial (presença de eosinófilos nos quadros droga-induzidos), confirmando o diagnóstico.

- Alguns achados típicos podem ser úteis na identificação de NTI induzida por AINE → início dias a meses após a exposição, edema, proteinúria nefrótica (eventualmente), eosinófilos urinários (> 1%).

Tratamento

Medidas de suporte
- Suspensão da droga suspeita de causar o quadro e/ou tratamento da infecção sistêmica associada – 1ª etapa do tratamento e essencial.

Uso de corticoides
- Não há estudos que mostrem benefício comprovado da utilização de esteroides na NTI aguda.
- Contudo, em casos de LRA mantida e em progressão à despeito de suspensão do agente causal, pode ser considerada corticoterapia.

Diálise
- Pode ser indicada em casos graves.

Prognóstico
- A recuperação da função renal é frequente.
- Fatores de mau prognóstico → inflamação intersticial grave na biópsia renal, duração prolongada da LRA e níveis de pico de creatinina elevados.

Síndrome TINU

- A associação entre NTI e uveíte foi descrita pela primeira vez em 1975.
- A síndrome TINU aparece usualmente antes dos 20 anos de idade, porém relatos da literatura sugerem que possa ocorrer em qualquer idade entre 9 e 74 anos.
- A síndrome TINU é uma condição incomum caracterizada por nefrite túbulo-intersticial aguda com curso favorável associada à uveíte com curso crônico e recorrente.
- Usualmente, a ocorrência da uveíte segue o quadro de NTI, porém pode ocorrer antes ou ao mesmo tempo que a mesma.
- A patogênese ainda é incerta, porém um mecanismo imune mediado por linfócitos foi sugerido.
- A lesão ocular, habitualmente, é uma panuveíte, sendo bilateral em 77% dos casos, com ou sem uveíte posterior.
- A histologia renal na síndrome de TINU é indistinguível de uma NTI aguda.
- Caso sejam encontrados eosinófilos no infiltrado da biópsia devem-se considerar sarcoidose, LES e doença de Behçet como diagnóstico diferencial.

NTI crônica

Etiologia

Doenças renais hereditárias
- Nefronoftise, doenças císticas renais, cistinose, oxalose, síndrome de Alport, anemia falciforme e doença de Wilson.

Drogas e toxinas
- Metais pesados como chumbo, arsênico, cádmio e mercúrio.
- Drogas como AINE, lítio, inibidores de calcineurina e cisplatina.

Alteração renal estrutural
- Nefropatia de refluxo, displasia renal e uropatia obstrutiva.

Causas metabólicas
- Hipercalciúria, hiperuricemia, hipocalemia e hiperoxalúria.

Imunomediadas
- Associadas a glomerulonefrites → LES, doença por anticorpo anti-MBG, poliarterite nodosa, granulomatose de Wegener.
- Não associada a glomerulonefrites → rejeição de enxerto, hepatite crônica ativa.

Radiação ionizante

Quadro clínico

- Sintomas inespecíficos → anorexia, perda de peso, vômitos, déficit ponderal e, eventualmente, poliúria e polidipsia.
- A hipertensão pode estar presente, mas é menos pronunciada do que nas doenças glomerulares.
- Anemia e doença mineral óssea podem ser desproporcionais ao grau de disfunção renal.

Tratamento

- Tratamento conservador da DRC.
- Tratamento da doença de base – causa primária.
- O prognóstico depende das comorbidades, como hipertensão, dislipidemia, obesidade e anemia.

Bibliografia

Güngör T, Çakici EK, Yazilitaş F, Eroğlu FK, Özdel S, Kurt-Sukur ED et al. Clinical characteristics of childhood acute tubulointerstitial nephritis. Pediatr Int. 2020 Oct 5.

Howell M, Sebire NJ, Marks SD, Tullus K. Biopsy-proven paediatric tubulointerstitial nephritis. Pediatr Nephrol. 2016; 31:1625-1630.

Moledina DG, Perazella MA. Drug-induced acute interstitial nephritis. Clin J Am Soc Nephrol. 2017; 12:2046-2049.

Nast CC. Medication-induced interstitial nephritis in the 21st century. Adv Chronic Kidney Dis. 2017; 24:72-79.

Perazella MA, Markowitz GS. Drug-induced acute interstitial nephritis. Nat Rev Nephrol. 2010; 6:461-470.

Ruebner RL, Fadrowski JJ. Tubulointerstitial Nephritis. Pediatr Clin North Am. 2019 Feb;66(1):111-119.

Verghese PS, Luckritz KE, Eddy AA. Interstitial nephritis in children. In: Geary DF, Schaefer F (eds) Pediatric kidney disease. Springer-Verlag, Heidelberg; 2016: 1013-1036.

Parte 4

Lesão Renal Aguda e Terapia Substitutiva Renal

CAPÍTULO 62

Lesão Renal Aguda (LRA)

Introdução

- A LRA é uma situação comum em pediatria, de custo elevado e que acarreta alta morbidade e mortalidade.
- Como é uma situação prevenível em alguns casos, a identificação de pacientes de risco e a instituição de medidas preventivas são essenciais.
- A LRA é comum, mas a frequência depende da definição usada e da população estudada.
- Em algumas séries a LRA corresponde a 1% das admissões hospitalares e complica em mais de 7% dos pacientes internados, principalmente aqueles com doença renal de base.
- Quando há necessidade de diálise a mortalidade hospitalar chega a 50% e pode exceder 75% no contexto de sepse e outros pacientes criticamente enfermos.

Definição

- A definição de LRA em adultos e crianças tem sido muito variável.
- Existem mais de 35 definições de LRA publicadas na literatura.
- Um sistema de classificação intitulado RIFLE (2004) foi proposto como uma classificação padronizada em adultos e adaptada para pacientes pediátricos (2007) → leva em conta mudanças no nível plasmático de creatinina e débito urinário (Quadros 62.1 e 62.2).
- O pRIFLE foi desenvolvido para classificar melhor a LRA pediátrica e refletir o curso da doença em crianças admitidas em unidades de terapia intensiva (UTI).
- Outro sistema proposto para o estadiamento da LRA e bastante empregado foi o

Quadro 62.1. Classificação da LRA de acordo com pRIFLE (2007)

pRIFLE	*Clearance* estimado	Débito urinário
Risco	↓ em 25%	< 0,5 mL/kg/h por 8 h
Lesão	↓ em 50%	< 0,5 mL/kg/h por 16 h
Falência	↓ em 75% ou < 35 mL/min/1,73 m^3	< 0,3 mL/kg/h por 24 h ou anúria > 12 h
Perda	Falência > 4 semanas	
Estágio final de doença renal	Falência > 3 meses	

Fonte: Desenvolvido pela autoria.

Acute Kidney Injury Network (AKIN) de 2007 (Quadro 62.3)
- De um modo mais recente, tem sido mais utilizada em estudos e recomendada a classificação do KDIGO 2012 (*Kidney Disease Improving Global Outcomes*), com o objetivo de padronizar a definição de LRA (Quadro 62.4).

Epidemiologia e fisiopatologia

- Do ponto de vista de epidemiologia da LRA pediátrica tem sido observada uma modificação ao longo das últimas décadas, com predomínio atual de LRA em contexto de doenças sistêmicas e comorbidades (p. ex.: pós-operatório de cirurgia cardíaca,

Quadro 62.2. Classificação da LRA de acordo com RIFLE (2004)

pRIFLE	*Clearance* estimado	Débito urinário
Risco	↓ TFG > 25% ou ↑ da creatinina em 150%	< 0,5 mL/kg/h por 6 h
Lesão	↓ TFG > 50% ou ↑ da creatinina em 200%	< 0,5 mL/kg/h por 12 h
Falência	↓ TFG > 75% ou ↑ da creatinina em 300% ou creatinina ≥ 4 mg/dL ou aumento agudo da creatinina ≥ 0,5 mg/dL	< 0,3 mL/kg/h por 24 h ou anúria > 12 h
Perda	Falência > 4 semanas	
Estágio final de doença renal	Falência > 3 meses	

Fonte: Desenvolvido pela autoria.

Quadro 62.3. Classificação da LRA de acordo com AKIN (*Acute Kidney Injury Network*)

	Creatinina plasmática	Débito urinário
Estágio 1	Aumento ≥ 0,3 mg/dL ou ≥ 150 a 200% sobre o nível basal em < 48 h	< 0,5 mL/kg/h por > 6 h
Estágio 2	Aumento de 200% a 300% em relação ao basal	< 0,5 mL/kg/h por > 12 h
Estágio 3	Aumento ≥ 300% em relação ao basal ou nível de creatinina ≥ 4 mg/dL ou aumento agudo ≥ 0,5 mg/dL ou necessidade de terapia renal substitutiva	< 0,3 mL/kg/h por > 24 h ou anúria por > 12 h

Fonte: Desenvolvido pela autoria.

Quadro 62.4 Classificação da LRA de acordo com KDIGO (*Kidney Disease Improving Global Outcomes*)

	Creatinina plasmática	Débito urinário
Estágio 1	Aumento ≥ 0,3 mg/dL em < 48 h ou ≥ 1,5 – 1,9× sobre o nível basal (dentro de um período de 7 dias)	< 0,5 mL/kg/h por 6 – 12 h
Estágio 2	Aumento de creatinina de 2 – 2,9× em relação ao basal	< 0,5 mL/kg/h por ≥ 12 h
Estágio 3	Aumento de creatinina ≥ 3× em relação ao basal ou nível ≥ 4 mg/dL (> 18 anos) ou necessidade de início de TRS ou TFG < 35 mL/min/1,73 m² em pacientes < 18 anos	< 0,3 mL/kg/h por ≥ 24 h ou anúria por ≥ 12 h

*TFG: taxa de filtração glomerular; TRS: terapia renal substitutiva.
Fonte: Desenvolvido pela autoria.

após transplante de medula óssea etc.) (Figura 62.1).

- Ainda no que se refere à epidemiologia da LRA pediátrica, devem ser destacados dois estudos recentes o AWARE (Assestment of Worlwide Acute Kidney Injury, Renal Angina and Epidemiology) e o AWAKEN (Assestment of Worlwide Acute Kidney Injury Epidemiology in Neonates) (Tabela 62.1).

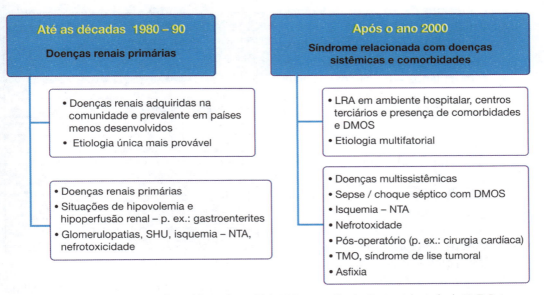

Figura 62.1. Modificação epidemiológica do perfil da LRA em pediatria. Fonte: Adaptada de UpToDate.

Tabela 62.1. Resumo dos dados dos estudos AWARE e AWAKEN

Estudo	AWARE	AWAKEN
Desenho do estudo	• Prospectivo, multicêntrico, observacional	• Coorte retrospectiva
Características dos pacientes	• Idade entre 3 meses e 25 anos • Pacientes pediátricos admitidos em UTI • Ausência de transplante renal nos últimos 90 dias • Sem necessidade prévia de diálise • Taxa de filtração glomerular basal > 15 mL/min/1,73 m²	• Neonato/lactentes • Admitidos em UTI neonatal • Admissão com idade < 14 dias • Sem antecedente de cirurgia cardíaca • Ausência de anomalias congênitas letais • Sobrevivência > 48 horas após o início do estudo
Números	• 4.683 pacientes e 32 centros hospitalares	• 2.162 pacientes e 24 centros hospitalares
Definição de LRA	• Estadiamento do KDIGO, exceto pela omissão de necessidade de terapia renal substitutiva no estágio 3 (pois era um dos desfechos secundários do estudo)	• Estadiamento do KDIGO, exceto pela creatinina basal definida como o nível mais baixo prévio e estágio 3 com nível de creatinina ≥ 2,5 mg/dL (em detrimento de 4 mg/dL)
Incidência de LRA	• Geral: 26,9% e grave (KDIGO estágio 2 ou 3): 11,6%	• Geral: 26%

Fonte: Adaptada de Pediatric acute kidney injury: prevalence, impact and management challenges. Int J Nephrol Renovasc Dis. 2017.

- O estudo AWARE trouxe algumas conclusões interessantes, a saber:
    - LRA grave (estádio 2 ou 3 do KDIGO) conferiu um aumento de mortalidade com um *odds ratio* de 1,77, com uma mortalidade de 11% × 2,5% quando comparada com o grupo de LRA não grave (p < 0,001).
    - Foi demonstrado o benefício de se incluir creatinina e o débito urinário como critérios → 67,2% dos pacientes que apresentaram apenas oligúria como critério para LRA não teriam sido incluídos se fosse levada em conta apenas creatinina.
    - Foi documentado aumento de mortalidade (7,8% × 2,9%, com p = 0,02) quando o critério para LRA grave foi determinado por oligúria quando comparado com elevação de creatinina.
- As causas de LRA foram classificadas em 3 grupos: 1) pré-renal, 2) renal ou intrínseca e 3) pós-renal (Quadro 62.5).

LRA pré-renal

- Na LRA pré-renal, na qual a integridade do parênquima renal está preservada, ocorre uma resposta fisiológica do organismo à hipoperfusão renal.
- A hipovolemia pode ser verdadeira ou decorrente da redução do volume circulante efetivo (p. ex.: baixo débito cardíaco, vasodilatação sistêmica ou vasoconstrição intrarrenal).
- A inibição aguda da ciclo-oxigenase (tipos I ou II) por drogas anti-inflamatórias não esteroidais (AINE) pode reduzir a taxa de filtração glomerular e o fluxo sanguíneo renal em situações particulares, como doenças cardiovasculares, doença renal crônica (DRC), cirrose, síndrome nefrótica e insuficiência cardíaca.

Quadro 62.5. Classificação LRA: pré-renal, renal e pós-renal

LRA Pré-renal
• Diminuição absoluta do volume circulante → hemorragia, desidratação
• Diminuição relativa do volume circulante → insuficiência cardíaca congestiva, perdas para o 3º espaço
• Oclusão arterial ou estenose de artéria renal
• Formas hemodinâmicas → AINE/IECA
LRA Renal
• NTA → lesão hipóxico-isquêmica, drogas, toxinas endógenas e exógenas
• Nefropatia por ácido úrico e síndrome de lise tumoral
• Nefrite intersticial aguda
• Glomerulonefrites
• Lesões vasculares → trombose de veia e artérias renais, necrose cortical, síndrome hemolítico-urêmica
• Hipoplasia e displasia renal
LRA Pós-renal
• Uropatia obstrutiva → malformações congênitas/cálculos/tumores

- A LRA causada por inibidores da enzima conversora de angiotensina (IECA) ou bloqueadores de receptores de angiotensina II se desenvolve em pacientes com estenose de artéria renal em rim único ou com estenose bilateral de artérias renais.
- A frequência de LRA por IECA varia entre 6% e 23% dos pacientes com estenose de artéria renal bilateral e aumenta para 38% com estenose de artéria renal em rim único.
- A LRA pré-renal pode ser corrigida quando os fatores externos que causam a hipoperfusão renal são revertidos → quando não corrigida, a hipoperfusão renal persistente pode levar à injúria/necrose tubular aguda.

LRA renal ou intrínseca

- A maior causa de LRA renal é a injúria/necrose tubular aguda (NTA), correspon-

dendo a 70% – 90% dos casos de LRA renal, sendo o restante causado por vasculites, glomerulopatias agudas e nefrites intersticiais.
- LRA pré-renal e NTA podem ocorrer como sequência do mesmo processo fisiopatológico e, juntas, correspondem a 75% das causas de LRA.
- Estudos recentes têm demonstrado que após um quadro de NTA a recuperação da função renal pode ser parcial, e que esses pacientes apresentam alto risco para desenvolver DRC posterior.

Necrose tubular aguda
- Em UTI 35% a 50% dos casos de NTA podem ser atribuídos à sepse.
- Muitas classes de medicamentos, como agentes antibacterianos, antifúngicos, antivirais e antineoplásicos, são nefrotóxicos e podem causar NTA.

Patogênese da necrose tubular aguda

Lesão hipóxico-isquêmica
- Dois componentes são importantes na patogênese da lesão hipóxico-isquêmica → 1) vascular e 2) tubular.
    - **Vascular** → vasoconstrição intrarrenal e queda na pressão de filtração glomerular.
- Vasoconstritores → angiotensina II, tromboxane A2, prostaglandina H2, leucotrienos C4 e D4, endotelina 1, adenosina e aumento da estimulação simpática.
- Perda da função normal da óxido nítrico sintase → diminuição da ação vasodilatadora do óxido nítrico.
    - **Tubular** → obstrução tubular, extravasamento transtubular do filtrado e inflamação intersticial.
- Células viáveis e inviáveis são lançadas para o lúmen tubular, o que resulta na formação de *plugs* intraluminais e pode levar à obstrução, contribuindo para a diminuição da TFG.

Lesão nefrotóxica (ver Capítulo 66)
- A nefrotoxicidade por aminoglicosídeos (AMN) tipicamente se apresenta como LRA não oligúrica, com análise do sedimento urinário mostrando mínimas anormalidades urinárias. A incidência de nefrotoxicidade por AMN está relacionada com a dose, a duração do tratamento e a função renal antes do início do tratamento. A etiologia, provavelmente, está relacionada com a disfunção lisossomal dos túbulos proximais e, na maioria das vezes, é reversível com a suspensão do antibiótico.

Nefropatia por ácido úrico e síndrome de lise tumoral
- Embora a patogênese da nefropatia por ácido úrico seja complexa, um mecanismo potencial de lesão está relacionado à precipitação de cristais na microvasculatura e nos túbulos renais obstruindo o fluxo sanguíneo e urinário.
- O tratamento com alopurinol limitará o aumento da excreção de ácido úrico, porém o seu uso interferirá na excreção dos seus precursores, como a xantina, que também pode estar envolvida no desenvolvimento da LRA relacionada com a lise tumoral.
- A rasburicase é uma forma recombinante da enzima urato oxidase que catalisa o ácido úrico para alantoína, a qual é cinco vezes mais solúvel que o ácido úrico.

Nefrite intersticial aguda (NIA) (ver Capítulo 61)
- Crianças com NIA podem ter *rash* cutâneo, febre, artralgia, eosinofilia e piúria com ou sem eosinofilúria.
- Medicações comumente associadas com a NIA → penicilina e seus análogos,

cimetidina, sulfonamidas, rifampicina, AINE e inibidores da bomba de prótons.
- A terapia específica para NIA consiste na retirada das drogas causadoras da lesão renal e no acompanhamento da função renal.
- Nos casos em que não se observa resposta com essa conduta podem ser considerados corticoesteroides.

Glomerulonefrite rapidamente progressiva (GNRP) (ver Capítulo 14)

- Os achados incluem hipertensão, edema e hematúria (frequentemente macroscópica), com aumento rápido dos níveis de ureia e creatinina.
- O achado patológico característico da GNRP é a extensa formação de crescentes.

Lesões vasculares – síndrome hemolítico-urêmica (SHU) (ver Capítulo 17)

- A SHU é uma microangiopatia trombótica caracterizada pela tríade → anemia hemolítica não imune com eritrócitos fragmentados, trombocitopenia e LRA.
- A forma clássica da SHU é aquela associada à diarreia, primariamente desencadeada por um quadro infeccioso, com a produção de shigatoxinas e serotoxinas, ou seguida de infecções graves por S. pneumoniae.
- A SHU atípica apresenta-se sem pródromos de diarreia na maioria dos casos, e sua patogênese não é completamente esclarecida, geralmente se encontra associada a defeitos na via alternativa do complemento.
- A SHU atípica apresenta pior prognóstico, quando comparada à forma típica.
- **Patogênese** → a SHU clássica segue-se a um quadro de infecção intestinal com produção e liberação de toxinas, provocando invasão e destruição dos enterócitos, liberação de citocinas inflamatórias e ativação do sistema complemento → este processo leva à hemólise intravascular e trombose com tropismo para o endotélio dos glomérulos.
- Em cerca de 25% dos casos podem ocorrer sintomas neurológicos, como convulsões, coma e edema cerebral.
- A resolução espontânea da SHU clássica normalmente começa entre uma e três semanas após o início da doença, com retorno da TFG ao normal na maioria dos casos → perda permanente da função renal tem sido relatada em 5% a 25% dos casos.
- O tratamento da SHU clássica consiste em suporte sintomático, com adequação do equilíbrio hidreletrolítico, transfusão de concentrado de hemácias e tratamento dialítico em caso de falha no suporte clínico.
- Nos casos de SHU atípica podem ser consideradas plasmaférese e transfusão de plasma fresco congelado e, idealmente, a utilização de eculizumabe.

Diagnóstico

- O diagnóstico de LRA envolve a realização de uma história clínica e exame físico detalhados, avaliação de exames laboratoriais plasmáticos e urinários e exames de imagem.
- De modo recente, alguns estudos citam o uso do índice de angina renal (RAI; do inglês, *renal angina index*) como um instrumento para melhorar a predição de LRA em crianças admitidas em UTI (Figura 62.2).
- Um estudo demonstrou que a incidência de LRA no terceiro dia após a admissão em UTI foi significativamente maior nos pacientes com RAI ≥ 8 e que um valor de RAI < 8 apresentou um valor preditivo negativo (VPN) de 95% para o desenvolvimento de LRA 72 horas após a admissão à UTI.

Fatores de risco	Categoria de risco	Escore de risco
Admissão em UTI	Médio	1
Transplante (órgão sólido ou medula óssea)	Alto	3
Ventilação mecânica ou vasopressores	Muito alto	5

Mudança na creatinina	Sobrecarga de volume	Escore de risco
Reduzida ou sem aumento	< 5%	1
1 a 1,49×	5 a 9,99%	2
1,5 a 1,99×	10 a 14,99%	4
> 2×	≥ 15%	8

Renal Angina Index (RAI)
Estrato de risco × Estrato de lesão
(variação de 1 a 40)

Figura 62.2. Índice de Angina Renal (*renal angina index* – RAI). Fonte: Adaptado de Derivation and validation of the renal angina index to improve the prediction of acute kidney injury in critically ill children. Chawla *et al*. Kidney Int. 2014.

Exame de urina e índices urinários

- Na LRA pré-renal os túbulos estão trabalhando adequadamente, sendo capazes de conservar sal e água e regular a osmolaridade plasmática e urinária.
- Em condições normais os rins filtram por dia grande quantidade de plasma, equivalente a mais de 30× o volume plasmático → para tanto, recebem 25% do débito cardíaco, sendo que os rins representam apenas 5% da massa corpórea.
- Em condições normais a FE (fração de excreção) de sódio é menor que 1%.

$$FE\ Na = [(Na_{urinário} \times creat_{plasm})/(Na_{plasm} \times creat_{urinário})] \times 100$$

- Em condições de depleção de volume, absoluto ou relativo, a prioridade passa a ser a conservação de sódio, e a FE_{Na} cai a quase zero.

- Na LRA renal o rim perde a capacidade de concentrar a urina e reduzir a excreção de sódio (Quadro 62.6).
- Recém-nascidos com imaturidade de função tubular e crianças com doença renal preexistente, bem como pacientes com uso de diuréticos, podem ter dificuldade na utilização desses índices.

Ureia e creatinina plasmáticas

- Sob condições de baixa perfusão renal a taxa de creatinina se eleva como uma fração não linear, enquanto a concentração

Quadro 62.6. Índices utilizados no diagnóstico da LRA

	Pré-renal	Renal
FE_{Na}	< 1% // < 2,5% (RN)	> 2% // > 3% (RN)
$Na_{urinário}$	< 20 mEq/L // < 40 mEq/L (RN)	> 20 mEq/L; > 40 mEq/L (RN)
$Osm_{urinária}$	> 350 mOsm/L	< 350 mOsm/L

Fonte: Desenvolvido pela autoria.

- de ureia sofre um aumento desproporcional em razão da ávida absorção de água e sódio no túbulo proximal.
- A elevação da relação ureia/creatinina é frequentemente observada em contexto de LRA pré-renal.
- O parâmetro mais utilizado para a definição de lesão renal aguda é a medida da concentração plasmática de creatinina, apesar de esta não fazer distinção entre LRA e DRC.

FÓRMULA DE SCHWARTZ – CÁLCULO DO *CLEARANCE*

Clearance (mL/min) = estatura (cm) × K/creatinina plasmática (mg/dL)

RNPT < 1 ano	0,33
RNT até 1 ano	0,45
Crianças maiores e meninas até a adolescência	0,55
Meninos adolescentes	0,70

- Tais constantes são válidas quando se utiliza o método de Jaffé; quando se usa o método enzimático aplica-se a fórmula de Schwartz modificada, com K = 0,413.
- A creatinina plasmática só se elevará de forma inequívoca quando a TFG for inferior a 50% do normal, transformando-se em um marcador funcional tardio (10% – 40% do *clearance* de creatinina ocorrem por secreção tubular da creatinina sérica na urina).

Biomarcadores

- Algumas substâncias produzidas endogenamente podem ser utilizadas como marcadores de LRA, entre elas, cistatina C, NGAL (*neutrophil gelatinase associated lipocalin*), IL-18 (interleucina-18) e KIM1 (*kidney injury molecule* 1).
- **Objetivo dos biomarcadores:** diagnóstico precoce da LRA – *"analogia – troponina para o rim"*.
- Os biomarcadores podem sofrer elevação de seus níveis cerca de 72 horas antes da elevação da creatinina (Figura 62.3).

Exames de imagem

- A ultrassonografia (USG) de rins e vias urinárias deve ser realizada em todos os pacientes com lesão renal de etiologia desconhecida.
- Rins pequenos e com perda da diferenciação corticomedular são indicativos de DRC, enquanto rins de tamanho normal com córtex de espessura preservada são fortemente sugestivos de LRA.
- A USG pode ser particularmente útil para diagnosticar obstrução do trato urinário.

Manifestações clínicas

- A LRA pode se manifestar na forma oligúrica, na qual o fluxo urinário é inferior a 1 mL/kg/h, ou na forma não oligúrica, em que o fluxo pode ser normal ou aumentado.
- O acúmulo dos produtos nitrogenados, como ureia e outras toxinas urêmicas, pode levar ao quadro clínico de uremia, uma das manifestações mais graves da LRA → manifestações de uremia podem incluir anorexia, náuseas e vômitos, neuropatia periférica e anormalidades do sistema nervoso central, como convulsões e coma, além de disfunção plaquetária com risco de sangramento e pericardite/derrame pericárdico.
- A perda da capacidade de regular o balanço de água e eletrólitos pode levar à retenção de fluidos com o desenvolvimento de hipertensão e edema, incluindo edema agudo de pulmão e insuficiência cardíaca congestiva, além do risco de arritmias relacionado com distúrbios hidreletrolíticos, particularmente do potássio.

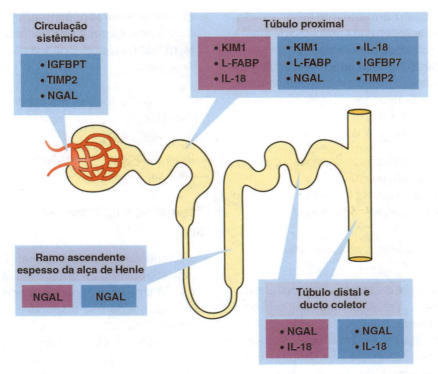

Figura 62.3. Ilustração de alguns dos biomarcadores estudados para o diagnóstico precoce de lesão renal aguda. Fonte: Desenvolvida pela autoria.

Prevenção da LRA

- A estratégia mais efetiva para prevenir a LRA inclui adequada hidratação, manutenção da pressão arterial média em níveis apropriados para a idade e diminuição da exposição a agentes nefrotóxicos.

Tratamento clínico

Fluidos

- O primeiro passo para tratar a LRA pré-renal e a NTA consiste em adequar a volemia.
- A escolha do tipo de fluido endovenoso não afeta os resultados renais, podendo ser utilizados cristaloides ou coloides.
- As diretrizes mais recentes para o manejo da sepse pediátrica preconizam o uso de cristaloides balanceados na ressuscitação volêmica.
- Estudos demonstraram maior incidência de LRA em casos de acidose hiperclorêmica relacionada com a oferta excessiva de soro fisiológico, possivelmente por vasoconstrição intrarrenal.

Diuréticos

- A LRA oligúrica está associada a piores desfechos do que a LRA não oligúrica.
- Atualmente, entende-se a sobrecarga hídrica como um marcador de mortalidade e morbidade (maior tempo de internação,

maior tempo de ventilação mecânica etc.) em pacientes em contexto de LRA.
- Os diuréticos podem facilitar o manejo clínico, permitindo a administração de fluidos, nutrição e medicações endovenosas, com menor rigor de restrição hídrica.

Drogas vasoativas

- A droga a ser escolhida dependerá da situação clínica em questão.
- Dopamina em doses baixa não se mostrou efetiva em prevenir ou atenuar LRA.

Prevenção da nefropatia induzida por contraste

- A incidência da nefropatia induzida por contraste em crianças ainda não está bem determinada.
- As medidas atualmente bem estabelecidas para a prevenção da nefropatia induzida por contraste incluem hidratação adequada (minimamente 20 mL/kg de cristaloide antes e após a exposição ao contraste – quando a condição clínica do paciente permitir) e uso de contraste de baixa osmolaridade/iso-osmolares.
- Embora sem evidência documentada, muitos serviços ainda fazem o uso de N-acetilcisteína.
- Podem ser utilizados 150 mg/kg de N-acetilcisteína, e após o procedimento iniciar 50 mg/kg de N-acetilcisteína nas 24 horas seguintes.

Tratamento clínico dos distúrbios eletrolíticos e acidobásicos (ver Capítulo 48)

- Deve ser adequado ao contexto clínico de cada caso.

Terapia de substituição/ suporte renal

- A terapia de substituição renal (TSR) está indicada quando as consequências clínicas da LRA ameaçam a sobrevida imediata do indivíduo e/ou não respondem ao tratamento clínico convencional (Quadro 62.7).
- As modalidades básicas de TSR incluem a diálise peritoneal (DP), hemodiálise intermitente (HD) e terapia de substituição renal contínua (TSRC).
- A escolha de determinada modalidade depende das características específicas de cada paciente, assim como das vantagens e desvantagens dos diversos métodos, objetivos específicos desejados, habilidade do operador e disponibilidade de recursos institucionais (Quadro 62.8).

Quadro 62.7. Indicações de terapia de suporte renal na LRA em pediatria.

- Situações de hipervolemia grave ou refratária → em pacientes graves com disfunção orgânica múltipla, considerar quando *fluid overload* > 10%
- Uremia sintomática ou aumento progressivo de escórias
- Distúrbios etrolíticos e metabólicos graves e refratários
- Estados hipercatabólicos progressivos com LRA: sepse, queimaduras etc.
- Oligúria em PO recente de cirurgia cardíaca – indicação precoce otimização da nutrição
- Intoxicações exógenas – p. ex.: salicilatos, metanol etc.
- Erros inatos do metabolismo – p. ex.: hiperamonemia, acidemia lática etc.
- Situações específicas – p. ex.: SHU, ECMO etc.

Quadro 62.8. Vantagens e desvantagens das diferentes modalidades de terapias de substituição renal

Modalidades de terapias de substituição renal	
Modalidade	**Vantagens**
Peritoneal	• Sem anticoagulação • Método contínuo • Método simples e disponível • Menor instabilidade hemodinâmica
HD intermitente	• Alta eficiência no clareamento de moléculas pequenas
TRSC	• Método contínuo • Controle preciso da taxa de ultrafiltração • Alta eficiência no clareamento de moléculas pequenas e médias • Menor instabilidade hemodinâmica
Modalidade	**Desvantagens**
Peritoneal	• Previsibilidade limitada no clareamento de substâncias e na ultrafiltração • Hiperglicemia • Risco de peritonite
HD intermitente	• Necessidade de anticoagulação • Maior risco de instabilidade hemodinâmica • Necessidade de acesso venoso calibroso
TRSC	• Necessidade de anticoagulação • Necessidade de acesso venoso calibroso • Depende da disponibilidade de equipamentos e de equipe técnica treinada

Fonte: Desenvolvido pela autoria.

- A indicação da TSR deve ser oportuna, uma vez que a indicação tardia está relacionada com maior tempo de hospitalização e de duração da TSR, além de aumento da mortalidade.

Bibliografia

Andreoli SP. Acute kidney injury in children. Pediatr Nephrol. 2009 Feb; 24(2):253-63.

Basu RK, Zappitelli M, Brunner L, Wang Y, Wong HR, Chawla LS et al. Derivation and validation of the renal angina index to improve the prediction of acute kidney injury in critically ill children. Kidney Int. 2014 Mar;85(3):659-67.

Fortenberry JD, Paden ML, Goldstein SL. Acute kidney injury in children: an update on diagnosis and treatment. Pediatr Clin North Am. 2013 Jun; 60(3):669-88.

Kaddourah A, Basu RK, Bagshaw SM, Goldstein SL. AWARE Investigators. Epidemiology of acute kidney injury in critically ill children and young adults. N Engl J Med. 2017 Jan 5; 376(1):11-20.

Roy JP, Devarajan P. Acute kidney injury: diagnosis and management. Indian J Pediatr. 2020 Aug; 87(8):600-607.

Sutherland SM, Kwiatkowski DM. Acute kidney injury in children. Adv Chronic Kidney Dis. 2017 Nov; 24(6):380-387.

CAPÍTULO 63

Diálise Peritoneal em Pediatria – Noções Básicas

Princípios da diálise peritoneal

- Os princípios fundamentais da diálise peritoneal são: difusão, por onde são retirados os solutos; ultrafiltração, por onde é retirado o excesso de volume; e a convecção, que ocorre simultaneamente à ultrafiltração, quando solutos são arrastados junto ao líquido ultrafiltrado.
- O peritônio parietal é mais importante no transporte de solutos, pois apenas 1/3 do peritônio visceral se encontra em contato com a solução de diálise quando esta é infundida.
- Há três barreiras que separam o dialisato e o sangue capilar:
  1. parede capilar;
  2. o interstício; e
  3. a camada de células mesoteliais, em ordem decrescente de importância.
- O modelo de transporte de solutos de três poros consiste em um sistema de poros de três tamanhos, que apresentam diferentes seletividades no transporte de solutos (Figura 63.1):
  - Poros ultrapequenos
    - São os canais de água denominados aquaporina 1, com raio de 3 –5 angstroms; estão presentes na microvas-

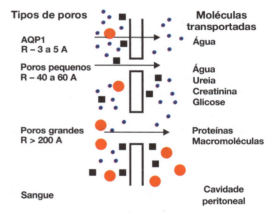

Figura 63.1. Modelos dos três poros. Fonte: Adaptada de Pediatric Dialysis – Warady et al., 2004.

culatura do peritônio e transportam apenas água por via transcelular.
  - É o mesmo canal presente nas hemácias e células do túbulo proximal, mas é diferente da aquaporina 2 (AQP2), presente no ducto coletor e sensível ao hormônio antidiurético (ADH).
  - São responsáveis pelo transporte transcelular induzido por dialisato hipertônico e respondem por cerca de 40% da ultrafiltração.
- Poros pequenos
  - São abundantes, com raio de 40 – 50 angstroms; são fundamentais no trans-

porte de eletrólitos e solutos de baixo peso molecular.
- Poros grandes
  - São raros, constituindo 0,1% do número total de poros, com raio habitualmente maior que 150 angstroms.

Transporte de solutos
- Ocorre por difusão e convecção

Difusão
- É o transporte de solutos por meio de um gradiente químico, no sentido do meio de maior para o de menor concentração e o principal meio de retirada de solutos na diálise peritoneal.
- Os solutos de menor tamanho são transportados com maior rapidez → o transporte de creatinina (peso molecular = 113) é mais lento que o transporte de ureia (peso molecular = 56) e de moléculas grandes, como as proteínas plasmáticas.

Convecção
- Ocorre durante a ultrafiltração em razão do arraste de solutos junto à água, mediado por forças friccionais entre a água e o soluto, induzido por um gradiente osmótico.
- Para qualquer soluto a convecção é medida pelo coeficiente *sieving*, que pode variar de 1, quando a membrana não oferece qualquer resistência ao soluto, até 0, quando a membrana é totalmente impermeável ao soluto.

Transporte de fluidos

Ultrafiltração (UF)
- A retirada de volume ocorre por meio de ultrafiltração induzida por um gradiente osmótico entre o plasma e a solução de diálise.
- O balanço final é determinado pela diferença entre a transferência de fluido por ultrafiltração e a absorção pelos linfáticos peritoneais.
- A UF é governada pelas forças de Starling e é determinada entre as pressões hidráulica e osmótica.
- O principal determinante da pressão hidráulica é a pressão intraperitoneal → diretamente associada ao volume infundido.
- A pressão hidráulica também é influenciada pela postura, sendo menor quando em posição supina, porém com elevação significativa em posição ereta e, principalmente, com o paciente sentado.
- O gradiente osmótico é máximo no início da infusão e diminui com o tempo pela queda da concentração de glicose, que ocorre tanto pela absorção para a circulação sistêmica quanto pela diluição com o ultrafiltrado.
- A membrana peritoneal é relativamente impermeável a moléculas grandes como proteínas plasmáticas ou icodextrina, um polímero da glicose.

Fisiologia da membrana peritoneal
- O peritônio é uma grande membrana que recobre a parede abdominal (peritônio parietal) e os órgãos viscerais (peritônio visceral) da cavidade abdominal.
- A cavidade peritoneal é um espaço potencial entre as camadas parietais e viscerais do peritônio.
- A superfície peritoneal nos adultos é semelhante à superfície corpórea.
- A extensão do peritônio visceral corresponde a cerca de 90% da superfície peritoneal total, e a do peritônio parietal a apenas 10%.
- Estudos indicam que a contribuição relativa do peritônio visceral e parietal na diálise peritoneal não se correlaciona necessariamente com a superfície anatômica.

- **Vascularização** → o suprimento arterial do peritônio visceral é proveniente das artérias celíacas e mesentéricas, enquanto o peritônio parietal é suprido pelas artérias circunflexas, ilíacas, lombares, intercostais e epigástricas; a veia porta é responsável pela drenagem venosa do peritônio visceral, enquanto as veias sistêmicas drenam o peritônio parietal.
- O transporte de solutos e água do interior dos vasos para a cavidade peritoneal ocorre por meio de diferentes barreiras fisiológicas e anatômicas (Figura 63.2):
  - R1 = camada de fluido estagnada no interior do capilar peritoneal;
  - R2 = endotélio capilar;
  - R3 = membrana basal do endotélio capilar;
  - R4 = interstício;
  - R5 = mesotélio;
  - R6 = filme de fluido estagnado no interior da cavidade peritoneal.
- A parede capilar é a principal barreira ao transporte de solutos e água durante a diálise peritoneal.
- A influência de cada capilar no transporte peritoneal depende da sua proximidade com o mesotélio.

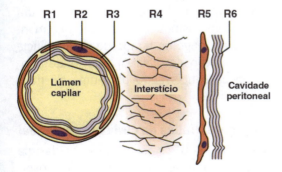

Figura 63.2. Barreiras fisiológicas e anatômicas para o transporte de solutos e água do interior dos vasos para a cavidade peritoneal. Fonte: Manual de Diálise. Daugirdas *et al*. Rio de Janeiro: Guanabara Koogan, 2016.

- Quando a membrana peritoneal fica inflamada vários capilares são recrutados próximo ao mesotélio, então o transporte de solutos aumenta.
- Se os capilares forem esparsos na membrana peritoneal a situação consequente será de baixo transporte.
- O grande limitante da capacidade de depuração de solutos, na técnica de diálise peritoneal, é o fluxo da solução de diálise.
- Exemplo: mesmo em situações de choque circulatório grave, provocado experimentalmente em cães, a depuração de ureia permanece em torno de 74% dos valores controles, apesar de uma redução de 38% na pressão arterial média (PAM) → o que reforça a ideia de que o fluxo sanguíneo peritoneal não seja um importante limitante da depuração de solutos na diálise peritoneal.
- O transporte de água desacompanhado de soluto por meio das aquaporinas é aparentemente a principal razão para o aumento da concentração plasmática de sódio, verificado com o emprego contínuo de soluções de diálise hipertônicas.

Diálise peritoneal com o emprego de glicose como agente osmótico

- Ao empregar soluções de diálise contendo glicose obtém-se aumento importante da pressão osmótica intraperitoneal, favorecendo a UF para a cavidade peritoneal (Figura 63.3).
- O grande problema é que esse gradiente não é mantido ao longo do tempo de permanência da solução de diálise na cavidade peritoneal, pois a glicose é transportada pelos poros pequenos, por difusão, para os capilares peritoneais, a favor de seu gradiente de concentração.
- Como 66% da glicose instilada na cavidade peritoneal são absorvidos durante

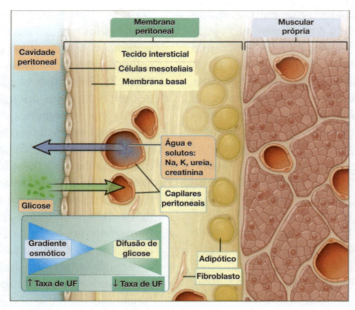

Figura 63.3. Papel da glicose como agente osmótico. Fonte: Adaptada de Peritoneal Dialysis. Teitelbaum I. N Engl J Med. 2021.

um período de 4 horas de permanência da solução de diálise, estima-se que em torno de 7 horas depois da instilação da solução de diálise ocorra o equilíbrio de pressões.
- Em 1987, Twardowski *et al.* publicaram um método de classificação do padrão do transporte peritoneal em pacientes em programa de diálise peritoneal, que ficou conhecido como PET (teste de equilíbrio peritoneal).
- Nesse teste os pacientes são classificados em quatro categorias: 1) alto transportador; 2) médio-alto transportador; 3) médio-baixo transportador; e 4) baixo transportador.
- O paciente classificado como alto transportador apresenta menor volume de UF em programa de CAPD (do inglês, *continuous ambulatory peritoneal dialysis* ou diálise peritoneal ambulatorial contínua), e quando não possui mais diurese fica edemaciado e hipertenso.
- Pelo fato de o volume drenado ser menor no paciente alto transportador a massa extraída pode então ficar reduzida, assim como a depuração peritoneal do soluto, que é a razão entre a massa extraída do soluto e a concentração plasmática.
- No paciente baixo transportador ocorre uma menor absorção de glicose, e um gradiente osmótico mais elevado é mantido ao longo do tempo de permanência da solução de diálise na cavidade peritoneal, concorrendo para uma UF mais eficiente.

Absorção linfática da cavidade peritoneal
- Enquanto a UF está sendo processada uma quantidade de fluido está sendo absorvida, em ritmo constante, da cavidade peritoneal para o sistema linfático.
- A absorção linfática ocorre em sentido oposto ao da UF, e o volume ultrafiltrado

resultante será a diferença entre o volume total ultrafiltrado e o volume absorvido pelos vasos linfáticos que drenam a cavidade peritoneal.
- As macromoléculas com peso molecular superior a 20 mil dáltons, presentes na cavidade peritoneal, retornam para a circulação sistêmica exclusivamente por meio dos linfáticos via transporte convectivo.
- Vários autores mostraram que a absorção linfática da cavidade peritoneal se correlaciona positivamente com a frequência e a intensidade dos movimentos diafragmáticos.
- Pacientes em CAPD, com pressão hidrostática intraperitoneal mais elevada, apresentam maior absorção linfática da cavidade peritoneal e, em consequência desse fato, menor volume ultrafiltrado resultante → a pressão hidrostática intraperitoneal é determinante essencial do ritmo de absorção linfática da cavidade peritoneal na técnica de CAPD.

Analisando globalmente a cavidade peritoneal na diálise peritoneal

- É verificado um aumento da absorção de glicose com o tempo de programa de diálise peritoneal, consequente ao desenvolvimento de um processo inflamatório na membrana peritoneal, ocasionado por episódios sucessivos de peritonite ou pela biocompatibilidade das soluções de diálise empregadas.
- Essa inflamação está associada a um processo de neoangiogênese, com aumento do número de vasos na membrana peritoneal e consequente aumento do número de poros pequenos pelos quais a glicose vai sendo absorvida → posteriormente, esse processo inflamatório pode evoluir para uma situação de fibrose da membrana peritoneal, com o advento do quadro de peritonite esclerosante.
- A glicose e seus produtos de degradação, gerados pelo processo de esterilização das soluções de diálise, são os principais responsáveis pelos danos verificados na membrana peritoneal de pacientes em programa de diálise peritoneal.
- Modalidades de diálise peritoneal com ciclos curtos são pouco afetadas pela absorção linfática da cavidade peritoneal e pela dissipação do gradiente osmolar, que é mais importante no paciente alto transportador.
- O emprego alternativo de icodextrina como agente promotor de UF parece ser bastante promissor, principalmente no paciente alto transportador, uma vez que a icodextrina, diferentemente da glicose, é pouco absorvida na cavidade peritoneal e ocasiona UF exclusivamente pelos poros pequenos, que estão numericamente aumentados nesses pacientes.

Introdução à diálise peritoneal (DP) em pediatria

- A DP é considerada a modalidade dialítica de escolha para crianças com doença renal crônica terminal (DRC-t), especialmente para lactentes e crianças menores.

Características da membrana peritoneal em crianças

- A área de superfície peritoneal é proporcionalmente duas vezes maior em lactentes do que em adultos, quando expressa em relação ao peso (534 vs. 284 cm^2/kg, respectivamente).
- Como a área de superfície peritoneal tem estreita correlação com a área de superfície corporal, as crianças pequenas,

especialmente os lactentes, apresentam uma superfície peritoneal relativamente grande para a troca de solutos quando comparada aos adultos.

Diálise peritoneal aguda

- Na maioria das vezes o acesso para DP é mais fácil e rápido.
- A DP é menos eficaz em termos de depuração de solutos e de UF, quando comparada com a hemodiálise (HD) convencional, mas isso pode ser superado pela prescrição de trocas mais frequentes e por tempo prolongado.

Contraindicações para a diálise peritoneal aguda

- As contraindicações incluem o comprometimento da parede abdominal por defeitos congênitos, infecções ou queimaduras extensas, cirurgia abdominal recente e defeitos diafragmáticos.
- A DP pode não ser a modalidade de escolha em crianças com intensa sobrecarga de volume que necessitam de UF rápida e na maioria dos casos de intoxicação.

Cateteres para diálise peritoneal

- Os cateteres com apenas 1 *cuff* são utilizados para pacientes que necessitam de acesso peritoneal temporário.
- Para pacientes com indicação de terapia crônica é dada preferência para cateteres com 2 *cuffs*.

Líquido de diálise

- As soluções padronizadas e disponíveis comercialmente para diálise contêm glicose monoidratada, em concentrações variadas (1,5%, 2,5% e 4,25%), além de sódio, cloreto, lactato, magnésio e cálcio.
- A acidose lática é comum no lactente criticamente enfermo, e por isso ele pode não tolerar solução de diálise contendo lactato, particularmente nos casos de falência hepática.
- A solução de bicarbonato é instável, devendo ser misturada com eletrólitos imediatamente antes do uso e colocada em bolsas especiais com plástico que impeçam a absorção de CO_2; para evitar a precipitação, o cálcio não é incluído na solução, e sua reposição é feita por outra via.

Prescrição da DP aguda

- Deve-se iniciar com volume de infusão pequeno para evitar extravasamento ao redor do local de saída do cateter e o risco associado de peritonite.
- Nos lactentes pode-se começar com aproximadamente 200 mL/m² de superfície corporal ou 10 mL/kg de peso de solução 1,5% aquecida a 37°C e aumentar gradualmente em alguns dias, até um volume máximo de 1.000 – 1.100 mL/m² (40 – 50 mL/kg).
- Pode-se acrescentar heparina (500 – 1.000 UI/L), na presença de líquido peritoneal sanguinolento ou turvo pela presença de fibrina.
- Obs.: muitos serviços utilizam a heparina no dialisato como rotina.
- Deve-se acrescentar potássio de acordo com a concentração plasmática, habitualmente 3 – 4 mEq/L.
- Nas primeiras 24 – 48 horas o tempo de permanência pode ser de 30 a 60 minutos, a fim de garantir adequada UF e depuração de solutos; o tempo de drenagem, preferencialmente, não deve exceder 20 a 30 minutos.
- Monitorizar eletrólitos e glicemia → hiperglicemia e hipocalemia são achados frequentes em crianças submetidas à DP mais agressiva.
- O volume de líquido de diálise infundido, o volume drenado e o balanço cumulativo devem ser registrados; a criança deve ser pesada pelo menos uma vez ao dia.

Diálise peritoneal crônica

Contraindicações para DP crônica

- **Absolutas:** onfalocele, gastrosquise, extrofia de bexiga, hérnia diafragmática, cavidade peritoneal obliterada e falência da membrana.
- **Relativas:** falta de local adequado para diálise na residência do paciente, ausência de cuidador capaz de realizar o procedimento, cirurgia abdominal recente e iminência de transplante com doador vivo relacionado, derivação ventrículo-peritoneal.

Início da DP crônica em crianças

- Segundo o KDOQI, o início da diálise deve ser considerado para o paciente pediátrico quando a TFG (taxa de filtração glomerular) estiver entre 9 e 14 mL/min/1,73 m^2 e é recomendado quando a TFG estiver menor que 8 mL/min/1,73 m^2; obs.: o momento de início da terapia renal substitutiva deve ser individualizado caso a caso, porém a maioria dos serviços pediátricos considera a indicação com TFG < 15 mL/min/1,73 m^2.
- Desta forma, deve-se considerar o início da diálise de modo mais precoce na presença de sintomas de uremia, desnutrição, sobrecarga hídrica, hipertensão e, principalmente, diminuição da velocidade de crescimento.

Uso do cateter e procedimento cirúrgico

- O cateter de Tenckhoff é o mais utilizado em todo o mundo, sendo recomendado em todas as idades.
- A utilização de cateteres adulto com 2 *cuffs* em crianças frequentemente resulta em extrusão do *cuff* e aumento do risco de infecção no local de saída do cateter → a inserção de cateter com *cuff* único é preferível nas crianças muito pequenas.
- Para crianças com peso inferior a 3 kg é recomendado cateter com *cuff* único; crianças entre 3 e 10 kg costumam receber cateter com 2 *cuffs* pediátrico, e crianças acima de 10 kg cateter com 2 *cuffs* adulto.
- A orientação da saída do cateter voltado para baixo é recomendada visando à redução das taxas de peritonite, sendo aceitável a saída lateralizada.
- Não há estudos em pediatria que indiquem a realização de omentectomia profilática, geralmente ficando a critério do cirurgião realizá-la ou não, porém tal prática é rotineira em muitos serviços para evitar a obstrução do cateter por omento.
- Uma dose de cefalosporina de primeira ou segunda geração deve ser administrada no período perioperatório (1 – 3 h antes), pois há evidências da redução de colonização do local de saída; recomenda-se que a dose seja repetida 6 – 12 horas após o final do procedimento.
- Se possível, deve-se deixar o cateter cicatrizar por 2 semanas antes do uso.
- Caso o cateter precise ser usado imediatamente, deve-se iniciar a diálise com volumes baixos (10 mL/kg), mantendo a cabeceira do leito elevada nos primeiros dias e analgesia adequada, evitando aumento da pressão intra-abdominal e extravasamentos.

Prescrição da DP crônica em pediatria

- Na prescrição da DP crônica utiliza-se o volume de infusão em função da superfície corporal, particularmente em lactentes e crianças pequenas, para evitar a falsa impressão de hiperpermeabilidade peritoneal evidenciada pelo PET, em comparação com os adultos, nos quais o volume de infusão é determinado simplesmente em função do peso.

Prescrição inicial CAPD

- Número de trocas/dia → geralmente quatro, podendo variar de 3 – 5 trocas, dependendo da idade e da função renal residual; nas crianças menores, em geral, são necessárias 5 trocas.
- Volume de infusão → 600 – 800 mL/m².
- Solução de diálise → solução de glicose com a menor concentração possível; se for necessária uma maior UF pode ser adicionada uma bolsa mais concentrada na troca de maior permanência (noite); se ainda assim não for suficiente, devem ser incluídas bolsas mais concentradas durante o dia também.
- Deve-se aumentar o volume de infusão gradualmente, chegando a um volume de 1.000 – 1.100 mL/m² nas trocas diurnas e a um volume máximo de 1.400 mL/m² nas trocas noturnas.
- Soluções com baixa concentração de cálcio podem ser utilizadas em casos de hipercalcemia; de acordo com o KDOQI, deve-se utilizar a solução com 2,5 mEq/L nas crianças que estão recebendo quelante de fósforo à base de cálcio.
- Suplementação de sódio pode ser necessária, principalmente em lactentes com diurese residual e excreção urinária aumentada de sódio.

Prescrição inicial da diálise peritoneal automatizada (DPA)

- A DPA é a modalidade de DP mais utilizada em pediatria, já que proporciona maior liberdade para ir à escola e para a realização das atividades habituais.
- A diálise peritoneal noturna com a cavidade seca durante o dia é a modalidade preferencial, caso a criança tenha diurese residual significativa.
- Para a criança com diurese residual reduzida ou ausente uma opção pode ser a manutenção da cavidade peritoneal com metade do volume de infusão noturno durante o dia, ou pode ser necessário acrescentar ao tratamento uma ou mais trocas manuais diurnas.
- Duração da sessão → 8 a 12 horas.
- Volume de infusão → 800 – 1.000 mL/m².
- Número de trocas/sessão → 5 a 10 trocas; em crianças pequenas geralmente são necessárias 10 trocas.
- Caso seja necessária maior dose de diálise pode-se aumentar o volume das trocas até no máximo 1.400 mL/m² ou, ainda, aumentar o tempo da terapia dialítica noturna para 12 horas.
- A diálise tipo tidal é recomendada para os pacientes que sentem dor durante a fase de drenagem e naqueles que têm permeabilidade normal ou aumentada e que necessitam de um máximo de purificação no período noturno.
- Na programação das cicladoras, quando o modo de baixo volume é selecionado a máquina realiza automaticamente a diálise pediátrica na modalidade tidal.

Adequação em diálise peritoneal pediátrica

- Avaliação clínica mensal do paciente, com prescrição de DP que proporcione ausência de sinais e sintomas de uremia ao paciente e adequados crescimento/desenvolvimento, além de controle metabólico e volêmico.
- As avaliações de PET e Kt/V devem ser realizadas com o paciente estável e pelo menos 1 mês após o tratamento de uma peritonite (Figura 63.4).
- Mesmo com a dose de diálise aparentemente adequada, se um paciente não estiver evoluindo bem, sem outro motivo aparente além da DRC, indica-se aumento da dose de diálise.
- Para paciente com função renal residual (definido como Kt/V de ureia urinário

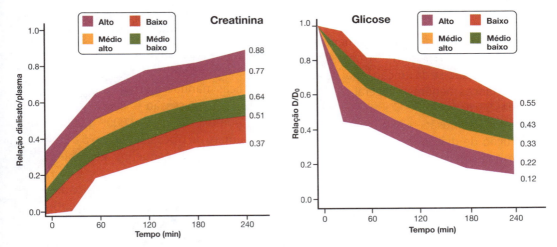

Figura 63.4. Classificação do transporte peritoneal de acordo com o resultado de PET (teste de equilíbrio peritoneal). Fonte: Adaptada de Manual of Pediatric Nephrology, 2013.

> 0,1/semana) → determina-se um Kt/V de ureia total (peritoneal + urinário) de no mínimo 1,8.
- Deve-se realizar o primeiro cálculo total após 1 mês de diálise e repetir pelo menos a cada 6 meses → o Kt/V renal em urina de 24 horas deve ser repetido pelo menos a cada 3 meses.
- Para pacientes sem função renal residual (definida por Kt/V de ureia urinário < 0,1/semana ou naqueles em não é possível medir de forma adequada) → a mínima dose de diálise a ser fornecida deve manter um Kt/V de ureia de 1,8/semana.

Preservação da função renal residual

- A preservação da função renal residual oferece maior e melhor sobrevida aos pacientes em terapia substitutiva renal.
- Medicamentos nefrotóxicos (p. ex.: aminoglicosídeos, anti-inflamatórios não esteroidais) devem ser evitados em pacientes em diálise peritoneal que ainda tenham função renal residual.
- Evitar lesões renais agudas pré e pós-renais.
- Episódios de infecções do trato urinário devem ser prontamente diagnosticados e adequadamente tratados.
- Diuréticos podem ser utilizados para maximizar a excreção de sal e água.
- A manutenção da euvolemia e o controle da hipertensão são fundamentais na manutenção da função renal residual.
- Inibidores da enzima conversora de angiotensina (IECA) ou bloqueadores do receptor de angiotensina (BRA) podem ser utilizados, com os devidos cuidados, em pacientes em diálise peritoneal com hipertensão e microalbuminúria/proteinúria para manter função renal residual.

Bibliografia

Daugirdas JT, Blake PG, Ing TS. Manual de Diálise. Rio de Janeiro: Guanabara Koogan; 2016.

de Galasso L, Picca S, Guzzo I. Dialysis modalities for the management of pediatric acute kidney injury. Pediatr Nephrol. 2020 May; 35(5):753-765.

Gajardo M, Cano F. ABC de la diálisis peritoneal en pediatría [ABC of the peritoneal dialysis in pediatrics]. Rev Chil Pediatr. 2020 Apr; 91(2):265-274.

Phadke K, Goodyer P, Bitzan M (eds.). Manual of Pediatric Nephrology. Springer, 2013.

Rivacoba MC, Ceballos ML, Coria P. Infecciones asociadas a diálisis peritoneal en el paciente pediátrico: diagnóstico y tratamiento [Peritoneal dialysis-related infections in pediatric patients: diagnosis and treatment review]. Rev Chilena Infectol. 2018 Apr; 35(2):123-132.

Teitelbaum I. Peritoneal Dialysis. N Engl J Med. 2021;385:1786-95.

Vasudevan A, Phadke K, Yap HK. Peritoneal dialysis for the management of pediatric patients with acute kidney injury. Pediatr Nephrol. 2017 Jul; 32(7):1145-1156.

Warady A et al. Pediatric Dialysis. Springer; 2004.

Warady BA, Schaefer F, Bagga A, Cano F, McCulloch M, Yap HK et al. Prescribing peritoneal dialysis for high-quality care in children. Perit Dial Int. 2020 May; 40(3):333-340.

CAPÍTULO 64

Hemodiálise – Noções Básicas

Introdução

- A diálise envolve o movimento de moléculas entre o plasma e o dialisato, que são separados por uma membrana semipermeável.
- Na hemodiálise, três processos promovem a remoção de toxinas urêmicas: difusão, convecção e adsorção.
- A remoção de fluidos ocorre por ultrafiltração.
- **Difusão:** envolve o movimento de moléculas a partir de um gradiente de concentração; resultado final é o movimento de moléculas do meio de maior concentração para o meio de menor concentração (Figura 64.1).
- **Convecção:** é o movimento de moléculas com uma solução, como resultado do movimento do solvente pela membrana semipermeável, arrastando consigo as moléculas dissolvidas – esse processo é denominado *solvent drag*; na convecção o limitante do processo não é o tamanho das moléculas, e sim o tamanho dos poros da membrana (Figura 64.2).
- **Adsorção:** enquanto o sangue passa pelo dialisador, algumas proteínas podem ser adsorvidas pela membrana do dialisador.
- **Ultrafiltração:** é a passagem de água ou qualquer solvente por uma membrana

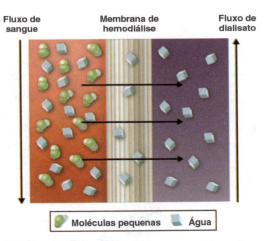

Figura 64.1. Processo de difusão. Fonte: Adaptada de Clinical Pediatric Nephrology, 2017.

semipermeável por meio de um gradiente de pressão; esse gradiente pode ser gerado por pressão hidrostática mecânica (denominada UF hidrostática) ou por pressão osmótica (denominada UF osmótica).

Água para hemodiálise

- O sangue do paciente em tratamento dialítico é exposto a um grande volume de dialisato durante cada sessão.
- Utilizando-se um fluxo de dialisato de 500 mL/min, um paciente recebendo

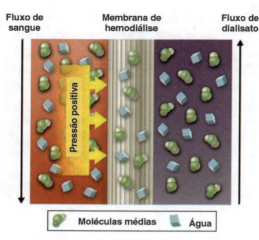

Figura 64.2. Processo de convecção. Fonte: Adaptada de Clinical Pediatric Nephrology, 2017.

sessões de diálise com duração de 3 horas, 3×/semana, utilizará cerca de 270 L de água/semana.
- A água utilizada para gerar o dialisato deve seguir parâmetros estritos do ponto de vista bioquímico e bacteriológico.

Máquinas de hemodiálise

- O aparato da hemodiálise pode ser divido em dois principais componentes: o circuito do dialisato e o circuito do sangue (Figura 64.3).
- O circuito de sangue contém as linhas, a bomba e o capilar (hemodialisador).
- As linhas podem ser divididas em duas partes: arterial e venosa; o segmento arterial leva o sangue do paciente para o dialisador, e o segmento venoso retorna o sangue do dialisador para o paciente.
- A pressão no segmento arterial (pré-bomba) é negativa, refletindo a pressão gerada pela bomba para trazer o sangue para a linha.
- A pressão no segmento venoso (pós-bomba) é positiva, refletindo a resistência gerada pelo acesso vascular ao retorno do sangue.
- A via venosa apresenta uma câmara e um detector de ar ("cata-bolhas") com um *clamp* distal, impedindo o refluxo de ar para o paciente.
- O circuito do dialisato é composto por um sistema de proporção, responsável pela

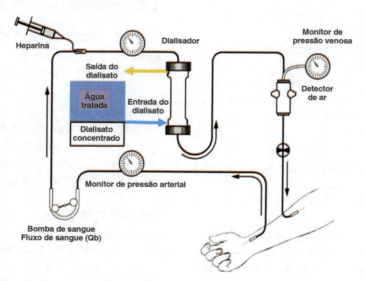

Figura 64.3. Representação esquemática do sistema de diálise. Fonte: Adaptada de Clinical Pediatric Nephrology, 2017.

formulação do dialisato ao longo do procedimento dialítico.
- A bomba gera um fluxo de sangue em uma taxa determinada (em mL/min) → se a via arterial não consegue gerar um fluxo de sangue na taxa preconizada, a pressão na linha arterial se torna mais negativa; se o sangue não consegue retornar para o paciente na taxa preconizada pela bomba, a pressão venosa se torna progressivamente mais positiva.

Capilar/hemodialisador

- O hemodialisador ou capilar é um componente-chave do aparato de diálise (Figura 64.4).
- Os hemodialisadores são constituídos de milhares de fibras capilares.
- A composição dos capilares evoluiu progressivamente, de membranas celulósicas até membranas sintéticas (utilizadas atualmente).
- As membranas celulósicas contêm grupos hidroxila livres que ativam o complemento e outros marcadores inflamatórios, sendo pouco biocompatíveis.

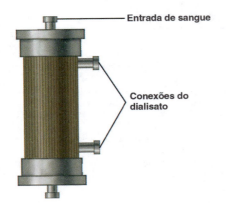

Figura 64.4. Representação esquemática do hemofiltro. Fonte: Adaptada de Clinical Pediatric Nephrology, 2017.

- A biocompatibilidade das membranas melhorou quando os fabricantes modificaram os grupos hidroxila por substituição química, inicialmente por acetato e, posteriormente, por aminas terciárias, gerando membranas sintéticas.
- Os materiais que mais comumente integram as membranas sintéticas são polissulfona, poliacrilonitrila, policarbonato, polimetilmetacrilato e poliamida.
- A principal função do dialisador é a remoção de solutos e fluidos.
- Os fabricantes relatam informações em relação ao desempenho de *clearance in vitro* do dialisador para vários tamanhos de moléculas – p. ex.: ureia (60 Da), vitamina B12 (1.355 Da) e β_2-microglobulina (11.000 Da).

Clearance do dialisador

- Quando são eliminadas limitações relacionadas com o fluxo de sangue (Qb) e o fluxo de dialisato (Qd) é possível determinar a capacidade da membrana em remover solutos: essa medida é denominada KoA (coeficiente de transferência de massa por área) – o KoA é o *clearence* teórico de um soluto com Qb e Qd infinitos.
- O *clearance* do dialisador depende da superfície do capilar, das características da membrana, do fluxo de sangue (Qb) e do fluxo de dialisato (Qd).
- As membranas são divididas em alta eficiência e baixa eficiência de acordo com o KoA_{ureia}.

Características da ultrafiltração

- A capacidade da membrana de remover água do plasma é determinada pelo coeficiente de ultrafiltração (K_{uf}) → o K_{uf} representa o volume de água plasmática removida por hora por mmHg de pressão transmembrana (PTM).

- Com base no K_{uf} as membranas podem ser classificadas em: baixo fluxo (< 10 mL/hora/mmHg) ou alto fluxo (> 10 mL/hora/mmHg).

$$UF = K_{uf} \times PTM$$

- O fluxo também pode ser definido pela capacidade da membrana de remover moléculas médias, como a β_2-microglobulina → baixo fluxo ($KoA\beta_2$ < 10 mL/min) e alto fluxo ($KoA\beta_2$ > 10 mL/min).

Circuito do dialisato

- O dialisato flui por fora das membranas capilares do hemofiltro, em sentido contrário ao fluxo de sangue, removendo eletrólitos e toxinas.
- Os concentrados de dialisato (banhos) são divididos em duas soluções, uma contendo a maioria dos eletrólitos – banho ácido – e outra contendo uma base (banho básico), mais comumente o bicarbonato.
- Os banhos são mantidos separados para evitar a precipitação decorrente do contato de bicarbonato de sódio com cloreto de cálcio, levando à formação de carbonato de cálcio.
- A composição final típica do dialisato está descrita a seguir (Quadro 64.1).

Quadro 64.1. Composição habitual do dialisato em hemodiálise

Componente	Concentração
Sódio	135 – 145 mEq/L
Potássio	0 – 4 mEq/L
Cálcio	2,5 – 3,5 mEq/L
Magnésio	0,5 – 1,5 mEq/L
Cloreto	98 – 112 mEq/L
Acetato/citrato	4 – 10 / 2,4 mEq/L
Glicose	0 – 200 mg/dL
Bicarbonato	35 – 40 mEq/L

Fonte: Desenvolvido pela autoria.

- A condutividade do dialisato, medida em milisiemens, é geralmente 1/10 da concentração de Na no dialisato em mEq/L.

Prescrição da hemodiálise

- Antes de iniciar a diálise aguda ou crônica é fundamental avaliar globalmente o paciente e suas circunstâncias clínicas (Quadro 64.2).
- Alguns pontos fundamentais incluem: indicação da hemodiálise, acesso vascular adequado, avaliação e escolha do equipamento para HD, indicação e possibilidade de anticoagulação, avaliação dos sinais vitais com atenção especial para a pressão arterial, seleção de fluxos adequados de sangue e dialisato, determinação da duração e dose da diálise e determinação da taxa de UF.

Acesso vascular

- Um acesso vascular ideal permite um fluxo de sangue adequado, resultando em ultrafiltração e *clearance* satisfatórios e uma baixa taxa de complicações (Quadro 64.3).

Quadro 64.2. Indicações de início de diálise crônica

Indicações relativas
• Fadiga, redução do desempenho escolar, déficit cognitivo, náuseas/vômitos, distúrbios do sono e outras condições • Distúrbios hidreletrolíticos de difícil manejo clínico • Desnutrição secundária à DRC avançada • Déficit de crescimento relacionado com DRC avançada
Indicações absolutas
• Uremia • Sintomas neurológicos: encefalopatia, confusão, mioclonias, asterix • Cardíacos: pericardite, derrame pericárdico • Hematológicos: diátese hemorrágica • Hipercalemia/acidose metabólica refratárias ao manejo clínico • Sobrecarga hídrica refratária ao manejo clínico • Ausência de rins (congênita ou após nefrectomia bilateral) • Anúria

Fonte: Desenvolvido pela autoria.

Quadro 64.3. Tamanhos de cateteres sugeridos para hemodiálise aguda

Tamanho do paciente	Cateter de escolha
Neonato	7 Fr duplo-lúmen
3 – 6 kg	7 Fr duplo-lúmen
6 – 15 kg	8 Fr duplo-lúmen
15 – 30 kg	9 Fr duplo-lúmen
> 30 kg	10 Fr duplo-lúmen 12,5 Fr duplo-lúmen

Fonte: Desenvolvido pela autoria.

- Os acessos vasculares para hemodiálise incluem cateteres temporários, cateteres tunelizados e fístulas arteriovenosas (FAV) ou enxertos.
- A fístula é feita pela anastomose subcutânea de uma artéria com uma veia adjacente. Deve-se aguardar 2 – 4 meses após a confecção da fístula para que a veia dilate e sua parede sofra espessamento, permitindo a punção com agulha.
- As fístulas são, inicialmente, confeccionadas na porção distal de membros superiores (p. ex.: radiocefálica).
- O local inicial preferencial para cateteres é a veia jugular interna direita.
- A veia subclávia está associada a maior risco de estenose vascular, impossibilitando a confecção posterior de FAV no membro ipsilateral.

Anticoagulação

- A exposição do sangue a superfícies estranhas resulta em risco de coagulação, assim anticoagulantes são necessários durante a realização da hemodiálise.
- A heparina não fracionada (HNF) é o anticoagulante mais comumente utilizado.
- A HNF atua ativando a antitrombina e inibindo os fatores de coagulação, particularmente a trombina e o fator Xa.
- O início de ação da HNF é de 3 a 5 minutos, e sua duração de ação de 0,5 a 2 horas.
- Pode-se administrar um *bolus* inicial de 10 – 30 U/kg e a seguir 10 – 20 U/kg/hora em infusão contínua ou fracionada durante o procedimento.
- Obs.: muitos serviços utilizam um *bolus* inicial sem dose de manutenção.
- Alternativas incluem a utilização de heparina de baixo peso molecular, citrato regional, permeabilização periódica do sistema com solução salina, entre outras.

Fluxo de sangue

- O fluxo de sangue máximo é determinado pelo acesso vascular.
- Fluxos de sangue maiores melhoram a eficiência da hemodiálise, resultando em melhores taxas de difusão em um dado período de tempo.
- Na prática dos autores utilizam-se as seguintes fórmulas para fluxo de sangue em hemodiálise crônica:
  - crianças menores/lactentes (< 15 kg) → fluxo de sangue (mL/min) = (peso do paciente em kg × 10) + 2,5;
  - crianças maiores → fluxo de sangue (mL/min) = (2,5 × peso do paciente kg) + 100.
- Algumas referências consideram a utilização de fluxo de sangue de 5 a 10 mL/kg/min para hemodiálise crônica.
- Em pacientes adultos os fluxos de sangue, habitualmente, variam entre 250 e 500 mL/min.

Fluxo de dialisato

- O fluxo de dialisato padrão é de 500 mL/min.
- Em geral, utiliza-se um Qd (fluxo de dialisato) de 1,5 a 2 vezes o fluxo de sangue.
- A maioria das máquinas fornece opções fixas de fluxo de dialisato (p. ex.: 300 mL/min, 500 mL/min e 800 mL/min).

- Se o fluxo de dialisato (Qd) for 150 – 250 mL/min maior que o fluxo de sangue (Qb), aumentar o Qd apresentará pouco efeito em relação à otimização do *clearance*.

Volume de sangue extracorpóreo

- Os princípios fisiológicos tradicionais sugerem que o volume do circuito (capilar + linhas) não deve exceder 10% da volemia do paciente (Quadro 64.4).
- Em pacientes pequenos pode ser necessário *priming* do sistema com coloides ou concentrado de hemácias para evitar instabilidade hemodinâmica no início do procedimento.

Escolha do capilar

- O nefrologista deve escolher o capilar levando em conta a biocompatibilidade da membrana, o volume de *priming* e as características de UF e *clearance*.
- Em geral, utilizam-se capilares/hemofiltros com superfície equivalente a 80% a 100% da superfície corpórea do paciente (Figura 64.5).
- Estimativa da superfície corpórea (m²) = (peso em kg × 4) + 7 / (peso em kg + 90).
- Alguns estudos mostram redução da ativação do complemento com membranas mais biocompatíveis.

Equação da transferência de massa

- O uso da equação da transferência de massa pode auxiliar o clínico na escolha do capilar, Qb e duração da sessão: a equação descreve a variação na concentração plasmática de uma dada molécula com base nos parâmetros da sessão de diálise.

Tabela 64.1. Principais hemofiltros utilizados na população pediátrica

Capilar	Superfície	Volume (mL)
Baixo fluxo		
F4HPS	0,7	51
F5HPS	1	63
F6HPS	1,3	78
F7HPS	1,6	96
F84HPS	1,8	113
F10HPS	2,2	132
Alto fluxo – Polissulfona		
F40S	0,7	42
F50S	1	63
F60S	1,3	82
F70S	1,6	98
F80S	1,8	110
F100S	2,3	132
Alto fluxo – Helixone		
FxPaed	0,2	18
Fx40	0,7	32
Fx60	1,3	74
Fx80	1,8	95
Fx100	2,1	115

Fonte: Elaborada pela autoria.

$$C_T / C_0 = e^{-Kt/V}$$

- C_T e C_0 são as concentrações da molécula em relação ao tempo (término e início da sessão); K é o coeficiente de difusão do dialisador para a molécula em questão; t é a duração da sessão em minutos; V é o volume de distribuição da molécula em questão em mililitros (Figura 64.5).
- **Exemplo:** considere um paciente de 40 kg, com uma ureia inicial de 100 mg/dL. Foi prescrita uma sessão de diálise com um

Quadro 64.4. Volume das linhas mais utilizadas na prática clínica

Linha	Peso (kg)	Venosa (mL)	Arterial (mL)	Total (mL)
Neonatal	até 12 kg	22	18	40
Pediátrica	12 a 30 kg	42	30	72
Adulta	> 30 kg	70	62	132

Fonte: Desenvolvido pela autoria.

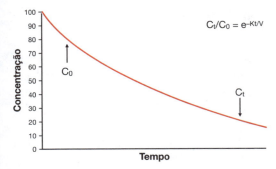

Figura 64.5. Modelo cinético da ureia. Fonte: Adaptada de Clinical Pediatric Nephrology, 2017.

FS (Qb) = 200 mL/min, utilizando um capilar com $K_{D\;ureia}$ = 180 mL/min para aquele fluxo de sangue, com base em dados do fabricante. A ureia se distribui pela água corporal total, que pode ser estimada em 60% do peso (24.000 mL, neste caso). As sessões iniciais, em geral, objetivam variações menores nos níveis de ureia com o intuito de evitar a síndrome do desequilíbrio. Uma redução de 30% da ureia (ureia final de 70 mg/dL) seria aceitável para o caso em questão. Utilizando-se a equação citada, temos:

- T (minutos) = – ln (C_T/C_0) × (V/K)
- T (minutos) = – ln (70/100) × (24.000/180)
- T (minutos) = – ln (0,7) × 133,3
- T (minutos) = – (–0,357) × 133,3
- T (minutos) = 48 minutos

- A sessão inicial de hemodiálise para um paciente com níveis elevados de ureia deve promover um *clearance* de ureia de no máximo 30% para reduzir o risco de síndrome do desequilíbrio.

Ultrafiltração

- Monitorização cuidadosa da pressão arterial, frequência cardíaca e *status* do paciente são fundamentais para avaliar adequação da UF proposta durante a sessão.
- Monitores de volume sanguíneo (p. ex.: Crit-Line™), que avaliam de forma não invasiva as modificações no hematócrito do paciente durante a diálise, podem ser úteis para a avaliação da remoção de fluidos durante o procedimento.

Dose de diálise

- As metas do tratamento dialítico são equilíbrio metabólico, remoção de toxinas e atingir o estado euvolêmico.
- O modelo cinético da ureia, assim como várias equações simplificadas, permite o cálculo do Kt/V.
- O Kt/V é uma razão adimensional, que representa o volume de plasma clareado (Kt) dividido pelo volume de distribuição de ureia (V).
- O movimento de ureia pode ser avaliado utilizando uma equação simples – *single pool* Kt/V – ou um modelo mais complexo – *double pool* Kt/V (equilibrado), que leva em conta a cinética da ureia entre as células e o compartimento vascular.
- Os *guidelines* do KDOQI para hemodiálise 3×/semana recomendam um Kt/V > 1,2, com meta > 1,4 → essas recomendações são derivadas de estudos em adultos, que sugerem que um *single pool* Kt/V < 1,2 está associado à subdiálise e piores desfechos.
- O termo *single pool* implica que a ureia é mantida, principalmente, no plasma e seu equilíbrio entre os vários compartimentos corporais ocorre praticamente de modo instantâneo → na realidade, este equilíbrio leve cerca de 30 – 60 minutos para ocorrer, assim o *sp* Kt/V superestima o *clearance* de ureia.
- Para corrigir essa alteração os níveis de ureia pós-sessão poderiam ser coletados 30 – 60 minutos após o encerramento, permitindo calcular o Kt/V equilibrado.

- Pacientes que realizam diálise mais frequentemente que 3×/semana requerem níveis menores de Kt/V por sessão, nesses casos pode-se utilizar o cálculo do Kt/V *standard*, que permite a comparação de Kt/V quando os tratamentos são realizados 2 – 7×/semana → existem algumas fórmulas para o cálculo do *std* Kt/V, como Gotch e Sargent, Leypoltd, entre outras.
- Um *std* Kt/V de 2 é considerado a dose mínima de diálise para todas as modalidades.
- A análise do percentual de redução de ureia (URR; do inglês, *urea reduction ratio*) apresenta inúmeras limitações, como não considerar a ureia gerada durante o procedimento dialítico, não fornecer informações sobre o estado nutricional do paciente nem considerar a remoção de ureia acompanhada de UF.
- Os níveis ótimos de Kt/V ainda não são definidos, e acredita-se que uma maior frequência de diálise promova melhor controle bioquímico e uma condição de bem-estar maior para os pacientes.
- Devem-se levar em conta diversas variáveis, como cinética de ureia, *clearance* de fósforo, controle de pressão arterial, avaliação do estado nutricional, avaliação do estado de bem-estar do paciente e outros parâmetros para definir a dose ótima de diálise em cada caso (Quadro 64.5).

Complicações

Câimbras

- As câimbras são observadas com frequência em pacientes que requerem maiores taxas de UF, e acredita-se que estejam relacionadas com a depleção do volume intravascular e subsequente hipoperfusão dos músculos.
- Acredita-se que os *shifts* de eletrólitos durante o procedimento também estejam implicados na gênese das câimbras.
- Medidas que otimizam o *refiling* plasmático, como administração de salina, em geral, aliviam as câimbras.
- Algumas medicações, como quinina, foram utilizadas com sucesso no manejo das câimbras em adultos, mas não estão validadas para a população pediátrica.

Hipotensão intradialítica

- A hipotensão intradialítica é uma complicação frequente (Quadro 64.6).
- Uma causa frequente de hipotensão é uma UF agressiva, que excede a capacidade de *refiling*.
- A hipotensão pode ser tratada pela redução da taxa de UF, administração de salina ou coloide (albumina) e posicionamento do paciente em Trendelenburg.
- As principais causas de hipotensão intradialítica estão listadas no Quadro 64.6.

Quadro 64.5. Comparação das diferentes modalidades de hemodiálise intensificada

Modalidade (localização)	Sessões/ semana	Duração da sessão (h)	Controle de fosfato	Controle de volume	Reabilitação social	Comentários
Convencional (centro de diálise)	3	4 a 5	Ruim	Ruim	Ruim	Padrão; procedimento mais comum
Diária curta (centro de diálise)	5 a 6	2 a 3	Excelente	Bom	Bom	Sono não perturbado em domicílio
Intermitente noturna (centro de diálise)	3	8	Muito bom	Muito bom	Muito bom	Frequência escolar preservada
Diária noturna (domiciliar)	5 a 6	8	Excelente	Excelente	Bom	Alta demanda para pacientes e cuidadores

Fonte: Desenvolvido pela autoria.

Quadro 64.6. Causas de hipotensão intradialítica

Relacionadas com o paciente

- Redução da reserva cardíaca (disfunção sistólica ou diastólica), redução da capacitância venosa, disfunção autonômica (DM, uremia), arritmias, anemia, medicamentos (principalmente anti-hipertensivos), alimentação durante o tratamento (aumento do fluxo esplâncnico), bloqueio/disfunção do *refiling* plasmático, alteração de substâncias vasoativas no plasma, peso seco subestimado.

Relacionadas com o procedimento

- Redução da osmolaridade plasmática, volumes grandes e altas taxas de UF (grande ganho de peso interdialítico), modificações eletrolíticas (hipocalemia, hipocalcemia), dialisato utilizando acetato ou com temperatura elevada, interações entre capilar e sangue, hipóxia.

Causas incomuns

- Tamponamento cardíaco, infarto agudo do miocárdio, dissecção aórtica, hemorragia interna, sepse, embolia gasosa, pneumotórax, hemólise.

Fonte: Desenvolvido pela autoria.

Síndrome do desequilíbrio

- A síndrome do desequilíbrio é uma desordem neurológica, relacionada com um edema cerebral agudo, durante o procedimento dialítico.
- Os sintomas podem variar de quadros leves, como cefaleia, náuseas e irritabilidade, até quadros mais significativos, como: mioclonias, desorientação, visão borrada, convulsões, coma e até mesmo morte.
- Teorias sugerem que um aumento do *clearance* de ureia rápido produz um gradiente de maior osmolaridade no cérebro, levando ao influxo de água e, consequentemente, a edema cerebral → esse efeito é exacerbado em paciente com níveis de ureia elevados pré-procedimento (p. ex.: paciente com DRC antes do início da diálise).
- Limitar uma queda dos níveis de ureia a cerca de 30% do valor pré-dialítico, principalmente nas sessões iniciais, parece reduzir o risco de desequilíbrio.

Reações alérgicas

- A exposição do sangue a materiais estranhos durante a diálise pode levar a reações adversas.
- São incomuns, e já foram implicados como causas, esterilizantes e componentes da membrana dos capilares.
- Essas reações costumam ocorrer de maneira precoce na diálise e podem estar associadas à dispneia, angioedema, sensação de calor e urticária.
- Diante da suspeita desse tipo de reação a diálise deve ser imediatamente interrompida, além da administração de corticoides, anti-histamínicos e epinefrina, quando indicado.
- O uso combinado de IECA e capilares de poliacrilonitrila (PAN) foi implicado na ocorrência de reações anafiláticas → a PAN ativa o fator de Hageman e leva à formação de calicreína, com a subsequente liberação de cininas, como bradicininas; a ECA degrada as bradicininas → assim, a inibição da ECA leva ao acúmulo de bradicininas, causando reações anafiláticas.

Embolia gasosa

- Essa complicação é rara em decorrência dos mecanismos de segurança nos sistemas de hemodiálise.
- Os achados dependem da quantidade de ar que entra no paciente e do estado clínico do paciente antes do evento.
- Embolia gasosa arterial resulta em oclusão e obstrução ao fluxo distal, enquanto embolia gasosa venosa pode levar obstrução à ejeção do ventrículo direito (VD) para o sistema pulmonar.
- Os sintomas são inespecíficos, e é necessário um alto grau de suspeição para a detecção desta condição.

- Diante da suspeita de embolia gasosa deve-se interromper a sessão, colocar o paciente em posição supina, ofertar oxigênio e, se necessário, expansão volêmica.

Sangramentos

- Os pacientes em hemodiálise estão sob risco maior de sangramentos por heparinização sistêmica, disfunção plaquetária relacionada com uremia e exposição do sangue a materiais estranhos (circuito de diálise).
- O tratamento é de suporte e inclui administração de volume, hemoderivados e tratamento da causa de base.
- Neutralização do efeito da heparina com sulfato de protamina pode ser considerada.

Tempo desde a última dose de heparina	Dose de protamina para neutralizar 100 unidades de heparina
Imediato	1 mg (até 1,5 mg)
30 – 60 min	0,5 a 0,75 mg
> 2 h	0,25 a 0,375 mg

> **Protamina** – apresentação 10 mg/mL – ampolas de 5 mL
> - Cada 1 mg tem cerca de 100 unidades de protamina e é capaz de neutralizar cerca de 100 unidades de heparina; assim, 1 mL é capaz de neutralizar 1.000 unidades de heparina.

Bibliografia

Fischbach M, Edefonti A, Schröder C, Watson A. European Pediatric Dialysis Working Group. Hemodialysis in children: general practical guidelines. Pediatr Nephrol. 2005 Aug; 20(8):1054-66.

Fischbach M, Fothergill H, Zaloszyc A, Seuge L. Hemodiafiltration: the addition of convective flow to hemodialysis. Pediatr Nephrol. 2012 Mar; 27(3):351-6.

Kaur A, Davenport A. Hemodialysis for infants, children, and adolescents. Hemodial Int. 2014 Jul; 18(3):573-82.

Kher KK, Schnaper HW, Greenbaum LA (eds.). Clinical Pediatric Nephrology. 3. ed. CRC Press, 2017.

Müller D, Goldstein SL. Hemodialysis in children with end-stage renal disease. Nat Rev Nephrol. 2011 Sep 6; 7(11):650-8

Warady BA, Fischbach M, Geary D, Goldstein SL. Frequent hemodialysis in children. Adv Chronic Kidney Dis. 2007 Jul; 14(3):297-303.

CAPÍTULO 65

Terapia Renal Substitutiva Contínua (CRRT) – Princípios Gerais

Introdução

- Crianças criticamente enfermas com instabilidade hemodinâmica podem não suportar a remoção rápida de fluidos promovida pela hemodiálise (HD) convencional → a CRRT (do inglês, *continuous renal replacement therapy* ou terapia renal substitutiva contínua) permite a remoção contínua de fluidos, sendo bem tolerada em crianças hemodinamicamente instáveis.
- Para a CRRT são válidos os mesmos princípios físico-químicos aplicados na hemodiálise convencional.
- **Difusão:** se refere ao movimento de solutos de uma área de maior para outra área de menor concentração por meio de uma membrana semipermeável.
- **Ultrafiltração:** é o movimento de fluidos pela membrana guiado por um gradiente de pressão.
- **Adsorção:** refere-se à adesão de moléculas à membrana do dialisador; depende das propriedades químicas da membrana.
- **Convecção:** refere-se ao movimento de solutos pela membrana semipermeável, acompanhando o movimento de solventes; *solvent drag*.
- **Coeficiente *sieving* (CS):** é a relação entre a concentração no filtrado e no plasma para uma dada molécula (Figura 65.1).
    - moléculas livremente filtradas (glicose, eletrólitos, ureia) têm um CS de 1,0;

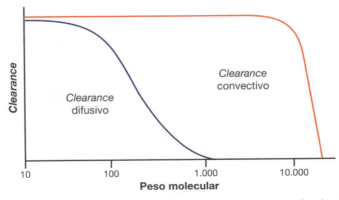

Figura 65.1. *Clearance* difusivo *vs. clearance* convectivo de acordo com peso molecular dos solutos. Fonte: Desenvolvida pela autoria.

moléculas grandes apresentam um CS baixo, uma vez que os poros do capilar retardam sua passagem; o CS de moléculas muito grandes (> 20.000 kDa) – por exemplo: albumina – é zero.

Modalidades de CRRT

- Existem cerca de seis modalidades de CRRT.
  a. **Ultrafiltração contínua lenta (SCUF):** modalidade de CRRT sem a utilização de fluido de reposição, frequentemente usada para pacientes com edema refratário sem falência renal; a meta da SCUF é atingir um tratamento adequado e seguro para a sobrecarga de volume.
  b. **Hemofiltração arteriovenosa contínua (CAVH).**
  c. **Hemodiálise arteriovenosa contínua (CAVHD).**
  Atualmente, realizam-se quase exclusivamente procedimentos venovenosos.
  d. **Hemofiltração venovenosa contínua (CVVH):** o ultrafiltrado é reposto completa ou parcialmente; tem capacidade de promover um bom *clearance* convectivo (Figura 65.2).
  e. **Hemodiálise venovenosa contínua (CVVHD):** não é administrado fluido de reposição e o *clearance* é principalmente difusivo (Figura 65.3).
  f. **Hemodiafiltração venovenosa contínua (CVVHDF):** a remoção de solutos ocorre por meio de convecção e difusão; dados sugerem que o *clearance* convectivo favorece a remoção de moléculas de maior peso molecular (Figura 65.4).

Equipamento para a CRRT

Máquinas

- No Brasil temos, atualmente, disponíveis as seguintes máquinas: PrismaFlex, PrisMax e Multifiltrate.

Acesso vascular

- A eficiência da CRRT depende de um acesso vascular funcionante.
- Deve ser usado cateter de duplo lúmen, a ser implantado em ordem de preferência: veia jugular interna direita > veias femorais > veia jugular interna esquerda > veias subclávias. O tamanho do cateter varia de acordo com o peso do paciente (Quadro 65.1).

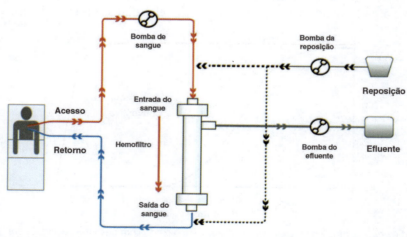

Figura 65.2. Ilustração CVVH. Fonte: Adaptada de Manual of Pediatric Nephrology, 2013.

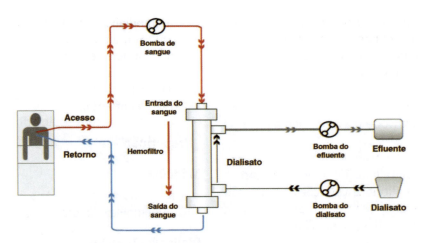

Figura 65.3. Ilustração CVVHD. Fonte: Adaptada de Manual of Pediatric Nephrology, 2013.

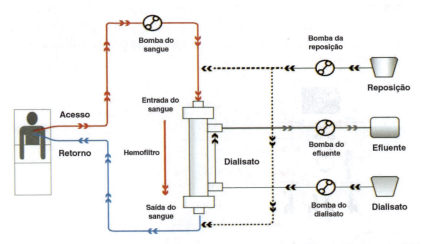

Figura 65.4. Ilustração CVVHDF. Fonte: Adaptada de Manual of Pediatric Nephrology, 2013.

Quadro 65.1. Tamanho de cateteres utilizados para CRRT em pediatria

Peso do paciente (kg)	Cateter
3 – 6 kg	7 Fr
7 – 15 kg	8 Fr
15 – 30 kg	9 Fr
Acima de 30 kg	10 – 12 Fr

Fonte: Desenvolvido pela autoria.

Vantagens e desvantagens da CRRT

Vantagens

- Proporciona maior estabilidade hemodinâmica → pacientes hipotensos podem ser dialisados efetivamente.
- Melhora a adequação de hemodiálise → com CRRT o *clearance* de solutos pode ser atingido mais facilmente em pacientes

criticamente enfermos, com grandes alterações de volume e alta taxa metabólica secundária aos estados infecciosos.
- Administração virtualmente ilimitada de fluidos → possibilita nutrição adequada e reposição de hemoderivados. CRRT convectiva pode remover mediadores de sepse.
- Evita variações rápidas fluídicas e eletrolíticas → evita alterações cerebrais, síndrome do desequilíbrio e variações na pressão intracraniana, que podem ocorrer com a hemodiálise convencional intermitente.

Desvantagens
- CRRT é uma modalidade cara → hemodiálise intermitente e CRRT usam materiais descartáveis e necessitam de um novo *set* e um novo filtro para cada tratamento.

Os materiais descartáveis da CRRT são caros, requerendo a troca do circuito em períodos de, no máximo, 72 horas. A anticoagulação adequada prolonga a vida útil do filtro e pode diminuir o custo do procedimento.

Prescrição

Máquina
- A máquina mais utilizada em nosso meio é a PrismaFlex (Figura 65.5).

Dialisador (capilar)
- Deve ser utilizado um dialisador com as seguintes características → alto KUf, permitindo altos valores de UF, favorecendo a convecção e alto KoA, proporcionando maior capacidade difusiva (Quadro 65.2).

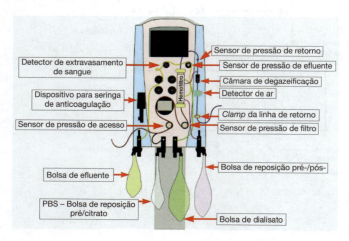

Figura 65.5. Ilustração esquemática da máquina PrismaFlex. Fonte: Elaborada pela autoria.

Quadro 65.2. Principais hemofiltros utilizados para CRRT em pediatria

Peso do paciente (kg)	Hemofiltro
< 10 kg	HF 20; Sup = 0,2 m²; *priming* = 60 mL
11 – 30 kg	ST60; Sup = 0,6 m²; *priming* = 93 mL
> 30 kg	ST100; Sup = 1,5 m²; *priming* = 152 mL
> 30 kg	ST150; Sup = 1,5 m²; *priming* = 189 mL
> 30 kg	Oxiris; Sup = 1,5 m²; *priming* = 193 mL

Dose de diálise

- Volume dialisato + reposição → 20 a 60 mL/kg/h ou 2 – 3 L/ hora / 1,73 m² de SC do paciente.

Priming

- Para evitar instabilidade hemodinâmica deve-se realizar o *priming* do circuito com coloide, quando o volume do mesmo exceder 10% da volemia do paciente.
- Nas demais situações o *priming* pode ser realizado com soro fisiológico.

Fluxo de sangue

| Crianças | 2 – 10 mL/kg/min |
| Adultos | 100 – 200 mL/min |

- Obs.: com o HF-20, utilizar fluxos maiores que 30 mL/min.

Anticoagulação

- A anticoagulação pode ser sistêmica (heparina) ou regional (citrato).

Anticoagulação com heparina

- Indicação = pacientes sem distúrbios de coagulação
- Complicações = plaquetopenia, hemorragias
- Dose = 10 – 20 U/kg/hora
- Controle de TTPA de 4/4 horas
- Objetivo = manter o TTPA entre 1,5 e 2 vezes o valor de referência

Anticoagulação com citrato

- A anticoagulação é por mecanismo cálcio dependente da quelação de Ca no circuito por meio do citrato, dessa maneira é necessária a reposição do cálcio para o paciente.
- Inicia-se a infusão de citrato (ACD-A) na linha arterial do acesso da hemofiltração, na velocidade de 1,5 × fluxo de sangue (que é em mL/min). O resultado do citrato será em mL/hora, devendo ser infundido pré-filtro (Quadro 65.3).
- O fluxo de citrato deve garantir uma concentração de 3 a 6 mmol de citrato/L de plasma tratado.
- O fluxo plasmático pode ser calculado do seguinte modo: Fluxo de plasma (mL/hora) = (1 – hematócrito) × Fluxo de sangue (mL/min) × 60.
- Reposição de cálcio: é iniciada reposição com cloreto de cálcio ($CaCl_2$ 10% – 80 mL + SF q.s.p. 1.000 mL) em cateter de duplo-lúmen ou triplo-lúmen. A velocidade de infusão será de 0,4 a 0,6 × fluxo de citrato em mL/hora. Esta solução deve ser infundida em acesso venoso central ou, se não for possível, na linha venosa do procedimento de hemofiltração.
- Pode-se utilizar como alternativa a solução com gluconato de cálcio 240 mL + SF 0,9% 760 mL, 0,4 a 0,6 × fluxo de citrato em mL/hora.
- A anticoagulação com citrato pode induzir alcalose metabólica e *lock* ou *gap* de citrato em pacientes com insuficiência hepática, situação em que a menor taxa de metabolismo do citrato aumenta o cálcio total no sangue, porém diminui a fração ionizada, com as suas consequências.

Quadro 65.3. Comparação entre citrato trissódico e ACD-A

	Na (mEq/L)	Citrato (mEq/L)	Bic (mEq/L)
• Citrato trissódico 4%	420	140	320
• ACD-A	224	113	203

Fonte: Desenvolvido pela autoria.

- Para pacientes com alto risco para *lock* de citrato, ou seja, aqueles com peso < 10 kg e insuficiência hepática grave, pode-se iniciar a infusão de citrato (ACD-A) na linha arterial com velocidade de 0,75 × fluxo sanguíneo (em mL/min), sendo o resultado do citrato em mL/hora.
- O objetivo é manter o Ca iônico do paciente entre 1,10 a 1,30 mmol/L e o Ca iônico do circuito entre 0,25 e 0,35 mmol/L.
- A infusão do citrato é realizada de acordo com a Tabela 65.1, e a infusão de cálcio de acordo com a Tabela 65.2.
- Obs.: caso haja contraindicação para anticoagulação com citrato e heparina pode-se optar por instalar solução salina na entrada do citrato, visando aumentar o período de patência do sistema (M60 → 150 mL/h ou M100 → 300 mL/h).

Manipulação da solução dialítica

- A composição da solução dialítica é variável entre os serviços.

Exemplo:
- Solução eletrolítica 0,61% – bolsas 5 L → Na = 105 e Mg 1,5 mEq/L.
- Solução eletrolítica 0,45% – bolsas 5 L → Na = 77 e Mg 1,5 mEq/L.
  - **Reposição de potássio no banho**
    - Potássio sérico inicial 3,5 a 4,5: repor 3,75 mEq/L de potássio.
    - Potássio sérico inicial 3 a 3,5: repor 5 mEq/L de potássio.
    - Potássio sérico inicial > 5: iniciar sem reposição, coletar K sérico após 2 horas e repor conforme acima.
  - **Reposição de fósforo no banho**
    - Geralmente é necessária a reposição de fosfato após 3 horas do início do procedimento na dose de 46 mg de fosfato/litro de solução.
    - Fosfato de potássio 10% – 1 mL = 2 mEq de potássio e 1,1 mmol de fósforo (46 mg de fosfato).
    - É necessário cuidado nos casos oncológicos quando ocorrer síndrome de lise

Tabela 65.1. Ajuste na infusão do citrato

Cálcio iônico do circuito da PrismaFlex	Ajuste na infusão do citrato	
	< 20 kg	> 20 kg
< 0,25	↓ 5 mL/hora	↓ 10 mL/hora
0,25 – 0,35	Sem ajuste	Sem ajuste
0,35 – 0,45	↑ 5 mL/hora	↑ 10 mL/hora
> 0,45	↑ 10 mL/hora	↑ 20 mL/hora

Fonte: Desenvolvida pela autoria.

Tabela 65.2. Ajuste na infusão do cálcio

Cálcio iônico do paciente (mmol/L)	Ajuste na infusão do cálcio	
	< 20 kg	> 20 kg
> 1,3	↓ 5 mL/hora	↓ 10 mL/hora
1,1 – 1,3	Sem ajuste	Sem ajuste
0,9 – 1,1	↑ 5 mL/hora	↑ 10 mL/hora
< 0,9	↑ 10 mL/hora	↑ 20 mL/hora

Fonte: Desenvolvida pela autoria.

tumoral, quando não deverá ocorrer a reposição de fósforo.
- **Bicarbonato**
  - Ajuste de acordo com cada caso – dose inicial habitual = 10 – 15 mEq/L.
  - Vantagem: menor ocorrência de hipotensão.
  - Desvantagem: custo e necessidade de preparo no local.

Solução de reposição

- Indicação: aumentar o *clearance* convectivo de solutos e diminuir o risco de coagulação do sistema.
- Composição: solução salina SF 0,45% ou 0,9% (pode ser manipulada de acordo com os parâmetros laboratoriais); pode ser utilizada composição equivalente à do dialisato.

Local de infusão

- Pré-dilucional:
  - Melhora a anticoagulação, aumenta a duração do filtro.
  - Piora o *clearance* difusível.
- Pós-dilucional
  - Diminui a chance de coagulação da câmara de desgaseificação.
  - Manter dessaturação (fração de filtração) < 20%.

Monitorização da terapia

- Coletar diariamente: ureia, creatinina, Na, K, Mg, P, Cl, lactato, Hb/Ht, plaquetas, gasometria arterial, TTPa e AP.
- Controle de glicemia capilar de 6/6 horas.
- Anticoagulação com citrato: coletar cálcio iônico pós-filtro (linha venosa) e cálcio iônico periférico (no paciente) e gasometria de 1/1 hora até ajuste das doses de cálcio e citrato e a seguir a cada 4 – 8 horas.
- Para pacientes com alto risco de *lock* de citrato – coletar cálcio total juntamente com cálcio iônico.
- Se houver mudança da infusão de cálcio ou necessidade de *bolus* de cálcio, coletar após 1 hora.
- Anticoagulação com heparina: coletar TTPa de 4/4 horas.
- Em virtude da estabilidade das soluções contendo bicarbonato, recomenda-se a troca das mesmas a cada 6 a 8 horas.

Monitorização do equipamento

- Verificar pressões de acesso, filtro, retorno e efluente a cada hora (Quadro 65.4).
- Limites de pressões (PrismaFlex).

Comentários sobre a anticoagulação com citrato (Figura 65.6)

- O citrato quela o cálcio iônico, que é essencial para a cascata de coagulação normal, resultando na inibição da geração de trombina.
- Uma concentração de Ca iônico pós-filtro entre 0,25 e 0,35 mmol/L é efetiva para a obtenção do efeito anticoagulante.
- A maioria do citrato é removida por hemofiltração ou diálise, com um coeficiente *sieving* de 1 para ambos os processos.

Quadro 65.4. Parâmetros de pressão do sistema de CRRT

Pressão acesso	– 50 a + 150
Pressão filtro	100 a 250
Pressão efluente	> 50 a 150
Pressão retorno	50 a 150

Fonte: Desenvolvido pela autoria.

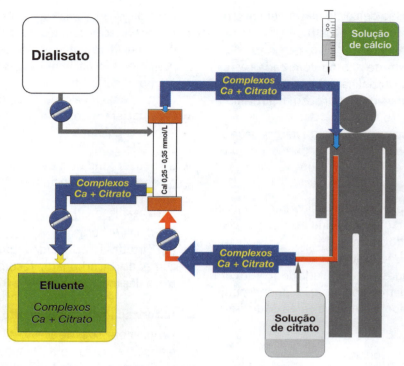

Figura 65.6. Ilustração esquemática da anticoagulação regional com citrato. Fonte: Adaptada de UpToDate.

- A fração de extração de citrato varia entre 20% e 80%, dependendo do fluxo de sangue, do fluxo de efluente e da modalidade de CRRT adotada.
- Os produtos cálcio-citrato remanescentes entram na circulação sistêmica e são metabolizados no fígado, rins e músculos, produzindo 3 moléculas de bicarbonato para cada molécula de citrato.
- A oferta de cálcio por um acesso paralelo (ou na via de retorno) é executada para compensar as perdas extracorpóreas e normalizar o cálcio iônico do paciente.
- As contraindicações relativas à anticoagulação com citrato em CRRT são insuficiência hepática com ou sem cirrose associada, hipoxemia grave e após transfusões maciças de hemoderivados.

Intoxicação (*lock*) por citrato

- Atenção nos quadros de insuficiência hepática e acidose lática importante.

> Os testes de função hepática são preditores ruins do *clearance* metabólico de citrato em pacientes criticamente enfermos com cirrose hepática ou insuficiência hepática aguda. Um estudo demonstrou que uma atividade de protrombina < 26% e um lactato > 3,4 mmol/L parecem ser melhores preditores da acumulação de citrato na insuficiência hepática e, nesses pacientes, deve haver uma monitorização mais rigorosa do quadro eletrolítico e acidobásico para garantir uma segurança adequada.
>
> Fonte: Adaptado de Continuous venovenous hemodialysis with regional citrate anticoagulation in patients with liver failure: a prospective observational study. Schultheiß C et al. Crit Care. 2012.

- O acúmulo de citrato leva a uma queda do cálcio iônico do paciente, enquanto a fração ligada ao citrato aumenta.

- Se a infusão de cálcio é aumentada para corrigir o cálcio iônico do baixo do paciente, a maior parte desse cálcio liga-se ao citrato.
- Assim, ocorre um aumento desproporcional do Ca total do paciente com o cálcio iônico permanecendo baixo (Figura 65.7).
- Se o citrato não pode ser metabolizado, então a concentração de cálcio total se eleva e a concentração de cálcio iônico tende a cair por um aumento do cálcio complexado ao citrato. Assim, uma vez que os complexos cálcio-citrato não são diretamente medidos, surge um "*gap* de cálcio".

- O *lock* (acúmulo) de citrato é provável quando a relação Ca total paciente/Ca iônico paciente for maior que 2,5 (se ambos forem medidos em mmol / L).

  Ca total (mg/dL) / 4 = Ca total (mmol/L)

Bibliografia

Beltramo F, DiCarlo J, Gruber JB, Taylor T, Totapally BR. Renal replacement therapy modalities in critically Ill children. Pediatr Crit Care Med. 2019 Jan; 20(1):e1-e9.

de Galasso L, Picca S, Guzzo I. Dialysis modalities for the management of pediatric acute kidney injury. Pediatr Nephrol. 2020 May; 35(5):753-765.

John JC, Taha S, Bunchman TE. Basics of continuous renal replacement therapy in pediatrics. Kidney Res Clin Pract. 2019 Dec 31; 38(4):455-461.

Phadke K, Goodyer P, Bitzan M (eds.). Manual of Pediatric Nephrology. Springer, 2013.

Sanderson KR, Harshman LA. Renal replacement therapies for infants and children in the ICU. Curr Opin Pediatr. 2020 Jun; 32(3):360-366.

Schultheiß C, Saugel B, Phillip V, Thies P, Noe S, Mayr U et al. Continuous venovenous hemodialysis with regional citrate anticoagulation in patients with liver failure: a prospective observational study. Crit Care. 2012 Aug 22;16(4):R162.

Sutherland SM, Alexander SR. Continuous renal replacement therapy in children. Pediatr Nephrol. 2012 Nov; 27(11):2007-2016.

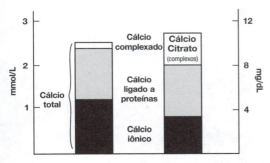

Figura 65.7. Ilustração esquemática – *Lock* de citrato. Fonte: Adaptada de UpToDate.

CAPÍTULO 66

Nefrotoxicidade

Introdução

- Nefrotoxinas são causas importantes de lesão renal aguda (LRA) em pediatria.
- Há vários fatores que aumentam a susceptibilidade dos rins à injúria nefrotóxica (Quadro 66.1).
- O espectro da nefrotoxicidade pode variar de alterações sutis até lesões renais graves.
- Deve-se suspeitar de "pseudonefrotoxicidade" quando drogas que inibem a secreção tubular de creatinina (cimetidina, trimetoprim) ou que interferem na estimativa laboratorial da mesma (cefoxitina, flucitosina) causam elevações na creatinina sem outras manifestações de lesão renal.

Quadro 66.1. Fatores de risco para nefrotoxicidade

• Extremos de idade
• Depleção de volume
• Uso concomitante de várias medicações nefrotóxicas
• Déficit de função renal
• Dose, frequência e duração do tratamento

Fonte: Desenvolvido pela autoria.

Nefrotoxinas endógenas

Hemoglobinúria

Causas de hemoglobinúria

- Defeitos genéticos → deficiência de G6PD, hemoglobinúria paroxística.
- Infecções → malária, *Clostridium*.
- Reações transfusionais.
- Agentes químicos → sulfato de quinidina, benzeno, hidralazina.
- Venenos → cobras, aranhas.
- Destruição traumática/mecânica → válvulas protéticas, coagulação intravascular disseminada (CIVD), circulação extracorpórea.

Mioglobinúria

Causas de mioglobinúria

- Lesão muscular traumáticas → esmagamentos, queimaduras graves.
- Drogas/toxinas → barbitúricos, benzodiazepínicos, inibidores da HMG-CoA redutase, salicilatos, monóxido de carbono, etileno-glicol, veneno de cobras, succinilcolina, propofol.
- Desordens genéticas → deficiências de fosforilases, deficiências de fosfofrutoquinase, deficiência de α-glicosidase e deficiência de carnitina palmitoil-transferase.

- Infecções → influenza, tétano, vírus coxsackie, leptospirose, HIV.
- Atividade muscular excessiva → exercício vigoroso, estado de mal epiléptico, tetania.
- Isquemia → oclusão arterial aguda.
- Desordens eletrolíticas e endócrino-metabólicas → hipocalemia, hipofosfatemia, hipotireoidismo, hipotermia e hipertermia.
- Doenças imunológicas → polimiosite, dermatomiosite.

Apresentação clínica da mioglobinúria/hemoglobinúria (nefropatia por pigmentos)

- Os achados característicos da nefropatia induzida por pigmentos incluem oligúria (pode durar 7 a 10 dias) e urina avermelhada.
- A urinálise pode revelar urina com pH ácido, ausência de cilindros hemáticos e teste da benzidina positivo, em decorrência da presença de mioglobina/hemoglobina.
- Hipercalemia desproporcional ao grau de disfunção renal é, frequentemente, vista em casos de rabdomiólise/hemólise maciça.

Fisiopatologia da lesão renal induzida por pigmentos

- A causa de necrose tubular aguda induzida por pigmentos não é bem elucidada.
- Os mecanismos propostos são: 1) hipovolemia e isquemia; 2) toxicidade tubular direta; e 3) obstrução tubular por cilindros de pigmentos.

Tratamento da nefropatia induzida por pigmentos

- Hiper-hidratação e alcalinização da urina → sugere-se administrar fluidos 1,5 – 2 vezes a taxa basal, dependendo da condição clínica do paciente, com o objetivo de manter uma pressão venosa central (PVC) adequada e um débito urinário > 3 mL/kg/h; pode-se adicionar 50 – 100 mEq/L de bicarbonato à oferta de fluidos, visando manter um pH urinário > 6,5.
- Manitol → assegura um bom débito urinário e aumenta o fluxo sanguíneo renal; pode ser administrado em uma taxa de 3 – 5 mL/kg/dose até de 8/8 h; monitorizar a osmolaridade plasmática e o *gap* osmolar quando em uso de manitol, considerando interromper a administração na presença de sinais de hipervolemia ou se o *gap* osmolar exceder 55 mOsm/kg (pouco utilizado na prática clínica).
- Considerar terapia renal de suporte (TRS) se houver hipercalemia refratária, oligoanúria, sobrecarga de fluidos ou acidose metabólica grave.
- A recuperação da função renal é usualmente completa.

Nefropatia por ácido úrico

- A nefropatia por ácido úrico é observada em pacientes com leucemias/linfomas que desenvolvem síndrome de lise tumoral, levando à hiperuricemia e à uricosúria com deposição de cristais de ácido úrico e obstrução do lúmen tubular.
- Os fatores de risco para nefropatia por ácido úrico incluem pH urinário menor que 5, desidratação, resposta rápida à quimioterapia (QT), níveis elevados de ácido úrico e disfunção renal prévia.
- A síndrome de Lesch-Nyhan é uma desordem genética do metabolismo do ácido úrico que resulta em litíase por cálculos de ácido úrico e nefropatia.
- A LRA associada à nefropatia por ácido úrico é habitualmente oligúrica; observa-se elevação nos níveis de escórias cerca de 2 dias após a QT e retorno para os níveis basais cerca de 7 – 10 dias após.
- A rasburicase, uma forma recombinante da urato-oxidase, é uma opção para o manejo da nefropatia induzida por ácido úrico → dose = 0,2 mg/kg/dia EV em 30 min; contraindicação = deficiência de G6PD.
- A recuperação da função renal é habitualmente completa.

Nefrotoxinas exógenas

AINE (anti-inflamatórios não esteroidais)

- Os AINE podem causar LRA em condições de diminuição da taxa de filtração glomerular (TFG) em decorrência da inibição da vasodilatação compensatória da arteríola aferente mediada pelas prostaglandinas (Figura 66.1).
- Fatores de risco → depleção de volume, período neonatal, insuficiência cardíaca congestiva e hipoalbuminemia.
- A nefrotoxicidade é droga, dose e duração relacionada → o AAS é o menos e a indometacina a mais nefrotóxica.
- A ocorrência de LRA ocorre 1 a 5 dias após a ingestão, e pode ser oligúrica ou não.
- Os AINE podem causar também nefrite túbulo-intersticial.

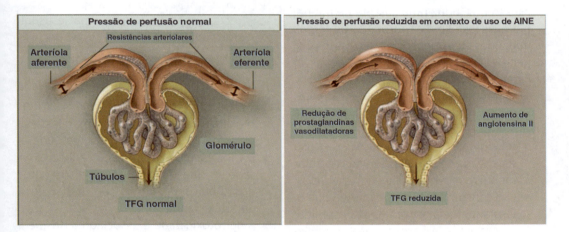

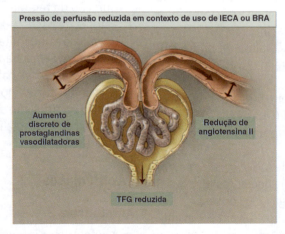

Figura 66.1. Papel dos AINE e IECA nas arteríolas aferente e eferente. Ilustração das situações de pressão de perfusão normal e reduzida em contexto de uso de AINE e IECA/BRA. Fonte: Adaptada de Normotensive ischemic acute renal failure. Abuelo JG. N Engl J Med. 2007.

Antibióticos

Aminoglicosídeos

- Os aminoglicosídeos (AMN) são eliminados praticamente inalterados pelos rins.
- Os AMN são cátions com altas cargas que se ligam às células epiteliais nos segmentos S1 e S2 dos túbulos proximais, onde eles são reabsorvidos por pinocitose via megalina e translocados para o interior dos lisossomos.
- A acumulação de AMN no interior dos lisossomos induz uma cascata de injúria, hidrólise fosfolipídica, formação de corpos mieloides eletrodensos e progressão para necrose celular.
- **Fatores de risco para toxicidade por AMN:**
  - relacionados com o paciente → neonatos, doença renal preexistente, depleção de volume e deficiência de Mg, K e Ca;
  - relacionados com a medicação → uso recente de AMN, doses elevadas e tratamentos por períodos superiores a 15 dias;
  - uso concomitante de → anfotericina B, cisplatina, cefalosporinas e furosemida.
- A nefrotoxicidade é droga, dose e duração relacionada → neomicina > gentamicina > tobramicina > amicacina.
- A lesão renal é habitualmente não oligúrica e se inicia, em geral, 5 a 10 dias após a exposição à droga.
- Enzimúria é o primeiro indicador de nefrotoxicidade por AMN (Quadro 66.2).
- Hipocalemia e hipomagnesemia são comuns.
- Níveis plasmáticos de AMN devem ser mensurados em todos os pacientes após 3 – 5 meias-vidas da droga (2 – 3 doses).
- Os níveis de vale e pico devem ser avaliados, respectivamente, 30 minutos antes e após a administração da medicação, e são específicos para cada AMN.

Quadro 66.2. Prevenção da nefrotoxicidade por aminoglicosídeos

• Identificar fatores de risco – relacionados com o paciente e a droga
• Dose única diária
• Administrar em infusão e não em *bolus*
• Minimizar a duração do tratamento
• Evitar o uso concomitante de outras drogas nefrotóxicas
• Evitar desidratação
• Corrigir dose para função renal, quando indicado
• Estimar os níveis plasmáticos e titular dose
• Usar drogas alternativas não nefrotóxicas, quando possível

Fonte: Desenvolvido pela autoria.

Glicopeptídeos (vancomicina)

- Usualmente assintomática, manifesta-se unicamente por elevação da creatinina.
- O mecanismo exato de ação é incerto → sabe-se que o acúmulo em lisossomos dos túbulos proximais contribui para a nefrotoxicidade.
- A nefrotoxicidade é associada à dose e à duração da terapia.
- Fatores de risco → creatinina de base elevada, uso concomitante de drogas nefrotóxicas e doença hepática.
- A nefrotoxicidade é habitualmente reversível.
- A monitorização dos níveis plasmáticos auxilia na titulação da dose em grupos de alto risco → a meta de níveis de vale é de 10 a 15 mcg/mL.

Antifúngicos

Anfotericina B

- A anfotericina interage com o colesterol da membrana nas células dos túbulos distais levando à formação de poros, que resultam

em um aumento de permeabilidade e permitem a retrodifusão de Na, K e H+ → ATR distal por retrodifusão + poliúria resistente à vasopressina.
- A anfotericina leva à redução da TFG por meio de vasoconstrição da arteríola aferente.
- A toxicidade está relacionada com a dose cumulativa, frequência das doses, duração e formulação (as formulações lipídica e lipossomal são menos nefrotóxicas).
- Fatores de risco para nefrotoxicidade → depleção de volume, uso concomitante de diuréticos, ciclosporina ou AMN, alteração de função renal prévia e pacientes muito jovens.
- Costuma cursar com acidose tubular renal (ATR), hipocalemia, hipomagnesemia e redução da TFG por vasoconstrição da arteríola aferente.
- A suplementação de solução salina é recomendada antes e após a administração de anfotericina B – 10 – 15 mL/kg.

Antivirais

Aciclovir e ganciclovir
- A nefrotoxicidade dessas drogas pode ser decorrente de toxicidade tubular direta ou pela deposição intratubular de cristais.
- Essas drogas são excretadas por filtração glomerular e secreção tubular.
- Fatores de risco → altas doses de aciclovir venoso, depleção de volume e doença renal preexistente.
- Achados clínicos → habitualmente assintomática, contudo os sintomas podem se iniciar 24 a 48 horas após o início da medicação.
- Os achados urinários podem incluir cristalúria (cristais em forma de agulha), hematúria, piúria e proteinúria.
- A insuficiência renal é normalmente reversível, e a função renal comumente retorna à normalidade em 1 semana.
- A infusão lenta da droga em 1 – 2 horas e a adequada hidratação do paciente, mantendo um bom débito urinário, auxiliam na redução da nefrotoxicidade.
- A coadministração de probenecid pode reduzir a secreção tubular de aciclovir.

Outros antivirais
- Cidofovir → causa necrose de células tubulares proximais e LRA.
- Foscarnet → perfil de toxicidade similar ao do aciclovir; pode causar alterações tubulares como hipofosfatemia, hipocalemia e *diabetes insipidus*.
- Tenofovir → pode causar disfunção tubular proximal, resultando em síndrome de Fanconi.
- Indinavir → causa cristalúria, podendo levar à obstrução tubular e LRA.

Quimioterápicos

Cisplatina
- A cisplatina é um componente orgânico que induz toxicidade renal aguda e crônica → a carboplatina é menos tóxica quando comparada à cisplatina.
- A cisplatina reduz a TFG e age como uma toxina tubular direta.
- A nefrotoxicidade está relacionada com a dose administrada.
- Achados frequentes → habitualmente apresenta poliúria, proteinúria tubular, perda tubular de potássio, magnésio, sódio, fósforo e aminoácidos.
- A hipomagnesemia é um achado característico da toxicidade pela cisplatina e pode levar semanas para apresentar recuperação.

- A dosagem não deve exceder 25 – 33 mg/m²/semana.
- A administração de cisplatina com salina hipertônica está associada à melhor tolerabilidade.
- A administração de tiossulfato de sódio também protege os rins.

Ifosfamida

- A ifosfamida e seus metabólitos, como o cloroacetaldeído, são tóxicos para as células tubulares.
- A incidência de nefrotoxicidade é variável e depende da dose cumulativa (> 60 g/m²), rapidez da administração, uso concomitante de drogas nefrotóxicas e idade do paciente.
- Achados característicos → lesão tubular resultando em LRA não oligúrica, perda tubular de glicose, fosfato, proteínas de baixo peso molecular, bicarbonato e perda da capacidade de concentração urinária.
- O mesna não oferece nenhuma proteção contra a nefrotoxicidade da ifosfamida.

Ciclofosfamida

- Apesar de não ser uma droga nefrotóxica, a ciclofosfamida (CFA) pode levar à cistite hemorrágica em decorrência de um de seus metabólitos, a acroleína – essa situação pode ser prevenida pela administração de mesna, particularmente quando utilizadas altas doses de CFA.
- Pode-se também observar síndrome da secreção inapropriada do hormônio antidiurético (SSIADH) com uso de CFA.

Metotrexate

- A nefrotoxicidade é atribuída à precipitação da droga e seus metabólitos no lúmen tubular, assim como à toxicidade tubular direta.
- A nefrotoxicidade é usualmente reversível, mas pode levar até duas semanas para apresentar recuperação.

Inibidores de calcineurina

- A nefrotoxicidade pelos ICN pode ser aguda ou crônica.
- Aguda → mediada hemodinamicamente, caracteriza-se por ser dose-dependente, reversível e marcada por redução na TFG decorrente de vasoconstrição da arteríola aferente; o dano ao endotélio vascular pode resultar em microangiopatia trombótica (MAT) levando à LRA; podem ocorrer alterações tubulares com diminuição da secreção de ácido úrico, ureia, hipercalemia e acidose metabólica hiperclorêmica; hipomagnesemia também pode ocorrer (Figura 66.2).
- Crônica → definida por redução de 20% ou maior na TFG, de caráter irreversível; a morfologia é caracterizada por alterações incluindo atrofia tubular, fibrose intersticial em faixa, hialinose vascular e esclerose glomerular; esse efeito pode ser dose-dependente.
- Medicações como cetoconazol, macrolídeos e metoclopramida, que inibem o metabolismo dos ICN, podem potencializar essa toxicidade.
- Achados frequentes → pode ser assintomática, detectada apenas pela elevação dos níveis de creatinina; em pacientes transplantados pode ser difícil a distinção entre toxicidade dos ICN e rejeição; em crianças com síndrome nefrótica (SN) a toxicidade por ICN pode ser um diagnóstico diferencial com progressão de quadros de glomerulosclerose segmentar e focal (GESF).
- A monitorização dos níveis plasmáticos é fundamental para o ajuste de dose dos ICN.
- A nefrotoxicidade aguda se resolve espontaneamente com a interrupção da terapia.

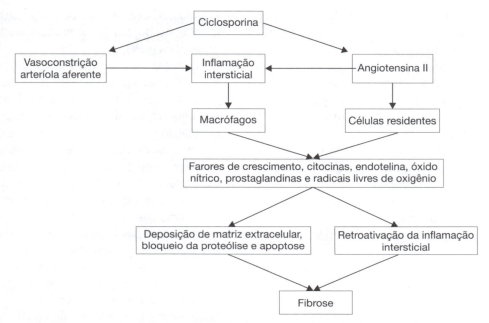

Figura 66.2. Mecanismos envolvidos na nefrotoxicidade por ciclosporina. Fonte: Desenvolvida pela autoria.

Inibidores da ECA

- As manifestações mais comuns são oligúria e hipercalemia, usualmente reversíveis com a interrupção da droga ou redução da dose.
- Podem-se observar fetopatia e falência renal grave nos RN cujas mães fizeram uso de IECA durante a gestação.
- O principal mecanismo é a inibição da dilatação da arteríola aferente e a constrição da arteríola eferente, que é um mecanismo de compensação autorregulatório mediado pela angiotensina II no sentido de manter a TFG (Figura 66.1).

Contrastes radiológicos

- Os agentes de contrastes radiológicos são derivados tri-iodados do ácido benzoico livremente filtrados pelos glomérulos.
- Achados frequentes → LRA não oligúrica caracterizada pela elevação na creatinina após 24 horas da exposição é típica; a creatinina plasmática apresenta um pico 3 – 5 dias após a exposição e tende a retornar aos níveis basais em até 14 dias; a urinálise pode evidenciar proteinúria tubular e cilindros granulares; a fração de excreção de sódio permanece baixa (< 1%).
- Uma elevação da creatinina ≥ 0,5 mg/dL em 48 horas da exposição ou um aumento de creatinina de 25% com relação aos níveis basais no mesmo período define a ocorrência de nefropatia induzida por contraste.
- Mecanismos → isquemia medular renal decorrente de vasoconstrição é o mecanismo fisiopatológico mais importante, resultando em hipóxia e dano às células tubulares; a hiperviscosidade do meio de contraste e a carga osmolar também

- resultam em hipóxia medular; a lesão por radicais livres pode contribuir para o agravamento da lesão renal.
- Fatores de risco → disfunção renal preexistente, insuficiência cardíaca congestiva (ICC), hipovolemia, pacientes muito jovens/RN, uso concomitante de AINE e diuréticos são fatores de risco conhecidos; *diabetes mellitus* (DM) e infarto agudo do miocárdio (IAM) são fatores de risco estabelecidos em adultos.
- Propriedades farmacocinéticas do meio de contraste que favorecem NIC → alta osmolaridade, alta viscosidade e maiores volumes de contraste.
- Habitualmente observa-se recuperação espontânea, com menos de 1% dos casos necessitando de diálise.
- O papel de teofilina, dopamina e acetazolamida na prevenção de nefropatia induzida por contraste (NIC) é incerto.
- As medidas mais adequadas para a prevenção são a utilização de contrastes de menor osmolaridade e a hidratação adequada pré-procedimento (Quadro 66.3).

Fibrose sistêmica nefrogênica

- A fibrose sistêmica nefrogênica (FSN) é o resultado de uma toxicidade sistêmica do gadolínio em pacientes com disfunção renal.
- O gadolínio é um agente de contraste não iodado usado para ressonância nuclear magnética (RNM).
- Os agentes de contraste baseados no gadolínio são rapidamente eliminados em pacientes com função renal normal → em pacientes com disfunção renal o tempo de circulação desses agentes aumenta e eles são dissociados em frações lineares, responsáveis pela toxicidade do gadolínio.
- Esse processo envolve primariamente a pele, resultando em fibrose e achados mixedema-*like*.
- As alterações precoces são caracterizadas por dor, eritema, prurido e edema que, habitualmente, se iniciam nas pernas e a seguir progridem para o resto do corpo, poupando cabeça e pescoço.
- Usualmente, os sintomas são observados nos 18 meses posteriores à administração do gadolíneo.
- Essa condição pode envolver também o fígado, o coração e músculos esqueléticos.
- Em estágios tardios pode-se observar contraturas, resultando em deformidades.
- O mecanismo de ação proposto é a liberação de frações iônicas livres do gadolínio que se depositam na pele, levando à fibrose.
- A FSN pode ser fulminante e fatal em < 5% dos casos.

Quadro 66.3. Prevenção da nefropatia induzida por contraste

Protocolo para a prevenção de NIC (grupos de risco)
• Assegurar hidratação adequada — SF 0,9% iniciado pelo menos 2 horas antes da exposição ao contraste — 1 mL/kg/h e mantido nas 6 — 12 horas após o procedimento.
• Bicarbonato de sódio 8,4% — 3 mL/kg administrados 1 hora antes da realização do exame e 1 mL/kg/h nas 6 horas após o procedimento (apenas se acidose).
• N-acetilcisteína 1.200 mg/1,73 m² de 12/12 horas, por via oral, um dia antes e no dia do procedimento (sem evidência pelas diretrizes mais recentes).

Fonte: Desenvolvido pela autoria.

- Orientações para a prevenção de FNS:
  a. evitar o uso de contrastes baseados em gadolínio para crianças com disfunção renal;
  b. usar doses baixas de gadolínio;
  c. hemodiálise iniciada após a exposição pode ser benéfica para o *clearance* de gadolínio em pacientes com TFG < 30 mL/min/1,73 m²; a diálise peritoneal é inefetiva.
- Os tratamentos para FNS podem incluir corticoides, tiossulfato de sódio, imunoglobulina, fototerapia e radiação UV.

Bibliografia

Abuelo JG. Normotensive ischemic acute renal failure. N Engl J Med. 2007 Aug 23; 357(8):797-805.

Downes KJ, Hayes M, Fitzgerald JC, Pais GM, Liu J, Zane NR et al. Mechanisms of antimicrobial-induced nephrotoxicity in children. J Antimicrob Chemother. 2020 Jan 1; 75(1):1-13.

Hall AM, Trepiccione F, Unwin RJ. Drug toxicity in the proximal tubule: new models, methods and mechanisms. Pediatr Nephrol. 2021 May 28.

Liu F, Mao JH. Calcineurin inhibitors and nephrotoxicity in children. World J Pediatr. 2018 Apr; 14(2):121-126.

Sethi SK, Bunchman T, Chakraborty R, Raina R. Pediatric acute kidney injury: new advances in the last decade. Kidney Res Clin Pract. 2021 Mar; 40(1):40-51.

Goldstein SL. Nephrotoxicities. F1000Res. 2017 Jan 19; 6:55.

CAPÍTULO 67

Síndrome de Lise Tumoral

Introdução

- A síndrome de lise tumoral (SLT) é uma emergência oncológica caracterizada por distúrbios metabólicos resultantes da morte celular e da liberação de seus componentes intracelulares.
- Na maioria das vezes a SLT é deflagrada ou exacerbada com o começo da terapia antineoplásica.
- É caracterizada pela tríade de distúrbios hidreletrolíticos e metabólicos constituída por hiperuricemia, hipercalemia e hiperfosfatemia (Figura 67.1).
- A hipocalcemia e a evolução para falência renal, seguida de necessidade de diálise, são complicações secundárias a esses distúrbios e comprometem o prognóstico dos pacientes.

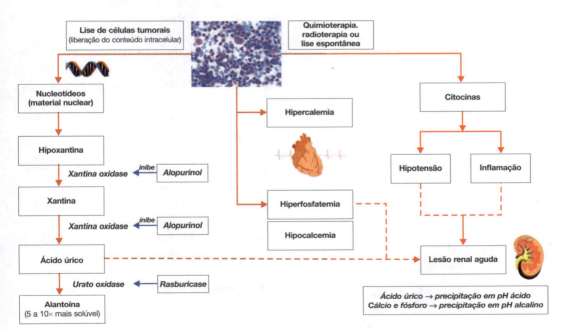

Figura 67.1. Fisiopatologia da síndrome de lise tumoral. Fonte: Elaborada pela autoria.

- A hiperfosfatemia ocorre, em média, em 24 a 48 horas após a quimioterapia e está relacionada com o fato de as células cancerígenas conterem um valor de fósforo até 4 vezes maior que o das células não cancerígenas, além da incapacidade de reutilização do fósforo pelas células após a infusão da quimioterapia.
- Quando o produto Ca × P excede 60 mg^2/dL^2 há um grande risco de evolução para disfunção renal.
- A hiperuricemia é resultante do metabolismo dos ácidos nucleicos que são transformados em xantinas e hipoxantinas → a seguir, esses metabólitos sofrem a ação da enzima xantina oxidase, que os metaboliza em ácido úrico.
- O ácido úrico é pouco solúvel na água, principalmente em meios ácidos.
- A SLT pode ocorrer espontaneamente, antes do início da QT ou dentro de 12 a 72 horas após o início da citorredução.
- A SLT é definida pela presença de duas ou mais anormalidades metabólicas 3 dias antes ou até 7 dias após a infusão de QT, associada à adequada hidratação e ao uso de agentes hipouricemiantes (Quadros 67.1 e 67.2).

Critérios de Cairo-Bishop para SLT

SLT laboratorial

Quadro 67.1. Critérios laboratoriais para o diagnóstico de SLT

Ácido úrico	• ≥ 8 mg/dL ou ↑ 25% em relação ao basal
Potássio	• ≥ 6 mEq/L ou ↑ 25% em relação ao basal
Fósforo	• ≥ 6,5 mg/dL em crianças ou ↑ 25% em relação ao basal
Hipocalcemia	• Ca iônico ≤ 1,12 ou Ca total corrigido ≤ 7 mg/dL ou ↓ 25% em relação ao basal

Fonte: Desenvolvido pela autoria.

SLT clínica

Quadro 67.2. Critérios clínicos para o diagnóstico de SLT

Creatinina ≥ 1,5 o limite da normalidade (lesão renal aguda)
Arritmia cardíaca ou morte súbita
Convulsões

Fonte: Desenvolvido pela autoria.

- Alguns fatores estão associados a maior risco de SLT:
  - tumores com rápida proliferação;
  - tumores quimiossensíveis;
  - massa tumoral extensa caracterizada por presença de tumoração volumosa, leucocitose (> 50.000/mm^3), DHL elevada ≥ 2 vezes o limite da normalidade, infiltração de órgãos ou medula óssea;
  - hiperuricemia (> 7,5 mg/dL) ou hiperfosfatemia;
  - oligúria e/ou urina ácida;
  - hipovolemia ou inadequada hidratação;
  - lesão renal aguda.
- Para definir a estratégia de tratamento a seguir definiram-se três grupos de risco para o desenvolvimento de SLT (Quadro 67.3).
- Nos casos de leucemias e linfomas classificados como baixo risco (BR), se houver comprometimento da função renal, passam a ser classificados como categoria de risco intermediário.
- E aqueles classificados como risco intermediário que apresentem comprometimento da função renal e/ou valores de ácido úrico, fósforo e/ou potássio ao diagnóstico acima do limite superior da normalidade passam para a categoria de alto risco.

Tratamento

- O tratamento da SLT consiste em reduzir profilaticamente os riscos de desenvolver

Quadro 67.3. Classificação das patologias pediátricas de acordo com o risco de SLT

Risco baixo	Risco intermediário	Risco alto
Tumores sólidos	LMA com L = 25.000 – 100.000 e DHL < 2× limite	LMA com L = 25.000 – 100.000 e DHL ≥ 2× limite
Linfoma de Hodgkin	LMA com L < 25.000 e DHL ≥ 2× limite	LMA com L ≥ 100.000
LMA com L < 25.000 e DHL < 2× limite	LLA com L < 100.000 e DHL < 2× limite	LLA com L < 100.000 e DHL ≥ 2× limite
LNH estágio I/II	LNH estágio III/IV	LLA com L ≥ 100.000
	Linfoma de Burkitt estágio I/II e DHL < 2× limite	Linfoma de Burkitt estágio I/II e DHL ≥ 2× limite ou estágio III/IV
	Linfoma linfoblástico estágio I/II e DHL < 2× limite	Linfoma linfoblástico estágio I/II e DHL ≥ 2× limite ou estágio III/IV

*LMA: leucemia mieloide aguda; LNH: linfoma não Hodgkin; LLA: leucemia linfoide aguda; L: contagem de leucócitos em sangue periférico.
Fonte: Desenvolvido pela autoria.

- distúrbios metabólicos, além de prevenir a evolução para falência renal.
- Deve-se evitar a hipovolemia por predispor à falência renal.
- Atualmente, não se preconiza o uso da alcalinização da urina, a fim de aumentar a solubilidade do ácido úrico → esta conduta, quando adotada, pode culminar em um maior risco de nefropatia secundária à precipitação de cristais de xantina e cálcio-fósforo nos túbulos renais.
- A hiper-hidratação sugerida é em torno de 2 – 3 L/m^2 e deve ser iniciada o mais rápido possível, a fim de promover um aumento no débito urinário e minimizar os riscos de precipitação do ácido úrico nos túbulos renais.
- No entanto, a hiper-hidratação pode promover sobrecarga hídrica, principalmente nos pacientes com disfunção renal e/ou cardíaca, devendo ser avaliada individualmente.
- A diurese deve ser quantificada, e o débito urinário ideal deve ser superior a 80 – 100 mL/m^2/hora ou 2 mL/kg/h.
- Obs.: para menores de 10 kg preconiza-se um débito urinário de 4 – 6 mL/kg/h.
- O uso de diuréticos pode ser necessário, mas deve ser evitado, principalmente nos pacientes com função renal e cardíaca adequadas.
- Está indicado o uso de alopurinol ou rasburicase, a fim de reduzir valores elevados de ácido úrico.
- O alopurinol é um potente inibidor da produção do ácido úrico, uma vez que inibe a xantina oxidase e a catabolização da xantina e hipoxantina → a dose sugerida é de 300 mg/m^2/dia e deve ser iniciada 24 – 48 horas antes da infusão da QT e mantida até 3 a 7 dias após a normalização do ácido úrico ou da evidência de que o paciente saiu do risco de SLT.
- O alopurinol não deve ser indicado como primeira linha de tratamento nos casos de alto risco para SLT ou em pacientes com níveis de ácido úrico ≥ 7,5 mg/dL → nestes casos, o alopurinol não é capaz de reduzir os níveis preexistentes de ácido úrico, apenas inibe a sua formação.
- A rasburicase é a forma recombinante da enzima urato oxidase → sua grande vantagem é a capacidade de transformar eficazmente ácido úrico em alantoína, que é um

- metabólito hidrossolúvel excretado de forma eficaz pelos rins, sem necessidade de alcalinização urinária.
- A dose de rasburicase preconizada é de 0,15 – 0,2 mg/kg uma ou duas vezes ao dia, diluída em 50 mL de SF 0,9% e administrada por via endovenosa em 30 minutos por até 5 dias → é descrita a utilização de dose única ou de um tempo menor de tratamento, pelo elevado custo da medicação.
- A rasburicase está contraindicada nos pacientes com deficiência de G6PD → nesses casos, o subproduto, hidrogênio peroxidase, resultante do metabolismo do ácido úrico pode causar anemia hemolítica ou a meta-hemoglobinemia.
- Para quelar o fósforo pode-se utilizar hidróxido de alumínio ou sevelamer.
- Nas crianças assintomáticas o tratamento da hipocalcemia não é necessário, pois com a correção da hiperfosfatemia ocorrerá uma melhora dos níveis de cálcio plasmático → o risco da infusão de cálcio na hipocalcemia assintomática é a evolução para nefropatia obstrutiva com a deposição de cristais de cálcio-fósforo nos túbulos renais.
- Nos casos em que houver necessidade de TRS (terapia renal substitutiva) a hemodiálise mostra superioridade com relação à diálise peritoneal na remoção de ácido úrico e fósforo.

Bibliografia

Cairo MS, Bishop M. Tumour lysis syndrome: new therapeutic strategies and classification. Br J Haematol. 2004 Oct; 127(1):3-11.

Cheuk DK, Chiang AK, Chan GC, Ha SY. Urate oxidase for the prevention and treatment of tumour lysis syndrome in children with cancer. Cochrane Database Syst Rev. 2017 Mar 8; 3(3):CD006945.

Coiffier B, Altman A, Pui CH, Younes A, Cairo MS. Guidelines for the management of pediatric and adult tumor lysis syndrome: an evidence-based review. J Clin Oncol. 2008 Jun 1; 26(16):2767-78.

Howard SC, Jones DP, Pui CH. The tumor lysis syndrome. N Engl J Med. 2011 May 12; 364(19):1844-54.

Leung KKY, Hon KL, Hui WF, Leung AK, Li CK. Therapeutics for paediatric oncological emergencies. Drugs Context. 2021 Jun 23; 10:2020-11-5.

Parte 5

Doença Renal Crônica (DRC) – Fatores de Progressão e Comorbidades

CAPÍTULO 68

Fatores de Progressão na Doença Renal Crônica (DRC)

Introdução

- A DRC pode progredir para estágio terminal e necessidade de terapia renal substitutiva após a ocorrência de uma perda crítica da função renal.
- Contudo, o tempo de progressão da DRC é bastante variável, o que sugere a influência de vários fatores modificáveis e também de alguns não modificáveis, como etiologia da doença renal, estágio de DRC, comorbidades, etnia e substrato genético.
- A DRC na infância está associada a um aumento importante da mortalidade quando feita comparação com crianças saudáveis, assim estratégias para lentificar a taxa de progressão da DRC impactam a expectativa e a qualidade de vida desses pacientes.

Fatores de progressão na DRC

- De acordo com a hipótese de Brenner, uma redução crítica na massa funcionante renal – decorrente de doença renal congênita ou adquirida – leva à hiperfiltração dos néfrons remanescentes.
- Além disso, a hipertensão arterial sistêmica (HAS) e a proteinúria são fatores fundamentais na progressão da doença renal.
- A hipertensão leva a aumento da pressão intraglomerular, hiperfiltração e proteinúria.
- A proteinúria por si só (independentemente da HAS) exerce efeitos pró-inflamatórios e pró-escleróticos locais, resultando em hipertrofia glomerular e esclerose.
- Ocorrem também em paralelo alterações túbulo-intersticiais (hipertrofia, fibrose e por fim atrofia).
- Neste ciclo vicioso, o sistema renina-angiotensina-aldosterona (RAA) desempenha um papel fundamental → localmente a angiotensina II aumenta a pressão intraglomerular e gera proteinúria, estimulando a liberação de citocinas e ativando vias inflamatórias, o que leva ao agravo da hipertrofia glomerular e esclerose, da inflamação túbulo-intersticial e fibrose, assim como ao aumento do tônus simpático.

Efeitos da HAS e proteinúria na progressão da doença renal

- Nas nefropatias pediátricas a hipertensão é um achado comum, com prevalência variando entre 20% e 80% na dependência da doença de base e estágio de disfunção renal.
- O estudo europeu do "Grupo de Tratamento Nutricional da DRC na Infância"

- evidenciou uma associação significativa entre PAS > 120 mmHg e progressão mais rápida da DRC.
- O estudo ESCAPE (*Effect of Strict Blood Pressure Control and ACE Inhibition on Progression of Chronic Renal Failure in Pediatric Patients*) mostrou que o controle intensificado da pressão arterial, com meta de níveis médios de PA < p50 em 24 horas, traz um efeito renoprotetor benéfico, quando comparado às metas de PA convencionais (p50 – p95).
- **Estudo ESCAPE:** estudo de intervenção, randomizado, com a administração de ramipril (6 mg/m²) para 385 crianças com DRC:
  - randomização – controle de PA intensificado, atingido com a utilização de classes adicionais de anti-hipertensivos que não atuassem no SRAA × convencional (grupo-controle);
  - período de observação = 5 anos;
  - desfecho avaliado = aumento da creatinina em 2×, queda da TFG para menos de 10 mL/min/1,73 m² ou necessidade de terapia substitutiva renal;
  - resultados = controle intensificado da PA – 29,9% × grupo-controle 41,7%;
  - Conclusão: o controle intensificado da PA levou a uma redução de 35% nos desfechos avaliados.
- O espectro de doenças renais em crianças difere marcadamente daquele observado em adultos → a hipodisplasia renal, com ou sem malformações do trato urinário, é a causa mais comum de DRC em crianças, afetando mais de 60% dos pacientes.
- O estudo ESCAPE demonstrou também que a proteinúria residual durante o uso de IECA está quantitativamente relacionada com a progressão da DRC.
- Mesmo em crianças com função renal normal uma proteinúria persistente na faixa nefrótica é um fator de risco para dano renal progressivo; assim, a detecção precoce e a intervenção terapêutica são mandatórias.
- A meta de redução de qualquer tratamento antiproteinúrico é diminuir a proteinúria, idealmente abaixo de 300 mg/dia.
- O controle da pressão arterial isoladamente apresenta um efeito antiproteinúrico demonstrado em diversos estudos.
- As drogas anti-hipertensivas que bloqueiam o SRAA (IECA ou BRA) são as drogas de escolha para crianças e adultos com DRC → além do efeito anti-hipertensivo, apresentam propriedades antiproteinúrias e um excelente perfil de segurança.
- Os bloqueadores de canais de Ca diidropiridínicos (anlodipina, nifedipina) permitem atingir as metas de PA em pacientes com DRC, porém não mostram eficácia em reduzir a progressão da DRC, podendo, inclusive, aumentar a proteinúria e acelerar a progressão da doença renal.
- Desse modo, os bloqueadores de canais de cálcio diidropiridínicos podem ser usados como primeira linha de monoterapia anti-hipertensiva em pacientes não proteinúricos e devem ser evitados, a não ser que em associação com drogas que bloqueiem o SRAA, em pacientes proteinúricos.
- A DRC é frequentemente um estado de hiperativação simpática, e drogas antiadrenérgicas desempenham um papel importante em seu tratamento → os beta-bloqueadores são efetivos em promover redução de PA em pacientes com DRC, bloqueando os receptores beta pós-sinápticos, resultando em diversos efeitos, entre eles: redução da frequência cardíaca, redução do débito cardíaco, redução da pós-carga e redução da liberação de renina pelo rim.
- Alguns beta-bloqueadores apresentam efeitos antiproteinúricos, tais como o metoprolol e o carvedilol, possivelmente por uma ação simpático-plégica.

- O bloqueio combinado do sistema RAA utilizando IECA e BRA de maneira concomitante apresenta um efeito pequeno na redução de PA (3 – 4 mmHg *vs.* monoterapia), mas aumenta a ação antiproteinúrica dos IECA ou BRA como monoterapia em 30% – 40%.
- Contudo, achados recentes do estudo ONTARGET em uma população de adultos com alto risco cardiovascular (DRC + DM) não indicam o uso de terapia dupla com telmisartan e ramipril como superior à monoterapia em pacientes com baixa TFG ou albuminúria.
- Obs.: assim, recomenda-se evitar o início de IECA e BRA para pacientes com TFG < 30 mL/min/1,73 m². Do mesmo modo, não se recomenda bloqueio duplo (IECA + BRA) do sistema RAA.

Outros fatores de risco modificáveis influenciando a progressão da doença renal

- A dislipidemia é um preditor independente, não só de risco cardiovascular, mas também para progressão de doença renal.
- Recentemente, foi demonstrada uma correlação positiva entre níveis de colesterol e perda de TFG em adultos com nefropatia diabética.
- Em pacientes com DRC medidas para melhora dos quadros de dislipidemia incluem tratamento dos desvios nutricionais, hiperparatireoidismo, acidose metabólica e anemia, os quais são fatores contribuintes para dislipidemia.
- Estudos experimentais sugerem que as estatinas podem retardar a progressão da disfunção renal não só pelo seu efeito hipolipemiante, mas por efeitos pleiotrópicos independentes de lípides → não há estudos avaliando a eficácia das estatinas em crianças com nefropatias em progressão até o presente momento.
- Há uma evidência crescente de que a anemia também esteja envolvida na gênese da progressão da DRC.
- Em pacientes com redução de massa renal a hipóxia tissular é favorecida pelo aumento de consumo de oxigênio pelas células tubulares dos néfrons remanescentes, pela diminuição do número de capilares intersticiais e pelo acúmulo de matriz extracelular entre os capilares e as células tubulares, bloqueando a difusão de oxigênio.
- A hipóxia leva a um estímulo para a produção de moléculas pró-fibróticas pelas células tubulares, como TGF-beta e endotelina-1, além de estimular a síntese de matriz extracelular.
- O efeito renoprotetor da eritropoetina (EPO) em crianças com DRC pode ser parcialmente explicado pelo aumento da oferta de oxigênio, com atenuação da fibrose tubulointersticial, redução da perda de células túbulo-epiteliais e redução do estresse oxidativo pela correção da anemia.
- Além disso, a EPO pode exercer efeitos protetores diretos nas células tubulares e manter a integridade da rede capilar intersticial, além de estimular a regeneração de células progenitoras e reduzir a morte celular por apoptose.
- O papel da EPO na progressão da DRC pediátrica ainda não está bem estabelecido.
- Um aumento do estresse oxidativo, definido por um desbalanço entre espécies reativas de oxigênio e níveis de substâncias antioxidantes endógenas, pode ser tanto causa como consequência do dano renal em pacientes com DRC.
- A acidose metabólica é comum em pacientes com DRC e pode contribuir para o desenvolvimento e piora da proteinúria e da

- fibrose túbulo-intersticial, dessa maneira acelerando o declínio da função renal → assim, um controle rigoroso da acidose metabólica pode ser um componente importante da estratégia nefroprotetora em pacientes com disfunção renal progressiva.
- Outro biomarcador relacionado com a progressão da DRC é o ácido úrico.
- Há uma evidência crescente de que o ácido úrico não é apenas um marcador, mas também um contribuinte para a progressão da DRC, além de mediar o desenvolvimento de HAS.
- Em crianças uma redução da ingestão proteica para os limites inferiores aceitáveis não mostrou evidências de retardar a progressão da doença renal → portanto, no momento não se justifica a prescrição de uma dieta com baixos teores de proteína.
- Um produto cálcio × fósforo elevado pode ser deletério para a sobrevida renal, agravando a vasculopatia intrarrenal, assim como causando calcificações túbulo-intersticiais, estimulando a inflamação e a fibrose no compartimento túbulo-intersticial.
- Tendo-se em vista essas associações fisiopatológicas, os quelantes de fósforo isentos de cálcio podem ter um papel potencialmente renoprotetor em pacientes com DRC.
- Vários estudos em adultos sugerem que uma dieta restrita em fósforo pode estabilizar a função renal, contudo conclusões nesse sentido não foram evidenciadas em estudos pediátricos.
- Doses não hipercalcemiantes de vitamina D ativa atenuam a progressão da doença renal em cobaias urêmicas → este efeito pode ser mediado pelas ações imunomodulatórias e antifibróticas da vitamina D.
- Distúrbios no eixo hormonal vitamina D – FGF-23 – Klotho podem contribuir para a progressão da doença renal por meio de ativação do SRAA, deficiência de vitamina D, produção renal reduzida de Klotho e redução da sinalização via FGF-23.
- Os níveis de FGF-23 estão associados de maneira independente com a progressão da DRC e podem servir como biomarcadores de doença cardiovascular.
- O primeiro agente calcimimético, o cinacalcete, que foi aprovado para o tratamento do hiperparatireoidismo secundário em adultos, leva a uma redução eficiente nos níveis de PTH, cálcio e fósforo.
- O cinacalcete age por meio de uma modificação alostérica no receptor sensível ao cálcio (CaSR), aumentando sua sensibilidade ao cálcio extracelular → este receptor é expresso não só nas células produtoras de PTH, mas também nos podócitos, tendo sido demonstrado em estudos experimentais em cobaias que tal medicação estabiliza o citoesqueleto de actina dos podócitos e reduz a apoptose.
- Dados clínicos sobre os efeitos do cinacalcete em proteinúria e progressão de doença renal não foram relatados, tanto em crianças como em adultos.
- Estudos recentes em adultos sugerem uma predisposição genética para a progressão tanto da doença renal como da cardiovascular.
- Polimorfismos em genes das vias do SRAA podem influenciar a expressão gênica e a secreção de citocinas inflamatórias, modulando a taxa de progressão das doenças renais e cardiovasculares.
- Há estudos de associação genômica (GWAS; do inglês, *genome wide association studies*) em andamento, avaliando milhares de polimorfismos (SNP; do inglês, *single nucleotide polymorphism*) que poderão fornecer avanços no entendimento dos mecanismos fisiopatológicos dessas doenças poligênicas.

Considerações finais

- As estratégias terapêuticas para prevenir a progressão da DRC devem envolver: controle rigoroso da PA e controle e redução de proteinúria → nesse sentido, os antagonistas do SRAA preservam a função renal por reduzirem os níveis tensionais e por suas propriedades antiproteinúricas e antifibróticas.
- Outros fatores de risco modificáveis que contribuem para a progressão da DRC em uma análise multifatorial incluem: dislipidemia, anemia, acidose metabólica, desordens no eixo hormonal da vitamina D, desvios nutricionais, hiperuricemia, entre outros → assim, medidas para a manutenção da função renal em pacientes com DRC devem englobar manutenção de níveis adequados de hemoglobina, bicarbonato e lípides, regulação do metabolismo cálcio-fósforo e suporte nutricional (Tabela 68.1).

Tabela 68.1. Dados de estudos envolvendo fatores de progressão da doença renal crônica em pediatria

Alvo terapêutico	Agentes	Ação	Meta terapêutica	Estudos de nefroproteção em crianças
Sistema renina-angiotensina-aldosterona (SRAA)	IECA, BRA, antagonistas do receptor de aldosterona, antagonistas de renina	Bloqueio do SRRA, efeito anti-hipertensivo, efeito antiproteinúrico, efeito anti-inflamatório	Controle da pressão arterial, redução da proteinúria, atenuação da esclerose glomerular e fibrose túbulo-intersticial	Sim (IECA)
Hipertensão arterial sistêmica (HAS)	Todas as classes de agentes anti-hipertensivos	Anti-hipertensiva, benefício antiproteinúrico adicional pelo controle da HAS	Controle estrito da pressão arterial	Sim (IECA)
Proteinúria	IECA, alguns bloqueadores de canais de cálcio (não diidropiridínicos) e beta-bloqueadores (carvedilol)	Antiproteinúrica	Minimização da proteinúria	Não
Dislipidemia	Estatinas	Controle da dislipidemia	Normalização do perfil lipídico	Não
Anemia	Agentes estimuladores de eritropoiese	Melhor oferta de oxigênio, redução de estresse oxidativo, efeitos protetivos diretos	Normalização dos níveis de hemoglobina	Não
Acidose metabólica	Bicarbonato de sódio	Nefroproteção	Níveis de bicarbonato > 20 – 22 mEq/L	Não
Hiperuricemia	Alopurinol	Nefroproteção	Normalização dos níveis de ácido úrico	Não
Metabolismo do cálcio e fósforo hiperparatireoidismo	Quelantes de fósforo, vitamina D e seus análogos, calcimiméticos	Nefroproteção, anti fibrótico (vitamina D), redução da proteinúria, pressão arterial e glomerulosclerose (calciméticos)	Controle de cálcio, fósforo, PTH e vitamina D dentro das metas para DRC	Não

Fonte: Elaborada pela autoria.

Bibliografia

Abraham AG, Betoko A, Fadrowski JJ, Pierce C, Furth SL, Warady BA et al. Renin-angiotensin II-aldosterone system blockers and time to renal replacement therapy in children with CKD. Pediatr Nephrol. 2017. Apr;32(4):643-49.

Atkinson MA, Ng DK, Warady BA, Furth SL, Flynn JT. The CKiD study: overview and summary of findings related to kidney disease progression. Pediatr Nephrol. 2021 Mar; 36(3):527-538.

Flynn JT, Mitsnefes M, Pierce C, Cole SR, Parekh RS, Furth SL et al. Blood pressure in children with chronic kidney disease: a report from the Chronic Kidney Disease in Children study. Hypertension. 2008. Oct;52(4):631-7.

Fuhrman DY, Schneider MF, Dell KM, Blydt-Hansen TD, Mak R, Saland JM et al. Albuminuria, proteinuria, and renal disease progression in children with CKD. Clin. J Am Soc Nephrol. 2017. Jun;12(6):912-20.

Rodenbach KE, Schneider MF, Furth SL, Moxey-Mims MM, Mitsnefes MM, Weaver DJ et al. Hyperuricemia and progression of CKD in children and adolescents: the Chronic Kidney Disease in Children (CKiD) cohort study. Am J Kidney Dis. 2015. Dec;66(6):984-92.

CAPÍTULO 69

Anemia na Doença Renal Crônica

Introdução

- A anemia é uma complicação frequente em crianças com doença renal crônica (DRC), e sua prevalência aumenta com a progressão da doença.
- A anemia está associada a uma variedade de consequências clínicas adversas, incluindo maior mortalidade, maior número de hospitalizações e desenvolvimento e progressão de fatores de risco cardiovascular, como hipertrofia de ventrículo esquerdo (VE).
- O manejo da anemia é focado em minimizar as transfusões por meio da suplementação de ferro e da administração de agentes estimuladores da eritropoiese.

Definição, monitorização e avaliação inicial

- Os níveis normais de hemoglobina variam entre os indivíduos com base em idade e sexo.
- O *guideline* do KDIGO para anemia utiliza os valores de hemoglobina para a idade específicos, definidos pela Organização Mundial da Saúde (OMS) (Quadro 69.1).
- Para crianças, uma alternativa pode ser a utilização dos dados do NHANES III (*National Health and Nutrition Examination Survey*), 1988-1994, que define o percentil 5 do nível de hemoglobina para o sexo e a idade (Quadro 69.2).
- Em crianças sem um diagnóstico de anemia definido os níveis de hemoglobina devem

Quadro 69.1. Níveis de hemoglobina utilizados pela OMS para a definição de anemia de acordo com faixa etária

Idade	Nível de hemoglobina (g/dL)
6 meses – 5 anos	< 11,0
5 – 12 anos	< 11,5
12 – 15 anos	< 12,0
> 15 anos – mulher	< 12,0
> 15 anos – homem	< 13,0

Fonte: Desenvolvido pela autoria.

Quadro 69.2. Percentil 5 dos níveis de hemoglobina para sexo e idade de acordo com o NHANES III

Idade	Nível de Hb – g/dL masculino	Nível de Hb – g/dL feminino
1 – 2 anos	10,7	10,8
3 – 5 anos	11,2	11,1
6 – 8 anos	11,5	11,5
9 – 11 anos	12,0	11,9
12 – 14 anos	12,4	11,7
15 – 19 anos	13,5	11,5

Fonte: Desenvolvido pela autoria.

ser avaliados: anualmente para pacientes até estágio 3 de doença renal crônica, pelo menos duas vezes ao ano para pacientes em estágio 4 e 5 e pelo menos a cada 3 meses para pacientes em diálise.
- A avaliação mais frequente dos níveis de hemoglobina deve ser indicada para pacientes com diagnóstico de anemia definido.
- Como a anemia em crianças com DRC pode ter outras causas que não a deficiência de eritropoetina (EPO), a avaliação inicial deve incluir hemograma completo, contagem de reticulócitos, ferritina e saturação de transferrina.
- A dosagem de vitamina B12 e de folato, causas incomuns, mas facilmente corrigíveis de anemia, devem ser incluídas na avaliação, particularmente em pacientes apresentando macrocitose.
- A presença de anemia associada à plaquetopenia ou linfopenia/leucopenia deve chamar a atenção para a investigação de doenças autoimunes, malignidades e toxicidade de medicações.
- A microcitose é mais comumente secundária à deficiência de ferro, mas pode estar associada a hemoglobinopatias hereditárias.
- Reticulocitose pode ser decorrente de perda crônica de sangue ou hemólise, e sua presença deve indicar a solicitação de pesquisa de sangue oculto em fezes e marcadores de hemólise.

Epidemiologia e fatores de risco

- O grau de disfunção renal é fator de risco fundamental para o desenvolvimento de anemia da DRC.
- Dados do NAPRTCS mostram que o risco de anemia aumenta com a progressão da DRC, com uma prevalência de 73% em estágio 3, 87% em estágio 4 e mais de 93% em estágio 5.

- Deve-se ressaltar que entre as crianças recebendo agentes estimuladores de eritropoiese (AEE) mais de 20% dos pacientes em estágio 4 e 40% dos pacientes em estágio 5 mantêm níveis de hemoglobina persistentemente baixos.
- Outro fator de risco independente para o desenvolvimento de anemia da DRC inclui o tratamento com agentes anti-hipertensivos → a hipertensão pode ser um marcador de gravidade da doença, mas o uso de IECA pode contribuir para a ocorrência de anemia pela inibição da eritropoiese.
- No registro do IPPN (*International Pediatric Peritoneal Dialysis Network*) baixa função renal residual, albumina baixa, níveis mais elevados de PTH e ferritina e uso de dialisato não biocompatível estiveram associados a níveis mais baixos de hemoglobina.

Associações adversas

- Em crianças em diálise níveis baixos de hemoglobina são um preditor forte e independente de maior mortalidade e maior número de hospitalizações
- Mesmo em pacientes pré-dialíticos a anemia esteve associada a um aumento de chance de hospitalizações de 40% independentemente da causa, em crianças entre estágio 2 a 5 de DRC.
- A anemia é um importante fator de risco cardiovascular e ela aumenta a chance de HVE, de maneira independente de elevações da pressão arterial, mesmo em pacientes com disfunção renal leve a moderada.
- A correção da anemia com AEE foi associada à melhor *catch-up growth* em crianças com DRC.
- A correção da anemia está associada a retardo na progressão da DRC → um dos mecanismos propostos para tal fato é a

redução da produção de citocinas pró-fibróticas secundárias à hipóxia tissular renal.
- Outro efeito adverso da anemia é a necessidade maior de transfusões, aumentando o risco de sensibilização contra antígenos HLA.

Fisiopatologia

- Existe uma complexa interação de fatores levando à ocorrência de anemia em pacientes com DRC, mas o principal fator é a deficiência de EPO (Quadro 69.3).
- A EPO é uma glicoproteína de 30,4 kDa, codificada por um gene localizado no cromossomo 17, que foi primeiramente identificado e clonado em 1985.
- Apesar de ser produzida nos hepatócitos no período antenatal, o principal sítio de síntese de EPO é modificado para os fibroblastos peritubulares no córtex renal após o nascimento.

Quadro 69.3. Fatores envolvidos na fisiopatologia da anemia em crianças com DRC

• Bloqueio ou desregulação da síntese de eritropoietina
• Eritropoiese restrita em ferro (deficiência absoluta, deficiência relativa, alteração de *trafficking*)
• Inflamação – aguda e crônica
• Deficiências nutricionais (ácido fólico, vitamina B12, carnitina)
• Uremia ou diálise inadequada
• Hiperparatireoidismo/DMO-DRC não controlado
• Perda sanguínea crônica
• Hemólise
• Medicações (IECA, não aderência ao tratamento)
• Aplasia pura de série vermelha
• Hemoglobinopatias
• Intoxicação por alumínio
• Malignidades

Fonte: Desenvolvido pela autoria.

- A EPO regula a proliferação e a sobrevivência eritroide primariamente por um mecanismo antiapoptótico, ligando-se à superfície celular dos progenitores eritroides na medula óssea.
- O estímulo primário para a produção de EPO é a hipóxia → a produção de EPO é aumentada por um fator de transcrição hipóxia-induzido (HIF) que regula o gene da EPO.
- Apesar de as dosagens laboratoriais de EPO em pacientes com DRC terem demonstrado valores normais ou até ligeiramente aumentados, esses valores se mostram inadequados ao grau de anemia dos pacientes.
- Eritropoiese restrita por falta de ferro é também uma causa importante de anemia em pacientes com DRC → a restrição de ferro pode ser decorrente de deficiência absoluta dos estoques de ferro ou deficiência funcional de ferro, na qual as reservas de ferro não estão disponíveis por alterações no *trafficking* de ferro em contexto de processos inflamatórios.
- Os principais marcadores de *status* de ferro utilizados são a ferritina, que é um marcador das reservas de ferro, e a saturação de transferrina, que avalia o ferro circulante disponível para a medula óssea.
- Crianças com DRC são um grupo de risco para deficiência de ferro em decorrência de diversos fatores, tais como: diminuição da ingestão nutricional, baixa absorção entérica, perdas sanguíneas pelo trato gastrointestinal, menstruação, coletas frequentes e hemodiálise.
- Em pacientes com deficiência funcional de ferro recebendo AEE a taxa de absorção enteral ou de liberação do sistema reticuloendotelial é inadequada para atender às demandas de eritropoiese → esses pacientes apresentam habitualmente uma baixa taxa de saturação de transferrina e níveis normais ou altos de ferritina.

- A inflamação também resulta em bloqueio do *trafficking* de ferro por meio de proteínas reguladoras de ferro, como a hepcidina (cuja produção é estimulada por citocinas pró-inflamatórias e é clareada da circulação por filtração glomerular) → a hepcidina causa internalização e degradação do exportador primário de ferro celular, a ferroportina, resultando em retenção do ferro nos enterócitos e células do sistema reticuloendotelial (Figura 69.1).
- Além do ferro, outros micronutrientes, como vitamina B12, folato, carnitina e vitamina C, podem contribuir para a ocorrência de anemia.
- A uremia crônica também contribui para a ocorrência de anemia por meio de hemólise. Estudos mostram que a exposição do sangue de indivíduos saudáveis ao plasma urêmico reduz a sobrevida das hemácias em até 50% → o mecanismo parece envolver alterações na membrana celular e citoesqueleto das hemácias pela exposição a toxinas urêmicas e estresse oxidativo.
- O hiperparatireoidismo também foi associado à resposta insatisfatória ao uso de AEE, em face da redução da produção de eritrócitos pela medula óssea em contexto de mielofibrose.
- A aplasia pura de série vermelha induzida por AEE é uma condição hematológica rara descrita pela primeira vez na década de 1990 → é caracterizada primariamente por anemia normocítica grave e progressiva, reticulocitopenia e praticamente ausência de precursores eritroides na medula óssea. Esse processo é decorrente do desenvolvimento de anticorpos neutralizantes que bloqueiam a interação dos AEE com o seu receptor, assim os pacientes afetados tornam-se dependentes de transfusões.

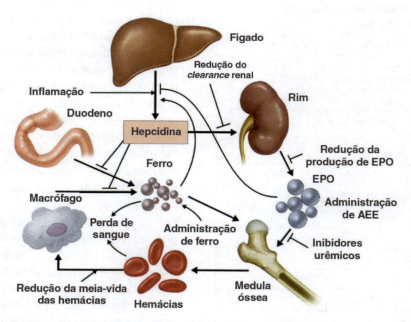

Figura 69.1. Esquema ilustrativo dos mecanismos fisiopatológicos envolvidos na ocorrência de anemia em pacientes com DRC. Fonte: Adaptada de Clinical Pediatric Nephrology, 2017.

Tratamento

Suplementação de ferro

- Tanto a deficiência absoluta quanto as alterações no manejo do ferro contribuem substancialmente para a ocorrência de anemia, uma vez que as hemácias não podem ser produzidas na ausência de ferro.
- O teste padrão-ouro para avaliação dos estoques corporais de ferro é a coloração de ferro na medula óssea, mas por questões práticas esta avaliação não é utilizada regularmente.

> - Os *guidelines* atuais do KDIGO recomendam suplementação de ferro oral (EV para pacientes em hemodiálise) com DRC e anemia que apresentem saturação de transferrina < 20% e ferritina < 100 ng/mL ou menor.

- Para crianças recebendo AEE a suplementação de ferro deve ser ofertada para manter a saturação de transferrina > 20% e ferritina > 100 ng/mL.
- Algumas diretrizes consideram como meta níveis de ferritina > 200 ng/mL para pacientes em terapia renal substitutiva.
- A ferritina é também um reagente de fase aguda e sua produção é estimulada por processos inflamatórios, sendo este um fator de confusão da sua utilização para a avaliação dos estoques corporais de ferro.
- Em um estudo envolvendo crianças com DRC não submetidas à diálise um ferro plasmático < 50 μg/dL esteve mais fortemente associado a níveis mais baixos de hemoglobina do que uma baixa ferritina ou saturação de transferrina → mostrando que valores baixos de Fe em contexto de ferritina normal ou alta e nível de Hb baixo podem ser um indicador útil de eritropoiese restrita em ferro secundária à inflamação e bloqueio do *trafficking* de ferro mediado pela hepcidina.
- Várias preparações de ferro para administração EV estão disponíveis, incluindo ferro dextran, gluconato de ferro e sacarato de ferro, todas com potenciais riscos de reações agudas, variando desde hipotensão e dispneia até quadros de anafilaxia (ver Apêndice – Administração parenteral de sais de ferro).
- Em pediatria habitualmente mantemos a administração de ferro, tolerando níveis de ferritina de até 500 ng/mL, embora alguns estudos na população de adultos mostrem segurança da administração de ferro com níveis maiores de ferritina (estudo PIVOTAL considerou segura administração até níveis de 700 ng/mL).

Agentes estimulantes da eritropoiese (AEE)

- O desenvolvimento da EPO recombinante na década de 1980 e sua utilização na reposição em casos de deficiência de EPO endógena foi um marco crucial no manejo da anemia em crianças com DRC.
- Estudos envolvendo o uso de AEE em adultos com meta de Hb mais elevado demonstraram associação com maior ocorrência de AVC e outros eventos adversos, mas não há relatos de estudos randomizados e controlados pediátricos consistentes com tais achados.
- Existem vários tipos de AEE disponíveis de curta e longa duração, sem evidência até o momento da superioridade de determinado agente sobre outro.
- Entre os AEE, a alfa-epoetina é mais comumente utilizada nos Estados Unidos, e a beta-epoetina na Europa.
- As epoetinas de curta ação atingem eficácia máxima quando administradas 1 a 3 vezes na semana e por via subcutânea (meia-vida de 19 a 24 horas), quando em comparação com a via endovenosa (meia-vida de 6 a 8 horas).

- A darbepoetina, um análogo da EPO com maior meia-vida, tem maior eficácia quando administrada a cada 2 semanas → pode ser administrada por via intravenosa ou subcutânea e, apesar do *clearance* da droga, meia-vida e biodisponibilidade serem similares em adultos e crianças independentemente da via de administração, a absorção por via subcutânea parece ser mais rápida em crianças.
- Uma potencial limitação para o uso da darbepoetina-alfa em crianças é o desconforto relatado com a administração da medicação via subcutânea.

> - Em crianças recebendo AEE a meta de hemoglobina deve ser entre 11 e 12 g/dL.

- A meta de elevação de hemoglobina após o início de AEE é de não mais de 1 a 2 g/dL por mês.
- A dose inicial de alfa ou beta-epoetina é de 20 a 50 unidades/kg/dose – 3×/semana, com ajustes de dose que objetivem manter o nível de Hb nas metas estipuladas e evitem a necessidade de transfusões recorrentes, não excedendo os limites superiores estipulados.
- Para crianças maiores de 1 ano a darbepoetina-alfa pode ser iniciada na dose de 0,45 unidade/kg – 1×/semana ou 0,75 unidade/kg a cada duas semanas.
- Crianças normalmente necessitam de doses mais altas de AEE em comparação com adultos, sendo que lactentes podem necessitar de doses de 275 a 350 unidades/kg/semana e crianças maiores 200 – 250 unidades/kg/semana.
- Os ajustes na dose de AEE devem ser executados com base nas metas de hemoglobina e com bases em suas variações após o início da terapia, evitando-se ajustes antes de 2 a 4 semanas após a modificação de dose, uma vez que os efeitos da medicação não são esperados em intervalos inferiores aos referidos.
- Quando é necessária uma redução de hemoglobina deve-se promover uma redução na dose dos AEE (em geral, em torno de 25% de ajuste em relação à dose prévia), evitando-se a suspensão da medicação.

Bibliografia

Atkinson MA, Furth SL. Anemia in children with chronic kidney disease. Nat Rev Nephrol. 2011 Sep 6; 7(11):635-41.

Batchelor EK, Kapitsinou P, Pergola PE, Kovesdy CP, Jalal DI. Iron deficiency in chronic kidney disease: updates on pathophysiology, diagnosis, and treatment. J Am Soc Nephrol. 2020 Mar; 31(3):456-468.

Hanna RM, Streja E, Kalantar-Zadeh K. Burden of anemia in chronic kidney disease: beyond erythropoietin. Adv Ther. 2021 Jan; 38(1):52-75.

Kher KK, Schnaper HW, Greenbaum LA (eds.). Clinical Pediatric Nephrology. 3. ed. CRC Press, 2017.

Lee KH, Ho Y, Tarng DC. Iron therapy in chronic kidney disease: days of future past. Int J Mol Sci. 2021 Jan 20; 22(3):1008.

Mikhail A, Brown C, Williams JA, Mathrani V, Shrivastava R, Evans J et al. Renal association clinical practice guideline on anaemia of chronic kidney disease. BMC Nephrol. 2017 Nov 30; 18(1):345.

CAPÍTULO 70

Doença Mineral Óssea na DRC

Introdução

- A partir de 2006 o KDIGO passou a recomendar a utilização do termo doença mineral óssea na doença renal crônica (DMO-DRC) para descrever a desordem óssea sistêmica relacionada com a DRC.
- A DMO-DRC em crianças é manifestada por um ou uma combinação dos três seguintes componentes:
  1. anormalidades do metabolismo do cálcio, fósforo, PTH, FGF23 e vitamina D;
  2. anormalidades do *turnover*, mineralização, volume e crescimento ósseos;
  3. calcificações extraesqueléticas.
- O termo previamente utilizado, "osteodistrofia renal", define exclusivamente as alterações na morfologia óssea com base nos achados de biópsia óssea.

Manifestações clínicas

- A DMO em associação com múltiplos outros fatores, como acidose metabólica crônica, anorexia, oferta calórica inadequada, níveis inadequados de fator de crescimento insulina-*like* e a própria doença renal primária, contribui para o déficit de crescimento em crianças com DRC avançada.
- O risco de fraturas é aumentado em 2 – 3× em crianças com DRC, quando comparado com a população geral.
- O processo de calcificação vascular é acelerado em crianças em hemodiálise.
- A DMO-DRC sem tratamento ou inadequadamente tratada é manifestada pelas seguintes alterações laboratoriais: hiperfosfatemia, redução dos níveis de 1,25-OH-vitamina D, anormalidades no cálcio plasmático, elevação dos níveis de PTH e elevação dos níveis de FA.
- A retenção de fósforo começa precocemente no curso da DRC, levando a um aumento dos níveis de FGF23 (Figura 70.1).
- O FGF23 inibe a 1-hidroxilase nos rins, causando redução nos níveis de 1,25-OH-vitamina D por redução da hidroxilação da 25-OH-vitamina D.
- Quando a taxa de filtração glomerular (TFG) cai abaixo de 30 mL/min/1,73 m² hiperfosfatemia e hipocalcemia irão ocorrer, a não ser que seja realizada uma terapia a elas direcionada.
- Apesar de ter alto custo, ser invasiva e raramente realizada na prática clínica, a biópsia óssea continua sendo o padrão-ouro para o diagnóstico da doença óssea.

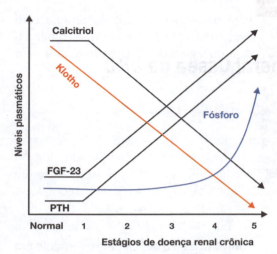

Figura 70.1. Evolução dos níveis de calcitriol, FGF-23 e PTH na doença renal crônica. Fonte: Elaborada pela autoria.

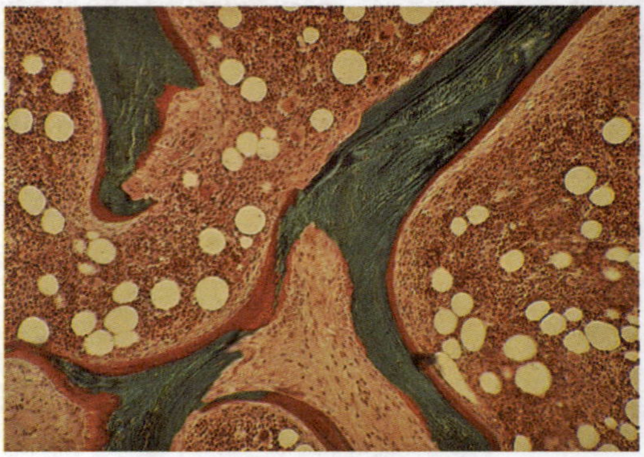

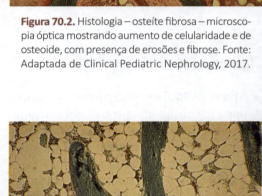

Figura 70.2. Histologia – osteíte fibrosa – microscopia óptica mostrando aumento de celularidade e de osteoide, com presença de erosões e fibrose. Fonte: Adaptada de Clinical Pediatric Nephrology, 2017.

- **Osteíte fibrosa cística:** é caracterizada por alto *turnover* ósseo em decorrência do hiperparatireoidismo (Figura 70.2).
- **Doença óssea adinâmica:** é caracterizada por baixo *turnover* ósseo com redução na atividade de osteoblastos e osteoclastos em decorrência da supressão excessiva das glândulas paratireoides pelo tratamento medicamentoso (Figura 70.3).
- **Osteomalácia:** é caracterizada por baixa mineralização óssea; a osteomalácia era frequente quando se utilizavam antiácidos contendo alumínio, como quelantes de fósforo, levando à deposição óssea de alumínio.

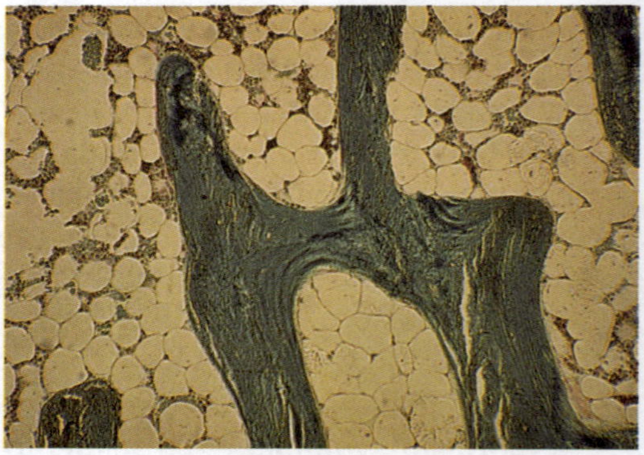

Figura 70.3. Histologia – osso adinâmico – microscopia óptica mostrando redução da atividade celular com acumulação mínima de osteoide. Fonte: Adaptada de Clinical Pediatric Nephrology, 2017.

Diagnóstico

- As indicações de biópsia óssea não estão claramente estabelecidas na população pediátrica, uma vez que não está claro o quanto os achados histológicos interferem nas decisões terapêuticas.
- Os *guidelines* do KDIGO e do KDOQI sugerem que a biópsia óssea pode ser útil em crianças com DRC estágio 5 com um ou mais dos seguintes achados: dor óssea persistente, fraturas ósseas não traumáticas e achados laboratoriais anormais persistentes a despeito do uso de terapêutica adequada.

Avaliação e monitorização da DMO-DRC

Recomendações do KDOQI

Dosagem de cálcio e fósforo

Estágio 2	• Pelo menos 1× ano
Estágio 3	• Pelo menos 1× a cada 6 meses
Estágio 4	• Pelo menos 1× a cada 3 meses
Estágio 5	• Pelo menos 1× ao mês

Dosagem de PTH e FA

Estágio 2	• Pelo menos 1× ano
Estágio 3	• Pelo menos 1× a cada 6 meses
Estágio 4 e 5	• Pelo menos 1× a cada 3 meses

- A dosagem de vitamina D deve ser realizada pelo menos 1× por ano para pacientes com DRC estágios 2 a 4 com PTH acima das metas terapêuticas.

Recomendações do KDIGO

Dosagem de cálcio e fósforo

Estágio 3	• Pelo menos 1× a cada 6 a 12 meses
Estágio 4	• Pelo menos 1× a cada 3 a 6 meses
Estágio 5	• Pelo menos 1× a cada 1 a 3 meses

Dosagem de PTH

Estágio 3	• Pelo menos 1× a cada 6 meses
Estágio 4	• Pelo menos 1× a cada 6 a 12 meses
Estágio 5	• Pelo menos 1× a cada 3 a 6 meses

- Os *guidelines* sugerem que a monitorização deve ser mais frequente em pacientes em tratamento para DMO-DRC para monitorização da eficácia e dos efeitos colaterais da terapêutica.
- Para pacientes em uso de terapia com suplementação de vitamina D recomenda-se a dosagem de 25-OH-vitamina D pelo menos a cada 3 meses.

Abordagem terapêutica

- As metas do tratamento são a prevenção e o tratamento do hiperparatireoidismo secundário, evitando a ocorrência de doença óssea adinâmica e osteomalácia em razão de terapia agressiva.
- O hiperparatireoidismo secundário é decorrente da hiperplasia das glândulas paratireoides causada por retenção de fósforo, deficiência de 1,25-OH-vitamina D, hipocalcemia e resistência esquelética à ação do PTH.
- Em crianças com DRC estágios 2 a 4 recomenda-se avaliar os níveis de 25-OH-vitamina D e suplementar, quando necessário, além de manter níveis adequados de cálcio; para crianças com níveis adequados de 25-OH-vitamina D e elevação de PTH deve-se considerar a utilização de análogos ativos da vitamina D (p. ex.: calcitriol).
- Para crianças com DRC estágio 5 uma combinação de restrição dietética de fósforo, quelantes de fósforo e análogos ativos da vitamina D é necessária para manter níveis adequados de fósforo e uma concentração de PTH dentro das metas preconizadas.

Metas de PTH

- A concentração de PTH é inversamente proporcional à TFG e está quase sempre elevada em pacientes com *clearance* < 60 mL/min/1,73 m^2.
- Os níveis ótimos de PTH em crianças com DRC não são claramente estabelecidos, e não há evidências fortes de literatura sobre esse tema.

Recomendações do KDOQI

Estágios 2 e 3	35 a 70 pg/mL
Estágio 4	70 a 110 pg/mL
Estágio 5	200 a 300 pg/mL

Recomendações do KDIGO

- Para pacientes em diálise, sugere-se manter os níveis de PTH 2 a 9× acima do limite superior.

Retenção de fósoforo e hiperfosfatemia

- Os níveis de fósforo variam de acordo com a faixa etária, sendo mais elevados em lactentes menores de 3 meses.

Faixa etária	Níveis de fósforo
0 a 3 meses	4,8 – 7,4 mg/dL (1,55 – 2,39 mmol/L)
1 a 5 anos	4,5 – 6,5 mg/dL (1,45 – 2,1 mmol/L)
6 a 12 anos	3,6 – 5,8 mg/dL (1,16 – 1,87 mmol/L)
13 a 20 anos	2,3 – 4,5 mg/dL (0,74 – 1,45 mmol/L)

- Em crianças com DRC duas intervenções são executadas com o objetivo de manter os níveis de fósforo dentro dos valores preconizados: a restrição dietética e a utilização de quelantes de fósforo.
- Em estudos controlados, em adultos e crianças, a restrição dietética de fósforo leva à redução dos níveis de PTH e ao aumento dos níveis de 1,25-OH-vitamina D.
- Com base nos *guidelines* do KDOQI de nutrição recomenda-se uma restrição de fósforo para 100% das DRI (do inglês, *dietary reference intakes*) para crianças com DRC E PTH elevado e fósforo na faixa da normalidade para a idade, e de 80% das DRI no caso de fósforo acima dos valores de referência para a idade.

Faixa etária	100% DRI de P	80% DRI de P
0 a 6 meses	100 mg/dia	80 mg/dia
6 meses a 1 ano	275 mg/dia	220 mg/dia
1 a 3 anos	460 mg/dia	368 mg/dia
4 a 8 anos	500 mg/dia	400 mg/dia
9 a 19 anos	1.250 mg/dia	1.000 mg/dia

- Vários estudos em crianças já demonstraram que os quelantes de fósforo à base de cálcio são efetivos e seguros na redução dos níveis de fósforo de PTH.
- A escolha entre os diferentes quelantes à base de cálcio (carbonato, acetato, gluconato, cetoglutarato) é em grande parte dependente da tolerância do paciente ao quelante e da escolha do médico assistente.
- A dose total de cálcio elementar ofertada não deve exceder 2× a DRI de cálcio recomendada para a idade, com um máximo de 2.500 mg/dia, incluindo a ingestão alimentar de cálcio.
- Os agentes quelantes à base de cálcio não devem ser usados como agente único em pacientes hipercalcêmicos (Ca > 10,2 mg/dL) em razão das preocupações relacionadas com a calcificação vascular.
- Nesse contexto, a utilização de quelantes não cálcicos, como o sevelamer, é preferível.

> Alguns quelantes não devem ser utilizados em crianças com DRC: 1) hidróxido de alumínio – em função da toxicidade óssea do alumínio, que pode causar doença óssea de baixo *turnover*, além de complicações neurocognitivas e hematológicas; 2) antiácidos contendo magnésio – pelo risco de hipermagnesemia e frequente desenvolvimento de diarreia; e 3) citrato de cálcio, pois aumenta significativamente a absorção intestinal de alumínio.

- Os quelantes de fósforo devem ser administrados 10 a 15 minutos antes ou durante as refeições.
- Os agentes quelantes de fósforo têm uma capacidade limitada de quelação, e a redução dos níveis só será alcançada se for realizada restrição dietética efetiva associada.

Quelante de fósforo	Capacidade quelante
1 g de carbonato de cálcio	39 mg de fosfato
1 g de acetato de cálcio	45 mg de fosfato
400 mg de sevelamer	32 mg de fosfato

Deficiência de vitamina D

- Em crianças com DRC a produção de 1,25-OH-vitamina D está reduzida em decorrência da retenção de fósforo, níveis baixos de 25-OH-vitamina D e aumento dos níveis de FGF 23.
- A utilização de análogos ativos da vitamina D (p. ex.: calcitriol) é fornecida para pacientes com DRC estágio 5 e níveis elevados de PTH e para pacientes com DRC estágios 2 a 4 que mantêm níveis elevados de PTH apesar da normalização dos níveis de 25-OH-vitamina D.

DRC estágios 2 a 4

- O manejo é dependente da concentração de 25-OH-vitamina D.

Situação 1: PTH elevado com deficiência de 25-OH-vitamina D.

- Para crianças com 25-OH-vitamina D < 30 ng/mL recomenda-se a reposição de vitamina D com ergocalciferol ou colecalciferol.

Recomendações do KDOQI

Condição	Tratamento
Insuficiência (16 a 30 ng/mL)	2.000 UI/dia por 3 meses ou 50.000 UI/1× mês por 3 meses
Deficiência (5 a 15 ng/mL)	4.000 UI/dia por 3 meses ou 50.000 UI/semana em semanas alternadas por 3 meses
Deficiência grave (< 5 ng/mL)	8.000 UI/dia por 4 semanas e então 4.000 UI/dia por 2 meses – total de tratamento = 3 meses ou 50.000 UI/ semana por 4 semanas seguidos de 50.000 UI – 2×/mês por um total de 3 meses

Situação 2: PTH elevado com níveis normais de 25-OH-vitamina D.

- Os níveis de 1,25-OH-vitamina D, em geral, caem abaixo da normalidade quando a TFG é < 60 mL/min/1,73 m^2.
- Deve-se administrar calcitriol se forem preenchidos todos os critérios a seguir:

- Níveis de 25-OH-vitamina D > 30 ng/mL.
- Níveis de PTH acima da meta para o estágio de DRC.
- Níveis de cálcio < 10,2 mg/dL.
- Níveis de fósforo abaixo do limite superior para a idade e estágio de DRC.

- A partir do momento do início da utilização de análogos da vitamina D ativa deve-se monitorizar as concentrações de cálcio e fósforo pelo menos 1×/mês.
- A dose de calcitriol deve ser modificada caso o paciente apresente hipercalcemia ou o PTH caia abaixo da meta para o estágio de DRC.

Bibliografia

Andrade MC, Carvalhaes JT, Carvalho AB, Lazarretti-Castro M, Brandão C. Bone mineral density and bone histomorphometry in children on long-term dialysis. Pediatr Nephrol. 2007; 22:1767-1772.

Burton JO, Goldsmith DJ, Ruddock N, Shroff R, Wan M. Renal association commentary on the KDIGO (2017) clinical practice guideline update for the diagnosis, evaluation, prevention, and treatment of CKD-MBD. BMC Nephrol. 2018 Sep 20; 19(1):240.

Hanudel MR, Salusky IB. Treatment of pediatric chronic kidney disease-mineral and bone disorder. Curr Osteoporos Rep. 2017 Jun; 15(3):198-206.

Isakova T, Wahl P, Vargas GS, Gutiérrez OM, Scialla J, Xie H et al. Fibroblast growth factor 23 is elevated before parathyroid hormone and phosphate in chronic kidney disease. Kidney Int. 2011; 79:1370-8.

Kher KK, Schnaper HW, Greenbaum LA (eds.). Clinical Pediatric Nephrology. 3. ed. CRC Press, 2017.

Schmitt C, Mehls O. Mineral and bone disorders in children with chronic kidney disease. Nat Rev Nephrol. 2011; 7:624-634.

CAPÍTULO 71

Hipertensão Arterial em Crianças em Diálise

Introdução

- Dados internacionais mostram uma prevalência de DRC estágio 5 em crianças menores de 19 anos entre 18 e 100 casos por milhão de população saudável da mesma idade.
- A doença cardiovascular (DCV) é a maior causa de morbidade e a principal causa de mortalidade em adultos e crianças com DRC terminal.
- A mortalidade cardiovascular é 1.000× maior em crianças e 100× maior em adultos jovens com DRC terminal, quando comparados com a população saudável da mesma idade.
- A causa da DCV na DRC é complexa e multifatorial, incluindo inflamação crônica, aterosclerose, desnutrição, hiperfosfatemia, hipertensão arterial, entre outros.
- A hipertensão é um importante fator de risco modificável para DCV em pacientes com DRC terminal.
- Dados do NAPRTCS (*North American Pediatric Renal Trials and Collaborative Studies*) mostram uma prevalência de hipertensão em 41% dos pacientes em diálise peritoneal e 51% dos pacientes em hemodiálise (HD).
- Estudos pediátricos mostram a associação de HAS com sinais de morbidade cardiovascular, como hipertrofia ventricular esquerda (HVE), aumento da espessura médio-intimal de carótida e calcificações vasculares.

> - A sobrecarga de volume relacionada com o excesso de sódio e água é considerada a etiologia primária da hipertensão arterial na população em diálise.

- Outros fatores incluem ativação inapropriada do sistema renina-angiotensina-aldosterona (SRAA), hiperatividade simpática, disfunção endotelial, rigidez arterial e medicamentos.

Aferição da pressão arterial

> - A monitorização ambulatorial da pressão arterial (MAPA) é o padrão-ouro para a avaliação da hipertensão em pacientes em diálise.

- Particularmente para a população em HD, as pressões arteriais pré e pós-diálise mostram uma estimativa não apropriada dos níveis tensionais interdialíticos, conforme ilustrado por estudos com MAPA de 44 horas.
- Aferições de PA próximo ao procedimento dialítico não se correlacionam com lesão de órgãos-alvo, como índice de massa de VE.
- O MAPA de 44 horas mostrou melhor acurácia quando comparado ao MAPA de 24 horas.

Retenção de sódio e água

- A inabilidade de excretar sódio e água é a principal causa de hipertensão na população em diálise.
- Um maior ganho de peso interdialítico esteve associado à maior carga pressórica em MAPA.
- A relação entre hipervolemia e HAS não é exata, uma vez que um indivíduo pode estar hipervolêmico e não estar hipertenso, e também pode estar euvolêmico e hipertenso.
- Quando a HAS é decorrente de hipervolemia a normalização da PA pode demorar algumas semanas após alcançada a euvolemia – essa observação é conhecida como "fenômeno *lag*".

Peso seco

- O peso seco é definido como o peso após diálise em que o paciente se mantém normotenso, sem terapia anti-hipertensiva, apesar do acúmulo de fluido até a próxima sessão de HD.
- De modo diferente, pode-se definir o peso seco como o menor peso que o paciente pode tolerar sem ter sintomas de hipotensão.
- A avaliação clínica do peso seco inclui monitorização de peso, presença de edema, avaliação de estase jugular, ausculta, sintomas de hipotensão ortostática, olhos fundos, porém com muitas limitações.
- Em razão das limitações na avaliação clínica do peso seco diferentes técnicas foram estudadas para a sua avaliação (Quadro 71.1 e Figura 71.1).
- A medida do diâmetro da veia cava por USG e de sua colapsibilidade é um método simples e não invasivo de avaliação do *status* de volume intravascular.

Ingestão de sódio na dieta

- O controle da ingestão de sódio facilita atingir o peso seco e está associado a

Quadro 71.1. Estratégias para a avaliação do *status* de volume

Estratégia	Vantagens	Desvantagens
Marcadores bioquímicos (BNP, troponina, ANP)	• Fácil obtenção, especialmente em hemodiálise	• Podem ser afetados por vários outros fatores que não o *status* de volume
Diâmetro da VCI	• Não invasivo	• Variação interobservador • Variação entre pacientes – sem valores de normalidade populacionais • Não acessa o *status* corporal de volume • Avalia apenas o *status* de volume intravascular
Bioimpedância	• Não invasivo • Pode acessar o *status* corporal de volume e a distribuição relativa de água	• Resultados afetados pela diálise e fatores relacionados com o paciente
USG pulmonar	• Não invasivo • Boa correlação com o excesso de volume	• Necessária equipe treinada em USG
Monitorização do volume plasmático relativo	• Não invasivo • Permite evitar a hipotensão relacionada com a ultrafiltração (UF) agressiva	• Medida relativa apenas do volume intravascular • Acurácia ruim em contexto de transfusões • Não pode ser utilizado em DP

Fonte: Desenvolvido pela autoria.

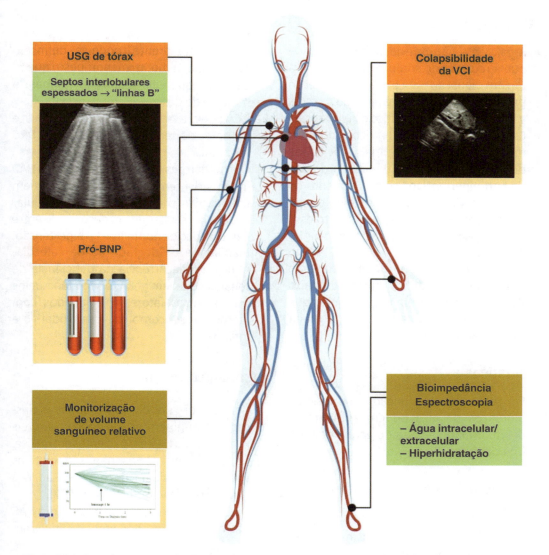

Figura 71.1. Estratégias para avaliação da volemia e peso seco em pacientes em diálise. Fonte: Adaptada de Assessment and management of fluid overload in children on dialysis. Hayes W et al. Pediatr Nephrol. 2019.

menos sede, menor ganho de peso interdialítico, melhor controle de PA, melhores índices de massa de VE e menor mortalidade em adultos.

- Apesar de os *guidelines* recomendarem a restrição de sódio entre 1,5 e 2,3 g/dia a depender da idade para crianças com doença renal e hipertensão → dados de registro mostram que a ingestão de sódio em crianças com DRC estágio 2 a 4 era maior que 3 g/dia e 25% dos adolescentes consumiam mais que 5 g/dia.

Otimização da diálise

- Atualmente, há uma evidência crescente de que a redução no sódio do dialisato para um nível igual ou pouco abaixo do nível do paciente pré-diálise leva à redução da sede, ganho de peso interdialítico e hipertensão.
- Estudos adultos e pediátricos mostram melhor controle de PA, maior facilidade de atingir o peso seco e redução do uso de anti-hipertensivos com o aumento do tempo de diálise → o aumento do tempo de diálise reduz a taxa de ultrafiltração/hora e, assim, reduz o risco de "miocárdio atordoado".
- As recomendações de adultos sugerem reduzir as taxas de ultrafiltração abaixo de 13 mL/kg/h, porém taxas maiores que 10 mL/kg/h estão associadas a maior morbimortalidade.

Diuréticos

- Em pacientes com função renal residual diuréticos de alça podem aumentar o débito urinário e limitar o ganho de peso interdialítico.

Causas de HAS independentes de volume

- O sistema renina-angiotensina-aldosterona (SRAA) é uma causa bem estabelecida de HAS em pacientes com DRC.
- A angiotensina II e a aldosterona contribuem para a HVE e a disfunção endotelial de um modo independente dos níveis tensionais.
- O tratamento de pacientes hipertensos com IECA aumenta os níveis de angiotensina 1-7 e reduz os níveis de angiotensina II, contudo o uso de IECA em pacientes com DRC terminal não leva à redução dos níveis de angiotensina II, o que explica o benefício de nefrectomia em alguns casos de HAS refratária.
- Os pacientes com DRC terminal apresentam ainda aumento da atividade simpática, o que está associado também à redução do descenso noturno de PA.
- Existe evidência do aumento precoce da rigidez arterial em crianças com DRC terminal.
- Outros fatores relacionados com a HAS independentemente de volume incluem medicações (p. ex.: EPO), disfunção celular endotelial resultando em desbalanço entre óxido nítrico e endotelina-1 e hipertensão, inabilidade de degradação de catecolaminas em decorrência da deficiência de renalase que, em geral, é secretada pelos rins e outros fatores relacionados com aterosclerose, como estresse oxidativo e inflamação.

Anti-hipertensivos

- Com exceção dos diuréticos, todas as classes de anti-hipertensivos podem ser úteis no manejo da HAS em pacientes em diálise.
- Os anti-hipertensivos não são efetivos quando a etiologia da hipertensão é a sobrecarga de volume (Figura 71.2).
- Dados do estudo CKid mostram que a HAS não controlada em pacientes dialíticos em uso de terapia anti-hipertensiva esteve associada à ausência de IECA ou BRA no esquema anti-hipertensivo.

Considerações finais

- A HAS é um importante fator de risco modificável em pacientes em diálise, cuja causa primária de morbimortalidade é a DCV.
- Alcançar o peso seco e limitar o ganho de peso interdialítico e taxas agressivas de UF

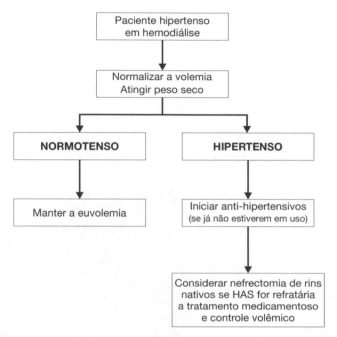

Figura 71.2. Estratégia para abordagem da HAS em pacientes em diálise. Fonte: Acervo da autoria.

parecem ser as melhores estratégias para o manejo da HAS em pacientes dialíticos.
- Utilização de recursos acessórios para avaliação do *status* de volume pode contribuir para atingir a normotensão.

Bibliografia

Agarwal R, Flynn J, Pogue V, Rahman M, Reisin E, Weir MR. Assessment and management of hypertension in patients on dialysis. J Am Soc Nephrol. 2014 Aug; 25(8):1630-46.

Gallibois CM, Jawa NA, Noone DG. Hypertension in pediatric patients with chronic kidney disease: management challenges. Int J Nephrol Renovasc Dis. 2017 Jul 26; 10:205-213.

Hayes W, Paglialonga F. Assessment and management of fluid overload in children on dialysis. Pediatr Nephrol. 2019 Feb;34(2):233-242.

Munshi R, Flynn JT. Hypertension in pediatric dialysis patients: etiology, evaluation, and management. Curr Hypertens Rep. 2018 Jun 8;20(7):61.

Olowu WA. Pre-treatment considerations in childhood hypertension due to chronic kidney disease. World J Nephrol. 2015 Nov 6; 4(5):500-10.

Wühl E, Trivelli A, Picca S, Litwin M, Peco-Antic A, Zurowska A et al. ESCAPE Trial Group. Strict blood-pressure control and progression of renal failure in children. N Engl J Med. 2009; 361:1639-50.

CAPÍTULO 72

Doença Cardiovascular na DRC em Pediatria

Introdução

- Apesar de estudos recentes mostrarem melhora da sobrevida, a expectativa de vida de pacientes pediátricos com DRC em diálise é reduzida em 30 a 40 anos quando comparados com controles saudáveis da mesma idade e etnia.
- Mesmo após transplante renal bem-sucedido a expectativa de vida é reduzida em aproximadamente 25 anos.
- A doença cardiovascular (DCV) representa a principal causa de mortalidade.
- Em um estudo a DCV e a morte súbita de origem cardíaca representaram 40% e 20% das causas de mortalidade, respectivamente, em pacientes pediátricos em diálise.
- Estudos ao longo das últimas duas décadas mostraram que as alterações na estrutura e função cardiovascular ocorrem desde estágios precoces da doença renal crônica (DRC), antes da necessidade de terapia renal substitutiva.
- Na última década os resultados de dois grandes estudos observacionais trouxeram importantes avanços no entendimento da DCV em pacientes pediátricos com DRC → nos Estados Unidos o CKiD (*Chronic Kidney Disease in Children*) segue aproximadamente 900 crianças com DRC estágios 2 a 4, e o consórcio europeu, o estudo 4C (*Cardiovascular Comorbidity in Children with Chronic Kidney Disease Study*), segue prospectivamente mais de 700 crianças com TFG entre 10 e 45 mL/min/1,73 m^2 em toda a Europa.

Fisiopatologia da DCV em pacientes pediátricos com DRC

Fatores de risco para DCV em pacientes pediátricos com DRC

- Assim como em adultos, em pacientes pediátricos com DRC vários estímulos hemodinâmicos e não hemodinâmicos alteram a estrutura e a função cardíacas.
- Esses fatores são classicamente divididos em dois grandes grupos: fatores de risco tradicionais e fatores de risco relacionados com a uremia (Tabela 72.1).
- Os fatores de risco tradicionais para DCV são altamente prevalentes em pacientes pediátricos com DRC, incluindo HAS e dislipidemia.
- Em estudo de Wilson *et al.* foi relatada alta prevalência de HAS (46%), dislipidemia (44%), obesidade (15%) e glicemia anormal (21%) em pacientes pediátricos com DRC.

Tabela 72.1. Prevalência dos fatores de risco para DCV (tradicionais e relacionados à DRC) em pacientes pediátricos com DRC

Fatores de risco	Prevalência (%)		
	DRC estágio 2 – 4	Diálise	Pós-tranplante
Tradicionais			
• Hipertensão arterial	50%	50% a 75%	70% a 80%
• Dislipidemia	45%	40% a 90%	55% a 85%
• Hiperglicemia	30%	50%	30% a 65%
• Uso de tabaco	50%	15%	40%
• Sedentarismo	Não avaliado	> 90%	> 90%
• Obesidade	33%	12%	15% a 30%
Não tradicionais			
• Hipervolemia	Não avaliado	> 50%	Não avaliado
• Anemia	18,60%	40%	Não avaliado
• Ativação do SRAA	Não avaliado	Não avaliado	Não avaliado
• Inflamação crônica	Não avaliado	76%	16%
• Estresse oxidativo	Não avaliado	Não avaliado	Não avaliado
• Aumento Ca × P	30% a 40%	55% a 85%	Não avaliado
• Aumento de FGF23	60%	75%	52%
• Hiperparatireoidismo	30% a 45%	50% a 60%	85%
• Hiperatividade simpática	Não avaliado	Não avaliado	Não avaliado

Fonte: Dados do estudo CKid. Adaptada de Prevalence and correlates of multiple cardiovascular risk factors in children with chronic kidney disease. Wilson AC et al. Clin J Am Soc Nephrol. 2011.

- Em termos de fatores relacionados com a uremia os níveis de FGF-23 estão *up-regulated* em 65% dos pacientes pré-diálise e em praticamente 100% dos pacientes pediátricos em diálise.
- Maiores concentrações de marcadores inflamatórios e de estresse oxidativo também são observadas nessa população.

Fisiopatologia da adaptação cardíaca

- O processo de adaptação do ventrículo esquerdo (VE) ocorre por meio de dois processos geométricos distintos: hipertrofia concêntrica e excêntrica.
- A hipertrofia excêntrica está relacionada com a sobrecarga de volume, resultando em aumento simétrico da parede de VE e aumento das dimensões da cavidade ventricular.
- A hipertrofia concêntrica está associada ao aumento da pós-carga, aumento da resistência arterial e redução da complacência de grandes vasos, levando ao aumento da espessura da parede do VE desproporcional ao aumento da cavidade ventricular.
- Além das alterações hemodinâmicas, postula-se que vários fatores hormonais estejam associados às alterações na estrutura cardíaca.
- Estudos experimentais mostram que o FGF-23 pode induzir diretamente a hipertrofia do miócito cardíaco.

- A HVE progressiva e a fibrose miocárdica, decorrentes das alterações hemodinâmicas e metabólicas, contribuem para distúrbios da condução ventricular/arritmias e comprometimento da função ventricular, aumentando o risco de morte súbita (Figura 72.1).

Fisiopatologia da adaptação vascular

- A esclerose de Mönckeberg é uma forma de esclerose que envolve a túnica média na qual as células musculares lisas sofrem transdiferenciação, resultando em células que lembram células formadoras de ossos (Figura 72.2).
- Os níveis de inibidores fisiológicos da calcificação (fetuína A, osteoprotegerina, pirofosfato e proteína da matriz Gla) estão diminuídos em pacientes com DRC, contribuindo para o aumento da calcificação vascular nesses pacientes.

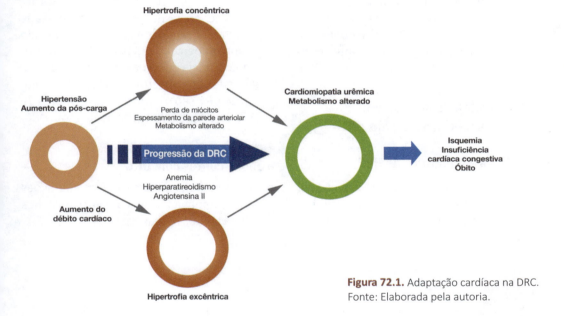

Figura 72.1. Adaptação cardíaca na DRC. Fonte: Elaborada pela autoria.

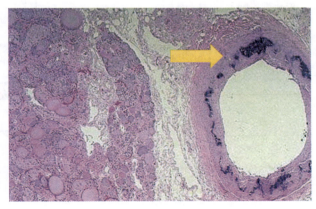

Figura 72.2. Esclerose de Mönckeberg. Fonte: Adaptada de Diagnostic atlas of renal pathology. Fogo *et al*. 2017.

- A fetuína é um potente inibidor da calcificação e contribui com cerca de 50% da capacidade do plasma de reduzir a calcificação.
- O FGF-23 é um hormônio que aumenta a excreção urinária de fósforo e bloqueia a produção de 1,25-OH-vitamina D.
- O Klotho é uma proteína transmembrana que existe em duas formas: proteína transmembrana expressa nos túbulos renais e plexos coroides e uma forma solúvel → o Klotho exerce vários efeitos nos rins que alteram o metabolismo mineral, e é um correceptor para o FGF-23 (Figura 72.3).
- Níveis elevados de FGF-23 e níveis baixos de Klotho são alterações precoces observadas em pacientes com DRC (Figura 72.4).

Estudos clínicos de DCV em pacientes pediátricos com DRC

Prevalência e preditores de HVE

- Em crianças com DRC estágio 2 a 4 a HVE varia entre 20% e 30%, atingindo 85% em pacientes em diálise.
- Tanto a hipertrofia excêntrica (11% – 21%) como concêntrica (6% – 22%) estão presentes em pacientes pediátricos.
- A HVE persiste mesmo após o transplante renal, afetando cerca de 50% dos pacientes transplantados.
- Não há um padrão-ouro para definir hipertrofia de VE em crianças, uma vez que os métodos para definir massa ventricular em relação à superfície corpórea levam a resultados discrepantes.
- Apesar da ausência de consenso, foram desenvolvidos percentis para a relação massa de VE/estatura, sendo considerado HVE quando acima do percentil 95 para a idade e sexo (metodologia adotada no estudo CKiD).
- Vários estudos mostram que a HAS e o estágio de DRC são os principais preditores de DCV, incluindo HVE em pacientes com DRC.

Função cardíaca em crianças e adolescentes com DRC

- Vários estudos documentaram alterações tanto na função sistólica como diastólica em pacientes pediátricos com DRC.

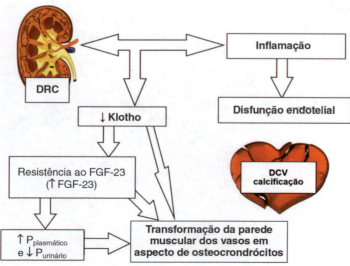

Figura 72.3. Associação do Klotho e FGF-23 na patogênese da DCV na DRC. Fonte: Adaptada de FGF23 induces left ventricular hypertrophy. Isakova T *et al*. J Clin Invest. 2011.

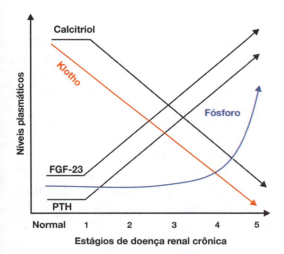

Figura 72.4. Relação entre FGF-23, Klotho, PTH e fosfatase alcalina de acordo com estágios da DRC. Fonte: Elaborada pela autoria.

- Pacientes pediátricos em diálise crônica mostram reduções agudas no fluxo miocárdico global e segmentar, com concomitante redução do encurtamento miocárdico – definindo o quadro de "miocárdio atordoado".
- A presença de disfunção diastólica aumenta com a progressão da DRC, acometendo cerca de 50% dos pacientes em diálise.

Estrutura vascular e função em crianças com DRC

- Todos os estudos pediátricos examinando a relação entre estrutura e função vascular em crianças com DRC mostraram associação consistente entre tempo de diálise e piora da função vascular.
- Aumento da espessura médio-intimal de carótida e aumento da rigidez arterial estiveram associados com níveis anormais de cálcio, fósforo e PTH, assim como terapia com quelantes de fósforo baseados em cálcio e análogos da vitamina D.
- Estudos recentes também detectaram associação de aumento da espessura médio-intimal de carótida com dislipidemia e estresse oxidativo.
- Diferentemente de adultos, há poucos estudos avaliando calcificação de coronárias em pacientes pediátricos com DRC.
- Srivaths et al., utilizando tomografia para a avaliação de coronárias em pacientes com tempo de diálise > 2 anos, encontraram 31% de 16 pacientes com presença de calcificação de coronárias → a calcificação esteve associada a menores níveis de colesterol, altos níveis de fósforo, maior idade dos pacientes e maior tempo em diálise.

Atividade cardiorrespiratória em pacientes pediátricos com DRC

- O déficit funcional para atividade física é bem reconhecido em pacientes pediátricos com DRC.
- O consumo máximo de oxigênio ($VO_{2\,máx}$) pode ser utilizado como uma medida da habilidade do sistema cardiovascular transferir oxigênio para os músculos durante o exercício máximo, e pode ser aplicado para avaliar a capacidade do sistema cardiovascular em responder a um desafio metabólico.
- Um estudo mostrou que o consumo máximo de oxigênio ($VO_{2\,máx}$) era anormalmente baixo em pacientes pediátricos com DRC estágios 3 e 4, o que sugere que a resposta do sistema cardiovascular ao desafio metabólico é atenuada mais precocemente do que antes se acreditava.

Manejo do risco cardiovascular em pacientes pediátricos com DRC

- O manejo do risco cardiovascular em pacientes pediátricos com DRC é focado na intervenção em fatores de risco modificáveis,

como HAS, dislipidemia, alterações no metabolismo mineral ósseo e adequação da diálise.
- Tendo-se em vista a aceleração do risco cardiovascular o transplante renal, preferencialmente preemptivo, é a melhor opção para a redução do risco CV.

Manejo da hipertensão

- O *guideline* do KDIGO recomenda como meta o percentil 50 para idade, sexo e estatura.
- A modalidade de tratamento é determinada pelo estágio de DRC.
- O bloqueio do sistema renina-angiotensina-aldosterona é a modalidade de escolha para pacientes com estágio 2 a 4.
- Para pacientes em diálise deve-se focar em um estrito controle relacionado com a sobrecarga hídrica, que pode necessitar de diálise mais frequente e intensiva.

Manejo da obesidade

- A prevalência de obesidade em pacientes com DRC é alta, variando de 15% em pacientes pré-diálise até 33% em pacientes pós-transplante.
- Um estudo recente com adolescentes com DRC (TFG média de 41,3 mL/min/1,73 m²) mostrou que apenas 13% atingiam as metas para atividade física e 98% excediam as recomendações para tempo de tela.

Manejo da dislipidemia

- Não há dados de estudos comparando o uso de hipolipemiantes com grupos-controle em relação a desfechos cardiovasculares na população pediátrica com DRC.
- Os *guidelines* atuais do KDIGO não recomendam uso de terapia hipolipemiante em crianças com DRC.

Manejo da DMO-DRC

- Algumas autoridades recomendam manter os níveis de fósforo no percentil 50 da faixa de normalidade em detrimento do limite superior da normalidade e, de acordo com os *guidelines* do KDIGO, é sugerida utilização de quelantes de P sem cálcio quando a dose de quelantes contendo cálcio exceder 1.500 mg/24 horas.
- Suplementos de vitamina D devem ser iniciados se níveis baixos de 25-OH-D$_3$ ou hipocalcemia forem detectados.
- Análogos da vitamina D (calcitriol, alfacalcidiol ou paracalcitol) em, geral, são necessários para pacientes em estágios 4 e 5/diálise.

Prevenindo a progressão da DRC

- Anormalidades metabólicas associadas a aumento do risco CV, como hiperfosfatemia, anemia e dislipidemia, estão presentes mesmo em pacientes com TFG > 50 mL/min/ 1,73 m².
- Contudo, a prevalência desses fatores de risco aumenta com a progressão da DRC.
- Portanto, deve-se atentar para o manejo de fatores que retardam/bloqueiam a progressão da DRC, como controle de hipertensão e proteinúria, como potenciais atenuadores do risco cardiovascular.

Considerações finais

- A doença cardiovascular começa precocemente nas crianças com DRC e os mecanismos adaptativos são rapidamente exauridos na DRC terminal, causando falência cardíaca progressiva e dano funcional vascular.
- A detecção e o manejo de importantes fatores de risco modificáveis, como HAS, dislipidemia e DMO-DRC, nos estágios precoces da DRC pode reduzir o risco cardiovascular desses pacientes e, consequentemente, reduzir morbimortalidade.

- Em pacientes com progressão rápida para DRC terminal o transplante renal preemptivo e a diálise intensificada são opções para redução do risco cardiovascular.

Bibliografia

Clark SL, Denburg MR, Furth SL. Physical activity and screen-time in adolescents in the chronic kidney disease in children (CKiD) cohort. Pediatr Nephrol. 2016; 31:801-8.

Faul C, Amaral AP, Oskouei B, Hu MC, Sloan A, Isakova T, et al. FGF23 induces left ventricular hypertrophy. J Clin Invest. 2011; 121:4393-408.

Fogo AB, Kashgarian M. Diagnostic atlas of renal pathology. 3rd edition. 2017.

Khurana M, Silverstein DM. Etiology and management of dyslipidemia in children with chronic kidney disease and end-stagerenal disease. Pediatr Nephrol. 2015; 30:2073-84.

Parekh RS, Carroll CE, Wolfe RA, Port FK. Cardiovascular mortality in children and young adults with end-stage kidney disease. J Pediatr. 2002; 141:191-7.

Srivaths PR, Silverstein DM, Leung J, Krishnamurthy R, Goldstein SL. Malnutrition-inflammation coronary calcification in pediatric patients receiving chronic hemodialysis. Hemodial Int. 2010; 14:263-9.

Weaver Jr DJ, Kimball TR, Knilans T, Mays W, Knecht SK, Gerdes YM et al. Decreased maximal aerobic capacity in pediatric chronic kidney disease. J Am Soc Nephrol. 2008; 19:624-30.

Wilson AC, Schneider MF, Cox C, Greenbaum LA, Saland J, White CT et al. Prevalence and correlates of multiple cardiovascular risk factors in children with chronic kidney disease. Clin J Am Soc Nephrol. 2011; 6:2759-65.

Parte 6
Transplante Renal

CAPÍTULO 73

Imunossupressores mais Utilizados no Transplante Renal

Introdução

- O grande avanço no transplante renal se deve à inovação e à descoberta dos fármacos imunossupressores.
- As drogas imunossupressoras mais utilizadas nos pacientes transplantados renais apresentam diferentes mecanismos de ação (Figura 73.1).

Inibidores de calcineurina (ICN)

- A calcineurina é uma fosfatase cálcio/calmodulina-dependente, enzima-chave em vários processos celulares, incluindo a ativação dos linfócitos T, e está presente em vários tecidos, tais como ilhotas pancreáticas, células musculares esqueléticas, neurônios e adipócitos.

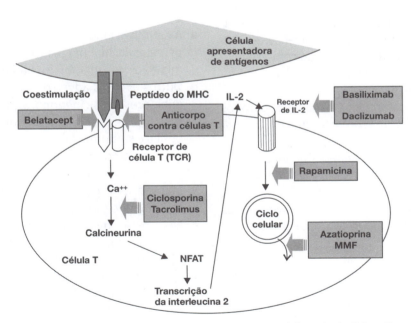

Figura 73.1. Principais sítios de ação dos imunossupressores Fonte: Adaptada de Kidney Transplantation - Practical Guide to Management. 2014.

- Os fármacos representantes desse grupo são a ciclosporina e o tacrolimo.
- A ciclosporina e o tacrolimo diferem em suas estruturas moleculares e características de ligação intracelulares.
- A ciclosporina se liga à ciclofilina, que tem afinidade pela calcineurina, já o tacrolimo forma um complexo com a proteína ligadora FK506, que também se liga à calcineurina.
- Esse bloqueio inibe a fosfatase controladora da translocação do NFAT (do inglês, *nuclear factor of activated T cells* ou fator nuclear ativador das células T) no núcleo e previne a indução de citocinas em seus receptores, etapa necessária para a ativação e a proliferação dos linfócitos → essa inibição não é específica das células T.
- O tacrolimo é um dos fármacos mais utilizados nos regimes imunossupressores, tanto nos transplantes de rim adulto e pediátrico, bem como no transplante de outros órgãos.
- A concentração dos ICN deve ser monitorizada no sangue, e o nível sanguíneo deve ser mantido de acordo com o regime imunossupressor usado e o tempo de transplante.
- Ambos os fármacos são metabolizados pelas isoenzimas do citocromo P450, especialmente CYP3A4 e CYP3A5 → dessa forma, medicamentos que inibem ou induzem a atividade do citocromo P450 interferem na farmacocinética dos ICN (Quadro 73.1).
- A nefrotoxicidade é o evento adverso mais comumente associado a essa classe de fármacos.
- A nefrotoxicidade aguda deve-se à vasoconstrição arteriolar por efeito direto no endotélio, levando à redução da perfusão sanguínea glomerular → ao longo dos anos, essa lesão caracteriza-se por fibrose túbulo-intersticial.

Quadro 73.1. Principais fármacos que interagem com os ICN

Elevam a concentração dos inibidores de calcineurina	Reduzem a concentração dos inibidores de calcineurina
• Agentes antifúngicos imidazólicos: fluconazol, cetoconazol, itraconazol, voriconazol.	• Tuberculostáticos: rifampicina, pirazinamida, etambutol.
• Bloqueadores de canais de cálcio: principalmente os não diidropiridínicos = verapamil, diltiazem.	• Anticonvulsivantes: fenitoína, barbitúricos, carbamazepina, ácido valproico.
• Antibióticos macrolídeos: eritromicina, claritromicina, azitromicina.	• Antirretrovirais inibidores da transcriptase reversa não nucleosídeos: efavirenz, nevirapina.
• Antirretrovirais inibidores de protease: ritonavir, atazanavir, lopinavir, nelfinavir.	

Fonte: Desenvolvido pela autoria.

- A nefrotoxicidade tubular pode levar à hipercalemia, hipomagnesemia, hiperuricemia e acidose metabólica hiperclorêmica.
- Outros eventos adversos associados aos inibidores de calcineurina, especialmente à ciclosporina, são microangiopatia trombótica e síndrome hemolítico-urêmica → o mecanismo principal é o dano endotelial causado pela vasoconstrição, além da indução da hiperagregação plaquetária, estimulando os fatores protrombóticos.
- Além disso, há outros eventos adversos não relacionados com a nefrotoxicidade (Quadro 73.2).
- Apesar dos mecanismos de ação semelhantes dos dois ICN, há diferenças em relação à toxicidade não renal (Figura 73.2).
- Diabetes pós-transplante, neurotoxicidade, cefaleia, diarreia e hipomagnesemia

Quadro 73.2. Efeitos adversos dos inibidores de calcineurina (ICN) não relacionados com a nefrotoxicidade

- Diabetes pós-transplante: esse efeito é parcialmente atribuído à apoptose das células beta-pancreáticas e prejuízo na secreção de insulina; mais comum com tacrolimo.
- Efeitos dermatológicos: hipertricose e hiperplasia gengival mais comuns com o uso da ciclosporina e queda de cabelos/alopecia mais associados ao tacrolimo.
- Neurotoxicidade: tremores, disestesias, cefaleia e insônia são os mais comuns; há relatos de crises convulsivas e leucoencefalopatia.
- Gastrointestinais: diarreia, náuseas, vômitos e anorexia.

Fonte: Desenvolvido pela autoria.

são efeitos adversos mais comumente observados com o uso do tacrolimo, já a ciclosporina está especialmente associada à hiperplasia gengival, hirsutismo, hiperlipidemia e hipertensão arterial.
- O uso dos ICN é permitido durante a gestação.

Azatioprina (AZA)

- A azatioprina é um análogo sintético das bases de purina que suprime a proliferação de linfócitos B e T ativados e reduz o número de monócitos circulantes por meio do bloqueio do ciclo de promielócitos na medula óssea.
- A AZA funciona como uma pró-droga que necessita de sua conversão no fígado para 6-mercaptopurina para ativação e que depois é convertida no metabólito ativo, o ácido tioinosínico, pela ação da hipoxantina-guanina-fosforribosiltransferase.
- A AZA incorpora-se ao DNA, no qual inibe a síntese de purinas e interfere com a síntese e o metabolismo do RNA.

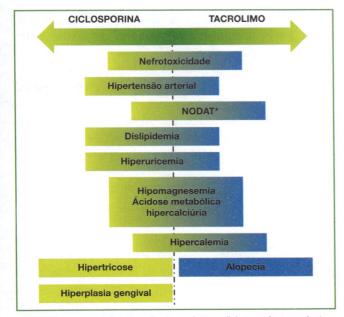

Figura 73.2. Comparação entre o perfil de efeitos adversos dos inibidores de calcineurina (tacrolimo e ciclosporina). Fonte: Elaborada pela autoria.

*NODAT: *new onset diabetes after transplant* ou diabetes pós-transplante.

- O principal efeito adverso é a supressão medular, com anemia, leucopenia e plaquetopenia.
- Hepatotoxicidade pode ocorrer com aumento de transaminases e icterícia colestática.
- O alopurinol é um fármaco que inibe a xantina oxidase, e seu uso concomitante com a AZA está contraindicado por aumentar a toxicidade, principalmente, medular da AZA.
- O uso da AZA é seguro na gestação, e a monitorização plasmática do medicamento não é usada na prática clínica.

Ácido micofenólico (MPA)

- O MPA atua também na via da síntese "de novo" das purinas, bloqueando a ação da enzima IMPDH (do inglês, *inosine monophosphate dehydrogenase* ou inosina monofosfato desidrogenase).
- O MPA promove uma imunossupressão mais específica do que a AZA por sua afinidade pela isoforma tipo II da IMPDH, expressa principalmente nos linfócitos ativados.
- A monitorização do nível plasmático do medicamento não é usada na prática clínica.
- O MPA é metabolizado no fígado pelas enzimas do sistema beta-glucoronidase e não pelo citocromo P450, e não há a grande maioria das interações farmacológicas vistas com os inibidores de calcineurina.
- Deve ser utilizado com cautela em associação com antiácidos, colestiramina, sevelamer e sulfato ferroso oral, pois todos diminuem a absorção intestinal.
- Os inibidores da bomba de prótons reduzem a absorção do micofenolato mofetil, mas não do micofenolato de sódio.
- Hipoalbuminemia e disfunção renal também interferem na biodisponibilidade do MPA.
- Os principais efeitos colaterais são gastrointestinais → o mais importante é a diarreia, sendo frequentes também náuseas, vômitos, úlceras orais e colônicas.
- Outro efeito adverso é a mielossupressão, caracterizada por anemia, leucopenia e trombocitopenia.
- O MPA usado durante a gestação está associado ao risco de malformação e perda fetal no primeiro trimestre e, portanto, seu uso está contraindicado neste período.

Inibidores da mTOR

- A mTOR (do inglês, *mamalian target of rapamycin*) é uma quinase importante na regulação da ativação celular que atua nos fatores de crescimento celular.
- A inibição da mTOR suprime as interleucinas 2, 4 e 14, importantes na proliferação dos linfócitos T ativados, inibindo a progressão da fase G1 para S do ciclo celular.
- Os fármacos que representam essa classe são o sirolimo e o everolimo.
- O sirolimo, também conhecido como rapamicina, foi inicialmente estudado pelas suas propriedades antifúngicas, mas rapidamente foram identificadas outras propriedades, como a inibição da proliferação de células imunes.
- Os dois agentes têm, basicamente, as mesmas indicações e os mesmos efeitos colaterais → a diferença está na farmacocinética de ambos → a meia-vida do everolimo é menor, necessitando de duas tomadas diárias, enquanto o sirolimo pode ser administrado em dose única diária.
- A concentração plasmática de ambos deve ser monitorizada, e o valor a ser atingido depende do regime imunossupressor utilizado e do tempo de transplante.
- Assim como os ICN, os inibidores de mTOR são metabolizados pelo citocromo

P450, sendo comum a interação com antifúngicos, anticonvulsivantes e agentes tuberculostáticos.
- Os inibidores da mTOR têm propriedades antivirais → estudos mostram que pacientes recebendo esse fármaco têm incidência reduzida de infecção pelo citomegalovírus.
- Por suas propriedades antiproliferativas e por provocar inibição do receptor VEGF, necessário para a angiogênese, são fármacos associados à redução da incidência de malignidades.
- Os principais efeitos adversos dos inibidores de mTOR estão descritos no Quadro 73.3.
- Seu uso é contraindicado durante a gestação.

Corticoides

- O principal mecanismo de ação é causado pela ativação dos receptores de corticoides citosólicos, levando à formação do complexo que atua no núcleo celular, alterando a transcrição e a translação de genes pró-inflamatórios que sintetizam citocinas, tais como: IL-1, IL-2, IL-3, IL-6, TNF-α e IFN-γ, sendo, assim, inibidos todos os estágios de ativação das células T.
- Os medicamentos mais utilizados são prednisona e prednisolona, por via oral, e a metilprednisolona por via endovenosa, utilizada na indução e no tratamento da rejeição aguda celular.
- Os principais efeitos adversos dos corticoides estão descritos a seguir (Quadro 73.4).
- Seu uso é permitido durante a gestação.

Quadro 73.3. Efeitos adversos dos inibidores de mTOR

- Retardo na cicatrização de feridas, proteinúria, plaquetopenia, hipertrigliceridemia, hipercolesterolemia, anemia e diabetes.

Fonte: Desenvolvido pela autora.

Quadro 73.4. Efeitos adversos dos corticoides

- Hipertensão arterial sistêmica, intolerância à glicose/diabetes, osteoporose, catarata, necrose asséptica de cabeça de fêmur, glaucoma, distúrbios psiquiátricos, dislipidemia, acne, hirsutismo, fácies cushingoide e aumento do risco de infecções.

Fonte: Desenvolvido pela autora.

Anticorpos policlonais

- A timoglobulina é uma preparação purificada, pasteurizada de IgG, produzida em coelhos contra timócitos humanos.
- Em razão da policlonalidade, a timoglobulina mostra-se específica para vários antígenos expressos na superfície dos linfócitos B e T, células dendríticas, *natural killer* e células endoteliais, incluindo as envolvidas na resposta imune, apoptose, transdução de sinal e adesão celular.
- Os anticorpos policlonais são utilizados na indução e no tratamento da rejeição celular aguda.
- A indução com anticorpos policlonais está associada à redução significativa dos linfócitos circulantes.
- A medicação deve ser administrada em veia central, em bomba de infusão contínua, durante o intervalo de 6 a 8 horas.
- O uso de pré-medicação está indicado para evitar reações de primeiro uso, sendo utilizados dipirona ou paracetamol, difenidramina, ondansetrona e hidrocortisona.
- A timoglobulina é administrada durante 5 dias e sua ação depletora pode ser monitorizada pela contagem de linfócitos periféricos ou por dosagem de CD3.
- Podem ocorrer reações anafiláticas, além de febre, *rash* cutâneo, leucopenia, trombocitopenia e artralgia.
- Há aumento da incidência de infecção por citomegalovírus, herpes simples e risco

de malignidade, como doença linfoproliferativa pós-transplante (PTLD ; do inglês, *post-transplantation lymphoproliferative disorde*).

Anticorpos monoclonais antirreceptor de IL-2

- O basiliximabe é um anticorpo quimérico (murino/humano) que inibe a proliferação de linfócitos T ativados, ligando-se ao receptor da IL-2 (também conhecido como antígeno CD25) na superfície de linfócitos T ativados (Figura 73.2).
- Pode ser utilizado como terapia de indução em transplante renal adulto e pediátrico em pacientes de baixo risco imunológico.
- Os efeitos colaterais mais comuns são gastrointestinais, tais como constipação intestinal, náuseas, dor abdominal e diarreia.

Bibliografia

Filler G, Huang SH. Progress in pediatric kidney transplantation. Ther Drug Monit. 2010 Jun; 32(3):250-2.

Kidney Transplantation - Practical Guide to Management. Springer ; 2014.

Liverman R, Chandran MM, Crowther B. Considerations and controversies of pharmacologic management of the pediatric kidney transplant recipient. Pharmacotherapy. 2021 Jan; 41(1):77-102.

Pape L. State-of-the-art immunosuppression protocols for pediatric renal transplant recipients. Pediatr Nephrol. 2019; 34:187-194.

Prytuła A, van Gelder, T. Clinical aspects of tacrolimus use in paediatric renal transplant recipients. Pediatr Nephrol. 2019; 34:31-43.

Seeman T. Immunosuppressive management of pediatric kidney transplant recipients. Curr Pharm Des. 2020; 26(28):3451-3459.

CAPÍTULO 74

Avaliação Imunológica Pré-transplante

Introdução

- A avaliação imunológica pré-transplante renal compreende os seguintes exames: determinação do grupo sanguíneo ABO, prova cruzada ou *cross match*, avaliação da reatividade contra o painel e tipificação do HLA (do inglês, *human leukocyte antigen*) do receptor e seus possíveis doadores.

Determinação do grupo sanguíneo ABO

- É necessário respeitar a compatibilidade ABO com a finalidade de evitar a ocorrência de rejeição hiperaguda mediada por isoaglutininas anti-A ou anti-B.
- A determinação do grupo sanguíneo ABO no receptor e em seus potenciais doadores é o primeiro exame a ser realizado, pois indica quais doadores passarão à fase de seleção imunológica por meio de testes de histocompatibilidade.
- Em caso de doador vivo respeitam-se as regras de compatibilidade ABO, como nas transfusões sanguíneas.
- Em transplantes de rim com doador falecido é utilizado o critério de identidade, em vez de compatibilidade ABO.
- Esse critério é adotado para que os receptores do grupo O, que só podem receber de doadores O, não fiquem em desvantagem em relação aos outros receptores, que podem receber rins de doadores do mesmo grupo sanguíneo e também do grupo O.

Prova cruzada ou *cross match*

- A prova cruzada (soro do receptor *versus* células do doador) é realizada com o objetivo de pesquisar anticorpos pré-formados no receptor contra antígenos HLA do doador.
- O primeiro método largamente utilizado para a detecção de anticorpos contra antígenos HLA foi o método de citotoxicidade dependente de complemento (CDC), pelo qual são detectados anticorpos IgM e IgG fixadores de complemento.
- Os alvos nesse teste são linfócitos totais, linfócitos T ou linfócitos B.
- A maneira clássica de execução desse método é conhecida pela sigla CDC-NIH → basicamente, consiste na incubação de células mononucleares do doador e do soro do receptor, seguida por outra etapa de incubação na qual é adicionado soro de coelho como fonte de complemento.

- A citotoxicidade é avaliada por meio de corantes vitais, como eosina ou azul tripan, que coram células mortas.
- A leitura das reações é realizada ao microscópio óptico, observando-se a porcentagem de células mortas descontada a porcentagem observada no controle negativo.
- No decorrer dos anos foram surgindo modificações da técnica CDC-NIH, a fim de torná-la mais sensível.
- Em 1972 foi proposta a adição de antiglobulina humana (AGH) à reação e, até o momento, esta é reconhecida por todos como a técnica CDC mais sensível (CDC-AGH) e é, em geral, utilizada como rotina para a prova cruzada contra linfócitos T.
- O método de citotoxicidade detecta anticorpos tanto da classe IgG como IgM, sendo que somente os anticorpos da classe IgG são associados à rejeição hiperaguda.

> - A distinção entre a positividade do teste decorrente de anticorpos IgG e a de IgM pode ser feita por meio do pré-tratamento do soro com ditiotreitol (DTT), substância redutora que neutraliza a ação dos anticorpos IgM.

- Assim, se a reação for positiva com soro não tratado com DTT porém negativa com soro tratado com DTT, conclui-se que o soro contém somente anticorpos IgM.
- Se a reação permanecer positiva após o tratamento com DTT, conclui-se que o soro contém anticorpos IgG, não se podendo excluir a presença concomitante de anticorpos IgM.
- As células-alvo utilizadas na prova cruzada podem ser linfócitos totais do sangue periférico ou suspensões de linfócitos T ou B.
- Reações positivas diante de linfócitos totais ou linfócitos T são consideradas indicativas da presença de anticorpos anti-HLA classe I, desde que o soro não contenha autoanticorpos.
- Reações positivas a linfócitos B são indicativas de presença de anticorpos anti-HLA classe II, desde que o soro não contenha autoanticorpos nem anticorpos anti-HLA classe I.
- Uma vez que os linfócitos B apresentam maior densidade de antígenos HLA classe I do que os linfócitos T, o método de CDC é mais sensível quando o alvo são os linfócitos B.
- Positividade na prova cruzada por CDC-AGH contra linfócitos T é uma contraindicação formal ao transplante, pelo menos em pacientes não submetidos a protocolos de dessensibilização, por causa de sua alta associação com perda do enxerto por rejeição hiperaguda.
- O significado clínico da prova cruzada B positiva é um assunto mais complexo, uma vez que raramente se associa com rejeição hiperaguda, porém confere risco de perda do enxerto por rejeição aguda ou crônica.
- Se o paciente tiver sido avaliado anteriormente à prova cruzada, em relação à presença de anticorpos anti-HLA, os soros anteriores (soros históricos) positivos (ou pelo menos a porcentagem de PRA mais alta) devem também ser utilizados na prova cruzada contra o doador.
- Prova cruzada negativa com o soro atual e positiva com soro histórico não é uma contraindicação formal ao transplante, porém é uma situação associada a maior risco de rejeição aguda mediada por anticorpos.
- O método de citometria de fluxo é mais sensível que a CDC, o que oferece vantagens e desvantagens.
- Prova cruzada contra linfócitos T positiva por citometria de fluxo e negativa por CDC, em geral, não se associa com rejeição hiperaguda, e discute-se seu valor como contraindicação ao transplante pelo menos em caso de primeiro transplante em paciente não sensibilizado.
- Já no caso de segundo transplante em paciente hipersensibilizado a positividade

na citometria de fluxo é considerada indicativa de mau prognóstico.
- Tanto na prova cruzada por CDC como por citometria de fluxo os alvos são linfócitos em cuja superfície, além de antígenos HLA, pode haver outros aloantígenos.
- O significado de uma prova cruzada por anticorpos não HLA ainda não está totalmente esclarecido, nem os possíveis aloantígenos não HLA que poderiam ser responsáveis pela positividade nas provas cruzadas contra linfócitos T e B.

Reatividade contra o painel e determinação da especificidade dos anticorpos presentes no soro

- O exame de reatividade contra painel (PRA; do inglês, *panel reactive antibodies*) é realizado para investigar a presença de anticorpos anti-HLA no soro do receptor.
- Para tanto, os soros de receptores em espera de transplante são analisados diante de um painel de células ou de antígenos HLA aderidos a superfícies sólidas.
- A detecção dos anticorpos contra as células do painel pode ser realizada por CDC ou por citometria de fluxo (Figura 74.1).
- Nos últimos anos, entretanto, os ensaios com células foram sendo substituídos por testes em que os antígenos HLA purificados encontram-se aderidos a superfícies como placas ou microesferas, sendo os anticorpos detectados por ELISA ou citometria de fluxo com a tecnologia Luminex (PRA-Luminex).
- Os ensaios de fase sólida, em razão de sua praticidade, especificidade e sensibilidade, praticamente substituíram os teste de PRA com painel de células.
- O PRA-Luminex baseia-se em moléculas de HLA solúveis, porém aderidas a microesferas capazes de ser identificadas individualmente pelo citômetro de fluxo → a detecção de anticorpos anti-HLA nas moléculas aderidas às microesferas é realizada

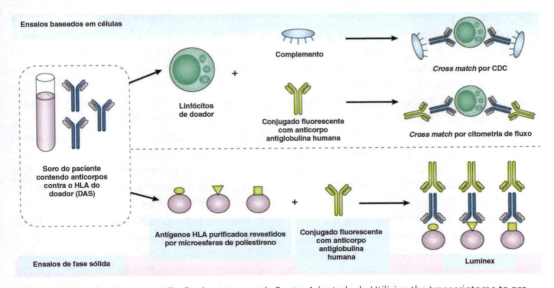

Figura 74.1. Métodos para avaliação de *cross match*. Fonte: Adaptada de Utilizing the transcriptome to predict allograft fibrosis. Moss A *et al*. Nat Rev Nephrol. 2016.

por um segundo anticorpo (anti-IgG) conjugado a um corante fluorescente.
- No teste Luminex antígeno isolado (*single antigen*) cada microesfera é recoberta com um único antígeno HLA, permitindo a identificação da especificidade dos anticorpos mesmo em soros contendo grande variedade de anticorpos, como no caso de pacientes hipersensibilizados.
- Na execução do PRA, em geral, é feito inicialmente um teste de *screening* para saber se o soro contém ou não anticorpos anti-HLA.
- Em caso positivo o soro deve ser submetido, a seguir, a um teste para definição dos anticorpos anti-HLA.
- O resultado do PRA deve conter duas informações: a porcentagem de PRA que espelha a porcentagem de indivíduos da população contra os linfócitos dos quais se espera prova cruzada T, ou T e/ou B positiva, e a lista de antígenos HLA contra os quais são dirigidos os anticorpos presentes no soro.
- A porcentagem de PRA originalmente era calculada levando-se em consideração a porcentagem de células do painel contra as quais o soro reagia.
- Atualmente, entretanto, recomenda-se que essa porcentagem seja calculada levando-se em conta a especificidade dos anticorpos presentes no soro e os fenótipos HLA da população, de preferência da própria população de doadores de rim da região ou do país.
- Dessa forma, esse PRA, conhecido também como PRA calculado, refletiria de maneira mais adequada a porcentagem de doadores contra os quais se espera prova cruzada pré-transplante positiva, ou seja, o grau de dificuldade em encontrar um doador.
- É oportuno salientar que não há ainda evidência de que todos os anticorpos detectados por Luminex *single antigen beads* apresentem relevância clínica.
- Portanto, a utilização indiscriminada dos resultados desse exame, isto é, considerando qualquer grau de positividade como contraindicação para o transplante, pode levar determinados pacientes a uma situação de extrema desvantagem com relação à transplantabilidade e aumentar consideravelmente seu risco de morte em lista de espera.

Tipificação dos antígenos HLA

- A seleção do doador com base na compatibilidade HLA foi aplicada ao transplante renal logo após terem sido descobertos os primeiros antígenos HLA.
- Atualmente, o efeito da compatibilidade HLA continua a ser demonstrado tanto em transplantes com doador vivo como naqueles com doador falecido, sendo seu impacto observado, principalmente, quando se considera a sobrevida do transplante em longo prazo, isto é, mais que 5 a 10 anos pós-transplante.
- A meia-vida do transplante de rim (tempo necessário para que 50% dos transplantes falhem, considerando somente os enxertos funcionantes 1 ano após o transplante) de doador vivo aparentado tem sido estimada em 27 anos, quando o doador é HLA-idêntico, e 11 anos quando o doador é HLA-haploidêntico.
- Em transplantes com doador falecido a meia-vida tem sido estimada em 17 anos, quando não há incompatibilidades HLA-A, B e DR com o receptor, e 8 anos quando há incompatibilidades.
- As moléculas HLA denominadas classe I (HLA-A, B e C) estão presentes em praticamente todas as células nucleadas do organismo.
- As moléculas de HLA de classe II (HLA-DR, DQ e DP) apresentam distribuição restrita, estando presentes constitutivamente em

- células apresentadoras de antígeno, como linfócitos B, monócitos, macrófagos e células dendríticas.
- Os genes responsáveis pela codificação dos antígenos HLA classe I e II localizam-se em uma região do cromossomo 6 denominada complexo HLA ou MHC (*major histocompatibility complex*).
- Os genes HLA classe I e II, juntamente com mais 200 outros genes localizados nesse mesmo complexo, são transmitidos em bloco de uma geração para outra.
- O conjunto de genes do complexo HLA presentes em um cromossomo denomina-se haplótipo HLA, e o conjunto de dois haplótipos constitui o genótipo HLA.
- Atualmente, reserva-se o nome de especificidades HLA para denotar as variedades polimórficas que foram originalmente definidas por técnicas sorológicas ou celulares, e o termo alelo se refere aos genes propriamente ditos.
- A tipificação do HLA classes I e II por biologia molecular denominada baixa/média resolução permite a definição das especificidades HLA, enquanto a tipificação de alta resolução permite a definição dos diferentes alelos HLA propriamente ditos.

Classificação dos doadores em termos de compatibilidade HLA com o receptor

- Em transplantes de doador vivo aparentado a classificação do grau de compatibilidade se baseia no número de haplótipos HLA compartilhados pelo receptor e seus possíveis doadores.
- Assim, os irmãos são classificados com HLA-idênticos, HLA-haploidênticos ou HLA-distintos em relação ao receptor.
- Os pais são sempre haploidênticos em relação aos filhos, podendo ser HLA-idênticos nos raros casos em que o pai e mãe forem consanguíneos e compartilharem um haplótipo HLA.
- Em caso de doador vivo não aparentado ou doador falecido o grau de compatibilidade entre receptor e doador é referido em termos de número de incompatibilidades (*mismatches*) HLA.
- Considerando-se os *loci* HLA-A, B e DR, o número máximo de incompatibilidades é de 6, uma vez que cada indivíduo pode apresentar até duas diferentes especificidades correspondentes a cada *locus*.

Bibliografia

Chandar J, Chen L, Defreitas M. et al. Donor considerations in pediatric kidney transplantation. Pediatr Nephrol. 2021; 36:245-257.

Fernandez HE. Application and interpretation of histocompatibility data in pediatric kidney transplantation. Curr Opin Organ Transplant. 2017 Aug; 22(4):426-432.

Moss, A., Kaplan, B. Utilizing the transcriptome to predict allograft fibrosis. Nat Rev Nephrol 12, 652–653 (2016).

Otukesh H, Hoseini R, Rahimzadeh N. Treatment update of sensitized pediatric kidney transplant recipients: a review. Exp Clin Transplant. 2012 Dec; 10(6):523-30.

Palmer B, Kropp B. Urologic evaluation and management of pediatric kidney transplant patients. Urol Clin North Am. 2018 Nov; 45(4):561-569.

Sharma A, Durkan AM. Desensitisation strategies in high-risk children before kidney transplantation. Pediatr Nephrol. 2018; 33:2239-2251.

CAPÍTULO 75

Transplante Renal Pediátrico – Noções Gerais

Introdução

- Dentre as terapias de substituição renal, o transplante ainda é o mais indicado, levando em consideração os riscos e benefícios dessa terapia, além do impacto positivo no desenvolvimento da criança e na qualidade de vida do paciente e de sua família.
- Apesar das semelhanças com os adultos, as crianças apresentam inúmeras particularidades com relação ao transplante renal.

Avaliação do receptor pré-transplante

- Do ponto de vista de legislação, crianças e adolescentes (< 18 anos) com diagnóstico de DRC-t, em terapia substitutiva renal de qualquer modalidade ou com depuração de creatinina < 15 mL/min/m², poderão ser encaminhados para inscrição em transplante renal.
- O transplante realizado antes do início de qualquer modalidade de diálise é chamado preemptivo.

Avaliação clínica

- A avaliação ambulatorial de preparo para o transplante é feita por uma equipe multidisciplinar formada por nefrologista pediátrico, enfermeiras, assistente social, psicólogos, nutricionistas, urologista pediátrico, cirurgiões vasculares e outros especialistas de acordo com as individualidades de cada caso, devendo envolver:
    - história clínica e exame físico para que seja documentada a etiologia da DRC e para avaliação dos seguintes aspectos:
        - necessidade de correção do trato urinário, já que as malformações do aparelho urinário são a principal DRC nessa faixa etária;
        - necessidade de nefrectomia em casos de doença renal policística, infecção urinária de repetição e proteinúria maciça;
        - avaliação de risco de recidiva de doença de base pós-transplante, p. ex.: doença de depósito denso (DDD), síndrome hemolítico-urêmica atípica, glomerulosclerose segmentar e focal (GESF) e nefropatia por IgA – (ver Capítulo 76);
        - avaliação de história familiar para investigação de doenças genéticas ou mutações genéticas como causa de DRC (p. ex.: APOL1);
        - avaliação de medicamentos em uso e de doenças associadas que exijam intervenções e que possam influenciar a morbimortalidade no pós-transplante

(p.ex.: avaliação da condição cardiovascular, avaliação da presença de varizes esofágicas em caso de doença renal policística autossômica recessiva);
- avaliação do histórico vacinal, destacando-se a importância da atualização vacinal pré-transplante, pois algumas vacinas estarão contraindicadas para o receptor de transplante renal e seus contactantes;
- avaliação de risco de sensibilização: transfusões sanguíneas, infecções, transplantes prévios e, no caso do sexo feminino (quando aplicável), histórico de gestações e abortos prévios.

Avaliação laboratorial
- Deve incluir tipagem sanguínea, sorologias para hepatites B e C, HIV, doença de Chagas, sífilis (VDRL), citomegalovírus (CMV), Epstein-Barr vírus (EBV), sendo esses dois últimos de importância para monitorização após o transplante pelo risco de primo-infecção, associação com maior morbidade e malignidades.
- Pesquisa de trombofilia, quando indicado, e exame de sedimento urinário para documentação de hematúria e proteinúria prévios ao transplante.

Outras avaliações
- Avaliação urológica: é de extrema importância e deve ser avaliada a história clínica e exames prévios (p.ex.: ultrassonografia, uretrocistografia miccional, cintilografias e estudo urodinâmico). Os exames e o paciente devem ser avaliados por urologista pediátrico experiente e o paciente deve ser encaminhado para correção do trato urinário, quando necessário, ou liberado para a execução do transplante.
- Avaliação pulmonar e cardiovascular: eletrocardiograma, radiografia simples de tórax e ecocardiograma; exames adicionais podem ser considerados de acordo com individualidades do paciente.
- Avaliação vascular: avaliação do local de possível implantação do enxerto com ultrassonografia com Doppler e/ou angiotomografia quando houver história de cateter prévio em tal topografia, transplante prévio ou trombose.
- Avaliação neurológica: deve-se individualizar caso a caso e considerar a dinâmica familiar, além da possibilidade de ganho neurológico pós-transplante, destacando-se que o comprometimento do desenvolvimento neuropsicomotor não é uma contraindicação para o transplante.
- Avaliação imunológica: minimamente com realização de tipagem HLA e pesquisa de reatividade contra o painel (PRA) – HLA de classes I e II – (ver Capítulo 74).
- São contraindicações ao transplante renal: doença crônica com expectativa de vida inferior a 2 anos, doença maligna ativa (tumores de órgãos sólidos com menos de 5 anos de cura e carcinoma in situ com menos de 2 anos de cura), infecção ativa e infecção por HIV com carga viral positiva e/ou CD_4 menor que 200.
- Não há idade mínima ou peso de corte para o transplante em crianças pequenas, sendo o mais utilizado uma idade mínima de 1 a 2 anos ou um peso de 8 a 10 kg, porém alguns centros realizam com sucesso transplantes em crianças com peso a partir de 6 a 8 kg.

Avaliação do potencial doador vivo
- Os familiares que mostrarem interesse na doação de rim devem passar por avaliação psicológica, onde se caracteriza a motivação para doação e a estabilidade emocional, antes da realização de avaliação clínica e laboratorial.

- Após triagem psicológica, os potenciais doadores vivos devem ser submetidos à investigação clínica e laboratorial com o objetivo de avaliar seu estado de saúde e função renal, além de eventual doença extrarrenal ou patologias de caráter hereditário, que contraindiquem a doação.
- Os parentes consanguíneos até 4º grau e maiores de idade sem contraindicação clínica podem ser considerados potenciais doadores vivos a serem avaliados (Figura 75.1).
- Casos sem consanguinidade poderão ser avaliados mediante autorização judicial.

Prioridade para o paciente pediátrico

- O Brasil, assim como outros países no mundo, tem uma política de alocação de órgãos que prioriza a faixa etária pediátrica e visa aumentar o número de transplantes pediátricos, além de reduzir o tempo de espera em lista para crianças.
- A partir de outubro de 2009, conforme o artigo 59 da Portaria nº 2.600 do Ministério da Saúde: "Exceto em casos de 0 incompatibilidades, quando o doador tiver idade menor que ou igual a 18 anos, serão, primeiro e obrigatoriamente, selecionados potenciais receptores, com idade igual ou menor que dezoito anos, utilizando a pontuação apurada pelo exame de compatibilidade no sistema HLA e demais critérios ora fixados".
- Após a alocação do órgão a ser transplantado, inicia-se o processo de seleção e convocação dos candidatos a receptor, sob a regulamentação de cada estado e sua regionalização.

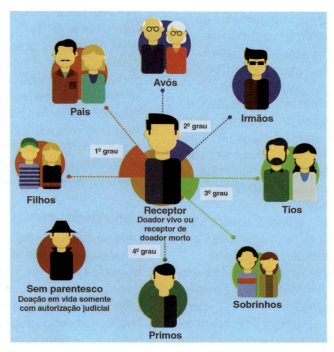

Figura 75.1. Graus de parentesco para transplante renal doador vivo. Fonte: Elaborada pela autoria.

Particularidades do receptor pediátrico

- Para a realização do transplante renal é fundamental uma equipe especializada, experiente e comprometida, além de uma estrutura hospitalar que permita todos os aspectos desde o preparo do receptor até o completo seguimento pós-transplante.

Pré-operatório
- Os pacientes convocados devem ser submetidos a uma breve avaliação clínica e laboratorial para certificação de que não há contraindicação imediata ao transplante.
- Nesse momento deve ser revisto o prontuário com as consultas pré-transplante.

Intraoperatório e cuidados anestésicos
- Destaca-se a importância do controle da temperatura e da pressão arterial, buscando uma pressão arterial média entre 60 e 70 mmHg, porém as metas devem ser individualizadas de acordo com o tamanho do paciente e a proporcionalidade doador/receptor.
- A monitorização invasiva da pressão arterial e a passagem de acesso venoso central (quando o paciente não possuir cateter) são realizadas para os pacientes com peso inferior a 15 kg e, em outros casos, de acordo com avaliação do anestesista e do nefrologista pediátrico.
- Imunossupressão – indução: metilprednisolona (20 mg/kg – dose máxima de 1 g) e antagonista do receptor da interleucina 2 (basiliximabe) para os pacientes de baixo risco imunológico – dose de 10 mg para os pacientes < 30 kg e 20 mg para os pacientes > 30 kg, com a primeira dose no intraoperatório e a segunda dose no quarto dia pós-operatório. Caso o paciente apresente alto risco imunológico, seja retransplante ou em casos particularizados com tempo de isquemia fria prolongado, utiliza-se a imunoglobulina antitimocítica humana (timoglobulina, 1 mg/kg/dia, por 5 a 7 dias), iniciando dentro das primeiras 24 horas pós-transplante.
- De modo recente, alguns centros têm optado pela utilização da timoglobulina (dose única de 3 mg/kg), mesmo para pacientes de baixo risco imunológico.
- A profilaxia cirúrgica padrão é realizada com cefalosporina de primeira geração, porém a escolha do antimicrobiano deve ser individualizada e levar em conta também as informações sobre o contexto clínico do doador.

Procedimento cirúrgico
- Considerando-se o menor calibre dos vasos, as anastomoses vasculares em artéria e veia ilíaca comuns ou artéria aorta e veia cava são mais frequentes.
- Deve haver uma atenção especial com a proporção entre doador e receptor e, portanto, a acomodação de rins maiores em receptores menores com o intuito de evitar complicações futuras.
- A realização de nefrectomia deve ser definida em conjunto pela equipe cirúrgica e pela nefrologia pediátrica em avaliações pré-transplante ou ainda no intraoperatório.

Pós-operatório imediato
- Deve-se evitar a instabilidade hemodinâmica, pois o risco de trombose é maior na faixa etária pediátrica, podendo ser necessário o uso de drogas vasoativas (Quadro 75.1).
- É fundamental observar o ritmo de diurese levando em consideração se havia diurese residual pré-transplante e fazer a reposição da diurese nas primeiras 12 a 24 horas.

Quadro 75.1. Algumas considerações sobre a prescrição no pós-operatório imediato do transplante renal

Indicação	Intervenção terapêutica
Reposição da diurese	100% do volume de 1/1 hora
Soro de manutenção (ajuste de eletrólitos conforme necessidade)	Volume inicial: 400 ml/m²/dia
Protetor gástrico	Inibidor da bomba de prótons (omeprazol ou esomeprazol)
Analgesia	Morfina ou tramadol nas primeiras 12 a 24 h (individualizar caso a caso e considerar possibilidade de acompanhamento por equipe de dor) + dipirona 6/6 h
Antibioticoprofilaxia	Individualizar de acordo com cada caso e discutir com CCIH da instituição
Profilaxia de estrongiolidíase	Albendazol ou nitazoxanida
Profilaxia de pneumocistose	Sulfametoxazol + trimetoprima

Fonte: Elaborado pela autoria.

- Caso haja redução brusca do ritmo de diurese ou anúria, deve-se avaliar os possíveis fatores causais → realizar lavagem da sonda para certificar de que não haja obstrução, prova de volume com solução salina (10 a 20 mL/kg), administração de furosemida (0,5 a 1 mg/kg) e realização de ultrassonografia com Doppler caso não haja retomada da diurese.
- Deve-se garantir o aporte volêmico e, consequentemente, a perfusão do enxerto.
- Após a liberação do jejum, é preciso insistir na ingestão de líquidos por via oral (150 mL/ 100 kcal/dia) → em crianças menores, pode ser necessário prolongar o soro de manutenção ou fazer a hidratação via enteral (sonda ou gastrostomia).
- A reposição eletrolítica depende do controle de eletrólitos obtido durante a monitorização.
- É necessário um controle rigoroso do balanço hídrico na tentativa de um manejo adequado da volemia, evitando desidratação e hipervolemia.
- Não há consenso na literatura a respeito da realização de profilaxia de trombose do enxerto com anticoagulantes e/ou antiagregantes plaquetários.
- A decisão a cada caso deve ser individualizada, podendo-se utilizar heparina não fracionada ou heparina de baixo peso molecular.

Aspectos relativos à imunossupresão (ver Capítulo 73)

- A imunossupressão de manutenção é iniciada, em geral, dentro das primeiras 24 horas pós-transplante, sendo, em geral, realizada com a combinação de três fármacos (Figura 75.2).

Corticoesteroides

- Por seus efeitos adversos, principalmente relacionados com a inibição do crescimento, há uma tendência atual de minimização de seu uso, suspensão precoce ou não utilização.
- A dose inicial utilizada é de 1 mg/kg, em dose única diária (máximo de 30 mg), com redução gradual até uma dose mínima de 0,1 mg/kg/dia, ao longo de um período de 3 a 6 meses (após esse período pode ser considerado o uso em dias alternados).

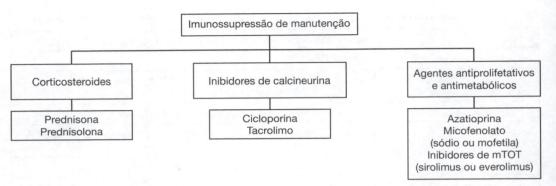

Figura 75.2. Principais drogas utilizadas na manutenção da imunossupressão no transplante renal pediátrico.
Fonte: Elaborada pela autoria.

Inibidores de calcineurina

- O tacrolimo é o fármaco de escolha, na dose de 0,2 a 0,3 mg/kg/dia (dividido em duas doses diárias).
- Níveis de vale de tacrolimo desejados de acordo como período pós-transplante:

Período pós-transplante	Nível de vale desejado (ng/mL)
Primeiros 2 meses	10 a 15
De 2 a 6 meses	7 a 10
Após 6 meses	5 a 7

- A ciclosporina (dose inicial de 12 a 13 mg/kg/dia, inicialmente em duas tomadas, podendo ser consideradas 3 doses diárias em pacientes pequenos e com dificuldade de atingir nível plasmático) pode ser uma opção em crianças muito pequenas que não conseguem engolir comprimidos ou que necessitem de doses mais fracionadas e, desse modo, utilizem solução oral.
- Níveis de vale de ciclosporina desejados de acordo como período pós-transplante:

Período pós-transplante	Nível de vale desejado (ng/mL)
Primeiros 2 meses	200 a 250
De 2 a 6 meses	150 a 200
Após 6 meses	100 a 150

- O uso da ciclosporina pode ser também considerado em pacientes com diagnóstico prévio de GESF e em pacientes que não toleram o tacrolimo por evento adverso (p. ex.: diabetes pós-transplante, dor abdominal, diarreia).
- A conversão de ciclosporina para tacrolimo pode ser considerada em casos de eventos adversos graves ou que prejudiquem a adesão ao tratamento, como hipertricose, hiperplasia gengival, dificuldade de ajuste de nível plasmático e dislipidemia, assim como em contexto de necessidade de intensificação de imunossupressão.

Agentes antiproliferativos e antimetabólicos

- A azatioprina é um fármaco bastante utilizado para pacientes de baixo risco imunológico, com dose habitual de 2 mg/kg/dia.
- Utiliza-se o micofenolato "de novo" para pacientes com alto risco imunológico e para aqueles com contraindicação à azatioprina.
- A dose de micofenolato mofetil (MMF) é, em geral, de 250 a 300 mg/m^2/dose (duas tomadas diárias), quando associado ao tacrolimo e, de 500 a 600 mg/m^2/dose (duas tomadas diárias), quando associado à ciclosporina.

- Os inibidores da mTOR (do inglês, *mammalian target of rapamycin*) têm sido cada vez mais utilizados na população pediátrica, com estudos recentes avaliando seu uso em conjunto com inibidores de calcineurina em baixas doses.

Complicações

- O sangramento é uma complicação precoce e, a depender do volume e dos sintomas, pode necessitar de reabordagem cirúrgica e suporte hemoterápico intensivo.
- A trombose vascular, arterial ou venosa, é outra complicação precoce e invariavelmente leva à necessidade de enxertectomia → os principais fatores de risco para trombose vascular na população pediátrica são: hipotensão, trombofilia, múltiplos vasos e vasos de pequeno calibre.
- Função tardia do enxerto (DGF; do inglês, *delayed graft function*) pode ser definida como a necessidade de diálise ao longo da primeira semana pós-transplante, sendo os principais fatores relacionados: lesão renal aguda pós-isquêmica, trombose vascular, rejeição acelerada sobreposta à necrose tubular aguda (NTA), alterações urológicas (fístulas, hematomas), rejeição hiperaguda e fatores relacionados com o doador (p.ex.: instabilidade hemodinâmica, idade avançada, etc.) → devem ser excluídas causas vasculares e obstrutivas e realizadas biópsias de vigilância semanais.
- Fístulas urinárias e necrose de ureter: são mais frequentes em pacientes com doenças urológicas prévias ou manipulação do trato urinário e devem ser prontamente corrigidas cirurgicamente.
- Linfocele é o acúmulo de linfa por alteração na drenagem linfática e deve ser tratada por meio de punção ou marsupialização se estiver associada com complicações como obstruções urinárias.
- Estenose da anastomose da artéria do enxerto é uma complicação tardia e está associada à hipertensão arterial (HAS) e/ou piora da função do enxerto → pode ser pesquisada, inicialmente, por meio da realização de ultrassonografia com Doppler, podendo ser, posteriormente, indicada angiotomografia e/ou arteriografia (essa última permite a avaliação diagnóstica e intervenção terapêutica).
- Em função da maior prevalência de uropatias, as infecções do trato urinário (ITU) são frequentes em crianças pós-transplante.
- As infecções virais também são mais frequentes nessa população, particularmente as primo-infecções (p. ex.: CMV, EBV, poliomavírus) – (ver Capítulo 78).
- A incidência de rejeição aguda na população pediátrica é de 15% e, entre os diagnósticos diferenciais para disfunção do enxerto, devem ser inseridos: obstrução do trato urinário, toxicidade por inibidor de calcineurina, infecção por CMV ou poliomavírus, estenose de artéria renal, pielonefrite e componente pré-renal.
- Destaca-se que a suspeita de rejeição aguda é baseado no valor basal da creatinina e o padrão-outro para o diagnóstico é a biópsia renal, sendo utilizada a classificação de Banff.
- A terapia para o tratamento da rejeição aguda é baseada na classificação histológica (Quadro 75.2).
- As neoplasias também são importantes complicações relacionadas com a terapia imunossupressora, com destaque para a doença linfoproliferativa pós-transplante (PTLD) – (ver Capítulo 79).
- Hipertensão arterial sistêmica (HAS): durante o primeiro mês pós-transplante, a HAS ocorre em 60% e 80% dos pacientes

Quadro 75.2. Tratamento das rejeições agudas de acordo com os achados histológicos

Classificação de Banff	Medicamento	Duração
Infiltrados *borderline* e RAC IA e IB	Metilprednisolona- 10 mg/kg	3 a 5 dias
RAC IIA, IIB e III	Timoglobulina – 1 mg/kg	7 a 10 dias
Rejeição mediada por anticorpos (RAMA)	Rituximabe Plasmaférese Imunoglobulina	375 mg/m² 6 sessões 2 g/kg

Fonte: Elaborado pela autoria.

com doador vivo e falecido, respectivamente → em muitos serviços os bloqueadores de canal de cálcio são considerados a primeira linha de tratamento no período pós-transplante, porém a opção terapêutica deve ser individualizada de acordo com o contexto de cada paciente.
- Diabetes pós-transplante: ocorre em cerca de 1 a 7% dos pacientes pediátricos transplantados, sendo os principais fatores de risco a exposição a inibidores de calcineurina (particularmente, o tacrolimo) e terapia com corticoides, além de etnia negra.

Seguimento

- É fundamental enfatizar para o paciente e seu cuidador que o transplante é uma terapia de substituição e não a cura da doença renal.
- As consultas ambulatoriais iniciais são frequentes a fim de avaliar o impacto do tratamento em cada paciente, os efeitos adversos e as interações medicamentosas, mudanças na rotina da família, sempre com o objetivo de entender e ajustar ao máximo o tratamento à realidade do paciente.
- É muito importante evitar a obesidade, a hiperuricemia, a displipidemia, a hiperglicemia e HAS, além de aconselhar a prática de atividade física com o objetivo de reduzir o risco cardiovascular na vida adulta.
- Deve-se dar atenção especial ao período da adolescência que corresponde, dentro da pediatria, à fase de maior frequência de perda do enxerto por má adesão ao tratamento.

Bibliografia

Francis A, Johnson DW, Melk A, Foster BJ, Blazek K, Craig JC et al. Survival after kidney transplantation during childhood and adolescence. Clin J Am Soc Nephrol. 2020 Mar 6; 15(3):392-400.

Hebert SA, Swinford RD, Hall DR, Au JK, Bynon JS. Special considerations in pediatric kidney transplantation. Adv Chronic Kidney Dis. 2017 Nov; 24(6):398-404.

Holmberg C, Jalanko H. Long-term effects of paediatric kidney transplantation. Nat Rev Nephrol. 2016 May; 12(5):301-11.

Winterberg PD, Garro R. Long-term outcomes of kidney transplantation in children. Pediatr Clin North Am. 2019 Feb; 66(1):269-280.

CAPÍTULO 76

Recorrência de Doença Primária Pós-transplante em Pediatria

Introdução

- Na maioria das casuísticas pediátricas a recorrência de doença primária é responsável pela perda do enxerto em 5% a 15% dos casos (Quadro 76.1).
- Dados do NAPRTCS mostram uma taxa de perda do enxerto relacionada com a recorrência da doença de base de 8%.
- Entre as doenças glomerulares que podem apresentar recorrência após o transplante, a glomerulosclerose segmentar e focal (GESF) é a mais comum.

Glomerulosclerose segmentar e focal (GESF)

- A síndrome nefrótica corticorresistente secundária à GESF primária representa cerca de 12% dos diagnósticos etiológicos de pacientes transplantados, de acordo com algumas casuísticas.
- O risco de recorrência de GESF após o transplante é estimado em cerca de 30%.
- A GESF é a causa mais frequente de perda do enxerto por recorrência de doença de base.
- O risco de recorrência de GESF é maior em crianças, quando comparado com adultos.
- Em um estudo observou-se uma taxa ainda maior de recorrência de GESF em pacientes pediátricos, quando comparados com adultos (86% × 35%).
- Em crianças a recorrência da GESF é mais frequente quando a doença começa após os 6 anos de idade e apresenta rápida progressão para DRC terminal (DRC-t).
- Na maioria das séries a doença recorre em cerca de 50% dos pacientes, quando o tempo de evolução para (DRC-t) é inferior a 3 anos.
- O padrão histológico na época da primeira biópsia também é um fator preditivo de recorrência – observa-se 50% – 80% de recorrência em pacientes cuja biópsia inicial revelava proliferação mesangial difusa (sugerindo uma progressão mais rápida da doença) × 25% em pacientes com biópsia inicial revelando DLM (lesão mínima).
- Pacientes com GESF secundária a mutações em genes envolvendo proteínas podocitárias

Quadro 76.1. Taxa de recorrência pós-transplante de diferentes doenças glomerulares

Tipo de glomerulopatia	Taxa de recorrência (%)
• Glomerulosclerose segmentar e focal	20% – 40%
• Nefropatia por IgA	50%
• GN membranoproliferativa	20%
• Síndrome hemolítico-urêmica	10% – 50%
• Púrpura de Henoch-Schönlein	30% – 80%
• Nefrite lúpica	5% – 10%

Fonte: Desenvolvido pela autoria.

aparentemente apresentam um risco muito baixo de recorrência de GESF.
- A recorrência de GESF aumenta o risco de perda do enxerto e está associado à maior incidência de função tardia do enxerto (DGF; do inglês, *delayed graft function*).
- Em pacientes com perda do 1º enxerto por recorrência de GESF a taxa de recorrência em um enxerto subsequente é de cerca de 80%.

Glomerulonefrite membranoproliferativa (GNMP)

- O risco de recorrência em pacientes com um diagnóstico primário de GNMP é alto.
- A literatura avaliando a recorrência de GNMP é baseada em alterações ultraestruturais à microscopia eletrônica, classificando a GNMP em 3 subtipos (I, II e III) – essa classificação foi suplantada por outra mais recente que utiliza imunocomplexos e glomerulopatia por deposição de C3 para descrever a GNMP primária.
- Em crianças a GNPM tipo I é o diagnóstico primário de indicação de transplante em cerca de 2% dos casos, e a taxa de recorrência parece ser maior do que a descrita em adultos – apesar do risco de recorrência, a sobrevida do enxerto é comparável à observada em outras causas de DRC-t.
- A recorrência da doença de base é o principal fator contribuinte para a baixa sobrevida do enxerto em pacientes com GNMP tipo II, e dados do NAPRTCS mostram que a GNMP tipo II é menos comum que a GNMP tipo I com diagnóstico primário para a indicação de transplante (0,8%).
- Contudo, a taxa de recorrência foi de cerca de 45% e, nesta coorte, a taxa de sobrevida do enxerto em pacientes com GNMP tipo II em 5 anos foi de 50%, com 15% das perdas do enxerto diretamente relacionadas com a recorrência da doença de base.
- A GNMP tipo III é um diagnóstico primário raro em crianças, e não há dados confiáveis com relação à taxa de recorrência.
- Em uma série com 43 pacientes com GNMP que receberam transplante renal a recorrência ocorreu em 21 (43%), e a idade mais baixa na época do diagnóstico e a presença de crescentes à biópsia renal foram preditores independentes de recorrência, sugerindo que o risco de recorrência está mais relacionado com a gravidade das lesões histológicas do que ao subtipo de GNMP.
- Em pacientes com recorrência de GNMP tipos I e II não foi observado sucesso de nenhuma intervenção terapêutica.

Síndrome hemolítico-urêmica (SHU)

- Em crianças com DRC-t secundária à SHU o risco de recorrência pós-transplante varia de acordo com a causa da doença primária.
- Em pacientes com SHU típica, habitualmente relacionada com a toxina Shiga produzida pela *E. coli*, a taxa de recorrência pós-transplante é inferior a 1%.
- Por outro lado, em pacientes com SHU atípica a taxa de recorrência é mais alta, particularmente naqueles com causas genéticas.
- Pacientes com mutações que resultam em desregulação do sistema complemento apresentam taxa de recorrência de cerca de 50% – 80%, e ocorre perda do enxerto em cerca de 90% dos pacientes que apresentam recorrência sem manejo com terapia específica.

Hiperoxalúria primária

- Em crianças a melhor abordagem para a prevenção de oxalose sistêmica é a realização de transplante rim-fígado combinado ou a administração crônica de piridoxina para o subgrupo de pacientes responsivos a essa terapia.

- Apesar de a maior experiência envolver a realização de transplante fígado-rim simultâneo, há relatos de sucesso com a realização preemptiva de transplante hepático antes da ocorrência de DRC-t, retardando ou evitando a necessidade de transplante renal.

Outras doenças

- A nefropatia membranosa é uma causa rara de DRC-t em crianças, e sua taxa de recorrência nessa população é desconhecida.
- Em pacientes com nefropatia por IgA e nefrite associada à púrpura de Henoch-Schönlein a recorrência de depósitos de IgA no enxerto é muito comum, mas a relevância clínica de tal condição é infrequente.
- A nefrite lúpica é a causa primária de DRC-t em 1,5% das crianças submetidas a transplante renal nos Estados Unidos, e mais de 10% das crianças com nefrite lúpica evoluem para DRC-t, contudo a recorrência de nefrite lúpica no rim transplantado é rara.
- Em pacientes com tumor de Wilms, o risco de recorrência ou metástases é bastante baixo após pelo menos 2 anos de remissão completa e, assim, o transplante renal pode ser realizado com segurança após este período.

Bibliografia

Cosio FG, Cattran DC. Recent advances in our understanding of recurrent primary glomerulonephritis after kidney transplantation. Kidney Int. 2017; 91:304-314.

Infante B, Rossini M, Leo S, Troise D, Netti GS, Ranieri E et al. Recurrent glomerulonephritis after renal transplantation: the clinical problem. Int J Mol Sci. 2020 Aug 19; 21(17):5954.

Jiang SH, Kennard AL, Walters GD. Recurrent glomerulonephritis following renal transplantation and impact on graft survival. BMC Nephrol. 2018; 19:344.

Kang HG, Ha IS, Cheong HI. Recurrence and treatment after renal transplantation in children with FSGS. Biomed Res Int. 2016; 2016:6832971.

Lim WH, Shingde M, Wong G. Recurrent and *de novo* glomerulonephritis after kidney transplantation. Front Immunol. 2019 Aug 14; 10:1944.

CAPÍTULO 77

Monitorização do Enxerto Renal e Diagnóstico e Tratamento da Rejeição Aguda

Introdução

- Os pacientes receptores de transplantes renais, assim como os de outros órgãos, necessitam de acompanhamento e monitorização durante toda a duração do enxerto.
- Além das rejeições, há diversas condições a serem monitoradas, entre elas, as infecções, tanto as virais (p. ex.: CMV e polioma) como as bacterianas (p. ex.: urinárias e respiratórias).
- É também preciso monitorar o surgimento de diversos tipos de complicações, como metabólicas, cardiovasculares, neoplásicas, decorrentes de doenças renais, entre outras.

Monitorização para rejeição aguda

- Apesar da significativa diminuição da incidência de rejeição aguda observada com a introdução dos derivados do ácido micofenólico, bloqueadores da mTOR, tacrolimo e anticorpos anti-IL-2R no armamentário imunossupressor, sua ocorrência ainda é evento comum e representa um obstáculo ao sucesso do transplante, ocorrendo em aproximadamente 15%–20% dos pacientes transplantados no decorrer dos primeiros 12 meses pós-transplante.
- A rejeição aguda resulta da resposta imune celular (Figura 77.1) e humoral ao enxerto não adequadamente bloqueada pelos agentes imunossupressores.

Monitorização laboratorial

- A monitorização ambulatorial baseia-se, principalmente, na função renal avaliada sequencialmente pela creatinina plasmática, que pode ser o único sinal da presença de rejeição, uma vez que a maioria dos pacientes não apresenta sinais ou sintomas clínicos.
- Na presença de rejeição aguda também é de grande importância clínica a monitoração dos níveis sanguíneos das drogas imunossupressoras, que quando se encontram nos níveis considerados terapêuticos diminuem a chance de sua ocorrência.
- As maneiras de monitorar o componente celular e o humoral são diferentes.
- Em pacientes tratados com anticorpos antilinfocitários, por exemplo, a chance de rejeição do tipo celular é baixa enquanto o número de linfócitos CD3$^+$ for menor que 20/mm^3, mas existe risco aumentado para alguns tipos de infecção, como citomegalovírus.

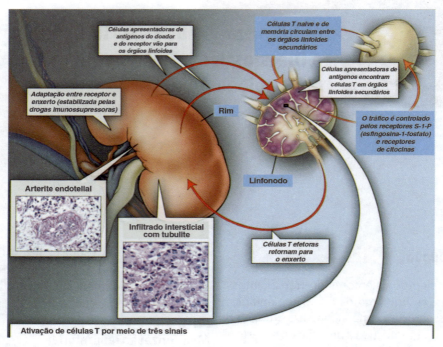

Figura 77.1. Mecanismos envolvidos na rejeição mediada por células T. Adaptada de Immunosuppressive drugs for kidney transplantation. Halloran, PF. N Engl J Med. 2004.

- A monitoração do componente humoral da rejeição aguda depende da detecção de anticorpos antidoador (DSA; do inglês, *donor specific antibodies*), que podem ser detectados por diferentes técnicas, como a citotoxicidade e os testes ELISA, sendo a técnica denominada Luminex a mais utilizada atualmente.
- Os DSA também têm um papel fisiopatológico no desenvolvimento da rejeição crônica.
- Sugere-se que o surgimento de DSA seja monitorado em pacientes de risco, como hipersensibilizados, retransplantados e após tratamento de rejeição do tipo humoral.
- Em pacientes de baixo risco a pesquisa deve ser realizada nos episódios de disfunção do enxerto, juntamente com a pesquisa de C4d no tecido renal.

- A presença de C4d está fortemente associada à deposição de C4d nos capilares peritubulares de enxertos renais.
- Os métodos de imagem têm maior utilidade em afastar outras causas de disfunção.
- No entanto, ao exame ultrassonográfico alterações morfológicas (como a proeminência das pirâmides renais e o edema do urotélio) e hemodinâmicas (como aumento do índice de resistividade intrarrenal) podem ser indicativas da existência de um processo de rejeição aguda.

Monitorização histológica

- Dependendo do tipo de doador (vivo ou falecido), da potência da imunossupressão utilizada (p. ex.: indução com anticorpos antilinfocitários) e do risco imunológico

retransplante, receptor sensibilizado ou presença de DSA), a biópsia de vigilância deve ser realizada nos primeiros dias após o transplante e, depois disso, a cada 7 a 10 dias, até que o enxerto adquira função.
- Nas RAC (rejeições agudas celulares) observa-se a presença de infiltrado linfomononuclear no interstício renal com sinais de agressão aos túbulos (tubulite) e/ou aos vasos (arterite).
- Em rejeições agudas com componente humoral, que ocorrem em 5% – 10% dos pacientes, são observados polimorfonucleares, capilarite e glomerulite como alterações histológicas sugestivas, mas não específicas, e o depósito de C4d em capilares peritubulares.
- Alguns centros de transplante realizam biópsias protocolares em pacientes com função estável do enxerto em intervalos predeterminados.

Diagnóstico de rejeição aguda

- A rejeição aguda é suspeitada pelo aumento da creatinina sérica, na ausência de outras circunstâncias que a justifiquem.
- Os sinais clássicos de rejeição aguda, como aumento de volume, dor no enxerto, oligúria, hipertensão arterial, ganho de peso, são raramente vistos com as terapias imunossupressoras atuais.

> - No diagnóstico diferencial de rejeição aguda devem ser contempladas as possibilidades de infecção urinária (pielonefrite aguda), toxicidade por drogas, desidratação, estenose ou trombose da artéria renal, obstrução ureteral, retenção ou fístula urinária, linfocele, infecções virais (p. ex.: CMV, polioma), bacterianas e fúngicas.

- Em casos que evoluem com disfunção inicial do enxerto (DGF; do inglês, *delayed graft function*), mais frequentes após transplantes com órgãos de doadores falecidos, o diagnóstico de rejeição aguda é mais difícil e é suspeitado por meio de exames de vigilância do enxerto.

Rejeições subclínicas

- Estudos iniciais com biópsias protocolares em pacientes com função renal estável nos primeiros meses após o transplante revelaram que aproximadamente 30% dos casos apresentavam critérios histológicos para o diagnóstico de rejeição aguda (rejeições subclínicas).
- Mais importante foi a observação de que o tratamento desses episódios de rejeição sem alteração da função renal se associava à melhor função renal após 2 anos de transplante, contudo os aspectos terapêuticos das rejeições subclínicas permanecem controversos.

Rejeições mediadas por anticorpos (RMA)

- As RMA podem apresentar-se clinicamente com perda da função renal, função retardada do enxerto ou quadro de microangiopatia trombótica pós-transplante.
- Nessas rejeições a análise do tecido renal revela o acúmulo de polimorfonucleares nos capilares glomerulares e peritubulares, com dano endotelial e trombose capilar subsequente, bem como a presença de alterações fibrinoides transmurais.
- Algumas vezes o aspecto histopatológico é de necrose tubular aguda (NTA).
- O diagnóstico de NTA deve ser feito na presença de aspecto histológico compatível e da demonstração de atividade humoral contra antígenos do doador (esta é evidenciável pela positivação da prova cruzada pós-transplante e/ou pela detecção de DSA).
- A deposição de C4d nos capilares peritubulares é um marcador diagnóstico sensível da RMA e se correlaciona fortemente com a presença de DSA.

Rejeições resistentes

- As rejeições resistentes podem ser definidas como aquelas que persistem após cursos apropriados de corticoides em doses elevadas e de anticorpos.
- O potencial de reversibilidade da rejeição por meio de nova biópsia renal e o risco de imunossupressão excessiva devem ser avaliados.
- Plasmaférese, imunoglobulinas endovenosas, rituximabe e bortezomibe têm sido relatados como úteis no manejo das rejeições com componente humoral significativo ou predominante.
- As rejeições recorrentes podem ser tratadas da mesma forma que um primeiro episódio ou com anticorpos, situação na qual se deve avaliar cuidadosamente a adesão do paciente ao regime de imunossupressão (ISS), assegurar níveis sanguíneos adequados de ISS e avaliar outros fatores que possam estar alterando a terapia ISS, em especial o uso concomitante de outras drogas.

Rejeições tardias

- São definidas como aquelas que ocorrem após o 3º mês pós-transplante, podendo decorrer de ISS insuficiente, como nos casos de não adesão ou a despeito de ISS considerada adequada.
- Um aspecto importante no tratamento das rejeições, em especial das recorrentes, é avaliar a adequação da terapia ISS profilática na qual o paciente havia sido mantido até o momento da rejeição.

Métodos emergentes para o diagnóstico não invasivo da rejeição aguda

- Atualmente, o diagnóstico de rejeição aguda é feito com base na análise histológica do tecido renal obtido por biópsia → essa abordagem representa riscos para o enxerto e para o paciente, tem problemas de amostragem e reprodutibilidade, é cara e não pode ser repetida frequentemente.
- Assim, o uso de biomarcadores não invasivos, por meio de exame de urina e/ou de sangue periférico, constitui o objetivo de diferentes metodologias.
- As principais são as abordagens genômicas (moleculares), proteômicas e os novos testes celulares.

Tratamento da rejeição aguda celular

- A terapia inicial das rejeições agudas celulares consiste em um aumento significativo na dose dos corticoides, em geral, administrados por via endovenosa, na dose de 5 – 10 mg/kg por 3 a 5 dias.
- Depois de completado o curso endovenoso de corticoide, duas estratégias podem ser adotadas:
  - retorno à dose de corticoide oral na qual o paciente se encontrava quando a rejeição aguda foi diagnosticada;
  - reiniciar a terapia oral com doses mais elevadas, que são diminuídas progressivamente até a dose de manutenção.
- Ao término da pulsoterapia ou nos primeiros dias subsequentes deve ocorrer uma queda significativa da creatinina (70% a 80% dos casos), demonstrando a reversibilidade da rejeição aguda.
- Caso não ocorra resposta clínica (melhora da função renal com retorno aos níveis basais de creatinina), pode ser necessária a repetição da biópsia, e os dois diagnósticos mais prováveis são a persistência da rejeição (corticorresistente) ou NTA residual.
- Deve-se considerar a troca de algum dos componentes da ISS de base em pacientes colaborativos, nos quais rejeições graves ocorrem mesmo sob terapia ISS adequada.

- Em indivíduos com rejeições graves, caracterizadas pela classificação de Banff IIb ou mais ou que apresentam deterioração importante da função do enxerto na vigência da pulsoterapia, pode ser indicado o uso de anticorpos como primeira linha de tratamento.

Tratamento das rejeições celulares corticorresistentes

- Em rejeições corticorresistentes não há melhora da função renal com corticoide e o enxerto apresenta persistência do infiltrado inflamatório e/ou dano humoral, com evidências de agressão tecidual no exame histopatológico.
- Nesses casos emprega-se terapia de resgate com anticorpos policlonais → esses tratamentos levam à reversão da rejeição em até 80% dos casos.
- A monitoração do tratamento com anticorpos policlonais pode ser feita pela contagem de células CD3$^+$ no sangue periférico, que devem permanecer inferiores a 20/mm^3.
- Terapias de resgate com micofenolato ou tacrolimo em pacientes que não usavam essas drogas anteriormente têm sido utilizadas com considerável grau de sucesso, propiciando reversão das rejeições em até 75% dos casos.
- Recentemente, foi observado que a expressão de células CD20$^+$ (marcador de linfócitos B) no infiltrado intersticial está associada à pior resposta à pulsoterapia com corticoide e elevado risco de perda do enxerto.

Tratamento das RMA

- Em RMA a resposta aos tratamentos convencionais com pulsoterapia e anticorpos antilinfocitários é muito pobre.
- Plasmaférese, imunoglobulinas endovenosas e rituximabe têm sido empregados com significativo grau de sucesso (70% dos casos) nessa condição.
- Mais recentemente, a terapia com bortezomibe, um inibidor do proteassoma, está sendo sugerida para seu tratamento.
- O controle do tratamento é baseado na melhora da função renal, diminuição (pelo menos de 50%) dos títulos de DSA e desaparecimento de depósitos da fração C4d do complemento nos capilares peritubulares.
- As rejeições do tipo humoral podem também resultar em anticorpos dirigidos contra antígenos nãoHLA.
- Alguns pacientes apresentam anticorpos específicos contra o receptor do tipo I (AT1) da angiotensina II e respondem bem ao tratamento com plasmaférese, imunoglobulinas e uso de drogas que bloqueiam o receptor 1 da angiotensina II → trata-se de um mecanismo totalmente diferente dos conhecidos até o momento, e maiores estudos são necessários para que se possa entender sua real importância e de outros anticorpos contra antígenos não HLA na rejeição aguda.

Bibliografia

Balani SS, Jensen CJ, Kouri AM, Kizilbash SJ. Induction and maintenance immunosuppression in pediatric kidney transplantation – Advances and controversies. Pediatr Transplant. 2021 Nov;25(7):e14077.

Fernandez HE. Application and interpretation of histocompatibility data in pediatric kidney transplantation. Curr Opin Organ Transplant. 2017 Aug;22(4):426-432.

Halloran PF. Immunosuppressive drugs for kidney transplantation. N Engl J Med. 2004 Dec 23;351(26):2715-29.

Pape L, Becker JU, Immenschuh S, Ahlenstiel T. Acute and chronic antibody-mediated rejection in pediatric kidney transplantation. Pediatr Nephrol. 2015 Mar;30(3):417-24.

Seeman T. Immunosuppressive Management of Pediatric Kidney Transplant Recipients. Curr Pharm Des. 2020; 26(28):3451-3459.

Winterberg PD, Garro R. Long-Term Outcomes of Kidney Transplantation in Children. Pediatr Clin North Am. 2019 Feb;66(1):269-280.

CAPÍTULO 78

Infecção por CMV no Transplante Renal – Generalidades

Introdução

- A infecção por citomegalovírus (CMV) continua sendo muito frequente após o transplante de órgãos sólidos.
- As infecções por CMV resultam em doenças decorrentes de efeito citopático direto (pneumonia, encefalite, retinite, doença do trato gastrointestinal), mas podem estar associadas a eventos resultantes de seus efeitos indiretos, como a disfunção crônica do enxerto, o diabetes e a PTLD (do inglês, *post-transplant lymphoproliferative disorders* ou doença linfoproliferativa pós-transplante).

Epidemiologia e fatores de risco

- A infecção por CMV pode ocorrer em pacientes transplantados por reativação de infecção prévia ou por infecção primária.
- Os fatores de risco relacionados com o desenvolvimento de infecção e doença nesse grupo de pacientes podem ter relação com o hospedeiro, com o vírus ou com aspectos inerentes ao transplante (imunossupressão utilizada e episódios de rejeição).

- O *status* sorológico é considerado o mais importante preditor de doença por CMV após o transplante.

- Receptores de órgãos CMV-soronegativos antes do transplante que recebem um órgão ou derivado do sangue a partir de um doador CMV-soropositivo (D$^+$//R$^-$) apresentam maior risco de desenvolver a doença, enquanto os receptores CMV-soropositivos, independentemente do *status* sorológico do doador, têm risco intermediário.
- Os receptores CMV-soronegativos que recebem o órgão de um doador CMV-soronegativo têm baixo risco.
- A incidência de infecção por CMV também varia de acordo com o tipo de órgão transplantado.
- Nos receptores de rim a incidência de infecção é de 8% a 32%, enquanto nos receptores de pâncreas ou de rim-pâncreas essa incidência é de 50%.
- O uso de fármacos imunossupressores também aumenta o risco, principalmente quando são utilizados anticorpos depletores de linfócitos.
- Pacientes com elevada carga viral têm maior chance de apresentar sintomas e complicações, uma vez que a maior carga viral inicial de CMV está associada ao tempo prolongado para depuração do vírus.

Manifestações clínicas

- Infecção e doença por CMV têm estreita associação temporal com a imunossupressão do

paciente e, em 90% dos casos, ocorrem nos primeiros três meses após o transplante.
- A seguir, descrevem-se as principais definições de infecção e doença por CMV:
   a. **Infecção** é o isolamento do vírus por detecção de proteínas virais ou ácido nucleico em qualquer fluido corporal ou tecido. Infecção primária por CMV é a detecção de replicação viral em indivíduo previamente soronegativo. O aparecimento de anticorpos em paciente previamente soronegativo pode ser aceitável para o diagnóstico de CMV, desde que a transferência passiva de anticorpos via imunoglobulina ou produtos derivados de sangue seja excluída.
   b. **Recorrência** corresponde a uma nova infecção por CMV em paciente que apresentou infecção documentada anteriormente, sem detecção do vírus por um intervalo de pelo menos 4 semanas. Pode resultar da reativação do vírus latente ou reinfecção.
   c. **Reinfecção** é a detecção de uma cepa distinta de CMV com relação àquela que foi a causa da infecção original.
   d. **Reativação** é a detecção de uma cepa indistinguível da anterior quanto à sequência específica de regiões do genoma viral.
   e. **Doença invasiva** é a infecção associada à invasão do tecido, acometendo um órgão específico do hospedeiro e, de acordo com essa localização, levando a sinais e sintomas característicos. Geralmente é impossível definir o diagnóstico sem análise histopatológica, independentemente da presença de viremia.
   f. **"Síndrome viral"** é a presença de febre, durante pelo menos 2 dias dentro de um período de quatro dias, associada à neutropenia ou trombocitopenia e à detecção de CMV no sangue.

- Além dos efeitos diretos da infecção há também os efeitos "indiretos", a maioria deles decorrente da ativação de vias inflamatórias.
- Os principais efeitos "indiretos" são: rejeição aguda e crônica, aterosclerose, diabetes, PTLD e superinfecção bacteriana e fúngica.

Diagnóstico

- O diagnóstico de doença ativa é realizado por meio da detecção do antígeno circulante pp-65 por imunofluorescência nos núcleos de neutrófilos no sangue periféricos (antigenemia) ou pela detecção de viremia por PCR no plasma ou sangue total.
- A pesquisa de pp-65 é relativamente fácil de executar, mas apresenta problemas quanto à falta de padronização do ensaio, interpretação subjetiva dos resultados, estabilidade limitada das amostras e tempo de processamento, que deve ser realizado em 6 a 8 horas após a coleta.
- Ademais, a antigenemia deve ser evitada em pacientes com neutropenia tendo em vista o prejuízo na interpretação do resultado nessa população.
- O PCR tem a vantagem de avaliar diretamente a carga viral e é mais facilmente padronizável, havendo já uma padronização internacional sendo desenvolvida, inclusive, para a expressão de resultado em unidades internacionais.
- Na comparação entre os métodos observa-se que o PCR é mais sensível, particularmente em doença invasiva do trato gastrointestinal e como controle de infecção definida.
- Quando há suspeita de invasão dos tecidos a biópsia deve ser realizada para a identificação de inclusão citomegálica.

- O material de biópsia é muito específico para doença por CMV, especialmente no contexto de amostra de sangue positiva; pode-se confirmar o achado por imuno-histoquímica ou técnica de hibridização *in situ*.

Tratamento

- O tratamento da infecção e da doença por CMV é realizado com ganciclovir endovenoso (Quadro 78.1) ou por via oral com valganciclovir, sendo recomendado por pelo menos 2 a 3 semanas, mas a duração ótima do tratamento não está bem definida e poderá ser maior, dependendo da gravidade da doença, do tempo de resposta e do órgão acometido.
- Algum método de detecção do vírus deve ser utilizado para monitorizar a resposta do hospedeiro, e o tratamento deve ser continuado até uma semana após a antigenemia para CMV ser reduzida para níveis abaixo dos níveis de detecção ou até a carga viral se tornar negativa.
- Imunoglobulina específica em associação com ganciclovir é recomendada por alguns especialistas para o tratamento da doença grave ou em casos de difícil negativação de viremia.
- Em casos selecionados, em que os pacientes demonstram resposta lenta, doses maiores de ganciclovir foram utilizadas com sucesso, e para os casos refratários, com falha do tratamento documentada por resistência ao ganciclovir, a utilização de foscarnet é recomendada.
- Pacientes com doença leve ou viremia assintomática podem receber tratamento oral com valganciclovir.
- Estima-se que a recorrência da doença por CMV possa ocorrer em 15% a 35% dos pacientes após o tratamento.

Prevenção

- Quanto à prevenção da doença por CMV as abordagens atualmente disponíveis são a terapia preemptiva e a profilaxia.
- A profilaxia pode ser realizada com a administração de medicação antiviral para todos os pacientes ou para aqueles de maior risco → inicia-se a medicação no período pós-transplante precoce, mantendo-a por um período de 3 a 6 meses.
- Após o período de profilaxia pode ocorrer doença tardia possivelmente associada à falta de imunidade mediada por células específicas para CMV.
- A terapia preemptiva consiste no acompanhamento ambulatorial em intervalos regulares para detecção precoce, assintomática da replicação viral, e o antiviral é iniciado para impedir a progressão para doença clínica e mantido como no tratamento até a negativação da carga viral.
- A realização de profilaxia apresenta como principais vantagens: menos infecções oportunistas, melhora da sobrevida do enxerto e do paciente, menores taxas de rejeição, logística fácil e menores custos de monitoramento, mas os aspectos negativos incluem taxas mais altas de CMV tardio, vírus resistentes e custo mais elevado do medicamento e toxicidade.

Quadro 78.1. Doses de ganciclovir de acordo com o *clearance* de creatinina

TFG > 50 mL/min/1,73 m²	5 mg/kg em 1 hora a cada 12 horas
TFG entre 25 – 50 mL/min/1,73 m²	2,5 mg/kg em 1 hora a cada 12 horas
TFG entre 10 – 25 mL/min/1,73 m²	2,5 mg/kg em 1 hora a cada 24 horas
TFG < 10 mL/min/1,73 m²	1,25 mg/kg em 1 hora a cada 24 horas

Fonte: Desenvolvido pela autoria.

- Com relação à terapia preemptiva, esta apresenta custo mais baixo do medicamento, exposição reduzida ao medicamento, taxas mais baixas de CMV tardio e menor risco de CMV resistente; já as desvantagens são taxas mais baixas de sobrevida do enxerto e do paciente, infecções oportunistas e logística mais complexa.

Bibliografia

Bateman CM, Kesson A, Powys M, Wong M, Blyth E. Cytomegalovirus infections in children with primary and secondary immune deficiencies. Viruses. 2021 Oct 5; 13(10):2001.

Franck B, Autmizguine J, Marquet P, Ovetchkine P, Woillard JB. Pharmacokinetics, pharmacodynamics, and therapeutic drug monitoring of valganciclovir and ganciclovir in transplantation. Clin Pharmacol Ther. 2021 Oct 1.

Levi S, Davidovits M, Alfandari H, Dagan A, Borovitz Y, Bilavsky E et al. EBV, CMV, and BK viral infections in pediatric kidney transplantation: frequency, risk factors, treatment, and outcomes. Pediatr Transplant. 2021 Nov 24: e14199.

Manuel O, Avery RK. Update on cytomegalovirus in transplant recipients: new agents, prophylaxis, and cell-mediated immunity. Curr Opin Infect Dis. 2021 Aug 1; 34(4):307-313.

Smith JM, Dharnidharka VR. Viral surveillance and subclinical viral infection in pediatric kidney transplantation. Pediatr Nephrol. 2015 May; 30(5):741-8.

CAPÍTULO 79

Doença Linfoproliferativa Pós-transplante em Pediatria – Noções Básicas

Introdução

- A doença linfoproliferativa pós-transplante (PTLD; do inglês, *post-transplant lymphoproliferative disorders*) é uma complicação relevante do transplante, secundária à imunossupressão, e está associada à morbidade e mortalidade significativas.
- As taxas de sobrevida após PTLD variam entre 60% e 70% em 5 anos.
- A incidência de PTLD é em torno de 10%, com variação entre 1% e 30%, em decorrência do tipo de órgão transplantado, regime imunossupressor adotado, *status* de infecção por Epstein-Barr vírus (EBV) pré-transplante e idade na época de execução do transplante.
- Em geral, as crianças apresentam um risco maior de PTLD (4 vezes maior) pela ocorrência de infecção primária pelo EBV pós-transplante, muitas vezes proveniente do doador.

Fisiopatologia e origem da PTLD

- Em condições normais os seres humanos são infectados pelo EBV (herpes vírus humano tipo 4/HHV-4) durante a infância e adolescência, e a maioria dos adultos é positiva para infecção latente por EBV.
- O EBV é transmitido pela saliva e infecta as células B por meio da ligação ao receptor 2 (CD21) do componente do complemento linfocítico (3d/EBV). Após a integração do EBV às células, o vírus pode induzir a produção de seus produtos gênicos, incluindo proteínas latentes de membrana (LMP) e antígenos nucleares de Epstein-Barr (EBNA). As proteínas do EBV interferem com a homeostase do ciclo celular normal, levando à inibição da apoptose e à ativação do ciclo celular.
- A proliferação descontrolada de células B infectadas é, usualmente, inibida por células T EBV-específicas $CD4^+$ e $CD8^+$, e o EBV pode persistir nas células B infectadas, assim como nas células ductais das glândulas salivares.
- Em pacientes imunossuprimidos pós-transplante o número de células T está reduzido, o que pode levar à proliferação descontrolada de células B EBV-positivas.
- Em cerca de 30% dos casos de PTLD (40% a 50% em adultos e 10% a 15% em crianças) as células tumorais não expressam EBV.
- Outros vírus, como o citomegalovírus (herpes vírus humano/HHV-5), são sugeridos como gatilhos patogênicos para a PTLD.
- A maioria dos casos de PTLD está relacionada com a proliferação de células B, enquanto as PTLD por células T são bastante raras.

Apresentação clínica e local de envolvimento

- A apresentação clínica é frequentemente inespecífica (dor, sintomas "B" – febre, perda ponderal e disfunção do enxerto) e está associada ao local de envolvimento pela PTLD. O principal sítio extranodal é o trato gastrointestinal, mas virtualmente todas as localizações são possíveis, incluindo doença multifocal.
- A PTLD pode se manifestar precocemente (< 12 meses) ou tardiamente (> 12 meses) após o transplante, podendo ocorrer após semanas ou mesmo muitos anos após o transplante. Assim, o diagnóstico de PTLD deve ser considerado a qualquer momento no período pós-transplante. Algumas diferenças estão relacionadas com o período de apresentação: 1) sítio de envolvimento (a PTLD precoce mais frequentemente se manifesta de modo extranodal ou no enxerto); 2) *status* de EBV (a PTLD tardia é mais comumente EBV negativa); e 3) subtipo de PTLD (a PTLD precoce ocorre com mais frequência como proliferações de células B de alto grau, enquanto a PTLD tardia desponta mais comumente como linfoma de Burkitt ou Hodgkin).

Diagnóstico e classificação dos subtipos de PTLD

- A amostra de tecido para histologia, imunohistoquímica e hibridização *in situ* é essencial para o diagnóstico de PTLD.
- O diagnóstico de PTLD apresenta muitas similaridades, mas também muitas diferenças, quando comparado com o diagnóstico de alterações reativas pós-transplante e linfomas convencionais. Três subtipos principais precisam ser discriminados (Figura 79.1).

Lesões precoces

- É o subtipo mais benigno e indistinguível de alterações reativas em indivíduos imunocompetentes.
- De fato, por definição, qualquer hiperplasia linfoide em pacientes transplantados é uma lesão precoce, mas somente as lesões precoces com formação de massa tumoral

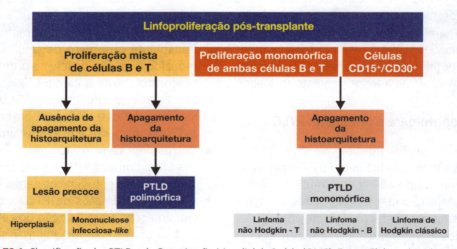

Figura 79.1. Classificação das PTLD pela Organização Mundial da Saúde (OMS). Fonte: Elaborada pela autoria.

(linfadenomegalia ou abaulamento de tonsilas) são clinicamente relevantes. O termo lesão precoce não se refere ao tempo de manifestação após a realização do transplante, já que tais lesões podem ocorrer mais de 1 ano após o transplante.

PTLD polimórfica

- Esse subtipo é caracterizado por proliferação mista de células B e T, mas em contraste com as lesões precoces a citoarquitetura está desorganizada. O apagamento difuso da organização folicular é um achado típico. Além disso, não deve ser preenchido critério para diagnóstico de nenhum tipo de linfoma.

PTLD monomórfica

- Praticamente todos os linfomas diagnosticados em pacientes pós-transplante são PTLD monomórficas. O subtipo mais frequente é a PTLD de células B, principalmente o linfoma difuso de grandes células B, que regularmente apresenta diferenciação plasmoblástica.

Prognóstico e tratamento

- Vários estudos foram focados na definição de fatores prognósticos de pacientes com PTLD. Alguns fatores prognósticos compreendem DHL (desidrogenase lática) elevada ao diagnóstico, *status* funcional ao diagnóstico e, em alguns estudos, linfoma EBV-negativo.
- Em estudos prospectivos as crianças apresentam melhor prognóstico quando comparadas com adultos.
- A sobrevida global em 2 anos é de 85% em crianças, com 70% sobrevivendo livres de doença, enquanto a sobrevida global em 5 anos é de 60% em crianças, com 50% sobrevivendo livres de doença. Essa diferença de sobrevida pode ser atribuída a subtipos de prognóstico mais favorável em crianças (maior frequência de PTLD EBV-positiva) e maior tolerância às terapias e menos morbidades em crianças.
- A principal terapia para todos os casos de PTLD, incluindo os linfomas de alto grau, é a redução da terapia imunossupressora. Essa abordagem pode levar à completa remissão em uma fração dos casos.
- Pacientes com PTLD polimórfica ou monomórfica podem ser tratados com anticorpos monoclonais anti-CD20 (rituximabe), e quimioterapia pode ser também aplicada (Figura 79.2).
- Os protocolos pediátricos atuais para PTLD CD20$^+$ são baseados em rituximabe e quimioterapia de intensidade reduzida. Adicionalmente à redução de imunossupressão, a PTLD com fenótipo de linfoma de Hodgkin clássico é tratada de maneira similar ao linfoma de Hodgkin em pacientes não transplantados.

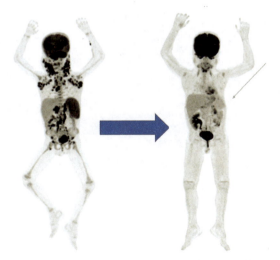

Figura 79.2. Ilustração de imagem de PET-CT de paciente transplantado renal antes e após tratamento de PTLD. Fonte: Acervo da autoria.

- Células T direcionadas contra EBV ainda não são utilizadas como rotina, mas representam um tratamento promissor não tóxico em associação com as terapias atuais. A função individual do enxerto e as comorbidades de cada paciente devem ser consideradas.

Complicações potenciais

- As complicações no curso clínico da PTLD são, frequentemente, de difícil manejo. Um cuidado especial deve ser tomado em crianças com manifestação intestinal de PTLD. Em particular, pacientes com infiltração linfocítica difusa do intestino podem apresentar perfuração intestinal, eventualmente com desfecho fatal, após terapia com rituximabe. É possível que, nesses casos, o rápido *clearance* e/ou necrose das células B possa levar à desestabilização da parede intestinal. Maior intervalo entre as terapias pode prevenir tais complicações, uma vez que a reação inflamatória permite a formação de tecido cicatricial na parede intestinal.

Bibliografia

Dharnidharka VR, Webster AC, Martinez OM, Preiksaitis JK, Leblond V, Choquet S. Post-transplant lymphoproliferative disorders. Nat Rev Dis Primers. 2016 Jan 28;2:15088.

Gross TG, Orjuela MA, Perkins SL, Park JR, Lynch JC, Cairo MS, Smith LM, Hayashi RJ. Low-dose chemotherapy and rituximab for posttransplant lymphoproliferative disease (PTLD): a Children's Oncology Group report. Am J Transplant 2012;12:3069-3075.

Jagadeesh D, Woda BA, Draper J, Evens AM. Post transplant lymphoproliferative disorders: risk, classification, and therapeutic recommendations. Curr Treat Options Oncol 2012;13:122-136.

Martinez OM. Biomarkers for PTLD diagnosis and therapies. Pediatr Nephrol. 2020 Jul;35(7):1173-1181.

Robinson C, Chanchlani R, Kitchlu A. Malignancies after pediatric solid organ transplantation. Pediatr Nephrol. 2021 Aug;36(8):2279-2291.

Ajuste de Dose de Antimicrobianos na Disfunção Renal

Dose ajustada de acordo com a taxa de filtração glomerular

Medicamento	Dose normal	30–50 mL/min/1,73 m²	10–29 mL/min/1,73 m²	< 10 mL/min/1,73 m²	Hemodiálise (HD)	Diálise peritoneal (DP)	CRRT
Cefalosporinas							
Cefaclor	20 a 40 mg/kg/dia – q8 – 12 h	100%	100%	50%	50% → dose suplementar após diálise	50%	Sem dados
Cefadroxila	30 mg/kg/dia – q12 h	100%	15 mg/kg/dia – q24 h	15 mg/kg/dia – q36 h	15 mg/kg/dia – q24 h	15 mg/kg/dose – q24 h	Sem dados
Cefazolina	50 a 100 mg/kg/dia – q8 h	100%	25 mg/kg/dose – q12 h	25 mg/kg/dose – q24 h	25 mg/kg/dose – q24 h	25 mg/kg/dose – q24 h	25 mg/kg/dose – q8 h
Axetilcefuroxima	30 mg/kg/dia – q12 h	100%	15 mg/kg/dose – q12 h	15 mg/kg/dose – q24 h	15 mg/kg/dose – q24 h	15 mg/kg/dose – q24 h	Sem dados
Cefuroxima sódica	75 a 150 mg/kg/dia – q8 h	100%	25 a 50 mg/kg/dose – q12 h	25 a 50 mg/kg/dose – q24 h	25 a 50 mg/kg/dose – q12 h	25 a 50 mg/kg/dose – q12 h	25 a 50 mg/kg/dose – q8 h
Cefalexina	25 a 50 mg/kg/dose – q6 h	5 a 10 mg/kg/dose – q8 h	5 a 10 mg/kg/dose – q12 h	5 a 10 mg/kg/dose – q24 h	5 a 10 mg/kg/dose – q8 h Após diálise	5 a 10 mg/kg/dose – q8 h	Sem dados
Cefprozil	30 mg/kg/dia – q12 h	100%	7,5 mg/kg/dose – q12 h	7,5 mg/kg/dose – q12 h	7,5 mg/kg/dose – q12 h → dose adicional de 5 mg/kg após diálise	7,5 mg/kg/dose – q12 h	Sem dados
Ceftriaxone	50 a 100 mg/kg/dia – q12 – 24 h	100%	100%	100% q24 h	50 mg/kg/dose – q24 h	50 mg/kg/dose – q24 h	50 mg/kg/dose – q24 h
Cefotaxima	100 a 200 mg/kg/dia – q8 h	35 a 70 mg/kg/dose – q8 – 12 h	35 a 70 mg/kg/dose – q12 h	35 a 70 mg/kg/dose – q24 h	35 a 70 mg/kg/dose – q24 h	35 a 70 mg/kg/dose – q24 h	35 a 70 mg/kg/dose – q12 h
Ceftazidima	75 a 150 mg/kg/dia – q8 h	50 mg/kg/dose – q12 h	50 mg/kg/dose – q24 h	50 mg/kg/dose – q48 h	50 mg/kg/dose – q48 h → administrar após diálise	50 mg/kg/dose – q48 h	50 mg/kg/dose – q12 h
Ceftazidima + avibactam	≥ 3 m e < 6 m: 40 mg/kg/dose – q8 h ≥ 6 m e < 18 anos: 50 mg/kg/dose – q8h ≥ 18 anos: 2 g de ceftazidima – q8 h	≥ 3 m e < 6 m: 25 mg/kg/dose – q8 h ≥ 18 anos: 1 g de ceftazidima – q8 h	≥ 3 m e < 6 m: 19 mg/kg/dose – q12 h ≥ 18 anos: 750 g de ceftazidima – q24 h	≥ 3 m e < 6 m: 19 mg/kg/dose – q12 h ≥ 18 anos: 750 g de ceftazidima – q24 h	≥ 3 m e < 6 m: 19 mg/kg/dose – q24 h → administrar após diálise ≥ 18 anos: 750 g de ceftazidima – q24 h	≥ 3 m e < 6 m: 19 mg/kg/dose – q24 h ≥ 18 anos: 750 g de ceftazidima – q24 h	Sem dados
Cefepime	50 mg/kg/dose – q8 – 12 h	50 mg/kg/dose – q24 h	50 mg/kg/dose – q24 h	50 mg/kg/dose – q48 h	50 mg/kg/dose – q24 h	50 mg/kg/dose – q24 h	50 mg/kg/dose – q12 h

continua

Dose ajustada de acordo com a taxa de filtração glomerular

Medicamento	Dose normal	30–50 mL/min/1,73 m²	10–29 mL/min/1,73 m²	< 10 mL/min/1,73 m²	Hemodiálise (HD)	Diálise peritoneal (DP)	CRRT
Penicilinas							
Amoxicilina	25 a 50 mg/kg/dia – q8 h 80 a 90 mg/kg/dia – q8 – 12 h (dose alta)	100%	8 a 20 mg/kg/dose – q12 h 20 mg/kg/dose – q12 h (dose alta)	8 a 20 mg/kg/dose – q24 h 20 mg/kg/dose – q24 h (dose alta)	8 a 20 mg/kg/dose – q24 h 20 mg/kg/dose – q24 h (dose alta) Administrar após diálise	8 a 20 mg/kg/dose – q24 h 20 mg/kg/dose – q24 h (dose alta)	Sem dados
Amoxicilina + clavulanato	20 a 40 mg/kg/dia – q8 h ou 25 a 45 mg/kg/dia – q12 h (2 doses) ou 80 a 90 mg/kg/dia – q12 h (dose alta)	100%	8 a 20 mg/kg/dose – q12 h 20 mg/kg/dose – q12 h (dose alta)	8 a 20 mg/kg/dose – q24 h 20 mg/kg/dose – q24 h (dose alta)	8 a 20 mg/kg/dose – q24 h 20 mg/kg/dose – q24 h (dose alta) Administrar após diálise	8 a 20 mg/kg/dose – q24 h 20 mg/kg/dose – q24 h (dose alta)	Sem dados
Ampicilina	100 a 200 mg/kg/dia – q6 h	35 a 50 mg/kg/dose – q6 h	35 a 50 mg/kg/dose – q8 – 12 h	35 a 50 mg/kg/dose – q12 h	35 a 50 mg/kg/dose – q12 h	35 a 50 mg/kg/dose – q12 h	35 a 50 mg/kg/dose – q6 h
Ampicilina + sulbactam	100 a 200 mg/kg/dia – q6 h Baseado em ampicilina	35 a 50 mg/kg/dose – q8 h	35 a 50 mg/kg/dose – q12 h	35 a 50 mg/kg/dose – q24 h	35 a 50 mg/kg/dose – q24 h	35 a 50 mg/kg/dose – q24 h	35 a 50 mg/kg/dose – q8 h
Piperacilina + tazobactam	200 a 300 mg/kg/dia – q6 h Baseado em piperacilina	100%	50 a 75 mg/kg/dose – q8 h	50 a 75 mg/kg/dose – q12 h	50 a 75 mg/kg/dose – q12 h	50 a 75 mg/kg/dose – q12 h	50 a 75 mg/kg/dose – q8 h
Quinolonas							
Ciprofloxacino	20 a 30 mg/kg/dia – q12 h	100%	10 a 15 mg/kg/dose – q18 h	10 a 15 mg/kg/dose – q24 h	10 a 15 mg/kg/dose – q24 h Administrar após diálise	10 a 15 mg/kg/dose – q24 h	10 a 15 mg/kg/dose – q12 h
Levofloxacino	≤ 5 anos: 5 a 10 mg/kg/dose – q12 h > 5 anos: 5 a 10 mg/kg/dose – q24 h	100%	Todas as idades: 5 a 10 mg/kg/dose – q24 h	Todas as idades: 5 a 10 mg/kg/dose – q48 h	Todas as idades: 5 a 10 mg/kg/dose – q48 h	Todas as idades: 5 a 10 mg/kg/dose – q48 h	10 mg/kg/dose – q24 h
Ofloxacino	15 mg/kg/dia – q12 h	7,5 mg/kg/dose – q24 h	7,5 mg/kg/dose – q24 h	7,5 mg/kg/dose – q48 h	7,5 mg/kg/dose – q48 h	7,5 mg/kg/dose – q48 h	7,5 mg/kg/dose – q24 h
Tetraciclinas							
Doxiciclina	> 8 anos: 2 a 4 mg/kg/dia – q12 – 24 h	100%	100%	1 mg/kg/dose – q12 h	1 mg/kg/dose – q12 h	1 mg/kg/dose – q12 h	100%

continua

Dose ajustada de acordo com a taxa de filtração glomerular

Medicamento	Dose normal	30–50 mL/min/1,73 m²	10–29 mL/min/1,73 m²	< 10 mL/min/1,73 m²	Hemodiálise (HD)	Diálise peritoneal (DP)	CRRT
Aminoglicosídeos							
Amicacina	5 a 7,5 mg/kg/dose – q8 h ou 15 mg/kg/dose – q24 h	5 a 7,5 mg/kg/dose – q12-18 h	5 a 7,5 mg/kg/dose – q18–24 h	5 a 7,5 mg/kg/dose – q48–72 h	5 mg/kg/dose → intervalo conforme concentração plasmática	5 mg/kg/dose → intervalo conforme concentração plasmática	7,5 mg/kg/dose – q12 h Monitorar níveis plasmáticos
Gentamicina	2,5 mg/kg/dose – q8 h ou 5 a 7,5 mg/kg/dose – q24 h	2,5 mg/kg/dose – q12–18 h	2,5 mg/kg/dose – q18–24 h	2,5 mg/kg/dose – q48–72 h	2 mg/kg/dose → intervalo conforme concentração plasmática	2 mg/kg/dose → intervalo conforme concentração plasmática	2 a 2,5 mg/kg/dose – q12–24 h Monitorar níveis plasmáticos
Outras classes de antibióticos							
Azitromicina	10 mg/kg/dose – 1ª dose 5 mg/kg/dia – q – 24 h (doses seguintes)	100%	100%	100%	100%	100%	100%
Aztreonam	90 a 120 mg/kg/dia – q8 h	100%	15 a 20 mg/kg/dose – q8h	7,5 a 10 mg/kg/dose – q12 h	7,5 a 10 mg/kg/dose – q12 h	7,5 a 10 mg/kg/dose – q12h	100%
Claritromicina	15 mg/kg/dia – q12 h	100%	4 mg/kg/dose – q12 h	4 mg/kg/dose – q24 h	4 mg/kg/dose – q24 h	4 mg/kg/dose – q24 h	Sem dados
Clindamicina	Oral: 10 a 30 mg/dia – q6 – 8 h IV: 25 a 40 mg/kg/dia – q6 h	100%	100%	100%	100%	100%	100%
Dapsona	1 a 2 mg/kg/dia – q24 h	100%	100%	100%	100%	100%	100%
Daptomicina	6 mg/kg/dose – q24 h	100%	4 mg/kg/dose – q24 h	4 mg/kg/dose – q48 h	4 mg/kg/dose – q48 h Administrar após diálise	4 mg/kg/dose – q48 h	8 mg/kg/dose – q48 h Dosar CPK semanal
Eritromicina	Oral: 30 a 50 mg/kg/dia – q6 – 8 h IV: 15 a 50 mg/kg/dia – q6 h	100%	100%	10 a 17 mg/kg/dose – q8 h	10 a 17 mg/kg/dose – q8 h	10 a 17 mg/kg/dose – q8 h	100%
Imipenem / cilastatina	60 a 100 mg/kg/dia – q6 h	7 a 13 mg/kg/dose – q8 h	7,5 a 12,5 mg/kg/dose – q12 h	7,5 a 12,5 mg/kg/dose – q24 h	7,5 a 12,5 mg/kg/dose – q24 h Administrar após diálise	7,5 a 12,5 mg/kg/dose – q24 h	7 a 10 mg/kg/dose – q8 h
Ertapenem	Lactentes e crianças: 15 mg/kg/dose – q12 h (máx. 500 mg) Adolescentes: 1.000 mg – q24 h	Sem ajuste	Adultos: 500 mg/dose – q24 h Sem dados pediátricos	Adultos: 500 mg/dose – q24 h Sem dados pediátricos	Adultos: 500 mg/dose – q24 h 6 h antes da HD ou administrar após Sem dados pediátricos	Adultos: 500 mg/dose – q24 h Sem dados pediátricos	Adultos: 1.000 mg/dose – q24 h Sem dados pediátricos

continua

Dose ajustada de acordo com a taxa de filtração glomerular

Medicamento	Dose normal	30–50 mL/min/1,73 m²	10–29 mL/min/1,73 m²	< 10 mL/min/1,73 m²	Hemodiálise (HD)	Diálise peritoneal (DP)	CRRT
Linezolida	< 5 anos: 10 mg/kg/dose – q8 h > 5 anos: 10 mg/kg/dose – q12 h	100%	100%	100%	10 mg/kg/dose – q12 h (todas as idades)	10 mg/kg/dose – q12 h (todas as idades)	100%
Meropenem	60 a 120 mg/kg/dia – q8 h	20 a 40 mg/kg/dose – q12 h	10 a 20 mg/kg/dose – q12 h	10 a 20 mg/kg/dose – q24 h	10 a 20 mg/kg/dose – q24 h Administrar após diálise	10 a 20 mg/kg/dose – q24 h	20 a 40 mg/kg/dose – q12 h
Metronidazol	15 a 30 mg/kg/dia – q6 – 8 h	100%	100%	4 mg/kg/dose – q6 h	4 mg/kg/dose – q6 h	4 mg/kg/dose – q6 h	100%
Rifampicina	10 a 20 mg/kg/dose – q12 – 24 h	100%	100%	100%	100%	100%	100%
Teicoplanina	1º dia: 20 mg/kg/dia – q12 h e, a seguir, 6 a 10 mg/kg/dia – q24 h	1 a 4 mg/kg/dose – q24 h	1 a 4 mg/kg/dose – q24 h	1 mg/kg/dose – q24 h	1 mg/kg/dose – q24 h Administrar após diálise	1 mg/kg/dose – q24 h	1 a 4 mg/kg/dose – q24 h
Sulfametoxazol + trimetoprima (SMZ + TMP)	5 a 20 mg/kg/dia – q6 – 12 h	5 a 7,5 mg/kg/dose – q8 h	5 a 10 mg/kg/dose – q12 h	5 a 10 mg/kg/dose – q24 h (não recomendado)	5 a 10 mg/kg/dose – q24 h (não recomendado)	5 a 10 mg/kg/dose – q24 h (não recomendado)	5 mg/kg/dose – q8 h
Vancomicina	10 a 15 mg/kg/dose – q6 h	10 mg/kg/dose – q12 h	10 mg/kg/dose – q18 – 24 h	10 mg/kg/dose → doses de acordo com níveis plasmáticos	10 mg/kg/dose → doses de acordo com níveis plasmáticos Administrar após diálise	10 mg/kg/dose → doses de acordo com níveis plasmáticos	10 mg/kg/dose – q12 – 24 h Monitorar níveis plasmáticos
Pentamidina	IV: 4 mg/kg/dose – q24 h (tratamento) Profilaxia: 4 mg/kg/dose – 14/14 dias	100%	4 mg/kg/dose q36 h	4 mg/kg/dose q48 h	4 mg/kg/dose q48 h Administrar após diálise	4 mg/kg/dose q48 h	100%
Medicamentos para tuberculose							
Etambutol	15 a 25 mg/kg/dia – q24 h	100%	15 a 25 mg/kg/dia – q36 h	15 a 25 mg/kg/dia – q48 h	15 a 25 mg/kg/dia – q48 h	15 a 25 mg/kg/dia – q48 h	100%
Isoniazida	10 a 15 mg/kg/dia – q12 – 24 h (tratamento) Profilaxia: 10 mg/kg/dia – q24 h	100%	100%	100%	100% Administrar após diálise	100%	100%

continua

Dose ajustada de acordo com a taxa de filtração glomerular

Medicamento	Dose normal	30–50 mL/min/1,73 m²	10–29 mL/min/1,73 m²	< 10 mL/min/1,73 m²	Hemodiálise (HD)	Diálise peritoneal (DP)	CRRT
Medicamentos para tuberculose							
Pirazinamida	< 40 kg: 30 a 40 mg/kg/dia – q24 h 40 a 45 kg: 1.000 mg – q24 h 56 a 75 kg: 1.500 mg – q24 h 76 a 90 kg: 2.000 mg – q24 h	100%	25 a 35 mg/kg/dose – 3x sem	25 a 35 mg/kg/dose – 3x sem	25 a 35 mg/kg/dose – 3x sem	25 a 35 mg/kg/dose – 3x sem	Deve ser evitada em pacientes com Cl < 30 mL/min/1,73 m²
Antifúngicos							
Anfotericina B deoxicolato	0,25 a 1 mg/kg/dia – q24 h	100%	100%	100%	100%	100%	100%
Anfotericina B complexo lipídico	3 a 5 mg/kg/dia – q24 h	100%	100%	100%	100%	100%	100%
Anfotericina B lipossomal	3 a 5 mg/kg/dia – q24 h	100%	100%	100%	100%	100%	100%
Caspafungina	70 mg/m² (máx. 70 mg) – q24 h – 1º dia A seguir 50 mg/m² (máx. 50 mg) – q24 h	100%	100%	100%	100%	100%	100% Ajustar na disfunção hepática
Fluconazol	3 a 12 mg/kg/dia – q24 h	1,5 a 6 mg/kg/dia – q24 h	1,5 a 6 mg/kg/dia – q48 h	1,5 a 6 mg/kg/dia – q48 h	1,5 a 6 mg/kg/dia – q48 h Administrar após diálise	1,5 a 6 mg/kg/dia – q48 h	6 mg/kg/dose – q24 h
Itraconazol	3 a 10 mg/kg/dia – q12 h	100%	100%	100%	100%	100%	100%
Micafungina	< 120 dias: 10 mg/kg/dose – q24 h < 8 anos: 2 a 4 mg/kg/dose – q24 h > 8 anos: 150 mg – q24 h	100%	100%	100%	100%	100%	100%
Voriconazol (deve ser usado via oral em contexto de disfunção renal)	6 mg/kg/dose – q12 h – 1º dia e, a seguir, 4 mg/kg/dose – q12 h	100%	100%	100%	100%	100%	100%

continua

Dose ajustada de acordo com a taxa de filtração glomerular

Medicamento	Dose normal	30–50 mL/min/1,73 m²	10–29 mL/min/1,73 m²	< 10 mL/min/1,73 m²	Hemodiálise (HD)	Diálise peritoneal (DP)	CRRT
Antivirais							
Aciclovir	IV: 10 mg/kg/dose – q8h Oral: < 40 kg: 600 mg/m²/dose – 4× dia – máx.: 800 mg/dose ≥ 40 kg: 800 mg – 4× dia	10 mg/kg/dose – q12 h (IV)	10 mg/kg/dose – q24 h (IV)	5 mg/kg/dose – q24 h (IV)	5 mg/kg/dose – q24 h (IV) Administrar após diálise	5 mg/kg/dose – q24 h (IV)	10 mg/kg/dose – q12 h (IV)
Cidofovir Considerar ajuste de dose se: creat > 1,5 mg/dL, Cl < 90 mL/min/1,73 m² ou proteinúria > 2+	Adenovírus: indução: 5 mg/kg/dose – 1× sem (2 – 3 sem) e, a seguir, manutenção: 3 mg/kg – 1× sem CMV: 5 mg/kg/dose – 1× (por 2 sem) e, a seguir, manutenção: 3 mg/kg/dose – 1× a cada 2 sem (2 a 4 doses)	Indução: 1 mg/kg/dose – 3× semana (por 2 semanas) e, a seguir, manutenção: 1 mg/kg/dose – 1× semana	Indução: 1 mg/kg/dose – 3× semana (por 2 semanas) e, a seguir, manutenção: 1 mg/kg/dose – 1× semana	Indução: 1 mg/kg/dose – 3× semana (por 2 semanas) e, a seguir, manutenção: 1 mg/kg/dose – 1× semana	Indução: 1 mg/kg/dose – 3× semana (por 2 semanas) e, a seguir, manutenção: 1 mg/kg/dose – 1× semana	Indução: 1 mg/kg/dose – 3× semana (por 2 semanas) e, a seguir, manutenção: 1 mg/kg/dose – 1× semana	Indução: 1 mg/kg/dose – 3× semana (por 2 semanas) e, a seguir, manutenção: 1 mg/kg/dose – 1× semana Hemodiálise de alto fluxo remove ≈ 75% do cidofovir
Didanosina	Lactentes: 100 mg/m²/dose – q12 h Crianças: 120 mg/m²/dose – q12 h	75 mg/m²/dose – q12 h	90 mg/m²/dose – q24 h	75 mg/m²/dose – q24 h	75 mg/m²/dose – q24 h Administrar após diálise	75 mg/m²/dose – q24 h	75 mg/m²/dose – q12 h
Foscarnet	90 mg/kg/dose – q12 h	50 a 80 mg/kg/dose – q24 h	40 mg/kg/dose – q24 h	20 mg/kg/dose – q24 h	40 a 60 mg/kg/dose – q24 h Administrar após diálise	40 a 60 mg/kg/dose – q24 h	60 mg/kg/dose – q12 – 24 h
Ganciclovir	Indução IV: 10 mg/kg/dia – q12 h Manutenção: 5 mg/kg/dia – q24 h	Indução IV: 2,5 mg/kg/dose – q24 h Manutenção: 1,25 mg/kg/dose – q24 h	Indução IV: 1,25 mg/kg/dose – q24 h Manutenção: 0,625 mg/kg/dose – q24 h	Indução IV: 1,25 mg/kg/dose – 3× sem Manutenção: 0,625 mg/kg/dose – 3× sem	Indução IV: 1,25 mg/kg/dose – 3× sem Manutenção: 0,625 mg/kg/dose – 3× sem	Indução IV: 1,25 mg/kg/dose – 3× sem Manutenção: 0,625 mg/kg/dose – 3× sem	Indução IV: 2,5 mg/kg/dose – q12 h Manutenção: 2,5 mg/kg/dose – q24 h
Lamivudina	4 mg/kg/dose – q12 h	4 mg/kg/dose – q24 h	2 mg/kg/dose – q24 h	1 mg/kg/dose – q24 h	1 mg/kg/dose – q24 h	1 mg/kg/dose – q24 h	4 mg/kg/dose – q24 h
Zidovudina	Lactentes > 6 semanas e crianças: 160 mg/m²/dose – q8 h (VO)	100%	100%	50% – q8 h	50% – q8 h	50% – q8 h	100%

continua

Dose ajustada de acordo com a taxa de filtração glomerular

Medicamento	Dose normal	30–50 mL/min/1,73 m²	10–29 mL/min/1,73 m²	<10 mL/min/1,73 m²	Hemodiálise (HD)	Diálise peritoneal (DP)	CRRT
Antivirais							
Valaciclovir	20 mg/kg/dose – q8 h	20 mg/kg/dose – q12 h	20 mg/kg/dose – q24 h	10 mg/kg/dose – q24 h	10 mg/kg/dose – q24 h Administrar após diálise	10 mg/kg/dose – q24 h	Sem dados
Oseltamivir	0 – 8 meses: 3 mg/kg/dose – q12 h – 5 dias 9 – 11 meses- q12 h – 5 dias kg/dose-q12 h – 5 dias ≤15 kg – 30 mg – q12 h – 5 dias >15 a 23 kg – 45 mg – q12 h – 5 dias >23 a 40 kg – 60 mg – q12 h – 5 dias >40 kg – 75 mg – q12 h – 5 dias Adultos: 75 mg – q12 h – 5 dias	Sem ajuste	Mesma dose, porém intervalo de 24 h	Mesma dose, porém intervalo de 24 h	≤15 kg: 7,5 mg – após diálise >15 a 23 kg: 10 mg – após diálise >23 a 40 kg: 15 mg – após diálise >40 kg: 30 mg – após diálise	≤15 kg: 7,5 mg – q24 h >15 a 23 kg: 10 mg – q24 h >23 a 40 kg: 15 mg – q24 h >40 kg: 30 mg – q24 h	Sem dados

Fonte: Adaptada de Aronoff GR, Bennett WM, Berns JS et al. Drug Prescribing in Renal Failure: Dosing Guidelines for Adults and Children. 5. ed. Philadelphia, PA: American College of Physicians; 2007. Perez B, Heisler K, Dollard, E. Pediatric Antimicrobial Renal Dosing Guidelines - Holtz Children's Hospital ; 2015.

APÊNDICES

Antibióticos para Uso Intraperitoneal

Recomendações de dosagem de antimicrobianos para o tratamento intraperitoneal de peritonites

Tipo de antibiótico	Contínua — Dose de ataque	Contínua — Dose de manutenção	Intermitente
Aminoglicosídeos (IP)			
Gentamicina	8 mg/L	4 mg/L	Anúrico: 0,6 mg/kg
Netilmicina	8 mg/L	4 mg/L	Não anúrico: 0,75 mg/kg
Tobramicina	8 mg/L	4 mg/L	
Amicacina	25 mg/L	12 mg/L	
Cefalosporinas (IP)			
Cefazolina	500 mg/L	125 mg/L	20 mg/kg
Cefepime	500 mg/L	125 mg/L	15 mg/kg
Cefotaxima	500 mg/L	125 mg/L	20 mg/kg
Ceftazidima	500 mg/L	125 mg/L	20 mg/kg
Glicopeptídeos (IP)			30 mg/kg; repetir a dose:
Vancomicina	1.000 mg/L	25 mg/L	15 mg/kg a cada 3 – 5 dias
Teicoplanina	400 mg/L	20 mg/L	15 mg/kg a cada 5 – 7 dias
Penicilinas (IP)			
Ampicilina	–	125 mg/L	–
Quinolonas (IP)			
Ciprofloxacino	50 mg/L	25 mg/L	–
Outros:			
Aztreonan (IP)	1.000 mg/L	250 mg/L	–
Clindamicina (IP)	300 mg/L	150 mg/L	–
Imipenen (IP)	250 mg/L	50 mg/L	–

Observação 1: para a terapia contínua o período de permanência da dose de ataque deve ser de 3 a 6 horas; todas as trocas posteriores durante o curso do tratamento devem conter a dose de manutenção. Para a terapia intermitente, as doses devem ser aplicadas uma vez ao dia no período de maior permanência, a não ser que haja outra especificação

Observação 2: aminoglicosídeos e penicilinas não devem ser misturados no fluido de diálise pelo risco potencial de inativação

Observação 3: em pacientes com função renal residual, a eliminação dos glicopeptídeos pode ser acelerada. Caso adotada terapia intermitente nesse contexto, uma segunda dose deve ser baseada em nível plasmático coletado 2 a 4 dias após a dose inicial. Nova dose deve ser administrada quando o nível de vancomicina for menor que 15 mg/L e teicoplanina menor que 8 mg/L. A terapia intermitente não é recomendada para pacientes com função renal residual, a não ser que seja possível monitorizar os níveis plasmáticos de maneira adequada.

Fonte: Adaptada de Consensus guidelines for the prevention and treatment of catheter-related infections and peritonitis in pediatric patients receiving peritoneal dialysis: 2012 update. Perit Dial Int. 2012.

Bibliografia

Warady BA, Bakkaloglu S, Newland J, Cantwell M, Verrina E, Neu A et al. Consensus guidelines for the prevention and treatment of catheter-related infections and peritonitis in pediatric patients receiving peritoneal dialysis: 2012 update. Perit Dial Int. 2012 Jun;32 Suppl 2(Suppl 2):S32-86.

Dialisância de Alguns dos Principais Anticonvulsivantes

Comportamento das drogas anticonvulsivantes em pacientes em diálise e necessidade de doses de suplementares

Anticonvulsivante	Remoção por modalidade dialítica			
	Hemodiálise (HD)	Diálise peritoneal (DP)	CRRT	Dose suplementar após HD
Fenobarbital	Clareia pelo menos 30%			Sim (suplementar 30% da dose diária)
Primidona	Clareia pelo menos 30%			Sim (suplementar 30% da dose diária)
Benzodiazepínicos	Não	Sem dados	Sem dados	Não
Clobazan	Não	Sem dados	Sem dados	Não
Valproato	Baixa	Baixa	Sem dados	Não
Fenitoína	Baixa	Baixa	Sim	Não
Carbamazepina	Baixa	Baixa	Sim	Não
Etosuximida	Alta (pelo menos 50% em 6h)	Sem dados	Alta	Administrar uma dose suplementar
Oxcarbazepina	Sim	Sim	Sim	Ajustar dose de acordo com nível e método de diálise
Vigabatrina	Clareia pelo menos 60%	Sem dados	Pelo menos 60%	Sim (suplementar 50% da dose diária)
Lamotrigina	Baixa (20% em 4 horas)	Provavelmente não	Sem dados	Considerar suplementar conforme cenário
Topiramato	Sim (50% de remoção)	Sem dados	Sim	Sim (suplementar 50% da dose diária após sessão)
Levetiracetam	Sim (50% em 4 horas)	Sem dados	Sim (100%)	Sim (suplementar 30% a 50% da dose diária após sessão)
Lacosamida	Sm (cerca de 57%)	Improvável	Sem dados	Sim (suplementar 50% da dose diária após sessão)
Rufinamida	Sim	Improvável	Sim	Sim (suplementar 30% da dose diária)
Canabidiol (UM n)	Sem dados	Sem dados	Sem dados	Desconhecida necessidade

CRRT: (do inglês, *Continuous Renal Replacement Therapy* – terapia renal substitutiva contínua).
Fonte: Adaptada de Managing Antiepileptic Medication in Dialysis Patients. Curr Treat Options Neurol, 2018.

Bibliografia

Mahmoud SH, Zhou XY, Ahmed SN. Managing the patient with epilepsy and renal impairment. Seizure. 2020 Feb 10;76:143-152.

Mora Rodríguez KA, Benbadis SR. Managing Antiepileptic Medication in Dialysis Patients. Curr Treat Options Neurol. 2018 Sep 27;20(11):45.

Equivalência dos Corticoesteroides

Comparação entre os principais corticoesteroides

Componente	Efeito Glicocorticoide	Efeito mineralocorticoide	Dose equivalente	Duração de ação
Cortisona	0,8	0,8	25 mg	Curta (8 a 12 h)
Hidrocortisona	1	1	20 mg	Curta (8 a 12 h)
Prednisolona	4	0,8	5 mg	Intermediária (12 a 36 h)
Prednisona	4	0,8	5 mg	Intermediária (12 a 36 h)
Metilprednisolona	5	mínimo	4 mg	Intermediária (12 a 36 h)
Deflazacort	2,5	0,7	7,5 mg	Intermediária (12 a 36 h)
Triancinolona	5	ausente	4 mg	Intermediária (12 a 36 h)
Betametasona	30	mínimo	0,75 mg	Longa (36 a 72 h)
Dexametasona	30	desprezível	0,75 mg	Longa (36 a 72 h)
Fludrocortisona	15	125 – 150	Não se aplica	Intermediária (12 a 36 h)

Fonte: Elaborada pela autoria.

Bibliografia

Schimmer BP, Parker KL. Adrenocoticotropic Hormone; Adrenocortical Steroids and their analogs; inhibitors of the synthesis and actions of adrenocotical hormones. *In*: Goodman & Gilman's. The Pharmacological Basis of Therapeutics, 9th ed., International Edition, 1996. p. 1459-1485.

Teste de Equilíbrio Peritoneal (PET)

- O teste de equilíbrio peritoneal (PET) permanece como o principal meio empregado para a avaliação da capacidade de transporte da membrana peritoneal em pacientes adultos e pediátricos.
- O PET mede a razão pela qual os solutos, usualmente creatinine, ureia e glicose, se equilibram entre o sangue e o dialisato.
- Os dados fornecidos pelo PET conferem ao nefrologista subsídios para adaptar os tempos de permanência para as características individuais da função da membrana peritoneal e permitem avaliar mudanças na prescrição ao longo do período de tratamento com diálise peritoneal (DP).
- Para atingir resultados com níveis satisfatórios de reprodutibilidade, o PET padronizado para pacientes pediátricos pode ser realizado com um volume de infusão de 1.100 mL/m² de superfície corpórea de solução de DP com glicose a 2,5%.
- As relações dialisato/plasma (D/P) de creatinina e ureia e concentração de glicose no dialisato sobre concentração inicial

de glicose (D/D_0) são calculadas com 2 e 4 horas de teste. Uma amostra de sangue deve ser obtida com 2 horas de teste.
- Caso a concentração de creatinina seja determinada por método colorimétrico (e não enzimático), ela deve ser corrigida pela interferência dos altos níveis de glicose no dialisato, pela seguinte formula:

> Creatinina corrigida (mg/dL) =
> creatinina medida (mg/dL) − fator de correção
> × glicose no dialisato (mg/dL)

- O fator de correção deve ser determinado no laboratório de cada centro de diálise.
- As relações entre creatinina e ureia no dialisato/plasma (D/P) e as relações de glicose no dialisato (D/D_0) obtidas com 2 e 4 horas de testes devem ser comparadas com os dados de grandes estudos pediátricos em que se empregou a mesma metodologia de execução do PET → assim, os pacientes serão caracterizados de acordo com suas características de transporte em: altos transportadores, transportadores médio-altos, transportadores médio-baixos e baixos transportadores (Figura AP1).
- De modo análogo ao observado em adultos, a condição de alto transportador está associada com desfechos negativos do tratamento e foi identificada como um fator de risco significativo para controle inadequado de peso, baixo ganho estatural e doença mineral óssea de baixo *turnover*.
- A solução utilizada para a DP na noite anterior ao teste pode influenciar o transporte de pequenos solutos e a ultrafiltração → assim, a mesma solução utilizada para a execução do PET, deve ser empregada para a DP na noite anterior ao exame.
- Warady *et al.*, propuseram a realização de um PET com duração de 2 horas (PET curto) para pacientes pediátricos, assim como proposto previamente para adultos.

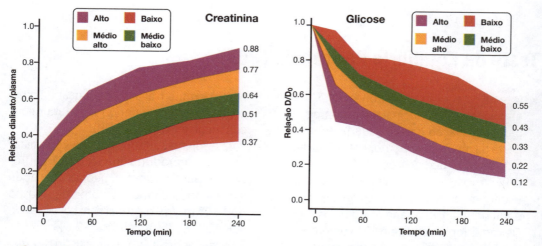

Figura AP1. Curvas ilustrando a classificação de acordo com a capacidade de transporte da membrana para os resultados de PET para creatinina e glicose, respectivamente. Fonte: Adaptada de *Peritoneal membrane transport function in children receiving long-term dialysis. J Am Soc Nephrol.*, 1996.

Classificação da capacidade de transporte peritoneal de acordo com os resultados das relações (D/P) de creatinina e ureia e das relações glicose no dialisato/concentração inicial de glicose no dialisato (D/D$_0$) com 4 horas do teste de equilíbrio peritoneal realizado com 1.100 mL/m² de solução de diálise a 2,5%

Categoria de transporte	Relação D/P$_{ureia}$	Relação D/P$_{creatinina}$	D/D$_{0\,glicose}$
Alto transportador	0,91 – 0,94	0,77 – 0,88	0,12 – 0,21
Médio-alto	0,82 – 0,90	0,64 – 0,76	0,22 – 0,32
Médio-baixo	0,74 – 0,81	0,51 – 0,63	0,33 – 0,42
Baixo transportador	0,54 – 0,53	0,37 – 0,50	0,43 – 0,55

Fonte: Adaptada de Peritoneal membrane transport function in children receiving long-term dialysis. J Am Soc Nephrol., 1996.

Bibliografia

Schaefer F, Langebeck D, Heckert KH et al. Evaluation of peritoneal solute transfer by the peritoneal equilibration test in children. Adv Perit Dial. 1992;8:410–5.

Twardowski ZJ, Nolph KD, Khanna R et al. Peritoneal equilibration test. Perit Dial Bull. 1987;7:138–47.

Warady BA, Alexander SR, Hossli S et al. Peritoneal membrane transport function in children receiving long-term dialysis. J Am Soc Nephrol. 1996;7:2385–91.

Warady BA, Jennings J. The short PET in pediatrics. Perit Dial Int. 2007;27:441–5.

Administração de Ciclofosfamida Endovenosa – Rotina

- **Apresentação comercial:** frasco injetável de 200 mg e 1 g.
- **Indicações:** nefrite lúpica, síndrome nefrótica corticodependente, PTLD, outras glomerulopatias.

Preparo/administração:

- **Reconstituição:** com água estéril, soro fisiológico ou soro glicosado 5% (20 mg/mL). Agitar vigorosamente por 30 a 60 segudos.

- **Estabilidade:** após reconstituição e diluições maiores (em SF0,9% ou SG5%): 24 horas em temperatura ambiente ou 6 dias, a 2 a 8°C.
- **Tempo de infusão:** doses > 500 mg até aproximadamente 2 g podem ser administradas ao longo de 20 a 30 minutos. Doses ≤ 1 g também podem ser administradas lentamente. Alguns serviços fazem administração mais lenta da medicação em 1 a 2 horas.

SF0,9%	10 mL/kg (máximo 500 mL)	EV	Correr em 1 a 2 horas
Ondansetrona	0,15 mg/kg (máximo 8 mg)	EV	
Ciclofosfamida (CTX)	500, 750 ou 1.000 mg/m² (de acordo com indicação ou protocolo adotado) – dose máxima de 1,2 g + SF0,9% 250 mL	EV	Correr em 1 a 2 horas
SF0,9%	10 mL/kg (máximo 500 mL)	EV	Correr em 1 a 2 horas
Mesna®	Dose total: 100% da dose de ciclofosdamida 3 doses – 0, 3 e 6 horas ou 0, 4 e 8 horas após CTX	EV	3 doses 0, 3 e 6 horas ou 0, 4 e 8 horas após CTX

- **Obs.:** a administração de altas doses de ciclofosfamida está relacionada com risco de cistite hemorrágica, em decorrência do metabólito acroleína. Para minimizar a toxicidade vesical, aumentar a ingestão líquida normal durante e por 1 a 2 dias após a dose de ciclofosfamida (atentar para casos em que haja restrição hídrica). Esquemas de alta dose devem ser acompanhados por hidratação intensa com ou sem terapia com mesna.

Reações adversas mais comuns (> 10%):

- **Dermatológicas:** alopecia (40 a 60%) – geralmente se inicia 3 a 6 semanas após o início da terapia.
- **Endócrinológicas e metabólica – infertilidade:** interfere na ovogênese e espermatogênese: pode ser irreversível em alguns pacientes; supressão gonadal (amenorreia)
- **Gastrointestinais:** náuseas e vômitos, começando cerca de 6 a 10 horas após a administração. Também pode ser observada a ocorrência de anorexia, diarreia, mucosite e estomatite.
- **Hematológicas:** plaquetopenia e anemia são menos comuns que a leucopenia. Início: 7 dias. Nadir: 10 a 14 dias. Recuperação: 21 dias.
- **Renais:** cistite hemorrágica, pode ocorrer síndrome da secreção inapropriada do hormônio antidiurético com doses maiores que 1g/m^2.
- **Ajuste de dose na disfunção renal e hepática:** uma grande fração da ciclofosfamida é eliminada pelo metabolismo hepático. Alguns autores não recomendam ajuste de dose, exceto na insuficiência renal grave (Cl < 20 mL/min/1,73 m^2). Administrar 100% da dose para *clearance* > 10 mL/min. Administrar 75% da dose para *clearance* < 10 mL/min. A ciclofosfamida é moderadamente dialisável (20 a 50%): administrar a dose após hemodiálise e considerar período de pausa (06 a 12 horas) em caso de terapia de substituição renal contínua (CRRT) – individualizar de acordo com o caso e discussão em equipe.

Administração de Rituximabe – Rotina (Anticorpo Monoclonal Anti-CD20)

- **Apresentação comercial:** frasco injetável 100 mg/10 mL ou 500 mg/50 mL.
- **Indicações:** síndrome nefróticas (casos selecionados), PTLD, rejeição humoral, recidiva de GESF.
- **Dose habitual:** 375 mg/m^2 (dose máxima 1 g).
- **Pré-medicações:** difenidramina 1 mg/kg (máximo 50 mg), hidrocortisona, dipirona ou paracetamol, ondansetrona.

Preparo/administração:

- **Diluição:** diluir para uma concentração de 1 a 4 mg/mL com SF0,9% ou SG5%.
- **Estabilidade após diluição:** 12 horas em temperatura ambiente ou 24 dias, a 2 a 8°C.
- **Tempo de infusão:** não administrar sob forma de injeção ou *bolus* intravenoso. Iniciar a primeira infusão com 50 mg/hora e, posteriormente, a velocidade poderá ser aumentada em 50 mg/hora a cada 30 minutos até o máximo de 400 mg/hora. Para infusões subsequentes iniciar com 100 mg/hora e aumentar com incrementos de 100 mg/hora até o máximo de 400 mg/hora. Alguns serviços optam por infusão em tempo mais prolongado, sem aumento

incremental da velocidade de infusão. Obs.: caso ocorra reação, considerar reduzir a velocidade de infusão ou pausar a administração e reiniciá-la com metade da taxa anterior.

Reações adversas mais comuns (> 10%):

- **Sistema nervoso central (SNC):** febre, calafrios, cefaleia e dor.
- **Dermatológicas:** *rash* cutâneo, prurido e angioedema.
- **Hematológicas:** linfopenia, leucopenia, neutropenia, plaquetopenia.
- **Neuromusculares e esqueléticas:** fraqueza.
- **Respiratórias:** tosse, rinite.
- **Miscelânea:** reações leves a moderadas relacionadas com a infusão, broncoespasmo, tontura, urticária, vômito, sudorese noturna, infecções bactérias, virais, fúngicas, hipogamaglobulinemia.
- **Ajuste de dose na disfunção renal e hepática:** não se aplica.

Sacarato Hidróxido Férrico

- **Apresentação comercial:** ampola injetável 100 mg/5 mL.
- **Indicações:** manejo da anemia em pacientes em hemodiálise ou em outros contextos com refratariedade à terapia com ferro oral com avaliação criteriosa com relação à etiologia.
- **Dose habitual:** ajuste para atingir parâmetros de metabolismo de ferro indicados nas diretrizes de anemia para DRC.

Preparo/administração:

- **Diluição:** 1 mL de sacarato hidróxido férrico endovenoso (20 mg de ferro) em, no máximo, 20 mL de SF0,9%. 5 mL de sacarato hidróxido férrico endovenoso (100 mg de ferro) em, no máximo, 100 mL de SF0,9%.
- **Estabilidade após diluição:** 12 horas em temperatura ambiente.

Recomendações para pediatria:

Diluição SF0,9%	1 mg/mL
Velocidade mínima de infusão	Mínimo de 15 min para doses de até 100 mg. Até 3,5 horas para doses mais altas (até 500 mg)

Reações adversas mais comuns (> 10%):

- **Cardiovasculares:** hipotensão, edema periférico.
- **Sistema nervoso central:** cefaleia.
- **Neuromusculares e esqueléticas:** câimbras musculares.
- **Ajuste de dose na disfunção renal e hepática:** não se aplica.

Índice Remissivo

A

Absorção linfática da cavidade peritoneal, 362
Acesso vascular, 372, 380
Aciclovir, 393
Acidemia, 281
Acidez titulável, 298
Ácido
  micofenólico, 438
  úrico, 297
Acidose
  metabólica, 281, 291
    diagnóstico, 293
    fisiopatologia, 291
    manifestações clínicas, 292
    tratamento, 293
  tubular renal, 299
    distal ou tipo 1, 299
    hipercalêmica ou tipo 4, 304
    proximal ou tipo 2, 302
    tipo 2 com síndrome de Fanconi, 303
Adenoma metanéfrico, 214
Administração de plasma, 100
Adsorção, 369, 379
Aferição da pressão arterial, 235, 421
Agenesia renal, 186
Agentes
  anticoagulantes/antiagregantes plaquetários, 90
  antiproliferativos e antimetabólicos, 452
  estimulantes da eritropoiese, 413
  imunossupressores e citotóxicos, 89
Água para hemodiálise, 369
AINE (anti-inflamatórios não esteroidais), 391
Alcalemia, 281
Alcalose metabólica, 281, 287
  diagnóstico e tratamento, 288
  fisiopatologia, 287
  manifestações clínicas, 288

Alterações
  da cor da urina, 16
  da volemia e lesão renal aguda, 51
  de sensibilidade vesical, 42
Aminoglicosídeos, 392
Amônio urinário, 298
Análise
  da microscopia urinária, 18
  da urina, 147
  das características físicas e químicas
    no exame de urina 1, 14
Anemia na doença renal crônica, 409
Anfotericina B, 392
Angioedema, 10
Angiomiolipoma, 214
Ânion *gap*, 281
Anomalias
  da migração embriológica renal, 188
  do sistema coletor, 190
  obstrutivas do trato urinário, 143
Anti-hipertensivos, 424
Antibioticoprofilaxia, 171
  pós-avaliação urodinâmica, 43
Antibióticos, 392
Anticoagulação, 373
Anticorpos
  monoclonais antirreceptor de IL-2, 440
  policlonais, 439
Antifúngicos, 392
Antivirais, 393
Apresentações das soluções/eletrólitos, 295
Associações observadas em patologias renais, 3
Atividade
  cardiorrespiratória em pacientes pediátricos
    com DRC, 431
  física, 229
Aumento
  da permeabilidade capilar, 8

da pressão hidrostática
  capilar por mecanismo obstrutivo, 8
  por retenção de sódio e água, 7
Aumento do calcitriol, 329
Avaliação
  da criança
    com hematúria, 21
    com proteinúria, 27
  de resíduo pós-miccional, 164
  do paciente com lesão de GESF, 57
  do potencial doador vivo, 448
  do receptor pré-transplante, 447
  do sedimento urinário, 13
  dos componentes do sistema complemento, 100
  funcional do trato urinário inferior, 154
  imunológica pré-transplante, 441
  renal por biópsia, 45
  urodinâmica, 39
Azatioprina, 437, 452

B

Bacteriúria assintomática, 145
Bexiga neurogênica, 175
  classificação, 176
  diagnóstico, 176
  exames complementares, 176
  fisiologia, 175
  tratamento, 176
Bicarbonato, 296
Bilirrubinas, 18
Biofeedback de assoalho pélvico, com fluxometria e anorretal, 168
Biomarcadores, 354
Biópsia renal, 45

C

Câimbras, 376
CAKUT, 183
Cálcio, 265, 295, 297
Cálculos de infecção (estruvita), 219
Capilar, 371
Características
  da urina, 1
  do jato urinário e do hábito miccional, 1
Carcinoma renal, 212
Cateteres para diálise peritoneal, 364
Cavidade peritoneal na diálise peritoneal, 363
Cefalexina, 173
Células epiteliais, 19
Cetonas, 18
Cicatrizes renais, 159
Ciclofosfamida, 394
Cidofovir, 393
Cilindros, 19
  granulosos, 19

graxos, 19
hemáticos, 19
hialinos, 19
Cintilografia
  adrenal, 36
  cortical, 36
  renal
    dinâmica, 34
    estática, 153, 167
Circuito do dialisato, 372
Cirrose, 8
Cisplatina, 393
Cisteamina, 323
Cistina, 20
Cistinose, 319
  diagnóstico, 322
  fisiopatologia, 319
  forma(s)
    adulta (benigna ou ocular), 322
    clínicas, 320
    de início tardio (juvenil), 322
  genética, 319
  prognóstico, 324
  tratamento, 322
Cistinúria, 218
Cistite/infecção do trato urinário inferior, 145
Cisto renal
  em síndromes hereditárias, 135
  simples, 137
Cistografia radioisotópica, 37
Cistometria, 41
Citomegalovírus, 465
Clearance do dialisador, 371
Cloro, 297
Coeficiente *sieving*, 379
Colírio de cisteamina, 324
Contrações detrusoras involuntárias, 42
Contrastes radiológicos, 395
Controle esfincteriano, 1
Convecção, 360, 369, 379
Cor, aparência e odor da urina, 14
Corticoesteroides, 451
Corticoides, 439
Crise hipertensiva, 241
Cristais urinários, 19, 20
  de fosfato amoníaco magnesiano, 147

D

Deficiência de vitamina D, 419
Déficit
  de complacência, 42
  de reabsorção tubular proximal e proteinúria, 329
Densidade urinária, 17
Deposição de oxalato e lesão renal, 124
Desimpactação, 168

ÍNDICE REMISSIVO

Desnutrição proteica grave, 8
Determinação do grupo sanguíneo ABO, 441
Diabetes
  insipidus nefrogênico, 337
    diagnóstico, 339
    fisiopatologia, 337
    manifestações clínicas, 339
    tratamento e prognóstico, 339
  mellitus, 117
    alterações estruturais e correlação com
      parâmetros funcionais, 118
    fatores de risco, 120
    fisiopatologia, 119
    história natural, 117
Diagnóstico
  de rejeição aguda, 461
  diferencial de edemas, 7
  e tratamento da rejeição aguda, 459
Dialisador (capilar), 382
Diálise, 52
  peritoneal, 359, 363
    aguda, 364
    com o emprego de glicose como
      agente osmótico, 361
    crônica, 365
Diário das micções e evacuações, 164
Dieta DASH, 229
Difusão, 360, 369, 379
Diminuição
  da capacidade vesical funcional, 42
  da pressão oncótica capilar, 8
Disfunção
  e obstrução dos vasos linfáticos, 10
  endocrinológica, 51
  renal, 329
  vesical e intestinal, 161
  vesicointestinal, 144
Disgenesia tubular renal, 187
Dislipidemia, 432
Displasia
  cística renal, 135
  renal ou hipodisplasia, 185
    multicística, 186
Distúrbios
  acidobásicos, 281
  do cálcio, 265
  do fósforo, 277
  do magnésio, 271
  do potássio, 251
  do sódio, 255
Diuréticos, 355, 424
Doença(s)
  autossômica recessiva, 140
  cardiovascular na DRC, 427
  císticas
    adquiridas, 137

  congênitas não hereditárias, 135
    hereditárias, 131
    renais, 131
  de Dent, 327
    tipo 1, 327
    tipo 2, 327
  de depósito denso, 67
  invasiva, 466
  ligada ao X, 140
  linfoproliferativa pós-transplante, 469
    monomórfica, 471
    polimórfica, 471
  mediada por anticorpos ou refratária, 85
  mineral óssea na DRC, 415
  por anticorpo antimembrana basal glomerular, 83
  por lesão mínima com depósitos mesangiais
    de IgA, 90
  renal
    cística, 188
      medular, 134
    crônica, 278, 403
    policística, 188
      autossômica dominante, 131, 188
      autossômica recessiva, 132, 188
Dores, 1
Dose de diálise, 375
Drogas
  anti-hipertensivas e antiproteinúricas, 89
  e cristalúria, 20
  vasoativas, 356

E

Ectopia renal
  cruzada, 189
  simples, 189
Edema, 7, 49
Eletroforese de proteínas, 50
Eletrólitos urinários, 297
Embolia gasosa, 377
Emergência hipertensiva, 241
Encefalopatia posterior reversível, 247
Enteropatia perdedora de proteína, 8
Enurese noturna, 179
  definição, 179
  epidemiologia, 179
  fisiopatologia, 179
  tratamento, 181
Envolvimento renal
  na púrpura de Henoch-Schönlein, 113
  no diabetes *mellitus*, 117
Eosinófilos, 19
Equação
  da transferência de massa, 374
  de Henderson modificada por Kassirer e Bleich, 281
  de Henderson-Hasselbach, 281

Eritrócitos, 18
Esclerose
  de Mönckeberg, 429
  tuberosa, 135
Estado acidobásico, 283
Esterase leucocitária, 147
Estimulação nervosa elétrica transcutânea, 168
Estruvita (fosfato amônio magnesiano), 20
Estudo
  de pressão-fluxo, 42
  urodinâmico, 39
Exame(s)
  de sangue, 11
  de urina, 164
    e índices urinários, 353
  físico, 2

F

Fatores de progressão na doença
  renal crônica, 403
Fibrose sistêmica nefrogênica, 396
Fisiologia da membrana peritoneal, 360
Fisiopatologia da adaptação
  cardíaca, 428
  vascular, 429
Fluidos, 355
Fluxo
  de dialisato, 373
  de sangue, 373
Formação dos cálculos urinários, 215
Formas atípicas de nefropatia por IgA, 90
Foscarnet, 393
Fosfato de cálcio e fosfato amorfo, 20
Fósforo, 277, 296, 297
Função
  cardíaca em crianças e adolescentes
    com DRC, 430
  renal, 50

G

Ganciclovir, 393
Gene
  CLCN5, 327
  OCRL1, 327
Genitália
  feminina, 2
  masculina, 2
Glicopeptídeos, 392
Glicose, 18
Glomerulosclerose segmentar e focal, 55, 455
  classificação, 55
  de origem genética, 57
  epidemiologia, 55
  primária, 57

Glomerulonefrite
  aguda, 7
    pós-estreptocócica, 75
  difusa aguda pós-estreptocócica, 75
  membranoproliferativa, 456
  rapidamente progressiva, 83, 352
    pauci-imune, 83
  por imunocomplexos, 83
Glomerulopatia por C3, 67
  apresentação clínica, 70
  classificação, 67
  conceitos atuais, 69
  diagnóstico, 71
    diferencial, 71
  fisiopatologia, 67
  prognóstico, 73
  transplante, 73
  tratamento, 72
Granulomatose
  com poliangeíte, 110
  eosinofílica com poliangeíte, 110

H

Hematúria, 21
  glomerular × extraglomerular, 21
  macroscópica, 21, 24
  microscópica, 21
    assintomática, 22
    com proteinúria, 23
  sintomática, 23
Hemodialisador, 371
Hemodiálise, 369
Hemofiltração venovenosa contínua, 380
Hemoglobina, 17
Hemoglobinúria, 389
Hidronefrose, 191
  antenatal, 191
Hipercalcemia, 268
Hipercalciúria, 328, 329
Hipercalemia, 251
Hiperfosfatemia, 278
Hiperfosfatúria, 329
Hipermagnesemia, 275
Hipernatremia, 262
Hiperoxalúria, 218
  primária, 123, 456
    tipo 1, 123
    tipo 2, 127
    tipo 3, 128
Hipertensão, 432
  arterial
    em crianças em diálise, 421
    no período neonatal, 235
    sistêmica, 221
      avaliação de órgãos-alvo, 229

ÍNDICE REMISSIVO

definição, 221
diagnóstico, 225
interpretação das tabelas, 224
tratamento, 229
grave, 239
leve, 239
moderada, 239
Hiperuricosúria, 218
Hipervolemia, 51
Hipocalcemia, 266
Hipocalemia, 252
Hipodisplasia renal, 159
Hipofosfatemia, 277
Hipofosfatemia
grave, 278
leve a moderada, 278
Hipomagnesemia, 272
Hiponatremia, 257
Hipoplasia renal simples, 184
Hipotensão intradialítica, 376, 377
Hipovolemia, 51
História
da moléstia atual, 1
familiar, 2
pregressa, 1

I

Ifosfamida, 394
Imunofluorescência, 63
Imunossupressão, 451
Imunossupressores mais utilizados
  no transplante renal, 435
Incoordenação vesicoesfinteriana, 43
Indinavir, 393
Infecção, 466
  do trato urinário, 143, 145, 151
    abordagem diagnóstica, 146
    agentes etiológicos, 144
    atípica, 145
    bacterioscopia de urina, 147
    diagnóstico laboratorial, 146
    epidemiologia e fatores de risco, 143
    quadro clínico, 145
    recorrente, 145
    tratamento, 148
  por CMV no transplante renal, 465
  urinária
    e RVU, 171
    recorrente, 157
Ingestão de sódio na dieta, 422
Inibidores
  da ECA, 395
  da MTOR, 438
  de calcineurina, 394, 435, 452

Insuficiência
  cardíaca, 7
  renal, 8
Intoxicação (*lock*) por citrato, 386

L

L-carnitina, 296
Lesão(ões)
  hipóxico-isquêmica, 351
  nefrotóxica, 351
  renal aguda, 347
    definição, 347
    diagnóstico, 352
    epidemiologia e fisiopatologia, 348
    exames de imagem, 354
    manifestações clínicas, 354
    pré-renal, 350
    prevenção da, 355
    renal ou intrínseca, 350
    tratamento clínico, 355
  vasculares, 352
Leucocitoesterase, 18
Leucócitos, 18
Leucocitúria, 147
Linfoma renal, 213
Litíase
  renal, 329
  urinária, 215
Lúpus eritematoso sistêmico, 103

M

Magnésio, 271, 295, 297
Malformações do parênquima renal, 184
Manipulação da solução dialítica, 384
Máquinas de hemodiálise, 370
Meato uretral, 2
Mecanismos de ativação do complemento, 91
Medicamentos, 229
Medicina nuclear, 34
Medida da pressão arterial, 222
Membrana peritoneal, 363
Mesonefro, 183
Metabolismo
  do cálcio e fósforo, 265
  do magnésio, 271
  do potássio, 251
  do sódio, 255
Metanefro, 183
Métodos
  de imagem na criança com suspeita
    de doença renal, 31
  emergentes para o diagnóstico não invasivo da rejeição
    aguda, 462
Metotrexate, 394

Microscopia
  de luz, 45
  eletrônica de transmissão, 46
  óptica, 45
  por imunofluorescência, 46
Mioglobinúria, 389
Monitorização
  do enxerto renal, 459
  para rejeição aguda, 459

N

Necrose tubular aguda, 351
Nefrite
  intersticial aguda, 351
  lúpica, 103
    avaliação complementar, 104
    epidemiologia, 103
    fisiopatologia, 103
    manifestações clínicas, 104
    prognóstico, 111
    tratamento, 106
  túbulo-intersticial, 343
    aguda, 343
    crônica, 345
    idiopática, 344
    induzida por drogas, 343
Nefroblastomatose, 213
Nefrocalcinose, 329
Nefroma mesoblástico, 213
Nefronoftise, 133, 188
Nefropatia
  induzida por
    contraste, 356
    pigmentos, 390
  membranosa, 61
    secundária, 64
  por ácido úrico, 351, 390
  por IgA, 87
    características clínicas, 88
    crescêntica, 90
    definição, 87
    diagnóstico patológico, 88
    etiologia e fisiopatologia, 87
    investigação laboratorial, 88
    tratamento, 89
Nefrotoxicidade, 389
Nefrotoxinas
  endógenas, 389
  exógenas, 391
Neuromodulação, 168
Nitrito, 18
Nitrofurantoína, 172

O

Obesidade, 432
Obstrução infravesical, 43

Obstrução venosa, 8
Orquites, 205
Osteomalacia, 330
Otimização da diálise, 424
Oxalato de cálcio, 20
Oxalose sistêmica, 125

P

Pênis, 2
Perfil lipídico, 49
Peso seco, 422
pH urinário, 16, 298
Pielonefrite aguda/infecção do trato
  urinário superior, 145
Plasmaférese, 100
Poliangeíte microscópica, 109
Potássio, 251, 295, 297
Prepúcio, 2
Prescrição da hemodiálise, 372
Pronefro, 183
Proteína, 17
Proteinúria, 27, 49, 328
  glomerular, 29
  ortostática (postural), 28
  persistente, 29
  transitória, 28
  tubular, 29
Prova cruzada ou *cross match*, 441
Púrpura de Henoch-Schönlein, 113
  definição, 113
  fisiopatologia, 113
  investigação laboratorial, 114
  prognóstico, 115
  quadro clínico, 114
  tratamento, 114

Q

Quimioterápicos, 393

R

Radiação ionizante, 346
Raquitismo, 330
Reações alérgicas, 377
Reativação, 466
Reatividade contra o painel e determinação da
  especificidade dos anticorpos presentes no soro, 443
Recorrência, 466
Recorrência de doença primária pós-transplante
  em pediatria, 455
Refluxo vesicoureteral, 155
  apresentação clínica, 156
  aspectos genéticos, 156
  definição e patogênese, 155
  diagnóstico, 156

epidemiologia, 155
exames de imagem, 157
prognóstico e complicações, 157
Região inguinal, anal e sacrococcígea, 2
Reguladores do complemento, 92
Reinfecção, 466
Rejeição(ões)
 aguda, 459
 mediadas por anticorpos, 461
 resistentes, 462
 tardias, 462
Resistência à insulina e DM2 em crianças e adolescentes, 120
Ressonância magnética, 34
 de coluna vertebral, 167
Retenção
 de fósforo e hiperfosfatemia, 418
 de sódio e água, 422
Rim(ns), 229
 em esponja medular, 137
 em ferradura, 188
 multicístico displásico, 137

S

Sangramentos, 378
Sarcoma de células claras, 212
Sedimento urinário, 49
Sinais e sintomas na criança com possível doença renal, 1
Síndrome(s)
 cerebral perdedora de sal, 260
 da antidiurese inapropriada, 260
 de Alport, 139
  avaliação laboratorial, 140
  fisiopatologia, 139
  histopatologia, 140
  quadro clínico, 139
  tratamento, 141
 de Bardet-Biedl, 135
 de Bartter, 273, 307
  clássica, 307
  neonatal, 307
 de Gitelman, 273, 313
  características clínicas e diagnóstico, 314
  manifestações clínicas e avaliação, 315
  testagem genética, 316
  tratamento, 316
 de Liddle, 341
  aspectos fisiológicos, 341
  quadro clínico e diagnóstico, 341
  tratamento, 342
 de lise tumoral, 351, 399
  clínica, 400
  laboratorial, 400
  tratamento, 400

 de Lowe, 330, 333
  alterações oftalmológicas, 333
  aspectos genéticos, 335
  manifestações clínicas e manejo, 333
  prevalência, 333
  tratamento, 336
 de Prune-Belly, 201
  características clínicas e anatomopatológicas, 201
  diagnóstico, 202
  tratamento, 203
 do desequilíbrio, 377
 hemolítico-urêmica, 95, 352, 456
  atípica, 98
  típica, 97
 nefrítica, 75
 nefrótica, 8, 47
  complicações, 50
  diagnóstico e exames complementares, 49
  epidemiologia, 47
  fisiopatologia, 48
  infecções, 50
  manifestações clínicas, 49
  tratamento, 52
 orofacial-digital tipo 1, 135
 TINU, 345
 viral, 466
Sistema
 cardiovascular, 229
 complemento, 91
  em pacientes com síndrome hemolítico-urêmica atípica, 98
 nervoso central, 229
Sódio, 255, 295, 297
 e o sistema nervoso central, 256
Solução de reposição, 385
Sulfametoxazol + trimetoprima, 172
Suplementação de ferro, 413
Suplementos de óleo de peixe/ácidos graxos poli-insaturados (ômega-3), 89

T

Tenofovir, 393
Terapia com glicocorticoides, 89
Terapia
 de substituição/suporte renal, 356
 renal substitutiva contínua, 379
  equipamento para a, 380
  modalidades de, 380
  prescrição, 382
  vantagens e desvantagens, 381
Teratoma renal, 214
Teste do nitrito positivo, 147
Tipificação dos antígenos HLA, 444
Tomografia computadorizada, 33
Tonsilectomia, 90

Torção testicular, 205, 206
Transplante renal, 100, 324, 447
Transporte
　de fluidos, 360
　de solutos, 360
Tratamento
　da constipação, 168
　da(s) rejeição(ões)
　　aguda celular, 462
　　celulares corticorresistentes, 463
Tromboembolismo, 51
Tumor(es)
　de Wilms, 209
　multilocular cístico renal, 213
　ossificante renal, 214
　rabdoide do rim, 211
　renais na infância, 209

U

Ultrafiltração, 360, 369, 371, 375, 379
Ultrassonografia, 31
　de rins e vias urinárias, 153
　renal e vesical, 164
Uratos (ácido úrico), 20
Ureia e creatinina plasmáticas, 353

Uretrocistografia miccional, 32, 153
　e urodinâmica ou videourodinâmica, 164
Urgência hipertensiva, 241
Urinálise, 11
Urobilinogênio, 18
Urofluxometria, 41
　com eletromiografia, 164
Uroterapia, 167

V

Válvula de uretra posterior, 195
　avaliação diagnóstica, 197
　diagnóstico diferencial, 197
　fisiopatologia, 195
　quadro clínico, 196
　tratamento, 198
Vancomicina, 392
Vasculite ANCA-associada envolvimento renal, 109
Via(s)
　alternativa do complemento, 92
　clássica do complemento, 91
　das lectinas, 91
　urinárias, 2
Volume de sangue extracorpóreo, 374
Vulva, 2